U0339881

现代护理学与应用实践

主编 徐 玲 赵 莉 郑 方 刘 娇
　　　逄有丽 程秀萍 马 英

黑龙江科学技术出版社
HEILONGJIANG SCIENCE AND TECHNOLOGY PRESS

图书在版编目（CIP）数据

现代护理学与应用实践 / 徐玲等主编. -- 哈尔滨：
黑龙江科学技术出版社，2024.2
ISBN 978-7-5719-2283-2

Ⅰ．①现… Ⅱ．①徐… Ⅲ．①护理学 Ⅳ．①R47

中国国家版本馆CIP数据核字（2024）第046171号

现代护理学与应用实践
XIANDAI HULIXUE YU YINGYONG SHIJIAN

主　　编	徐　玲　赵　莉　郑　方　刘　娇　逄有丽　程秀萍　马　英
责任编辑	陈兆红
封面设计	宗　宁
出　　版	黑龙江科学技术出版社
	地址：哈尔滨市南岗区公安街70-2号　　邮编：150007
	电话：（0451）53642106　传真：（0451）53642143
	网址：www.lkcbs.cn
发　　行	全国新华书店
印　　刷	山东麦德森文化传媒有限公司
开　　本	787 mm×1092 mm　1/16
印　　张	22
字　　数	557千字
版　　次	2024年2月第1版
印　　次	2024年2月第1次印刷
书　　号	ISBN 978-7-5719-2283-2
定　　价	238.00元

编 委 会

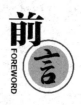

前言 FOREWORD

　　护理学是研究维护、促进、恢复人类健康的综合性应用科学,是医学科学中的一门独立学科。随着社会的进步和科学技术的快速发展,护理学前沿科学成果层出不穷,加之临床护理从业人员职业素养的提升,使得护理工作的整体水平得到了极大的提高。为了帮助广大护理人员了解护理学前沿科学成果,将成熟的护理技术应用于实践,提高临床护理水平,更好地为患者服务,我们特组织多位长期工作于临床护理一线的专家,在结合自身经验的同时,参阅大量国内外文献,共同编写了《现代护理学与应用实践》一书。

　　本书的编写以当前临床护理工作的实际需要为基点,以培养实用型高素质护理人才为目标,首先介绍了护理学概述、护理管理与医院感染护理的基础理论;然后,对于临床护理常规进行了重点且详细的讲解,涵盖了普外科、心外科、神经内科、呼吸内科等临床重点科室,对于各科室常见病的疾病概述、护理要点、护理措施及健康教育等内容进行了具体介绍,让读者更直观地了解到现阶段护理学的最新进展,为临床护理提供科学指导。本书秉承整体护理观念,将基础理论与临床实践相结合,内容详略得当、条理清晰、语言通俗易懂,具有较高的实用价值,是一本集权威性、前沿性和可操作性于一体的护理学专著。本书可供各级医院的护理人员、护士专业学生参考使用。

　　由于护理学内容繁多且专业性强,加之编者的编写时间与水平有限,书中难免存在疏漏与不足,恳请各位读者批评指正,以期再版时予以订正。

《现代护理学与应用实践》编委会

2023 年 12 月

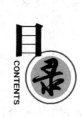

第一章 护理学概述

第一节 护理学的定义、特性、研究对象与方法

一、护理学的定义

护理学是以自然科学与社会科学理论为基础,研究有关维护、促进、恢复人类健康的护理理论、知识、技能及其发展规律的综合性、应用性学科。护理学运用了多方面的自然科学理论,如数学、化学、生物学、解剖学和生理学等,同时也综合了大量的社会、人文科学知识,如社会学、心理学、护理美学、行为学和护理伦理学等。护理学的内容及范围涉及影响人类健康的生物、社会心理、文化及精神等各个方面的因素。

二、护理学的特性

(一)科学性

护理学应用自然科学、社会科学、人文科学理论知识作为基础,并且自身的理论知识体系也有很强的科学性。护理学有专门的护理专业技术操作,同时有伦理准则和道德规范指导护理专业技术操作。

(二)社会性

护理工作面向社会,给社会带来很多效益。社会的进步和改革又影响护理学的发展。

(三)艺术性

护理的对象是人,人兼有自然属性和社会属性。护理学既要研究人的生物属性和结构,又要关注人的心理和社会属性。对于人的生理、心理和社会活动的整体本质的理解,需要从科学和艺术结合的角度去研究。正如南丁格尔所说"人是各种各样的,由于社会地位、职业、民族、信仰、生活习惯、文化程度的不同,所患的疾病与病情也不同,要使千差万别的人都能达到治疗和康复所需要的最佳身心状态,本身就是一项最精细的艺术。"

(四)服务性

护理是一种服务,护理为人类和社会提供不可缺少的健康服务,是帮助人的一种方式而不是

有形的商品。因此,护理学是一门服务性很强的综合性应用科学,也属于生命科学的范畴。

三、护理学的研究对象和方法

(一)研究对象

随着单纯的生物医学模式向生物-心理-社会医学模式的转变,护理理念发生了根本变化,护理学的研究对象也由单纯的患者发展到全体的人类,即包括现存健康问题的人、潜在健康问题的人和健康人群,以及由人组成的家庭、社区和社会。护理的最终目标是提高整个人群的健康水平。

(二)研究方法

护理活动是一项涉及数理化、生物学、医学、工程技术学等自然科学,同时又涉及心理学、伦理学、社会学等人文社会科学的多学科的综合性实践活动,这既决定了护理研究范围和研究对象的广泛性,也决定了护理研究方法的多样性。护理学研究的类型可以分为两类。

1.实验性研究

实验性研究是按护理研究目的,合理地控制或创造一定条件,并采用人为干预措施,观察研究对象的变化和结果,从而验证假设,探讨护理现象因果关系的一种研究方法。实验性研究以患者为研究对象时,知情同意和保证不损害患者的权益是必须注意的原则。

实验性研究的结果科学客观,有说服力。但是,由于护理研究的问题较难控制各种混杂因素,受到护理实际工作的许多限制;同时由于护理科研起步较晚,护理现象的要素及因素间的联系规律尚未完全清楚,因此实验性研究在护理研究中的应用受到很大限制。在实际的实验性研究工作中,由于试验条件的限制,不能满足随机分组的原则,或缺少其他1个或2个实验性研究的特征,将这种实验性研究称为类实验性研究,也有人称为半实验性研究。

2.非实验性研究

非实验性研究是不施加任何影响和处理因素的研究,是实验性研究的重要基础,在护理研究中发挥重要作用。常用的非实验性研究如下。

(1)描述性研究是通过有目的的调查、观察等方法描述护理现象的状态,从中发现规律或找出影响因素。

(2)相关性研究是在描述性研究的基础上,探索各个变量之间的关系的研究。

(3)比较性研究是对已经存在差异的两组人群或现象进行比较研究,从而发现引起差异的原因。根据研究目的又可以将比较性研究分为回顾性研究和前瞻性研究两种,前者是探究造成目前差异原因的研究;后者是观察不同研究对象持续若干时间以后的情况变化。

(4)个案研究是在护理实践中,通过对特殊的病例进行深入的观察和研究,从而总结经验的研究方法。

(马　英)

第二节　护理学的任务、范畴与工作方式

一、护理学的任务

随着社会的发展和人类生活水平的提高,护理学的任务和目标已发生了深刻的变化。《护士伦理国际法》中现定:护士的权利与义务是保护生命,减轻痛苦,促进健康;护士的唯一任务是帮助患者恢复健康,帮助健康人提高健康水平。护理学的最终目标是通过护理工作,保护全人类的健康,提高整个人类社会健康水平。因此,护理学的任务和目标可概括为以下 4 个方面。

(一)促进健康

促进健康就是帮助个体、家庭和社区发展维持和增强自身健康的资源。这类护理实践活动包括教育人们对自己的健康负责、形成健康的生活方式、解释改善营养和加强锻炼的意义、鼓励戒烟、预防物质成瘾、预防意外伤害和提供信息以帮助人们利用健康资源等。

(二)预防疾病

预防疾病的目标是通过预防疾病达到最佳的健康状态。预防疾病的护理实践活动包括开展妇幼保健的健康教育、增强免疫力、预防各种传染病、提供疾病自我监测的技术、评估机构、临床和社区的保健设施等。

(三)恢复健康

恢复健康的护理实践活动是护理人员的传统职责,帮助的是患病的人,使之尽快恢复健康,减少伤残水平,最大限度地恢复功能。这类护理实践活动包括如下内容:①为患者提供直接护理,如执行药物治疗、生活护理等;②进行护理评估,如测血压、留取标本做各类化验检查等;③和其他卫生保健专业人员共同研讨患者的问题;④教育患者如何进行康复活动;⑤帮助疾病康复期的患者达到最佳功能水平。

(四)减轻痛苦

减轻痛苦的护理实践活动涉及对各种疾病患者、各年龄段临终者的安慰和照顾,包括帮助患者尽可能舒适地带病生活,提供支持以帮助人们应对功能减退、丧失,直至安宁地死亡。护理人员可以在医院、患者家中和其他卫生保健机构,如临终关怀中心开展这些护理实践活动。

二、护理学的范畴

(一)护理学的理论范畴

随着护理学的研究对象从研究单纯的生物人向研究整体人、社会人方向转变,护理学的专业知识结构也发生了变化,在现有的护理学专业知识基础上,还研究发展自己的理论框架、概念模式,吸收其他学科的理论,如社会学、心理学、伦理学、美学、教育学和管理学等,以构成自己的专业知识体系,更大范围地充实和促进护理学科的发展。

(二)护理学的实践范畴

1.临床护理

临床护理的服务对象是患者,工作内容包括基础护理和专科护理。

（1）基础护理是临床各专科护理的基础,是应用护理学基本理论、基础知识和基本技术来满足患者的基本生活、心理、治疗和康复的需要,如饮食护理、排泄护理、病情观察、临终关怀等。

（2）专科护理是以护理学及相关学科理论为基础,结合各专科患者的特点及诊疗要求,对患者实施身心整体护理,如消化内科患者的护理、急救护理等。

2.社区护理

社区护理的服务对象是社区所有人口,包括患病的人和健康的人,包括个人、家庭和社区。它以临床护理的理论、技能为基础,对社区所有成员进行疾病预防、妇幼保健、健康教育、家庭护理、健康保健服务输送系统的改进等工作。以帮助人们建立良好的生活方式,促进全民健康水平的提高。

3.护理教育

护理教育是我国现阶段发展最快的实践领域,也是护理学最高层次人才会聚的领域。目前,我国护理教育体系由 3 个部分组成。

（1）基础护理学教育:中专、大专、本科。

（2）毕业后护理学教育:岗位培训和研究生教育。

（3）继续护理学教育:主要是为从事护理工作的在职人员提供学习新理论、新知识、新技术、新方法为目的的终身性教育。

4.护理管理

护理管理是运用现代管理学的理论和方法对护理工作的各要素——人、财、物、时间、信息进行组织、计划、应用、调控等,最终达到降低成本消耗,提高质量效益的目标。系统化管理以确保护理工作正确、及时、安全、有效地开展,为患者提供完善、优质的服务。

5.护理科研

护理学的发展依赖于护理科研。护理科研是用观察、调查分析、实验、现象学等多学科研究方法揭示护理研究对象性质、护理学发展规律,创造新的护理学知识、护理学方法和技术,最终实现提高护理学学科的科学性和应用水平的目的。

三、护理学的工作方式

护理工作方式是一种为了满足护理对象的护理要求,提高护理工作质量和效率,根据护理人员的工作能力和数量,设计出来的不同结构的工作分配方式。在不同的历史时期,不同的社会文化背景下,受不同护理理念的影响以及工作环境、工作条件等的限制,相继出现了各种不同的护理工作方式。护理工作方式体现了不同历史时期中的医学模式以及当时人们对健康的认识,主要有以下 5 种护理工作方式。

（一）个案护理

个案护理是一位护士护理一位患者,即由专人负责实施个体化护理。

护理特点:专人负责实施个体化护理;责任明确,能掌握患者的全面情况;适用于危重患者、特殊患者及临床教学的需要,但消耗人力。

（二）功能制护理

功能制护理是一种以疾病为中心的护理模式,以完成各项医嘱和常规的基础护理为主要工作内容,将日常工作任务根据工作性质机械地分配给护理人员,护士被分为"治疗护士""办公室护士""生活护理护士""巡回护士"等班次来完成护理服务。

护理特点:以完成医嘱和执行常规为主要工作内容,又以工作内容为中心分配任务,分工明确,流水作业,易于组织管理、节省人力。但是比较机械,与患者交流少、较少考虑患者的心理和社会需求,护士不能全面掌握患者的情况。

(三)小组护理

小组护理以分组护理的方式对患者进行整体护理。护士分成小组进行护理活动,一般每个护理组分管 10～15 位患者。小组成员由不同级别的护理人员构成,各司其职,在小组长的计划、指导下提供护理服务。

护理特点:分组管理患者,各级护士各司其职,护理小组的成员可以同心协力,有较好的工作气氛。护理工作有计划、有步骤、有条理地进行,新护士分配到病区时不至于因不熟悉工作而引起情绪紧张。但是,由于每个护理人员没有确定的护理对象,会影响护理人员的责任心;整个小组的护理工作质量受小组长的能力、水平和经验的影响较大;也可能因对患者护理过程的不连续以及护理人员交替过程中的脱节而影响护理质量。

(四)责任制护理

责任制护理从以疾病为中心的护理转向了以患者为中心的护理,按照护理程序的工作方法对患者实施整体护理。护士增强了责任感,真正把患者作为"我的患者";患者增加了安全感,具有护士是"我的护士"的归属感,使护患关系更加密切。护理工作由责任护士和辅助护士按护理程序的工作方法对患者进行全面、系统和连续的整体护理,要求责任护士从患者入院到出院均实行 8 小时在班,24 小时负责制。由责任护士评估患者情况、制订护理计划、实施护理措施及评价护理效果,辅助护士按责任护士的计划实施护理。

护理特点:由责任护士、辅助护士按护理程序对患者进行全面、系统、连续的整体护理;能以患者为中心,掌握患者全面情况。但是,文件书写多、人员需要多,要求对患者 24 小时负责难以做到;责任护士之间较难相互沟通和帮助。

(五)综合护理

综合护理是一种通过有效地利用人力资源、恰当地选择并综合运用上述几种工作方式,为服务对象提供高效率、高质量、低消耗的护理服务的工作方式。

护理特点:各医疗机构可根据机构的特点和资源配备情况,选择符合自身特点的护理工作方式和流程,最终目标是促进患者康复,维持其最佳健康状态;根据患者需要,加强对护理人员的培训;要求明确不同层次人员和机构的职责与角色,既考虑了成本效益,又为护士的个人发展提供了空间和机会。

以上各种护理工作方式是有继承性的,新的工作方式总是在原有的工作方式基础上有所改进和提高。每一种护理工作方式在护理学的发展历程中都起着重要作用,各种工作方式可以综合运用。

(练晓霞)

第三节 护理学的知识体系与学习方法

一、护理学的知识体系

(一)基础知识

1.自然科学基础知识

自然科学基础知识包括生物学、数学、物理学、化学等。

2.人文社会科学基础知识

人文社会科学基础知识包括语文、社会学、政治和经济学、哲学、心理学、美学、外语、法律基础、伦理等。

3.医学基础知识

医学基础知识包括人体解剖学、人体生理学、微生物与寄生虫学、免疫学、药理学、生物化学等。

4.其他

其他包括统计学、信息学、计算机应用等。

(二)护理专业知识

1.专业基础

专业基础包括护理学导论、基础护理学、健康评估、人际沟通与护理礼仪等。

2.专科护理

专科护理包括内科护理学、外科护理学、妇产科护理学、儿科护理学、精神科护理学、急危重症护理学、耳鼻喉科护理学、老年护理学等。

3.预防保健及公共卫生方面的知识

预防保健及公共卫生方面的知识包括社区护理学、预防医学、流行病学、康复护理学等。

4.护理管理、教育及研究方面的知识

护理管理、教育及研究方面的知识包括护理管理学、护理教育学、健康教育学、护理科研等。

以上介绍的知识结构是以传统的学科课程分类的方法。目前,一些护理院校为了体现以人的健康为中心的护理理念,与国际先进护理教育接轨,采用综合课程模式,以人的生命周期设置护理专业课程。设置的课程有成人护理学、妇女与儿童护理学、老年护理学、临终关怀等。

二、护理学的学习方法

护理学具有自然学科和人文社会学科的双重属性,以及其科学性、实践性、艺术性和服务性,这就决定了护理专业的学习具有自身的特点。

(一)树立以人为本观念,注重培养求实的科学态度和慎独精神

护理服务对象是人,要求护理工作者具有以人为本的护理理念,设身处地地为患者着想,关心、体贴患者,并尽量满足患者的身心需求。同时,学会与患者沟通,建立良好的护患关系。护理学是一门实用性很强的学科,有科学的临床实践操作,护生在学校学习过程和临床实习过程中要

培养严谨求实的科学态度,认真对待每一项操作,同时培养慎独修养,珍惜每一位患者的生命,对工作认真负责。

(二)注重护理学知识记忆方法的培养

护理学知识体系中包括许多基础内容,比如人体解剖学的结构和形态、生理功能和正常值、基础护理中"三查七对"的内容等,这些基础知识需要护理工作者牢记。在护理学学习过程中常用的知识记忆方法如下。

1.有意记忆法

有明确目的或任务,凭借意志努力记忆某种材料的方法叫有意记忆。在学习护理学知识过程中,要有明确的学习目的,勤用脑想、用心记,学习时专心致志,留心把重要的内容记住。

2.理解记忆法

在积极思考达到深刻理解的基础上记忆材料的方法叫理解记忆法。在护理学学习过程中,积极思考把学习内容分成大小段落和层次,找出它们之间内在的逻辑联系而进行学习,理解越深刻,记忆越牢固。

3.联想记忆法

联想就是当人脑接受某一刺激时浮现出与该刺激有关的事物形象的心理过程。在学习护理学知识时用与该知识内容相似、相近或相反的事物容易产生联想,用联想的方法增强知识的记忆。

4.作业记忆法

通过做试题、作业,讨论汇报等检测方法,可以检验和巩固记忆。在这过程中发现自己知识薄弱的环节,复习知识、巩固知识,加强知识的记忆。

(三)注重护理实践操作的培训

护理学是一门应用性很强的学科,不仅有很系统的理论知识,还有很强的实践操作知识。所以,护理工作者不仅要掌握理论知识,更重要的是把护理学的知识应用到临床实践操作中。由于临床实践操作直接影响患者的治疗效果,并与患者的舒适、安全密切相关,所以护理专业的学生必须掌握过硬的护理实践操作。学好护理实践操作离不开实践学习法。实践学习法主要包括实训室学习法和临床学习法。

1.实训室学习法

实训室学习法是护生学习护理学重要的方法,护生在实训室里认真看教师示教,然后按规范的操作程序逐步反复地模拟练习,直至完全掌握每一项护理操作。

2.临床学习法

临床学习法是提高护生护理操作技能的一种很有效的方法。但是,临床学习的前提条件是护生实训室内各项技能操作已经达到教学所规定的标准要求,考核优秀。在临床学习过程中,护生要严格要求自己,树立良好的职业道德,认真对待每一项护理操作,虚心接受临床带教教师的指导。

通过临床学习,护生的护理学操作技能达到很熟练的程度,能很灵活地运用各项操作。在实践操作中,结合护理学理论知识,及时发现问题、解决问题,更牢固地掌护理学知识。

(四)注重创造性思维能力和护理科研能力的培养

医学和护理学知识更新快,教学相对滞后,护理教师不可能在较短的时间内传授所有的知识。护生应学会主动学习和独立学习,学会利用图书馆、计算机网络等资源,拓展知识面,提高自学能力,在护理教学中,护理教师应以学生为主体,鼓励学生善于思考、敢于提出质疑、大胆阐述个人观点,创造利于培养学生评判性思维的学习氛围,使学生能够敢于提出问题、主动收集资料、分析问题并解决问题。

　　护理要想适应时代需求而发展,就要有创新精神,要做科学的研究,护理学迫切需要培养具备科研能力的高层次的护理人才。多数护理学校开设了护理研究的课程,通过学习和实践护理研究的选题、查阅文献、科研设计和实施、结果的评价等过程,了解科学研究的方法,培养科研的能力。

(陈　慧)

第二章 护理管理

第一节 护理管理的特点

一、概述

护理管理是指以提高护理质量和工作效率为主要目标的活动过程。世界卫生组织定义的护理管理是为了提高人民的健康水平,系统地利用护士的潜在能力和其他相关人员、设备、环境和社会活动的过程。随着现代医院医疗管理的迅猛发展,护理管理也在大步前行,新的挑战和机遇扑面而来,新的管理理论和方法层出不穷。作为医院管理者,必须充分认识护理管理的特点和内容,并将其灵活应用于医院管理活动中,才能够更好地调动广大护理工作者的积极性,发挥其主观能动性,从而促进护理团队潜力挖掘,创新探索医院管理的流程、技术、服务等方面,为实现医院持续、健康、长远发展贡献力量。

二、护理学的综合性与交叉性

(一)综合性

护理学是以自然科学和社会科学理论为基础的一门综合性应用学科,包含了基础医学、临床医学、预防医学、康复医学以及管理学、经济学、社会学、美学、伦理学等,是一门以研究如何维护、促进、恢复人类健康,并为人们生老病死这一生命现象的全过程提供全面、系统、整体服务的一级学科。

护理管理学是管理学在护理管理工作中的具体应用,是结合护理工作特点研究护理管理活动的普遍规律、基本原理与方法的一门科学。它既属于专业领域管理学,是卫生事业管理中的重要部分,也是现代护理学的分支学科。护理管理学以护理管理专业知识为主,如护理安全、护理质量、护士长执行力、护士长角色、团队建设、绩效考核、培训教学、护理信息管理、护理科研、个人职业发展等,同时涉及其他管理相关知识如人际沟通、时间管理、品管圈应用、法律法规、心理咨询、经济学、人文伦理、计算机使用等内容,是一门综合性应用学科。

(二)交叉性

护理学交叉性是指由护理学科体系中的一门或一门以上的学科与一门或一门以上的其他学

科在研究对象、原理、方法和技术等某些学科要素上跨越原有的学科界限,在一定范围内彼此相交、结合而形成的新的综合理论或系统知识。随着科学技术的发展,护理学科之间表现出既高度细化又高度融合的趋势,通过不同学科之间的交叉渗透占领学术制高点和不断发掘科研创新点,如一方面形成并发展了静疗专科、造口专科、糖尿病专科等高度分化的临床专科;另一方面实践并完善了护理信息学、护理心理学、护理经济学等不同学科交流融合的护理交叉学科。不仅有助于融合不同学科之间的范式,整合学科资源,应对医疗卫生问题的复杂化,提升护理学科的社会服务能力;还有助于打破不同学科之间的壁垒,丰富学科内涵,实现护理学科的可持续性发展,培养高素质复合型护理人才。

护理管理学综合运用多种学科的理论和方法,研究在现有医疗条件下,如何通过各学科交叉融合,合理的组织和配置人、财、物、时间、信息等因素,提高护理服务的水平。护理管理学的交叉性,有利于学科的宽度和深度发展,能够提高护理管理人员的综合素质,培养新时代所需的护理管理人才。

三、护理管理的二重性

专业的护理技术与科学的管理方法是提高护理质量的保障,两者相辅相成,缺一不可。不断革新的护理专业技术和方法让护理理念从"以疾病为中心"过渡到"以人为中心",不仅带来了护理学的历史性飞跃,同时创新和拓展了护理管理模式,最终提高了护理质量。因此,护理管理者必须具备相应的护理学专业技术。

护理管理是现代医院管理的重要组成部分,其管理水平也是医院管理水平的重要体现。护理专业的历史发展进程表明科学管理手段的应用及护理管理方法是发挥护理专业为人类健康服务的角色的重要基础。因此,护理专业是技术与管理的一个有机结合体。

四、护理管理的实践性

护理服务的对象是人,包括基础护理和专科护理等多个层面。护理管理作为护理服务的一个重要方面,也必须在护理工作实践中进行。在护理管理的过程中,其实践范畴包括运用管理学的基本理论和方法,护理工作的诸要素,如人、财、物、时间、信息等进行科学的管理,并通过管理职能即计划、组织、协调、控制、人力资源管理等以确保护理服务的科学、正确、及时、安全和有效。

五、护理管理的广泛性

(一)护理管理内容广泛

护理管理涉及护理服务的每一个方面、每一个环节,管理的内容包括护理质量管理、组织管理、护理安全管理、护理运营管理、护理人力资源管理、护理教学管理等多个方面。

(二)护理管理所涉及的人员广泛

护理管理包括管理者以及各层级护理人员、护生、相关专业医护人员的管理。护理管理者要与医师、医技、后勤、行政管理等部门以及患者、家属、单位等多方面发生联系,形成以患者为中心、以护理工作为主体的工作关系,因此协调好这些关系是护理管理的重要内容。

在新的医疗形式和医改政策下,护理管理的职能还在不断拓展延伸。护理管理者有义务向各级管理部门提供最真实的临床数据和事实,参与到医疗改革的建设中,以帮助制订更加利于人民健康的政策和规范。

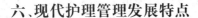

六、现代护理管理发展特点

(一)管理创新

管理创新是指企业把新的管理要素(如新的管理方法、新的管理手段、新的管理模式等)或要素组合引入企业管理系统以更有效地实现组织目标的创新活动。在知识经济高速发展的今天,管理创新已成为医院发展的核心竞争力。如何在工作中制订切实可行的步骤改善流程、如何寻求新的方法提高服务质量、如何在员工工作范畴内进行创新活动、如何鼓励团队在日常工作中寻找创新等问题已经成为现代护理管理内容的重中之重。

护理管理者应从"大处着想,小处着手"出发,从护理管理理念、管理机制、流程、内容、方法等几个方面进行工作创新,及时找出存在问题,提出整改措施,提高管理及服务水平。在创新项目的实际开展过程中,要求护理管理者及项目负责人能采用多部门商讨,多学科交叉,多手段并用,多角度管理,多环节监控,多渠道推动,甚至多中心合作等综合管理模式,找到临床护理与护理创新项目管理的切入点,用有效的判断方法,确定创新的可行性,平衡风险和机会,逐步实现护理服务创新的长久化。

(二)精细化管理

精细化管理是一种理念,一种文化。它是社会分工精细化、服务质量精细化对现代管理的必然要求。现代管理学认为,科学化管理有三个层次:第一个层次是规范化,第二层次是精细化,第三个层次是个性化。精细化管理也是近年来临床上积极探索的护理管理模式,其主题为"关爱患者、关爱生命",强调"以患者为中心"。精细化护理管理要求护士在护理过程中,充分关注每一项护理细节,具备预见能力,杜绝熟视无睹的危险,消除管理中的死角,及时控制和采取措施,及时发现护理工作中的细节问题,从细节上下工夫,提高护理质量;深入患者,真正了解患者的需要,为患者解决困难,从细节服务上下工夫,从细节上体现护理真情。最终能有效克服传统护理的经验性和盲目性,促使护理人员积极转变护理理念,从被动护理转变为主动护理,改善服务质量,为患者提供全面化、细节化、优质化的护理服务。

(三)信息技术一体化

护理信息系统是指一个由护士和计算机组成,能对护理管理和临床业务技术信息进行收集、存储和处理的系统,是医院信息系统的重要组成部分。包括临床护理信息系统和护理管理信息系统。

护理管理信息系统是医院护理信息系统的重要组成部分,其主要任务是实现对护理活动的规范化、科学化以及现代化管理,运用数据来实现对护理活动过程中的全对象、全过程、全方位的管理,其信息主要来源于临床护理信息系统、医院人力系统、财务系统、物资管理系统及医院其他业务管理信息系统。护理管理者利用信息技术手段,及时动态地掌控护理过程中所涉及的所有人、财、物、业务等信息流,利用数据对护理信息资源进行整合和优化配置,辅助临床护理决策,降低护理管理成本,提升护理质量。

随着健康中国上升为国家战略,"健康中国"的蓝图愈加清晰,"互联网+医疗"模式逐步打开。"互联网+医疗"是互联网在医疗行业的新应用,其包括了以互联网为载体和技术手段的健康教育、医疗信息查询、电子健康档案、疾病风险评估、在线疾病咨询、电子处方、远程会诊、远程治疗和康复等多种形式的健康医疗服务模式。互联网医疗代表了医疗行业新的发展方向,有利于解决中国医疗资源不平衡和人们日益增加的健康医疗需求之间的矛盾,是国家卫生健康委员会积极引导和支持的医疗发展模式。这对护理管理人员的管理能力提出了更高的要求。医院护理管理信息系统正在不断完善和普及,护理管理也逐步向数据化、精细化管理的方向迈进,加快护理管理信息化建设步伐是护理行业发展的必然趋势。

(四)柔性管理

柔性管理是一种"以人为中心"的人性化管理模式,它是在研究人的心理和行为规律的基础上,采用非强制性方式,在员工心目中产生一种潜在说服力,从而把组织意志变为个人的自觉行动。柔性管理从本质上说是一种对"稳定和变化"进行管理的新方略。柔性管理的最大特点主要在于不是依靠权力影响力,而是依赖于员工的心理过程,依赖于每个员工内心深处激发的主动性、内在潜力和创造精神,因此具有明显的内在驱动性,柔性管理是面向未来护理管理发展趋势。

(五)分级诊疗制度下的护理管理

"分级诊疗和双向转诊"医疗制度引导了患者合理分流,形成小病、慢性病在社区医院就诊,大病、疑难、危重症患者在城市医院或区域医疗中心诊疗的分布格局,逐步建立起"基层首诊,双向转诊,急慢分治,上下联动"的医疗服务模式。这一新模式使各医疗机构收治疾病种类以及疾病严重程度等局面发生改变,相应的对护理需求也发生改变,护理管理者面临着新的局面和挑战。大型综合性医院护理以收治疑难、急、危、重症患者为主,开展高、精、尖技术的医疗服务,各科室专业、亚专业的发展日益细化和壮大,因此对重症监护、急诊急救和专科护理需求增加;相反,收治常见病、多发病、慢性病的科室将逐渐萎缩,这些专业的护理岗位将逐渐减少,出现护理人员培训转岗现象。与此同时,社区基层医院护理需求增加,医护人员严重缺编,基层医院资源和服务能力不足,如何提高基层护理人员的业务技能,以满足患者优质护理的需求,是护理管理者亟待解决的问题,这也是双向转诊顺利实施的基本保证。分级诊疗后,护理管理应从加强岗位培训、能力提升培训的投入、绩效考核、设备和人员配置等工作入手,避免问题出现后被动管理,制约分级诊疗的进展,制约护理学的发展。

(六)变革管理

当组织成长迟缓,内部不良问题产生,无法适应经营环境的变化时,管理者必须做出组织变革策略,将内部层级、工作流程以及文化进行必要的调整与改善管理,以达到顺利转型。近几年护理在变革管理中进行了诸多转变,如从重视工作、操作实施过程管理向不同层次、多元化管理转变,从一维分散管理向系统管理转变,从重视硬件管理向重视软件信息管理转变,从经验决策向科学决策转变,从短期行为目标向长期目标转变,从守业管理向创新管理转变,从重视监督管理向重视激励因素转变,管理人才从技术型的"硬专家"向"软专家"转变等。以上转变促成新的医疗、护理格局,有助于护理专业迎接新的机遇和挑战。变革管理的模式是动态的,它包括PDCA模式、BPR模式和价值链模式。其中PDCA模式是一种循环模式,它包括4个循环往复的过程,即计划(plan)、执行(do)、检查(check)、行动(action),目前PDCA循环是护理质量管理最基本的方法,已经广泛应用于医疗和护理领域的各项工作中。

(张加丽)

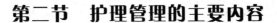

第二节　护理管理的主要内容

一、护理管理理念与原理

护理管理是医院管理的重要组成部分,也是最基础和最贴近临床实践的管理行为。科学的护理管理理念对实现医院发展目标具有重要意义。无论是以泰勒的"科学管理理论"、法约尔的"管理过程理论"和韦伯的"行政组织理论"为代表的"古典管理科学理论",还是以"人际关系学说""人类需要层次理论"和"人性管理理论"为代表的"行为科学理论",到以"管理过程学派""系统管理学派""决策理论学派""管理科学学派"为代表的现代管理理论,都给护理管理者提供了诸多指引和经验参考。在现代医院的护理管理过程中,基于"系统原理""人本原理""动态原理""效益原理",护理管理者合理联合运用多种管理理论,以实现护理管理的最终目标,促进医院发展。

二、护理管理对象

护理管理对象既遵循管理学的基本原则,也具有其管理的特殊性。护理管理者只有在明确管理对象的前提下,才能够科学运用管理技巧,发挥其管理职能。

(一)人

人是管理的最主要因素,是管理的核心。传统人的管理包括人员的选择、聘任、培养、考核、晋升,现在延伸到人力资源的开发和利用。对于护理管理者而言,管理对象"人"不仅仅是护士,还包括相关专业从业者和患者及其家属。护理管理需要创造护士以及相关专业从业者之间的友好、融洽相处的氛围,这是促进团队合作和护理发展的重要保障。患者及其家属是管理对象"人"的其他重要组成,有效的管理措施和行为,能够有效提高临床护理行为的安全性,促进患者康复。

(二)财

财的管理是指对资金的分配和使用,以保证有限的资金产生最大的效益。财的管理应遵守的原则是开源、节流、注重投资效益。护理管理的"财"还包括对患者费用的有效管理,要确保患者费用的准确,避免因费用管理而产生的纠纷隐患,影响医患、护患和谐。

(三)物

物是指设备、材料、仪器、能源等。物的管理应遵循的原则是保证供应、合理配置、物尽其用、检验维修、监督使用、资源共享。护理管理中的"物"还包括药品、各种医疗护理用品等,需要重视对各种医疗用品有效期、安全性、测量仪器准确性等的管理,从而保障患者安全。

(四)时间

时间是最珍贵的资源,它没有弹性,没有替代品。管理者要充分利用好组织系统的时间和自己的时间。在护理管理过程中,有效的"时间"管理不仅仅体现在个人工作统筹安排上,更多地体现在对护理排班模式探讨、护理工作流程再造、护理方法革新和改进等方面,从而提高对时间的有效利用。

(五)信息

信息是管理活动的媒介。信息的管理包括广泛地收集信息,精确地加工和提取信息,快速准确地传递信息,利用和开发信息。信息管理在护理管理中具有显著的特殊性,即患者信息的隐私保护。基于伦理学的基本法则,患者信息务必处于严密保护中,护理管理作为医院管理的基本单元和一线执行者,具有重要的责任。

三、护理管理职能

管理的五大职能由管理学家法约尔提出,主要是指计划、组织、指挥、协调和控制,而对于护理管理而言,作为医院最基本的管理单元,将从计划、组织、协调、控制、人力资源管理进行分析。

(一)计划

计划是指护理管理者在没有采取行动之前可采用或可实施的方案。计划帮助护理管理者明确待解决的问题或实现已定的工作目标,何时去做、由谁去做、做什么、如何去做等问题。一个好的计划,应具有统一性、连续性、灵活性、精确性等特征。计划有不同的分类体系和方法:①根据时间可分为长期计划、中期计划、短期计划;②根据内容分为全面计划、单项计划;③根据表现形式分为任务计划、目标计划,根据约束力程度分为指令性计划、指导性计划等。在护理管理活动中,护理管理者应根据不同的计划类型,选择适宜的制订计划的方法,包括滚动计划法、关键路径法、组合网络法、线性规划法等,以实现组织管理目标。

目标管理也称"成果管理",是以目标为导向,以人为中心,以成果为标准,使组织和个人取得最佳业绩的现代管理方法。管理者在组织员工共同的积极参与下,制订具体的、可行的、能够客观衡量效果的工作目标,并在工作中实行"自我控制",自下而上地保证目标实现,并以共同制订的目标为依据进行检查和评价目标达成情况的管理办法。目标管理与传统管理模式不同,注重人的因素,是参与的、民主的、自我控制的管理制度,是把个人需求与组织目标结合起来的管理制度。在临床工作中,护理管理者应通过集思广益制订护理目标,将目标分解,权力下放,在实施目标管理的过程中,制订绩效考核制度和措施,通过检查、考核、反馈信息,加强对各层级护士目标达成的程度定期评价,并在反馈中强调自查自纠,促进护士更好地发挥自身作用,提高控制目标实现的能力,最终共同努力达成总目标。

项目管理是通过项目相关人的合作,把各种资源应用到项目中,实现项目目标并满足项目相关人的需求。项目管理是对一些成功地达成一系列目标的相关活动的整体检测和管控。包括项目的提出和选择、项目的确定和启动、项目的计划和制订、项目的执行和实施以及项目的追踪和控制等五个阶段,项目管理是一个较新的管理模式,为临床护理管理者提供了全新的思路和管理工具,在运用中应重点关注和把握关键问题和要点,以确保实现项目目标。

(二)组织

管理学角度而言,组织有两层含义:一方面,组织为一种机构形式;另一方面,组织则作为一种活动过程。在护理管理职能阐述中,组织将作为一种活动过程而讨论,它指建立工作机构或框架,规定并明确职权范围和工作关系,并组织必要的资源力量去执行既定的计划,以实现管理目标而采取行动的全过程。组织应遵循统一指挥、能级对应、职权匹配、分工协作等基本原则。医院护理管理过程中,根据任务或计划类型建立组织框架,如三级护理管理体系(护理部-科护士长-护士长),并明确各层级人员的职责,然后基于明确、具体、可操作、可考核的原则分解管理目标,最后根据需要调用包括人力、财力、物力等各方资源合理分配和利用以实现医院发展目标。组织文化的建立是组织行为中的重要部分。组织文化对护理团队的发展具有重要意义,护理管理者应根据组织发展需要,制订适合的组织文化,以达到激励下属共同努力实力组织目标和愿景的目的。

从 20 世纪 90 年代末开始,我国学者已经着手对医院管理流程进行研究,尝试医院流程再造。近年来护理管理者也开始将流程再造应用于各种护理领域,在现代医院管理工作中,对护理流程进行优化,根据医疗市场和患者需求,重新整合护理服务资源,从患者、竞争、市场变化的顺应性上对服务流程、组织管理经营、文化等进行彻底变革,以达到优化护理工作流程、改善护理服务效果、效能和效益,使护理服务增值最佳化。具体来说护理流程再造是对原有护理工作流程的薄弱、隐患、不切合实际的环节业务进行流程再造,对不完善的工作流程实施重建;通过对原工作环节进行整合、重组、删减等,形成以提高整体护理效益、减少医疗意外为核心的护理过程。护理流程再造包括护理业务流程的优化、组织结构的调整、人力资源的重新配置和整合资源,遵循"规范-创新-再规范-再创新"的管理思路,用"扬弃"的观点,不断审核各自专业的工作护理流程再造,支撑着医院核心竞争力,改变护理管理者的观念,改进护理人员整体服务意识,提高护理工作效率,提升患者满意度,降低成本从而推动医院发展。实施护理流程再造是医院管理创新的具体体现,是对组织的资源进行有效整合以达成组织既定目标与责任的动态性创造活动。

（三）协调

协调是护理管理者为有效实现组织既定目标,将各项管理活动进行调节,使之统一,保证各部门、各科室、各环节之间配合默契。协调的本质就是让事情和行动都有合适的比例,方法适应目的。有效协调的组织的特征包括每个部门都与其他部门保持一致、各部门都了解并理解自身的任务、各部门的计划可随情况而动态调整。协调按照执行范围可分为组织内部协调和组织外部协调,按照执行方向可分为平面协调、对下协调、对上协调,按照组织性质可分为正式组织协调和非正式组织协调,按照执行对象和内容可分为人际关系协调、资源协调、利益协调和环境协调。

护理管理者在协调各类事务的过程中,应遵循内部与外部的医护技患管全员参与、成员相互尊重、成员直接接触、正式并有效处理冲突、原则性与灵活性相结合、准确定位与心理调适等原则,以实现组织管理目标。建立相互信任的基础,增进信任感和亲切感,在管理中统一思想、认清目标、体会各自的责任和义务,柔性化管理,营造和谐的工作氛围。

在互联网信息技术高速普及的今天,如何协调信息平台下的医患沟通与冲突已成为护理管理者不可回避的问题。社交网络的出现为医患双方交流提供了一种全新的沟通渠道,这些信息沟通平台一方面可以发挥巨大优势,但同时也存在一些劣势。网络的开放性和法律约束的缺失,网络信息的发布虽及时但却难以避免片面性和随意性。有些事件未经证实就被网络媒体或网友发布在社交平台上,尤其是一些关于医患关系的不实报道,一经发布,很快会被网友转载跟帖,激起大众的负面情绪。这种对医患关系负面的舆论导向与评价在潜移默化中会给大众留下负面印象,不利于医患关系的缓和。由于医学是一门专业性很强的学科,没有充分的理论知识,很难了解一个疾病的病情发展以及治疗方法,所以患者往往处于信息不对等的被动地位,医患信息不对称也会影响医患沟通效果,进而影响医患关系。作为护理管理者,应顺应时代发展,重视网络信息平台的学习运用及搭建,加强与病患及家属的有效信息沟通,及时消除误解、缓和矛盾。同时也可以充分发挥社交网络的优势,通过网络平台构建新型医患交流和信息传播渠道,提升医患沟通效果,普及医学知识,有助于医患关系的和谐发展。

（四）控制

控制是护理管理者按照计划标准衡量、检查实施工作是否与既定计划要求和标准相符,而采取的必要的纠正行动,以确保计划目标的实现。控制的对象可以是人,也可以是活动本身。护理管理活动涉及医院运行的各个方面,因此控制方法也有多种可运用。包括护理管理者在计划实施前,对将要实施过程中出现的各种可能风险、偏差进行纠正行动,以保证计划目标的实现的预先控制,即前馈控制;护理管理者到护理活动中指挥工作进行的现场控制,即同步控制;以及护理管理者根据结果与计划标准进行比较、分析,总结经验或失误的原因,指导下一步工作的结果控制,即反馈控制。

预算控制是组织中使用最为广泛和有效的控制手段,它通过制订各项工作的财务支持标准,对照该定量标准进行比较和衡量,并纠正偏差,以确保经营财务目标的实现。预算控制的优点表现在:能够把整个组织内所有部门的活动用可以考核的数量化方式表现出来,非常方便衡量、检查、考核和评价;能够帮助管理者对组织的各项活动进行统筹安排,有效的协调各种资源。但过多地根据预算数字来苛求计划会导致控制缺乏灵活性,过多的费用支出预算,可能会让管理者失去管理部门所有自由,有可能造成管理者仅忙于编制、分析,忽视非量化的信息。

成本控制是根据一定时期预先建立的成本管理目标,由成本控制主体在其职权范围内,在生产耗费发生以前和成本控制过程中,对各种影响成本的因素和条件采取的一系列预防和调节措施,以保证成本管理目标实现的管理行为。护理成本控制是指按照既定的成本目标,对构成护理成本的一切耗费进行严格的计算、考核和监督,及时揭示偏差,并采取有效措施,纠正偏差,使成本被限制在预订的目标范围之内的管理行为。我国护理成本核算组织管理体系、内容和核算方法都有待完善,目前缺乏合理的护理价格和收费标准,使护理服务价值难以得到真正的体现,从而影响人力资源配置。

护理质量管理是护理管理的核心,也是护理管理的重要职能和永恒的主题。其按照护理质量形成的过程和规律,对构成护理质量的各要素进行计划、组织、协调和控制,以保证护理工作达到规定的标准和满足服务对象需要的活动过程。常用的护理质量管理方法有 PDCA 循环、品管圈、追踪法和临床路径等。

(五)人力资源管理

人力资源管理是指管理者根据组织内部的人力资源供需状况所进行的人员选择、培训、使用、评价的活动过程,目的是保证组织任务的顺利完成。护理人力资源管理是通过选聘、培训、考评、激励、提升等多种管理措施,对护理人员和相应的事件进行合理安排,以达到调动护士积极性,使其个人潜能得以发挥到最大限度,减低护理人员人力成本,提高组织工作效率,从而实现组织目标的工作过程。护理人力资源管理的目的是建立科学、具有识别筛选功能的护士招聘和选留体系,促进护理人力资源的开发,为医院的持续、健康发展提供动力。在护理人力资源管理过程中,应遵循职务要求明确、责权利一致、公平竞争、用人之长、系统管理等基本原则。

变革、引领、创新是当今世界的三大强音,随着我国经济水平的提高和社会发展的进步,人民健康已上升至战略地位。现代护理管理的内涵还在不断拓展。本章还将详细介绍现代护理管理的发展与面临的挑战、现代医院护理人力资源管理、现代医院的病房与护理单元的管理以及现代医院护理工作模式与管理等内容。管理者需要科学地学习并应用在科室整体运作中,保证护理质量安全,在完成临床护理工作的同时还应承担培训及引领协助团队开展科研工作,使护理管理内涵深度与广度不断得到延伸。

护理管理队伍决定着整个护理专业的前途。护理改革任重而道远。在机遇与挑战面前,我们要敢于变革,善于引领,勤于创新,齐心协力,团结一心,使我国的护理事业再攀新的高峰。

（张加丽）

第三章 医院感染护理

第一节 医院感染概述

一、定义

医院感染又称医院获得性感染。

(一)广义的定义

凡患者、陪护人员和医院工作人员因医疗、护理工作而被感染所引起的任何有临床症状的微生物性疾病,不管受害对象在住院期间是否出现症状,均视为医院感染。简言之,即任何人员在医院内发生的、与医院有关的一切感染均可称医院感染。

(二)狭义的定义

医院感染是指住院患者在医院内获得的感染,包括在住院期间发生的感染和在医院内获得出院后发生的感染,但不包括入院前已开始或者入院时已处于潜伏期的感染。医院工作人员在医院内获得的感染也属医院感染。

二、类型

根据病原体的来源,将医院感染分为外源性感染和内源性感染(表 3-1)。

表 3-1 外源性感染和内源性感染

项目	外源性感染(交叉感染)	内源性感染(自身感染)
病原体来源	患者体外	患者体内或体表
感染途径	直接感染与间接感染	免疫功能受损、正常菌群移位、正常菌群失调
预防	用消毒、灭菌、隔离等技术,基本能有效预防	难预防。提高患者免疫力、合理使用抗生素能起到一定的预防作用

三、形成

医院感染的形成必须具备 3 个基本条件,即感染源、传播途径和易感人群,三者组成感染链(图 3-1),当这 3 个基本条件同时存在并相互联系便导致感染。只要阻断或控制其中某一环节,就能终止医院感染的传播。

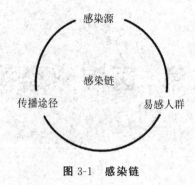

图 3-1 感染链

(一)感染源

感染源是导致感染的来源,指病原体自然生存、繁殖及排出的场所或宿主(包括人和动物)。

1.周围已感染者及病原携带者

已感染者排出的病原体数量多、毒力强,且多具有耐药性,是最重要的感染源。病原携带者体内的病原体不断生长繁殖、排出体外,但自身无明显症状而不受重视,也是主要的感染源。这种感染源主要是指到医院就诊的患者,也包括已感染或携带病原体的医务人员、患者家属和探视者。

2.自身正常菌群

人体的特定部位如肠道、呼吸道、皮肤、泌尿生殖道、口腔黏膜等,在正常情况下均寄居有无致病性的菌群,在侵入性操作或其他原因促使它们在新的部位定植时,可以引起感染性疾病。

3.动物感染源

动物感染源包括鼠类、苍蝇、蟑螂、蚊子、臭虫、跳蚤等。

4.医院环境

医院特殊的潮湿环境与液体也是不容忽视的感染源"储存库",如洗手池、洗手皂、空调系统等。

(二)传播途径

传播途径是指病原体从感染源传播到易感人群的途径与方式。不同的病原体可经不同的传播方式从感染源传播到易感人群。常见的传播方式有接触传播、飞沫传播、空气传播、共同媒介传播、生物媒介传播,以前 3 种最为常见。

1.接触传播

接触传播指病原体通过与手、媒介直接或间接接触导致的传播,是医院内感染最常见和重要的传播方式。接触传播可分为直接接触传播和间接接触传播。直接接触传播指感染源与易感人群之间有身体的直接接触,如母婴传播;间接接触传播通过媒介传递,最常见的传播媒介是医务人员的手,其次是共用的医疗器械与用具。

2.飞沫传播

带有病原体的飞沫核($>5~\mu m$),在空气中短距离($1~m$ 内)移动到易感人群的口、鼻黏膜或眼结膜等导致的传播。其本质属于特殊的接触传播。

3.空气传播

空气传播是指带有病原体的微粒子($\leqslant 5~\mu m$)通过空气流动导致的疾病传播。飞沫核传播能长时间、远距离传播,常引起多人感染,甚至导致医院内感染暴发流行,如肺结核、流感、麻疹、腮腺炎等。菌尘传播是通过吸入菌尘或接触降落的菌尘引起感染,易感人群往往没有与患者直接接触。

4.共同媒介传播

共同媒介传播也称共同途径传播,如通过污染的饮水、饮食传播,或通过污染的药液、血制品、医疗器械与设备传播。共同媒介传播常可导致医院内感染暴发流行,在医院内感染中具有重要意义。

5.生物媒介传播

生物媒介传播指动物或昆虫携带病原体传播。

(三)易感人群

易感人群是指对感染性疾病缺乏免疫力而易感染的人。属于易感人群的有以下几种。

(1)患有严重影响或损伤机体免疫功能疾病的患者,如患癌症、系统性红斑狼疮、艾滋病等免疫系统疾病者,烧伤、创伤等皮肤黏膜屏障作用损害者,患糖尿病、肾病、慢性阻塞性肺部疾病等慢性病者,患白血病等影响白细胞杀菌功能者。

(2)接受介入性检查、治疗和植入物者。

(3)长期接受免疫、放射、皮质类固醇类药物治疗者。

(4)长期使用大量抗生素尤其是广谱抗生素者。

(5)其他:如休克、昏迷、术后、老年、婴幼儿、产妇等。

四、预防和控制

控制医院感染是贯彻预防为主的方针,提高医疗、护理质量的一项主要工作。建立健全医院感染管理组织,制定针对性强的预防与控制规范,并保证各措施付诸实践,是预防与控制医院感染的基本途径。

(一)根据医院规模,建立医院感染管理责任制

住院床位总数在100张以上的医院应当建立以医院感染管理委员会为主体的三级监控体系(图3-2)和独立的医院内感染管理部门。住院床位总数在100张以下的医院应当指定分管医院内感染管理工作的部门。其他医疗机构应当有医院内感染管理专(兼)职人员。

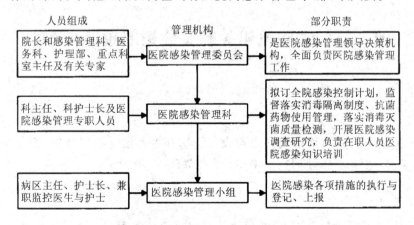

图3-2　医院内感染三级管理体系的组织机构与任务

（二）健全医院内感染管理规章制度

医院内感染管理制度必须依照国家有关卫生行政部门的法律法规来制定，如《中华人民共和国传染病防治法》《医院感染管理办法》等。

1. 管理制度

清洁卫生制度、消毒灭菌制度、隔离制度、医务人员医院内感染知识培训制度、医院内感染管理报告制度等。

2. 监测制度

消毒灭菌效果监测制度；对手术室、供应室、换药室、导管室、监护室、新生儿室、血液病室、肿瘤病室、分娩室、器官移植室等感染高发科室的消毒卫生标准的监测；一次性医疗器材及门诊、急诊常用器械的监测。

3. 消毒质控标准

如《医院消毒卫生标准》规定了从事医疗活动环境的空气、物体表面、医护人员手、医疗用品、消毒剂、污水、污物处理卫生标准。

（三）落实医院内感染管理措施

预防与控制医院内感染必须切实做到控制感染源、切断传播途径、保护易感人群。具体措施包括以下几点。

（1）医院环境布局合理。

（2）清洁、消毒、灭菌及其效果检测。

（3）正确处理医院污水、污物。

（4）严格执行无菌、隔离、洗手技术。

（5）合理使用抗生素，加强患者及医务工作者的感染检测等。

（四）加强医院内感染教育

对全体医务人员加强医院内感染教育，以明确医务人员在医院内感染管理中的职责，增强预防与控制医院内感染的自觉性及自我防护意识。

（程秀萍）

第二节　呼吸机相关肺炎感染的预防与控制

一、定义

呼吸机相关肺炎（VAP）是指气管插管或气管切开患者接受机械通气 48 小时后发生的肺炎，机械通气撤机、拔管后 48 小时内出现的肺炎也属于 VAP 范畴。

二、流行病学

VAP 属于医院获得性感染，我国大规模的医院感染横断面调查结果显示，住院患者中医院获得性感染的发生率为 3.22%～5.22%，其中医院获得性下呼吸道感染为 1.76%～1.94%。国内外研究结果均显示，包括 VAP 在内的下呼吸道感染居医院获得性感染构成比之首。

我国一项调查结果显示,46 所医院的 17 358 例 ICU 住院患者,插管总天数为 91 448 天,VAP 的发病率为 8.9/1 000 机械通气日。机械通气患者中 VAP 的发病率为 9.7%～48.4%,或为(1.3～28.9)/1 000 机械通气日,病死率为 21.2%～43.2%。国内外的研究结果均表明,若病原菌为多重耐药(MDR)或全耐药(PDR)病原菌,归因病死率可高达 38.9%～60%。VAP 的病死率与高龄、合并糖尿病或慢性阻塞性肺疾病(慢阻肺)、感染性休克(脓毒症休克)及高耐药病原菌感染等相关。

三、危险因素和发病机制

(一)危险因素

发生 VAP 的危险因素涉及各个方面,可分为宿主自身和医疗环境两大类因素,主要危险因素见表 3-2。患者往往因多种因素同时存在或混杂,导致 VAP 的发生、发展。

(二)发病机制

VAP 的发病机制是病原体到达支气管远端和肺泡,突破宿主的防御机制,从而在肺部繁殖并引起侵袭性损害。致病微生物主要通过两种途径进入下呼吸道。

(1)误吸。

(2)致病微生物以气溶胶或凝胶微粒等形式通过吸入进入下呼吸道,其致病微生物多为外源性,如结核分枝杆菌、曲霉和病毒等。此外,VAP 也有其他感染途径,如感染病原体经血行播散至肺部、邻近组织直接播散或污染器械操作直接感染等。

气管插管使得原来相对无菌的下呼吸道直接暴露于外界,同时增加口腔清洁的困难,口咽部定植菌大量繁殖,含有大量定植菌的口腔分泌物在各种因素(气囊放气或压力不足、体位变动等)作用下通过气囊与气管壁之间的缝隙进入下呼吸道;气管插管的存在使得患者无法进行有效咳嗽,干扰了纤毛的清除功能,降低了气道保护能力,使得 VAP 发生风险明显增高;气管插管内外表面容易形成生物被膜,各种原因(如吸痰等)导致形成的生物被膜脱落,引起小气道阻塞,导致VAP。此外,为缓解患者气管插管的不耐受,需使用镇痛镇静药物,使咳嗽能力受到抑制,从而增加 VAP 的发生风险。

表 3-2 医院获得性肺炎/呼吸机相关肺炎反生的危险因素

分类	危险因素
宿主自身因素	高龄
	误吸
	基础疾病(慢性肺部疾病、糖尿病、恶性肿瘤、心功能不全等)
	免疫功能受损
	意识障碍、精神状态失常
	颅脑等严重创伤
	电解质紊乱、贫血、营养不良或低蛋白血症
	长期卧床、肥胖、吸烟、酗酒等
医疗环境因素	ICU 滞留时间、有创机械通气时间
	侵袭性操作,特别是呼吸道侵袭性操作
	应用提高胃液 pH 值的药物(H_2 受体阻断剂、质子泵抑制剂)
	应用镇静剂、麻醉药物

分类	危险因素
	头颈部、胸部或上腹部手术
	留置胃管
	平卧位
	交叉感染(呼吸器械及手感染)

VAP 可自局部感染逐步发展到脓毒症,甚至感染性休克。其主要机制是致病微生物进入血液引起机体失控的炎症反应,导致多个器官功能障碍,除呼吸系统外,尚可累及循环、泌尿、神经和凝血系统,导致代谢异常等。

四、病原学

非免疫缺陷患者的 VAP 通常由细菌感染引起,由病毒或真菌引起者较少,常见病原菌的分布及其耐药性特点随地区、医院等级、患者人群及暴露于抗菌药物的情况不同而异,并且随时间而改变。我国 VAP 常见的病原菌包括鲍曼不动杆菌、铜绿假单胞菌、肺炎克雷伯杆菌、金黄色葡萄球菌及大肠埃希菌等。但需要强调的是,了解当地医院的病原学监测数据更为重要,在经验性治疗时应根据及时更新的本地区、本医院甚至特定科室的细菌耐药特点针对性选择抗菌药物。

(一)病原谱

我国 VAP 患者主要见于 ICU。VAP 病原谱中,其中鲍曼不动杆菌分离率高达 35.7%～50%,其次为铜绿假单胞菌和金黄色葡萄球菌,二者比例相当(表 3-3)。≥65 岁的患者中铜绿假单胞菌的分离率高于其他人群。

表 3-3 我国呼吸机相关肺炎患者常见细菌的分辨率(%)

菌种	≥18 岁	≥65 岁
鲍曼不动杆菌	12.1～50.5	10.3～18.5
铜绿假单胞菌	12.5～27.5	27.7～34.6
肺炎克雷伯杆菌	9～16.1	5.1～13.9
金黄色葡萄球菌	6.9～21.4	5.8～15.4
大肠埃希菌	4～11.5	1.3～6.2
阴沟肠杆菌	2～3.4	3.1
嗜麦芽窄食单胞菌	1.8～8.6	4.6～9.6

由于我国二级及以下医院高质量前瞻性的 VAP 流行病学研究尚不足,目前查到的文献绝大部分为回顾性研究,以上数据仅供参考。

(二)常见病原菌的耐药性

细菌耐药给 VAP 的治疗带来了严峻挑战。临床上 MDR 的定义是指对 3 类或 3 类以上抗菌药物(除天然耐药的抗菌药物)耐药,广泛耐药(XDR)为仅对 1～2 类抗菌药物敏感而对其他抗菌药物耐药,PDR 为对能得到的、在常规抗菌谱范围内的药物均耐药。

VAP 常见的耐药细菌包括碳青霉烯类耐药的鲍曼不动杆菌(CRAB)、碳青霉烯类耐药的铜绿假单胞菌(CRPA)、产超广谱 β-内酰胺酶(ESBLs)的肠杆菌科细菌、甲氧西林耐药的金黄色葡萄球菌(MRSA)及碳青霉烯类耐药的肠杆菌科细菌(CRE)等。我国多中心细菌耐药监测网中的中国细菌耐药监测网(CHINET)和中国院内感染的抗菌药物耐药监测(CARES)数据均显示,在各种标本中(血、尿、痰等)CRAB的分离率高达60%~70%,CRPA的分离率为20%~40%,产ESBLs的肺炎克雷伯杆菌和大肠埃希菌的分离率分别为25%~35%和45%~60%,MRSA的分离率为35%~40%,CRE的分离率为5%~18%。而来自痰标本中的某些耐药菌,如MRSA的发生率往往更高。

五、诊断

(一)临床诊断标准

VAP的临床表现及病情严重程度不同,从单一的典型肺炎到快速进展的重症肺炎伴脓毒症、感染性休克均可发生,目前尚无临床诊断的"金标准"。肺炎相关的临床表现满足的条件越多,临床诊断的准确性越高。

胸部X线或CT显示新出现或进展性的浸润影、实变影或磨玻璃影,加上下列3种临床症候中的2种或以上,可建立临床诊断:①发热,体温>38 ℃。②脓性气道分泌物。③外周血白细胞计数$>10\times10^9$/L或$<4\times10^9$/L。

影像学是诊断VAP的重要基本手段,应常规行X线胸片,尽可能行胸部CT检查。对于危重症或无法行胸部CT的患者,有条件的单位可考虑床旁肺超声检查。

(二)病原学诊断

在临床诊断的基础上,若同时满足以下任一项,可作为确定致病菌的依据。

(1)合格的下呼吸道分泌物(中性粒细胞数>25个/低倍镜视野,上皮细胞数<10个/低倍镜视野,或二者比值>2.5∶1)、经支气管镜防污染毛刷(PSB)、支气管肺泡灌洗液(BALF)、肺组织或无菌体液培养出病原菌,且与临床表现相符。

(2)肺组织标本病理学、细胞病理学或直接镜检见到真菌并有组织损害的相关证据。

(3)非典型病原体或病毒的血清IgM抗体由阴转阳或急性期和恢复期双份血清特异性IgG抗体滴度呈4倍或4倍以上变化。呼吸道病毒流行期间且有流行病学接触史,呼吸道分泌物相应病毒抗原、核酸检测或病毒培养阳性。

六、VAP的预防与控制措施

(一)管理要求

(1)应将VAP的预防与控制工作纳入医疗质量和医疗安全管理。

(2)应明确医务人员在VAP预防与控制工作中的责任,制订并落实VAP预防与控制工作的各项规章制度和标准操作规程。

(3)医院感染管理、医务、护理及其他有关部门应在各自专业范围内负责VAP预防与控制工作的监督管理,制订VAP循证措施依从性核查表,并督促落实。

(4)应制订VAP预防与控制知识和技能岗位培训计划,培训内容应定期根据最新循证医学证据和当地流行病学资料进行更新,并对计划的实施进行考核、评价与反馈。

(5)开展呼吸机诊疗活动的临床科室,应配备受过专业训练,具备独立工作能力的医务人员。

(6)医务人员在诊疗活动中应严格执行《医务人员手卫生规范》的要求,遵循洗手与卫生手消毒的原则、指征和方法。

(7)医务人员在诊疗活动中应严格执行《医院隔离技术规范》的要求,遵循"标准预防"和"基于疾病传播途径"的原则。患有呼吸道传染性疾病时,应避免直接接触患者。

(8)医务人员宜每年接种流感疫苗。

(二)预防措施

(1)若无禁忌证,应将患者床头抬高 30°～45°。

(2)应定时对患者进行口腔卫生,至少每 6～8 小时 1 次。

(3)宜使用 0.12%～2% 氯己定消毒液对患者口腔黏膜、牙龈等部位擦拭或冲洗,意识清醒的患者可采取漱口的方式。

(4)对患者实施肠内营养时,应避免胃过度膨胀,条件许可时应尽早拔除鼻饲管。

(5)对患者实施肠内营养时,宜采用远端超过幽门的鼻饲管,注意控制输注容量和速度。

(6)应积极预防深静脉血栓形成。

(7)对多重耐药菌如甲氧西林耐药金黄色葡萄球菌(MRSA)、多重耐药或泛耐药鲍曼不动杆菌(MDR/XDR-AB)、耐碳青霉烯肠杆菌科细菌(CRE)、多重耐药或泛耐药铜绿假单胞菌(MDR/XDR-PA)等具有重要流行病学意义的病原体感染或定植患者,应采取隔离措施。

(8)应规范人工气道患者抗菌药物的预防性使用,避免全身静脉使用或呼吸道局部使用抗菌药物预防 VAP。

(9)不宜常规使用口服抗菌药物进行选择性消化道脱污染。

(三)气道管理

(1)严格掌握气管插管指征。对于需要辅助通气的患者,宜采用无创正压通气。

(2)宜选择经口气管插管。两周内不能撤除人工气道的患者,宜尽早选择气管切开。

(3)应选择型号合适的气管插管,并常规进行气囊压力监测,气囊压力应保持在 25～30 cmH_2O(2.45～2.94 kPa)。

(4)预计插管时间超过 72 小时的患者,宜选用带声门下分泌物吸引气管导管。

(5)对于留置气管插管的患者,每天停用或减量镇静剂 1 次,评估是否可以撤机或拔管,应尽早拔除气管插管。

(6)应定时抽吸气道分泌物。当转运患者、改变患者体位或插管位置、气道有分泌物积聚时,应及时吸引气道分泌物。吸引气道分泌物时,应遵循无菌操作,每次吸引应更换吸痰管,先吸气管内,再吸口鼻处,每次吸引应充分。气管导管气囊上滞留物的清除方法包括以下内容。①清除方法:操作前先清除呼吸机管路集水杯中的冷凝水。协助患者取头低脚高位或平卧位。先吸引下呼吸道分泌物,再吸引口鼻腔内分泌物。将简易呼吸器与气管插管连接,操作者在患者吸气末轻轻挤压简易呼吸器,在患者呼气初用力挤压简易呼吸器,另操作者同时放气囊。再次吸引口鼻腔内分泌物。如此反复操作 2～3 次,直到完全清除气管导管气囊上滞留物为止。②注意事项:操作前应充分做好用物准备。操作时断开的呼吸机管路接头应放在无菌巾上。操作时医务人员应戴无菌手套,不宜使用镊子等替代方式。戴无菌手套持吸痰管的手应避免污染。冲洗吸痰管分泌物的无菌溶液,应分别注明"口鼻腔""气管内"的字样,不应交叉使用。

(7)对多重耐药病原体感染或定植患者、呼吸道传染性疾病患者或疑似患者,宜采用密闭式吸痰管。

(8)连续使用呼吸机机械通气的患者,不应常规更换呼吸机管路,遇污染或故障时及时更换。

(9)呼吸机管路集水杯应处于管路最低位置,患者翻身或改变体位前,应先清除呼吸机管路集水杯中的冷凝水,清除冷凝水时呼吸机管路应保持密闭。

(10)应在呼吸机管路中采用加热湿化器或热湿交换器等湿化装置,不应使用微量泵持续泵入湿化液进行湿化,加热湿化器的湿化用水应为无菌水。

(11)热湿交换器的更换频率不宜<48小时,遇污染或故障时及时更换。

(12)雾化器应一人一用一消毒。

(13)雾化器内不宜添加抗菌药物。

(14)不应常规使用细菌过滤器预防VAP。呼吸道传染性疾病患者或疑似患者,可使用细菌过滤器防止病原体污染呼吸机内部。

(四)消毒灭菌

(1)应遵循《医疗机构消毒技术规范》的管理要求和消毒灭菌基本原则。

(2)高度危险性物品应一人一用一灭菌,中度危险性物品应一人一用一消毒。应遵循《医院消毒供应中心 第1部分:管理规范》WS310.1的管理要求,呼吸机螺纹管、雾化器、金属接头、湿化罐等,应由消毒供应中心(CSSD)回收,集中清洗、消毒、灭菌和供应。

(3)使用中的呼吸机外壳、按钮、面板等应保持清洁与干燥,每天至少擦拭消毒1次,遇污染应及时进行消毒;每位患者使用后应终末消毒。发生疑似或者确认医院感染暴发时应增加清洁消毒频次。

(4)应使用细菌过滤器防止麻醉机、呼吸机内部污染。复用的细菌过滤器清洁消毒应遵循生产厂家的使用说明,一次性细菌过滤器应一次性使用。感染性疾病患者使用后应立即更换。加热湿化器、活瓣和管路应一人一用一消毒,遇污染或故障时应及时更换。

(5)频繁接触的诊疗环境表面,如床栏杆、床头桌、呼叫按钮等,应保持清洁与干燥,每天至少消毒1次,遇污染时及时消毒,每位患者使用后应终末消毒。

(6)病床隔帘应保持清洁与干燥,遇污染时应及时更换。多重耐药菌如MRSA、MDR/XDR-AB、CRE、MDR/XDR-PA等具有重要流行病学意义的病原体感染或定植患者使用后应及时更换。

(五)监测

(1)应遵循《医院感染监测规范》的要求,开展VAP的目标性监测,包括发病率、危险因素和常见病原体等,定期对监测资料进行分析、总结和反馈。

(2)应定期开展VAP预防与控制措施的依从性监测、分析和反馈,并有对干预效果的评价和持续质量改进措施的实施。

(3)出现疑似医院感染暴发时,特别是多重耐药菌或不容易清除的耐药菌、真菌感染暴发以及发生军团菌医院感染时,应进行人员与环境的目标性微生物监测,追踪确定传染源,分析传播途径,并评价预防控制措施效果。

(程秀萍)

第三节 导尿管相关尿路感染的预防与控制

导尿管相关尿路感染(CA-UTI)是医院感染中常见的感染类型,仅次于呼吸道感染,占医院感染的35%~50%,而在这些尿路感染病例中,80%~90%与留置导尿管有关。留置导尿管是临床最常见的一项侵入性操作,是造成医院内感染最常见的原因之一。导尿管选择、导尿技术操作及护理和导尿留置时间的长短等因素与导尿管相关尿路感染有关。相对于其他医院感染来说,CA-UTI 的病死率较低,但是泌尿道插管的高使用率可引起大量的感染,使经济负担加重。

一、概述

(一)定义

导尿管相关尿路感染(CA-UTI)主要是指患者留置导尿管后,或者拔除导尿管 48 小时内发生的泌尿系统感染。根据感染部位的不同分为上尿路感染和下尿路感染:上尿路感染主要是肾盂肾炎,下尿路感染主要是膀胱炎、尿道炎。

导尿管相关无症状性菌尿症(CA-ASB)是指患者虽然没有症状,但在 1 周内有内镜检查或导尿管置入,尿液培养革兰阳性球菌菌落数 $\geqslant 10^4$ cfu/mL,革兰阴性杆菌菌落数 $\geqslant 10^5$ cfu/mL,应当诊断为导尿管相关无症状性菌尿症(CA-ASB)。

医院 CA-UTI 几乎是专有的器械相关性感染,且绝大部分患者无尿路感染相应的症状或体征。CA-ASB 是全球范围内最常见的卫生保健相关感染。在医院有 28% 的患者留置了导尿管。一项研究发现,留置导尿管的患者中有 31% 被不适当地插入了导尿管。另一研究发现,所有保留尿管天数有 36% 是不必要的。

(二)导尿管相关尿路感染流行病学

1.发病率

导尿管相关尿路感染(CA-UTI)是全球范围内最常见的医院相关感染。有 80%～90% 的医院获得性泌尿道感染由导尿管引起。如留置导尿管少于 1 周或 1 周的患者,UTI 的发生率为 10%～40%,长期留置导尿管(≥30 天)的患者,UTI 有 100% 的发病率。

我国相关研究资料显示,导尿管相关尿路感染率为 1.1%～53.8%,日感染率为 1.13‰～26.4‰,说明 CA-UTI 的发生率在不同的地区或不同的医院有明显的不同。有学者对 485 例留置导尿管病例调查显示,平均感染发生率为 53.8%,平均每 1 000 床位日发生感染 26.4 例。导尿管留置时间与感染的发生密切相关,有学者报道,如留置导管 1～3 天,CA-UTI 的发生率为 10.3%,留置导管 ≥10 天,CA-UTI 的发生率为 97.6%。有学者报道留置尿管 10 天,尿路感染的发生率为 8.7%;留置尿管 20 天,尿路感染的发生率为 17.39%;留置尿管>30 天,尿路感染的发生率为 43.48%。有学者对 87 例留置导尿管的患者的监测结果显示,留置导尿管后 3 天尿路感染率为 20.7%,7 天后感染率为 26.8%,14 天后尿路感染率为 31.3%。

CA-UTI 的发生与插管方法、导尿管留置时间、导尿管的维护、膀胱冲洗等密切相关,有学者研究显示,引流袋更换时间与发生菌尿有显著差异(P<0.01)。每 3 天更换引流袋,菌尿发生率明显低于每天更换引流袋;每天更换引流袋,菌尿阳性率为 20.83%;3 天以上更换引流袋,菌尿阳性率为零。膀胱冲洗与非冲洗菌尿发生率有明显差异(P<0.05),每天用抗菌药物冲洗膀胱,菌尿阳性率为 21.74%;不进行膀胱冲洗,菌尿阳性率为 3.23%。留置尿管时间与菌尿发生率有显著差异(P<0.01),留置导尿管第 4 天,菌尿阳性率为 2.13%;留置导尿管第 7 天,菌尿阳性率为 21.28%。膀胱冲洗没有预防尿路感染的作用;相反,有增加感染的可能。

2.病原学

引起导尿管相关尿路感染的病原菌以革兰阴性杆菌为主,耐药性日渐突出。美国研究显示,大肠埃希菌是导尿相关的医院内 UTI 中最普遍常见的细菌,约占 26%,肠球菌占 16%,铜绿假单胞菌占 12%,念珠菌属占 9%,肺炎克雷伯杆菌属占 6%,肠杆菌属占 6%。在医院的重症监护病房里,念珠菌属在医院内 UTI 中占较大的比例(25.9%),接着依次是大肠埃希菌(18.9%)、肠球菌(13%)、铜绿假单胞菌(11%)、肠杆菌属(6%)。我国众多研究结果与美国数据基本相符,导尿管相关尿路感染主要病原菌依次为大肠埃希菌(35.8%~45.7%)、屎肠球菌(8.6%~10.9%)、粪肠球菌(8%~9.3%)、白假丝酵母菌(6.2%~13.5%)、肺炎克雷伯杆菌(7.3%~8.3%)、铜绿假单胞菌(4.3%~5.7%)。大肠埃希菌是引起 CA-UTI 的首位致病菌,革兰阳性菌以屎球菌和粪肠球菌为主,随着念珠菌属和肠球菌报告的增加,引起医院内导尿管相关尿路感染的病原体也发生了变化。目前念珠菌属是术后重症患者尿标本中最普遍的病原菌。国内报道真菌感染占 6.2%~13.5%,抗菌药物使用引起菌群失调容易导致尿路感染。

(三)感染途径及因素

人体泌尿系统有一套自身的完整的防御机制,正常情况下膀胱内是无菌的。导尿管的使用在某种程度上损伤了泌尿系统的正常防御机制。留置导尿管是细菌侵入的途径:①插导尿管时细菌进入膀胱。②尿道周围或肛门周围的细菌沿着导尿管——黏膜接触面(导尿管外表面)迁移进入膀胱。③违反无菌操作规程,导管护理后细菌从集尿袋沿着导管内腔表面上行进入膀胱。

大多数导尿管相关的 UTI 是由于会阴区的病原体从外腔迁移或导尿管护理操作异常使病原体从内腔迁移进入膀胱引起感染。15% 的导管相关泌尿道感染源自外源性因素,如导尿管系统污染、护理人员污染的手、插入导尿管或维护导尿管过程中违反操作规程、应用消毒不达标的设施等而引起感染。而导尿管长时间留置尿道内,又破坏了尿道的正常生理功能,从而削弱了尿道黏膜对细菌的抵抗力,影响膀胱对细菌的冲刷作用,致使细菌容易逆行至泌尿系统生长繁殖引起感染。

生物膜的形成被认为是导尿管相关尿路感染发病的重要机理。细菌一旦进入泌尿道,尿中病原体附着至导尿管表面,增殖并开始分泌细胞外多糖,与尿中的盐和蛋白质组成细菌复合物并形成一个生物膜,它保护微生物不受抗菌剂、杀菌剂和宿主屏障的清除。目前已有能减少生物膜形成的较新技术,减少细菌和真菌的黏附,或抑制已黏附到导管的微生物的生长。

(四)临床特点

导尿管相关尿路感染不仅是病原体在尿道和膀胱黏膜的定植和炎症反应,还可发生逆行感染引起肾盂肾炎、前列腺炎、附睾炎和精囊炎。大部分患者医院内尿路感染在临床上多呈良性经过,无明显的临床症状,导尿管拔除后可自行痊愈。

在美国,导管相关尿路感染的报道多为 CA-ASB,医院内尿路感染患者中有 65%~75% 是无症状菌尿。约 30% 的患者有临床症状和体征,如尿频、尿急和尿痛等膀胱刺激征,除局部症状外还表现为发热、腰痛及肋脊角叩痛、耻骨上方疼痛或压痛等。导尿管相关尿路感染如不及时控制,细菌入侵血液系统引起菌血症。医院患者中,导尿管相关菌尿症为医院血流感染的最常见原因之一,约 15% 的医院血流感染源于尿路。尿培养不能预测 CA-UTI,在留置导尿的患者中,大肠埃希菌是最常见的细菌,约占 35.62%。

大量前瞻性调查研究证实,导尿管相关尿路感染(CA-UTI)的发生与留置导尿管的时间长、导管护理的违规操作导致导尿管系统污染、女性、老年人等密切相关。女性尿道短,尿道门暴露,易发生上行性感染。女性应用导尿管后发生 UTI 的概率是男性的 2 倍。女性尿道周围区域的菌群也是十分重要的,尿道周围的菌群是重要的潜在性致病菌。留置导尿管时间的长短是导尿管相关尿路感染最重要的危险因素。

CA-UTI 的症状和体征包括发热、寒战、意识改变、不适、无诱因昏睡、腰痛、肋脊角叩痛、急性血尿、盆腔不适,已拔除导尿管的患者可有排尿困难、尿频、耻骨上方疼痛或压痛。

(五)导尿管相关尿路感染的诊断标准

临床诊断:CA-UTI 的诊断标准为留置导尿管、耻骨上方导尿管或间歇导尿管的患者出现 UTI 相应的症状、体征,且无其他原因可以解释,并且尿检白细胞男性≥5 个/高倍视野,女性≥10 个/高倍视野。在临床诊断的基础上,符合以下条件之一可确诊。

(1)清洁中段尿或者导尿留取尿液(非留置导尿)培养革兰阳性球菌菌落数≥10^4 cfu/mL,革兰阴性杆菌菌落数≥10^5 cfu/mL。

(2)耻骨联合上膀胱穿刺留取尿液培养的细菌菌落数≥10^3 cfu/mL。

(3)新鲜尿液标本经离心应用显微镜检查,在每 30 个视野中有半数视野见到细菌。

(4)经手术、病理学或者影像学检查,有尿路感染证据的。

美国感染病学会制订的导尿管相关尿路感染的诊断、预防和治疗指南,不推荐筛查 CA-ASB,除非进行研究以评价干预措施对降低 CA-ASB 或 CA-UTI 的效果。对于留置导尿管的患者,仅有脓尿不能诊断为 CA-ASB 或 CA-UTI;有症状但无脓尿的患者,提示诊断并非 CA-UTI;脓尿伴 CA-ASB 并非进行抗菌治疗的指征。

二、管理要求

(1)医疗机构应建立健全规章制度,制订并落实预防 CA-UTI 的工作规范和操作规程。

(2)医疗机构应逐步开展 CA-UTI 的目标性监测,持续质量改进,有效降低 CA-UTI 的发生。

(3)医务人员应接受关于无菌技术、导尿操作、留置导尿管的维护以及 CA-UTI 预防的培训和教育,并熟练掌握相关操作规程。

(4)医务人员应评估患者发生 CA-UTI 的潜在风险,针对高危因素,实施 CA-UTI 的预防和控制措施。

三、监测要求

(1)根据导尿管使用的频率和 CA-UTI 的潜在风险,确定需要监测的患者人群。

(2)按照《医院感染监测规范》的要求,开展 CA-UTI 目标性监测。

(3)详细记录尿道插管指征、插管时间、插管操作者和拔管时间等。采用统一指标如导尿管使用率、CA-UTI 发生率等评价 CA-UTI 预防与控制质量。

(4)应定期分析监测资料,并及时向被监测临床科室反馈。

(5)当出现 CA-UTI 暴发或疑似暴发时,应按照《医院感染管理办法》和《医院感染暴发报告及处置管理规范》的相关要求报告和处理。

(6)不宜常规对留置导尿管的患者进行无症状性菌尿症筛查。

四、预防控制措施

(一)留置导尿管前预防控制措施

(1)严格掌握留置导尿管的适应证。

(2)仔细检查无菌导尿包,如发现导尿包过期、外包装破损、潮湿,不应使用。

(3)可重复使用的导尿包按照《医院消毒供应中心 第 2 部分:清洗消毒及灭菌技术操作规范》的规定处理;一次性导尿包符合国家相关要求,不应重复使用。

（4）根据患者年龄、性别、尿道等情况选择型号大小、材质等的合适导尿管,最大限度降低尿道损伤和尿路感染。

（5）对留置导尿管的患者,应采用密闭式引流装置。

（6）应告知患者留置导尿管的目的,配合要点和置管后的注意事项。

（7）不宜常规使用包裹银或抗菌导尿管。

（二）放置导尿管时预防控制措施

（1）医务人员应严格按照《医务人员手卫生规范》的要求,洗手后,戴无菌手套实施导尿术。

（2）严格遵循无菌操作技术原则留置导尿管,动作宜轻柔,避免损伤尿道黏膜。

（3）正确铺无菌巾,避免污染尿道口。

（4）应使用合适的消毒剂,充分消毒尿道口及其周围皮肤黏膜,防止污染。

男性:洗净包皮及冠状沟,然后自尿道口、龟头向外旋转擦拭消毒。

女性:按照由上至下,由内向外的原则清洗外阴,然后清洗并消毒尿道口、前庭、两侧大小阴唇,最后会阴、肛门。

（5）导尿管插入深度适宜,确保尿管固定稳妥。

（6）置管过程中,指导患者放松,协调配合,避免污染,如发现尿管被污染,应重新更换。

（三）留置导尿管后预防控制措施

（1）应妥善固定尿管,避免打折、弯曲,集尿袋高度低于膀胱水平,不应接触地面,防止逆行感染。

（2）应保持尿液引流系统通畅和密闭性,活动或搬运时夹闭引流管,防止尿液逆流。

（3）应使用个人专用收集容器或清洗消毒后的容器定期清空集尿袋中尿液。清空集尿袋中尿液时,应遵循无菌操作原则,避免集尿袋的出尿口触碰到收集容器的表面。

（4）留取小量尿标本进行微生物病原学检测时,应消毒导尿管接口后,使用无菌注射器抽取标本送检。留取大量尿标本时可从集尿袋中采集,不应打开导尿管和集尿袋的接口采集标本。

（5）不应常规进行膀胱冲洗或灌注。若发生血块堵塞或尿路感染时,可进行膀胱冲洗或灌注。

（6）应保持尿道口清洁,大便失禁的患者清洁后还应进行消毒。留置导尿管期间,应每天清洁或冲洗尿道口。

（7）患者沐浴或擦身时应注意对导管的保护。

（8）长期留置导尿管应定期更换,普通导尿管更换时间 7～10 天,特殊类型导尿管的更换时间按照说明书规定,更换导尿管时应同时更换导尿管集尿袋。

（9）导尿管阻塞、脱出或污染时应立即更换导尿管和集尿袋。

（10）患者出现尿路感染症状时,应及时留取尿液标本进行病原学检测,并更换导尿管和集尿袋。

（11）应每天评估留置导尿管的必要性,应尽早拔除导尿管。

（12）医护人员在维护导尿管时,手卫生应严格按照《医务人员手卫生规范》的要求。

（程秀萍）

第四节 导管相关血流感染的预防与控制

随着医疗技术的不断发展,各种血管通路的使用已经成为重症监护室不可或缺的治疗手段。而随之伴发的导管相关血流感染问题也日益严重,是最常见的院内获得性感染之一,也是重症患者的主要致死原因之一。尽管内置血管导管所致血流感染的发生少于继发性血流感染,但它是一种严重的危及患者生命的并发症。血管导管所致血流感染由于其严重的后遗症、治疗的难度及医疗费用激增,已引起了人们的广泛重视。

一、导管相关血流感染的流行病学

导管相关血流感染(CRBSI)是指带有血管内导管或者拔除血管内导管 48 小时内的患者出现菌血症或真菌血症,并伴有发热(>38 ℃)、寒战或低血压等感染表现,除血管导管外没有其他明确的感染源。实验室微生物学检查显示:外周静脉血培养细菌或真菌阳性,或者从导管段和外周血培养出相同种类、相同药敏结果的致病菌。

(一)流行病学

1.血流感染发病率

我国研究显示,各种类型导管的血流感染发生率不同,以千导管留置日来统计,从 1.22‰~11.3‰导管日不等。国内对 CRBSI 感染率的报道结果差异较大。发生血流感染率较高的分别为切开留置的周围静脉导管及带钢针的周围静脉导管,而经皮下置入静脉输液及中长周围静脉导管的感染率较低。导管相关血流感染不仅与导管类型有关,还与医院规模、置管位置及导管留置时间有关。

2.感染病原体

患者导管置入部位周围皮肤及医务人员手部皮肤是病原菌的主要来源。国内研究报道,引起血流感染的主要病原体以革兰阳性细菌占优势,但相比之下,真菌感染有一定的上升趋势,且多为条件致病菌。病原菌呈现一定的变迁趋势。常见的病原菌为凝固酶阴性葡萄球菌、大肠埃希菌、克雷伯杆菌、金黄色葡萄球菌和肠球菌及鲍曼不动杆菌。表皮葡萄球菌感染主要是由于皮肤污染引起,约占导管相关血流感染(CRBSI)的 30%。金黄色葡萄球菌曾是 CRBSI 最常见的病原菌,目前约占院内血流感染的13.4%。引起血流感染前几位的病原体依次为大肠埃希菌、表皮葡萄球菌,金黄色葡萄球菌、其他葡萄球菌、鲍曼不动杆菌和铜绿假单胞菌等。

3.病死率

病原菌的种类与病死率有一定的相关性,金黄色葡萄球菌引起的导管相关血流感染的死亡率高达8.2%。凝固酶阴性的葡萄球菌所致的导管相关血流感染的死亡率较低,约为 0.7%。真菌所致导管相关血流感染的死亡率国内外尚无统计数据。

(二)病原体感染机理

导管相关血流感染的病原体类型可直接反映感染的发病机理。导致感染的病原体可能是多源性的,包括插入导管部位周围的皮肤、污染的导管套管、无菌操作不规范、其他部位感染的血液播散。皮肤菌群可以在导管外表面繁殖,然后沿皮下迁移至血管内段,进而导致血流感染。长期置留导管的则需要多次操作,因而导管套管可能受到污染,病原菌来自医务人员的手,随后沿导管内表面迁移至导管的血管内段,从而导致感染。

导管相关血流感染与导管周围生物膜的形成有关。生物膜是由宿主及细菌因子共同组成,宿主因素包括血小板、黏蛋白、纤维蛋白原、纤维蛋白,上述物质可以和某些病原体如金黄色葡萄球菌、念珠菌等表面的不同受体结合形成生物膜。细菌因子则指细菌分泌的纤维多糖。生物膜可抵抗宿主的免疫防御及吞噬作用,削弱抗菌药物的穿透力或抗菌剂的作用,同时是潜在的感染源。

(三)血管内导管类型

血管内导管类型多样,可从不同角度进行分类。根据置入血管类型分为周围静脉导管、中心静脉导管、动脉导管,根据留置时间分为临时或短期导管、长期导管,根据穿刺部位分为周围静脉导管、经外周中心静脉导管(PICC)、锁骨下静脉导管、股静脉导管、颈内静脉导管,根据导管是否存在皮下隧道分为皮下隧道式导管和非皮下隧道式导管,根据导管长度分为长导管、中长导管和短导管。

非隧道式中心静脉导管经皮穿刺进入中心静脉(锁骨下、颈内、股静脉)。导管型号对细菌定植有一定的危险性,导管越粗,细菌定植率越高。分析原因:由于越粗的导管对穿刺点皮肤的创伤越大,皮肤正常菌群和条件致病菌入侵定植的概率就越大,导致机体发生血流感染的可能性就越高。因此,置管时应选择合适的导管型号。

二、管理要求

(1)医疗机构应健全预防导管相关血流感染的规章制度,制订并落实预防与控制导管相关血流感染的工作规范和操作规程,明确相关部门和人员职责。

(2)应由依法取得护士、医师执业资格,并经过相应技术培训的医务人员执行血管导管穿刺。

(3)医疗机构宜建立血管导管置管专业队伍,提高对血管导管置管患者的专业护理质量。

(4)相关医务人员应接受有关血管导管的使用指征、正确置管、使用与维护、导管相关感染预防与控制措施的培训和教育并考核合格,熟悉血管导管的分类、穿刺部位及长度(表3-4),熟练掌握相关操作规程,并对患者及相关家属进行相关知识的宣教。

表 3-4 血管内导管分类、穿刺部位、长度

导管名称	穿刺部位	长度
外周静脉导管(留置针)	前臂静脉,下肢静脉	<8 cm,很少发生血行感染
外周动脉导管	通常经桡动脉插入穿刺,也可经股、腋、肱、胫后动脉插入	<8 cm
非隧道式中心静脉导管	经皮插入锁骨下、颈内、股静脉进入中心静脉	≥8 cm,长度受患者身材影响
隧道式中心静脉导管	经隧道置入锁骨下、颈内、股静脉	≥8 cm,长度受患者身材影响
肺动脉导管	导丝引导下经中心静脉(锁骨下、颈内、股静脉)插入	≥30 cm,长度受患者身材影响
经外周静脉插入中心静脉导管(PICC)	经贵要静脉、头静脉、肱静脉插入,导管进入上腔静脉	≥20 cm,长度受患者身材影响
全植入式导管(输液港)	皮下埋植,使用时用针穿刺,插入锁骨下、颈内静脉	≥8 cm,长度受患者身材影响
脐带血管导管	插入脐动脉或者脐静脉	≤6 cm,长度受患者身材影响

(5)应定期评估相关医务人员正确置管和维护导管知识的知晓和依从情况。

(6)医务人员应评估并根据患者发生导管相关血流感染,尤其是血流感染的危险因素,实施预防和控制导管相关血流感染的措施。

(7)医疗机构应逐步开展导管相关血流感染,尤其是导管相关血流感染的目标性监测,持续改进质量,降低感染发生率。

三、置管时预防措施

(1)严格掌握置管指征。

(2)严格执行无菌技术操作规程,置入中心静脉导管和经外周静脉穿刺中央静脉导管、全植入式血管通路、导丝引导下更换导管时,应遵守最大无菌屏障要求,戴工作圆帽、外科口罩、按《医务人员手卫生规范》的有关要求洗手并戴无菌手套、穿无菌手术衣或无菌隔离衣、铺大无菌单。置管过程中手套污染或破损时应立即更换。置管环境符合无菌操作要求。

(3)外周静脉置管、导管日常维护与使用导管时戴医用口罩。插入外周静脉导管时,若手接触消毒后皮肤,应戴无菌手套,否则可戴清洁手套。

(4)选择中央静脉置管部位时,成人宜首选锁骨下静脉或颈静脉,不宜选择股静脉;连续肾脏替代治疗时宜首选颈静脉,可选股静脉。

(5)穿刺部位皮肤消毒,应按《医疗机构消毒技术规范》的要求选择合规有效的皮肤消毒剂,年龄两个月以上患者中心静脉穿刺宜选择含 0.5% 以上氯己定的醇类消毒剂。

(6)消毒穿刺部位应以同心圆方式自穿刺点由内向外消毒,消毒范围应与穿刺种类一致。患者皮肤不洁时应先清洁皮肤,再消毒。应在皮肤消毒干后再进行置管等操作。

(7)置管时使用的医疗器械、器具和各种敷料等医疗用品应无菌。

(8)选择中心静脉导管时,应选择能够满足病情需要的最少端口(腔道)的导管。

(9)中心静脉导管置管后应记录置管日期、时间、部位,导管名称和型号、尖端位置等。

(10)患湿疹、疖肿等皮肤病或患者感冒、流感等呼吸道疾病时,以及已知携带或感染多重耐药菌的医务人员,在未治愈前不应进行置管操作。

四、置管后预防措施

(1)宜选择无菌透明、透气性好的敷料覆盖穿刺点,对于高热、出汗、穿刺点出血、渗血的患者应当用无菌纱布覆盖穿刺部位。

(2)应定期更换穿刺点敷料,敷料更换时间间隔见表 3-5。当发现敷料松动、污染、潮湿、完整性破坏等时应立即更换。使用透明敷料加纱布固定导管时,按纱布类敷料处理。在透明敷料的标签纸上应标注导管穿刺时间、更换敷料时间并签名。

表 3-5　导管及敷料更换的时间间隔

导管类型	更换或者重新留置	穿刺点敷料的更换
外周静脉导管	成人:间隔 72 小时以上更换。小儿:除非临床需要,不必更换。	纱布敷料应每两天更换 1 次,透明的半透膜敷料应每 7 天更换 1 次。拔除或更换导管、敷料潮湿、松动或污染、完整性被破坏时应更换。影响对穿刺点的触诊和观察时,应每天更换,同时检查穿刺点

续表

导管类型	更换或者重新留置	穿刺点敷料的更换
外周动脉导管	成人不应为预防感染而更换导管;小儿更换导管的间隔尚未确定。压力转换器应每96小时更换1次,同时应更换系统内其他组件(包括管路系统,持续冲洗装置和冲洗溶液)	要求同上
中心静脉导管	不应为预防感染定期更换导管	要求同上
肺动脉导管	不应为预防感染定期更换导管	要求同上
脐带血管导管	不应为预防感染定期更换导管	

(3)医务人员接触置管穿刺点或更换敷料前,应按《医务人员手卫生规范》的要求进行手卫生。

(4)保持导管连接端口的清洁,每次连接及注射药物前,应用合法有效的消毒剂规范消毒连接端口,干后方可连接或注射药物。如有血迹污染时及时更换。

(5)应每天观察导管穿刺点有无感染征象及全身感染征象。应按《医院感染监测规范》的要求进行导管相关血液感染及流行趋势的目标性监测,可同时开展导管穿刺点局部感染的监测。

(6)静脉治疗护士宜参与导管相关血流感染预防控制项目。

(7)紧急情况下置管难以保证无菌操作时,应在48小时内尽早拔管,病情需要时先更换穿刺部位重新置管。

(8)告知置管患者在沐浴或擦身时,注意保护导管,不要把导管淋湿或置于水中。

(9)在输血、输入血制品、脂肪乳剂后的24小时内或者停止输液后,应当及时更换输液管路。外周及中心静脉置管后,应当用生理盐水或肝素盐水进行常规冲管,预防导管内血栓形成。

(10)严格保证输注液体无菌。

(11)怀疑患者发生导管相关血流感染,或者患者出现静脉炎、导管故障时,宜由医师决定是否拔管。拔管时可做导管尖端培养、导管血培养及血培养。

(12)医务人员应每天评估保留导管的必要性,不需要时应尽快拔除导管。

(13)不宜常规更换导管,也不应为预防感染而定期更换中心静脉导管和动脉导管。

五、针对各类相关血流感染的预防措施

(一)中心静脉导管、PICC、血液透析导管及肺动脉导管

(1)不应常规更换中心静脉导管、PICC、血液透析导管或肺动脉导管以预防导管相关血流感染。

(2)非隧道式导管无明显感染证据时,可通过导丝引导更换。

(3)非隧道式导管可疑感染时不应通过导丝更换导管。

(4)中心静脉导管或PICC患者出现发热,应根据临床综合评估结果决定是否拔管。

(二)外周动脉导管及压力监测装置

(1)成人宜选择桡动脉、肱动脉、足动脉。儿童宜选择桡动脉、足背部动脉及胫骨后动脉。

(2)压力传感器使用时间应遵循产品说明书或超过96小时应更换。

(3)重复使用的压力传感器应根据生产厂家的使用说明进行清洗和灭菌。

(4)宜使用入口处为隔膜的压力监测装置,在使用前应用消毒剂擦拭消毒隔膜。

(5)应保持使用中压力监测系统包括校准装置和冲洗装置无菌。

(6)应减少对压力监测系统的操作。

(7)不宜通过压力监测管路给予含葡萄糖溶液或肠外营养液。

(8)宜使用密闭式的连续冲洗系统。

(三)脐血管导管

(1)脐动脉导管放置时间不宜超过 5 天,脐静脉导管放置时间不宜超过 14 天。

(2)插管之前,应清洁脐部。

(3)不宜在脐血管导管局部使用抗菌软膏或乳剂。

(4)在发生导管相关血流感染、血管关闭不全、血栓时,应拔除脐动脉导管,不应更换导管;只有在导管发生故障时才更换脐静脉导管。

(5)应使用低剂量肝素(0.25~1 U/mL)注入脐动脉导管封管以维持其通畅。

(四)完全植入式导管

(1)完全植入式导管使用的无损伤针头应至少每 7 天更换 1 次。

(2)植入式血管通路在治疗间隙期应至少每 4 周维护 1 次。

(3)多次发生血管导管相关血流感染者,可预防性用抗菌药物溶液封管。

(五)血液透析导管

(1)宜采用颈静脉置管。

(2)维持性血液透析患者宜采用动静脉内瘘。

(程秀萍)

第五节　手术部位感染的预防与控制

手术部位感染(SSI)的发生和治疗始终是制约外科手术治疗是否成功的一个因素。尽管对手术部位感染的发生有所持续改进,但手术部位感染率依然有较高的发生率,占医院感染的15%左右,居医院感染发生率的第三位。SSI 会导致手术失败、增加患者痛苦(严重的甚至死亡)、增加患者的经济负担、延长住院时间、增加医疗纠纷等。

一、手术部位感染的流行病学

(一)手术部位感染发生率

不同的医院外科手术部位感染率各不相同,手术部位感染与手术类型、患者潜在的疾病有关,发生率为 0.5%~15%。手术部位感染率居医院内感染的第三位。手术部位感染的发生因手术类型的不同而不同,其中发生感染最高的是心脏手术(每 100 例出院患者中 2.5 例感染)、普通外科 1.9%和烧伤/外伤 1.1%。心脏手术时体外循环的使用导致宿主防御系统出现比普通手术操作更大的应激反应。相同种类的手术危险指数级别越高,感染发生率也越高;同样危险指数的手术中,结、直肠切除手术的感染高于其他手术类型,感染率为10.16%~37.5%,其余类别的手术的感染率则基本相同。手术切口类型级别越高,手术部位感染率越高,Ⅰ类切口感染率为

2.52％；Ⅱ类切口感染率为5.79％；Ⅲ类切口感染率为9.72％；Ⅳ类切口感染率为73.75％。不同手术类别、相同危险指数的手术以剖腹探查手术和结肠手术感染发生最高。

（二）手术部位感染常见的病原体

美国研究报道，凝固酶阴性葡萄球菌和金黄色葡萄球菌是2种从感染手术伤口分离出来的最常见的微生物，并且分别占感染伤口的14％和20％，这些细菌是正常皮肤菌群的一部分，因此当伤口开放时可以造成污染。我国SSI致病菌研究显示（图3-3），位于手术部位感染病原体前三位的是大肠埃希菌、金黄色葡萄球菌和铜绿假单胞菌。

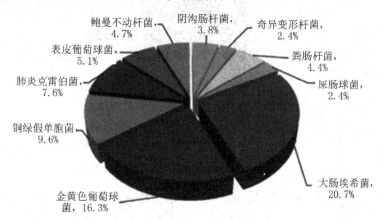

图 3-3 手术部位感染病原体分布

二、手术部位感染的因素

（一）手术部位感染定义

1992年，由美国感染控制与流行病学专业协会（APIC）、美国医院流行病学学会（SHEA）和外科感染协会组成的联合小组修正提出了"手术部位感染"，根据这一定义，将手术部位感染分为切口感染和器官/腔隙感染。切口部位感染被进一步分为表面切口感染（包括皮肤和皮下感染）或深部切口感染（包括深部软组织），组织结构见图3-4。

1.切口浅部组织感染

手术后30天以内发生的仅累及切口皮肤或者皮下组织的感染，并符合下列条件之一：①切口浅部组织有化脓性液体。②从切口浅部组织的液体或者组织中培养出病原体。③具有感染的症状或者体征，包括局部发红、肿胀、发热、疼痛和触痛，外科医师开放的切口浅层组织。

下列情形不属于切口浅部组织感染：①针眼处脓点（仅限于缝线通过处的轻微炎症和少许分泌物）。②外阴切开术或包皮环切术部位或肛门周围手术部位感染。③感染的烧伤创面，以及溶痂的Ⅱ度、Ⅲ度烧伤创面。

2.切口深部组织感染

无植入物者手术后30天以内、有植入物者手术后1年以内发生的累及深部软组织（如筋膜和肌层）的感染，并符合下列条件之一。

（1）从切口深部引流或穿刺出脓液，但脓液不是来自器官/腔隙部分。

（2）切口深部组织自行裂开或者由外科医师开放的切口。同时，患者具有感染的症状或者体征，包括局部发热、肿胀及疼痛。

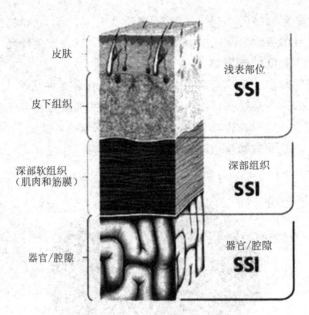

图 3-4 手术部位感染及其分类的解剖学图示

（3）经直接检查、再次手术探查、病理学或者影像学检查，发现切口深部组织脓肿或者其他感染证据。

同时累及切口浅部组织和深部组织的感染归为切口深部组织感染；经切口引流所致器官/腔隙感染，无须再次手术归为深部组织感染。

3.器官/腔隙感染

无植入物者手术后 30 天以内、有植入物者手术后 1 年以内发生的累及术中解剖部位（如器官或者腔隙）的感染，并符合下列条件之一。

（1）器官或者腔隙穿刺引流或穿刺出脓液。

（2）从器官或者腔隙的分泌物或组织中培养分离出致病菌。

（3）经直接检查、再次手术、病理学或者影像学检查，发现器官或者腔隙脓肿或者其他器官或者腔隙感染的证据。

（二）外科手术部位感染的原因

手术部位感染的发生是一个复杂的过程，而且在这一复杂过程中，来源于环境、手术室、宿主、手术操作和微生物的许多因素以复杂的方式相互作用促成手术部位感染的发生。

1.外源性原因

在清洁手术操作中，由于手术不经过黏膜或空腔脏器，外源性污染源是重要的因素。因此，手术室环境和手术人员成为污染的重要媒介物。外科手术必然会带来手术部位皮肤和组织的损伤，当手术切口部位的微生物污染达到一定程度时，会发生手术部位的感染。主要因素是：术前住院时间长、备皮方式、手术室环境、手术器械的灭菌、手术过程中的无菌操作、手术技巧、手术持续时间和预防性抗菌药物使用情况等都是引起手术部位的外源性因素，而这些外源性因素是可以预防的。

2.内源性原因

多数手术部位感染来源于内源性原因，患者方面的主要因素是年龄、营养状况、免疫功能、健康状况、吸烟等。营养不良、烧伤、恶性肿瘤和接受免疫抑制药物治疗的患者中,宿主的正常防御机制发生了变化,免疫力下降,患者自身的皮肤或黏膜(胃肠道、口咽或泌尿生殖系统的细菌)的菌群移位至手术部位引起感染。术后切口提供了一个潮湿、温暖、营养丰富且易于细菌移生和繁殖的环境,切口的类型、深度、部位和组织灌注水平等许多因素影响微生物的数量和种类。手术部位感染的影响因素见表3-6。

表 3-6　手术部位感染的影响因素

手术方面	麻醉	患者方面
手术	组织灌注量	糖尿病
备皮方式	温度	吸烟
部位/时间/类型	吸氧浓度	营养不良
缝线质量	疼痛	身体状况
血肿	输血	高龄
预防抗菌药物		肥胖
机械压力		药物
手术室环境		感染
手术器械的灭菌		放疗/化疗
手术部位皮肤消毒		术前住院时间长

(1)糖尿病:高糖血症影响粒细胞的功能,包括黏附性、趋化作用、吞噬作用和杀菌活性。用胰岛素治疗的糖尿病患者中手术部位感染的危险高于用口服药治疗的糖尿病患者。Ltham 等前瞻性研究了1 000 例准备进行冠脉搭桥术或瓣膜置换手术的糖尿病和非糖尿病心脏病患者,发现糖尿病患者的感染率几乎升高了 3 倍。此外,他们证明手术部位感染的最大危险与术后高糖血症(定义为血糖水平高于200 mg/dL)有关而不是糖化血红蛋白水平或手术前高糖血症。糖尿病与心脏手术后手术部位感染是非常相关的。作为降低手术部位感染的一种措施,围术期高糖血症的控制值得进一步注意。

(2)肥胖:超过理想体重20%的肥胖和手术部位的感染危险性相关。外科医师必须切开可能含有大量细菌的厚层组织,手术切口相对深、技术操作困难和组织中通常预防性抗菌药物浓度不够等均可引起手术部位感染。

(3)吸烟:吸烟与胶原的低生成和包括手术部位感染在内的术后并发症的发生有关。尼古丁延迟伤口愈合,而且可增加手术部位感染的危险。

(4)营养不良:严重的术前营养不良会增加手术部位感染的危险。在一项 404 种高危普通外科操作的研究中,人血白蛋白水平被认为是预测手术部位感染的变量之一。

(5)术前住院时间长:术前住院时间和手术部位感染危险相关。如果住院时间超过 2 天,这一危险的升高也可被革兰阴性菌更高的移生所解释,也就是说,革兰阴性杆菌在患者体内定植。

(6)金黄色葡萄球菌的携带者:大量的研究显示在鼻孔中携带金黄色葡萄球菌的患者发生感染的可能性将升高。许多研究显示,金黄色葡萄球菌的鼻携带者发生金黄色葡萄球菌手术部位感染的危险有可能升高 2～10 倍,20%～30%的个体在鼻孔内携带金黄色葡萄球菌。

(7)术前预防用药时机:术前给药时机是充分预防手术部位感染的一个关键要素。在手术自切开皮肤前 120 分钟至 0 分钟(时间为 0 是指切开的时间)之间接受抗菌药物的患者手术部位感染率最低(0.6%);切开后 0～180 分钟使用抗菌药物的一组患者手术部位感染率是 1.4%(与术前 2 小时内接受抗生素的患者相比较,P=0.12),而在切开皮肤 180 分钟(3 小时)后接受抗菌药物的患者手术部位感染率是3.39%(与术前 2 小时内接受抗菌药物的患者相比较,P<0.000 1)。手术部位感染的最高危险的组是接受抗菌药物过早的一组,就是说在手术开始的 2 小时之前使用抗菌药物或者更早,这一组患者手术部位感染率是3.8%,与术前 2 小时内接受抗菌药物者相比,感染危险性几乎升高了 7 倍(P<0.000 1)。证明手术前一天使用药物起不到预防手术部位感染的作用,最佳的抗菌药物预防应该在手术前的短时间内开始,即皮肤切开前30～60 分钟使用。

(8)手术持续时间:长时间的手术操作与手术部位感染的高危险有关,手术操作持续 1 小时、2 小时和 3 小时,手术部位的感染率分别是 1.39%、2.7%和3.6%,持续 2 小时以上的手术操作是手术部位感染的一个独立预测因子。对手术操作时间长和手术部位感染危险性增高之间的关系,最简单的解释便是长时间的切口暴露增加了伤口污染水平,增加了干燥所致的组织损伤程度,由于失血造成患者防御机制的抑制以及降低了抗生素预防的效力。手术持续时间也反映了外科医师的手术技能。在一些研究中,手术技术好的、有经验的外科医师所做的手术切口部位感染率比住院医师或经验较少的外科医师低。

三、管理要求

(一)医院

(1)应将手术部位感染预防控制工作纳入医疗质量管理,有效减少手术部位感染。

(2)医疗机构应当制订并完善外科手术部位感染预防与控制相关规章制度和工作规范,并严格落实。

(3)医疗机构要加强对临床医师、护士、医院感染管理专业人员的培训,掌握外科手术部位感染预防工作要点。

(4)医疗机构应当开展外科手术部位感染的目标性监测,采取有效措施逐步降低感染率。

(5)严格按照抗菌药物合理使用有关规定,正确、合理使用抗菌药物。

(6)评估患者发生手术部位感染的危险因素,做好各项防控工作。

(二)手术部(室)

(1)建筑布局应符合《手术部(室)医院感染控制规范》的相关要求。

(2)洁净手术部(室)的建筑应符合《医院洁净手术部建筑技术规范》的要求。

(3)应建立手术部(室)预防医院感染的基本制度,包括手术部(室)清洁消毒隔离制度、手卫生制度、感染预防控制知识培训制度等。

(三)相关临床科室

(1)临床科室感染控制小组应定期对本科室人员培训。

(2)当怀疑 SSI 时,应及时采样进行病原学检测,及时报告本科室手术部位感染病例,采取有针对性的预防控制措施。

四、手术部位感染的预防和控制措施

(一)手术前感染因素和控制措施

(1)应缩短手术患者的术前住院时间。

(2)择期手术前宜将糖尿病患者的血糖水平控制在合理范围内。

（3）择期手术前吸烟患者宜戒烟,结直肠手术成年患者术前宜联合口服抗生素和机械性肠道准备。

（4）如存在手术部位以外的感染,宜治愈后再进行择期手术。

（5）择期手术前患者应沐浴、清洁手术部位,更换清洁患者服。

（6）当毛发影响手术部位操作时应选择不损伤皮肤的方式去除毛发,应于当日临近手术前,在病房或手术部（室）限制区外[术前准备区（间）]进行。

（7）急诊或有开放伤口的患者,应先简单清洁污渍、血迹、渗出物,遮盖伤口后再进入手术部（室）限制区。

清洁切口皮肤消毒应以切口为中心,从内向外消毒;清洁-污染切口或污染切口应从外向内消毒,消毒区域应在手术野及其外扩展≥15 cm部位擦拭,所使用的皮肤消毒剂应合法有效。

（二）手术中感染因素和控制措施

（1）择期手术安排应遵循先清洁手术后污染手术的原则。洁净手术间的手术安排应遵循《医院洁净手术部建筑技术规范》的相关规定。

（2）洁净手术间应保持正压通气,保持回风口通畅;保持手术间门关闭,减少开关频次。应限制进入手术室的人员数量。

（3）可复用手术器械、器具和物品的处置应严格执行《医院消毒供应中心 第1部分:管理规范》《医院消毒供应中心 第2部分:清洗消毒及灭菌技术操作规范》和《医院消毒供应中心 第3部分:清洗消毒及灭菌效果监测标准》的要求。

（4）灭菌包的标识应严格执行《医院消毒供应中心 第3部分:清洗消毒及灭菌效果监测标准》的相关要求。

（5）手术室着装要求符合 WS/T《手术部（室）医院感染控制规范》。

（6）手术无菌操作要求如下:①严格遵守无菌技术操作规程和《医务人员手卫生规范》的规定。②开启的无菌溶液应一人一用。③在放置血管内装置（如中心静脉导管）、脊髓腔和硬膜外麻醉导管,或在配制和给予静脉药物时应遵循无菌技术操作规程,应保持最大无菌屏障。④操作应尽可能减少手术创伤,有效止血,减少坏死组织、异物存留（如缝线、焦化组织、坏死碎屑）,消除手术部位无效腔。⑤如果外科医师判断患者手术部位存在严重污染（污染切口和感染切口）时,可决定延期缝合皮肤或敞开切口留待二期缝合。⑥根据临床需要选择是否放置引流管,如果需要,宜使用闭合式引流装置引流。引流切口应尽量避开手术切口,引流管应尽早拔除。放置引流管时不宜延长预防性应用抗菌药物的时间。

（7）围术期保温要求:①围术期应维持患者体温正常。②手术冲洗液应使用加温（37 ℃）的液体。③输血、输液宜加温（37 ℃）,不应使用水浴箱加温。

（8）环境及物体表面的清洁和消毒:每台手术后,应清除所有污物,对手术室环境及物体表面进行清洁;被血液或其他体液污染时,应及时采用低毒高效的消毒剂进行消毒,清洁及消毒方法应遵循《医疗机构环境表面清洁与消毒管理规范》的要求。

（三）手术后感染因素和控制措施

（1）在更换敷料前后、与手术部位接触前后均应遵循《医务人员手卫生规范》的要求进行手卫生。

（2）更换敷料时,应遵循无菌技术操作规程。

（3）应加强患者术后观察,如出血、感染等征象。

(4)应保持切口处敷料干燥,有渗透等情况时及时更换。

(5)宜对术后出院患者进行定期随访。

(6)当怀疑手术部位感染与环境因素有关时,应开展微生物学监测。

(四)手术部位感染暴发或疑似暴发管理

(1)应收集和初步分析首批暴发病例原始资料。

(2)应制订手术部位感染暴发调查的目标,包括感染人数、感染部位、病原体种类、首例病例发生的时间地点、病例发生的时间顺序、病例的分布、与手术、麻醉或护理相关人员等。

(3)应及时开展现场流行病学调查、环境卫生学检测等工作,如对手术器械、导管、一次性无菌用品、对使用的清洗剂、润滑剂、消毒剂、物体表面、医务人员的手等进行微生物学检测。及时采取有效的感染控制措施,查找和控制感染源,切断传播途径。

(五)围术期抗菌药物的预防用药管理

应遵循《抗菌药物临床应用指导原则》的有关规定,加强围术期抗菌药物预防性应用的管理。

(程秀萍)

第六节　经空气传播疾病感染的预防与控制

经空气传播疾病是由悬浮于空气中、能在空气中远距离传播(>1 m),并长时间保持感染性的飞沫核传播的一类疾病,包括专性经空气传播疾病(如:开放性肺结核)和优先经空气传播疾病(如麻疹和水痘)。经空气传播疾病是医院内发生院内感染的一类主要传播疾病,由于医疗活动中的许多操作,例如气管插管及相关操作、心肺复苏、支气管镜检、吸痰、咽拭子采样、尸检以及采用高速设备(如钻、锯、离心等)的等,这类操作能产生大量气溶胶,气溶胶成为重要的传播途径,是发生院内感染的主要原因,因此经空气传播疾病的预防和控制对预防院内感染有重要意义。

一、管理要求

(1)应根据国家有关法规,结合本医疗机构的实际情况,制订经空气传播疾病医院感染预防与控制的制度和流程,建筑布局合理、区域划分明确、标识清楚,并定期检查与督导,发现问题及时改进。

(2)应遵循早发现、早报告、早隔离、早治疗的原则,按照《医疗机构传染病预检分诊管理办法》的要求,落实门诊、急诊就诊者的预检分诊和首诊负责制。

(3)应执行疑似和确诊呼吸道传染病患者的安置和转运的管理要求,呼吸道传染病及新发或不明原因传染病流行期间,应制订并落实特定的预检分诊制度。

(4)应遵循《医院隔离技术规范》的要求,做好疑似或确诊呼吸道传染病患者的隔离工作;应遵循《医疗机构消毒技术规范》的要求,做好接诊和收治疑似或确诊呼吸道传染病区域的消毒工作。

(5)工作人员应掌握经空气传播疾病医院感染的防控知识,遵循标准预防,遇有经空气传播疾病疑似或确诊患者时,应遵守经空气传播疾病医院感染预防与控制的规章制度与流程,做好个人防护。

(6)应为工作人员提供符合要求的防护用品。

二、患者识别要求

(1)应制订明确的经空气传播疾病预检分诊制度与流程并落实。

(2)预检分诊应重点询问患者有无发热、呼吸道感染症状、流行病学史等情况,必要时应对疑似患者测量体温。对疑似经空气传播疾病患者发放医用外科口罩,并指导患者正确佩戴,指导患者适时正确实施手卫生。

(3)工作人员应正确引导疑似经空气传播疾病患者到指定的感染疾病科门诊就诊。

三、患者转运要求

(1)患者转运包括从就诊地到临时安置地,从临时安置地到集中安置地。应制订经空气传播疾病患者院内转运与院外转运的制度与流程。

(2)疑似或确诊呼吸道传染病患者和不明原因肺炎的患者应及时转运至有条件收治的定点医疗机构救治。

(3)转运时,工作人员应做好经空气传播疾病的个人防护,转运中避免进行产生气溶胶的操作。

(4)疑似或确诊经空气传播疾病患者在转运途中,病情容许时应戴医用外科口罩。

(5)转运过程中若使用转运车辆,应通风良好,有条件的医疗机构可采用负压转运车。转运完成后,应及时对转运车辆进行终末消毒,终末消毒应遵循《医疗机构消毒技术规范》的要求。

(6)患者确定转运时,应告知接诊医疗机构或医疗机构相关部门的工作人员。

四、患者安置要求

(1)临时安置地应确保相对独立,通风良好或安装了带有空气净化消毒装置的集中空调通风系统,有手卫生设施,并符合《医务人员手卫生规范》的要求。

(2)集中安置地应相对独立,布局合理,分为清洁区、潜在污染区和污染区,三区之间应设置缓冲间,缓冲间两侧的门不应同时开启,无逆流,不交叉。病室内应设置卫生间。

(3)疑似或确诊经空气传播疾病患者宜安置在负压病区(房)中。应制订探视制度,并限制探视人数和时间。

(4)疑似患者应单人间安置,确诊的同种病原体感染的患者可安置于同一病室,床间距≥1.2 m。

(5)患者在病情容许时宜戴医用外科口罩,其活动宜限制在隔离病室内。

(6)无条件收治呼吸道传染病患者的医疗机构,对暂不能转出的患者,应安置在通风良好的临时留观病室或空气隔离病室。

(7)经空气传播疾病患者在医疗机构中的诊疗应遵循医疗机构相关规定。

五、培训与健康教育

(1)医疗机构应定期开展经空气传播疾病医院感染预防与控制知识的培训,内容可包括常见经空气传播疾病的种类、传播方式与隔离预防措施,防护用品的正确选择及佩戴,呼吸道卫生、手卫生、通风等。

呼吸道卫生是指呼吸道感染患者佩戴医用外科口罩、在咳嗽或打喷嚏时用纸巾盖住口鼻、接触呼吸道分泌物后实施手卫生,并与其他人保持1 m以上距离的1组措施。

（2）医疗机构应在经空气传播疾病防控的重点区域、部门和高风险人群中开展经空气传播疾病防控知识培训，对就诊患者和工作人员进行经空气传播疾病防控的健康教育。

（3）在发生经空气传播疾病及新发或不明原因传染病流行时，医疗机构应采取多种形式针对该传染病防控进行宣传和教育。

六、清洁、消毒与灭菌

（1）空气净化与消毒应遵循《医院空气净化管理规范》的相关要求。

（2）物体表面清洁与消毒应遵循《医疗机构消毒技术规范》的相关要求。

（3）经空气传播疾病及不明原因的呼吸道传染病病原体污染的诊疗器械、器具和物品的清洗、消毒或灭菌应遵循《医院消毒供应中心 第1部分：管理规范》《医院消毒供应中心 第2部分：清洗消毒及灭菌技术操作规范》和《医院消毒供应中心 第3部分：清洗消毒及灭菌效果监测标准》及相关标准的要求。

（4）患者转出、出院或死亡后，应按照《医疗机构消毒技术规范》的要求进行终末消毒。

（5）清洗、消毒产品应合法、有效。

（6）患者死亡后，应使用防渗漏的尸体袋双层装放，必要时应消毒尸袋表面，并尽快火化。

（7）医疗废物处理应遵循医疗废物管理的有关规定。

七、医疗机构工作人员经空气传播疾病预防与控制要求

（1）诊治疑似或确诊经空气传播疾病患者时，应在标准预防的基础上，根据疾病的传播途径采取空气隔离的防护措施。

（2）医疗机构工作人员防护用品选用应按照分级防护的原则，具体要求详见表3-7。进入确诊或疑似空气传播疾病患者房间时，应佩戴医用防护口罩或呼吸器；根据暴露级别选戴帽子、手套、护目镜或防护面罩，穿隔离衣。

表 3-7　医务人员的分级防护要求

防护级别	使用情况	防护用品									
		外科口罩	医用防护口罩	防护面屏或护目镜	手卫生	乳胶手套	工作服	隔离衣	防护服	工作帽	鞋套
一般防护	普通门（急）诊、普通病房医务人员	＋	－	－	＋	±	－	－	－	－	－
一级防护	发热门诊与感染疾病科医务人员	＋	－	－	＋	±	＋	－	－	＋	－
二级防护	进入疑似或确诊经空气传播疾病患者安置地或为患者提供一般诊疗操作	－	＋	±	＋	＋	＋	±★	±★	＋	＋
三级防护	为疑似或确诊患者进行产生气溶胶操作时	－	＋	＋	＋	＋	＋	－	＋	＋	＋

注："＋"应穿戴的防护用品，"－"不需穿戴的防护用品，"±"根据工作需要穿戴的防护用品，"±★"为二级防护级别中，根据医疗机构的实际条件，选择穿隔离衣或防护服。

（3）工作人员个人防护用品使用的具体要求和穿脱个人防护用品的流程与操作应遵循《医院隔离技术规范》的要求,确保医用防护口罩在安全区域最后脱卸。使用后的一次性个人防护用品应遵循《医疗废物管理条例》的要求处置;可重复使用的个人防护用品应清洗、消毒或灭菌后再用。

（4）应根据疫情防控需要,开展工作人员的症状监测,必要时应为高风险人群接种经空气传播疾病疫苗。

（5）医疗机构工作人员发生经空气传播疾病职业暴露时,应采用相应的免疫接种和/或预防用药等措施。

（6）标本的采集与处理应遵循《临床实验室生物安全指南》的相关要求。

（程秀萍）

第七节　医务人员职业暴露与防护

职业暴露是指由于职业关系而暴露在危险因素中,从而有可能损害健康或危及生命的一种情况。医务人员职业暴露是指医务人员在从事诊疗、护理活动过程中接触有毒、有害物质,或传染病病原体,从而损害健康或危及生命的一类职业暴露。

一、概述

医院作为一个公共场所,面对的人群社会性质复杂,接触的疾病种类繁多、病症轻重不一,使在其从事服务工作的医务人员极易遭受伤害的侵袭。多项研究证实 HIV、HBV、HCV 等 20 多种病原体可通过职业暴露传播。此外在一些突发公共卫生事件当中,由于标准预防意识不强,缺乏必要的职业防护,使得大量的医务人员成为院内感染的受害者。

医院发生的职业暴露是一种特殊环境下的职业伤害,和其他职业暴露不同的是,发生于医务人员中的职业暴露不至于导致严重或是急性的伤亡,但慢性的损伤或长期的疾病影响可能导致医务人员身心健康受到严重影响,而医务人员的健康问题直接会导致医院医疗工作的质量和水平下降,也会使患者的就医环境下降,因此,应对医务人员发生的职业暴露给予积极的关注。

二、医务人员职业暴露的相关因素

针对医务人员的职业暴露伤害,各个国家都给予了积极的关注,大量的调查研究显示,处于医疗特殊环境下的职业暴露包括职业危害因素导致的损伤和与工作有关疾病,包括物理性、化学性、生物性、心理性因素。

（一）物理性因素

1.噪声

主要来源于各类仪器设备在工作时发出的声音。噪声不仅对人体听觉有明显损伤,对心血管也同样有损害,可导致高血压,同时使人烦躁、疲劳、注意力不集中等。

2.辐射及电击伤

随着医学的飞速发展,各种射线、光波、磁波等进入疾病的诊断与治疗,医务人员接触各类射线的概率大大增多,长期接触这些射线及光波可致癌,而且还会影响女性的生育能力,导致不孕、流产、死胎等;由于大量的电器、仪器、设备投入临床,稍有不慎,可因短路、漏电、触电等发生意外事故。

3.紫外线

医用 250 μm 的紫外线能使空气中的氧分子分解成臭氧,起到杀菌作用。而臭氧是强氧化剂,对眼和肺是最具危害的刺激剂之一。能破坏呼吸道黏膜和组织,长期接触可致肺气肿和肺组织纤维化;眼睛接触可引起急性角膜炎、结膜炎。

4.负重伤

由于医务人员职业的特殊性,部分工作需要医务人员长久站立,低头操作,来回奔走、穿梭,推拉、搬运车辆或重物,常导致颈椎病、腰肌劳损、椎间盘突出、下肢静脉曲张等。

5.其他

使用压力蒸汽灭菌过程中不按操作流程操作导致的高温蒸汽烫伤等。

(二)化学性因素

1.细胞毒性药物

医务人员在配制细胞毒性药物及给药过程中,注射器插入药瓶或针管排气时药物形成肉眼看不见的含有毒性微粒的气溶胶和气雾,通过皮肤黏膜或呼吸道进入。回收肿瘤患者用后的注射器、输液管等废弃物和排泄物时,也可能通过皮肤、呼吸道、口腔、黏膜等途径而受到低浓度药物的影响,日常频繁小剂量接触会因蓄积作用而产生远期影响,不但引起白细胞下降、自然流产率增高,而且有致癌、致畸、致突变的危险。

2.化学消毒剂

医务人员经常接触的各种化学消毒剂,如过氧乙酸、含氯消毒剂、甲醛、戊二醛等,均具有较大的挥发性,对人体皮肤黏膜、呼吸道、神经系统均有一定损害,长期吸入可引起皮炎、过敏、哮喘等;醛类可使细胞突变、致畸、致癌。

3.吸入麻醉药

麻醉药主要有乙醚、安氟醚、异氟醚等,长期吸入微量的麻醉气体可影响肝、肾功能,可引起胎儿畸形、自然流产等,同时对工作人员的听力、记忆力及操作能力也产生影响。

4.其他

体温计、血压计等都含有汞,当不慎损害时,汞在常温下能持续挥发,可以通过呼吸道、消化道、破损的皮肤黏膜进入人体。汞具有一定的神经毒性和肾毒性,会对医务人员的健康造成影响。

(三)生物性因素

1.锐器伤

在诊疗、护理操作过程中,医务人员直接接触患者飞血液、体液、分泌物、排泄物等,受感染的机会很多,而且日常工作经常接触刀、剪、各种针头等锐器,由于传递、安装和拆卸,医务人员极易受到锐器伤害。各种血源性传播疾病都可经污染锐器伤传播给医务人员,特别是 HIV、HBV、HCV,感染的概率分别为 0.3%、6%~30% 和 0.8%~1.8%。

2.皮肤黏膜暴露

由于在工作中要面对各种不同的患者,医务人员接触各种病原体的概率远比普通人群高。医务人员的皮肤黏膜经常暴露于患者的血液或体液(包括精液、阴道分泌物、滑液、脑脊液、胸膜液、心包液、腹膜液、羊水、唾液等)中,存在着医务人员与患者双向传播的危险。

3.其他

患者呼吸道分泌物、伤口脓液、排泄物、皮肤碎屑等,干燥后形成菌尘,可通过咳嗽、喷嚏、清扫整理、人员走动、物品传递等扬起而污染空气及周围环境。一些医疗器械如呼吸机、雾化器、吸引器等在操作过程中也会把病原体播散到空气中。污染的空气可直接引起呼吸道感染、传播呼吸道疾病,医务人员长期处于这种污染的环境中,也有被感染的危险。

(四)心理性因素

在医院这个特定的环境中,要求医务人员在上班时间必须注意力高度集中,保持精神高度紧张,工作节奏快,所面临的工作性质具有高风险、高强度、高应激、无规律性,长期处于此环境中易造成严重的心理压力;加之上班时交往的人群是心理和生理双重受损的患者,常年目睹的是脓、血、粪、尿,耳闻的是呻吟、哭诉,身处这种特殊的职业环境,容易引起焦虑、烦躁、心理疲劳等不良情绪,甚至引起原发性高血压、血管紧张性头痛、消化道溃疡等疾病。

三、医务人员职业暴露的控制原则

医务人员职业暴露的控制应遵循职业病防治的优先等级原则,事先应根据职业危害的类别进行风险评估,以确定医护人员接触职业风险的水平与性质。

(一)对职业暴露的风险评估

风险评估的目的是评价工作活动和工作环境导致工作人员暴露于血液、体液或污染物品、环境的危险性。考虑的因素包括以下几种。

(1)暴露于血液、体液或污染物品、环境的类型和频率。

(2)接触废弃针头和注射器的数量和频率。

(3)暴露和重复暴露的因素。

(4)综合考虑工作场所规划、设计和工作流程,估计暴露于血液、体液/身体物质或污染材料的危险,包括灯光及工作台面等。

(5)得到相关医疗和急救服务的可能性。

(6)员工的安全工作流程知识和培训水平。

(7)个人防护用品的提供和使用。

(8)设备的适宜性。

(9)个体的危险因素,如皮肤损伤、皮炎和湿疹。

(10)处在暴露危险中的员工和其他人员数量。

(11)疫苗和暴露后防治措施。

(12)目前的危险控制方法和新危险控制方法的潜在需求。

(二)对职业暴露的风险控制

1.消除风险

在工作场所中彻底消除危害因素是控制职业暴露危害的最有效途径。如减少不必要的注射,优先考虑那些同样能达到有效治疗的其他方法(如口服或纳肛),从而减少血液或其他感染源的潜在暴露。

2.风险替代

如果无法消除风险,可考虑实施较低风险的操作,例如尽可能减少锐器的使用,使用毒性较低的化学物质代替原有毒性较高的消毒剂等。

3.工程控制

使用合适的机械、设备和方法来隔离危害物或将其移出工作场所,预防员工暴露。例如使用锐器盒或选用带有锐器伤防护装置的安全器械,尽可能隔绝医务人员与锐器的接触,从而减少锐器伤害。

4.管理控制

通过制定政策限制危害的暴露。如接种疫苗,组建职业安全预防委员会,制订职业暴露预防计划,去除所有不安全的设备,使用安全装置并持续培训等。

5.行为控制

通过员工的行为管理控制职业危害的暴露。例如不必给用过的针头重新戴上帽套,将锐器盒放在与眼睛水平的高度并且在手臂所能及的范围,在锐器盒盛满之前倒空,在锐器处理处置之前制定操作程序等。

6.个人防护装置

在医护人员和危害因素之间设置屏障和过滤,例如使用护目镜、面罩和防护服等。它们可以防止血液溅出引起的暴露,但不能防止针刺伤害。

四、医务人员职业防护的主要措施

(一)加强职业安全管理

1.建立职业安全防护制度

建立完善的职业安全防护制度,制定工作流程、操作规范、职业暴露应急预案及职业损害的干预措施,并进行督导与考核;建立登记和报告制度及医务人员健康体检档案,定期体检,预防接种。严格执行制度和操作规程是杜绝职业暴露的有效措施之一。

2.注重职业安全防护培训

将职业安全防护知识纳入培训计划、岗前培训和专业考核内容之一,使医务人员充分认识所从事工作职业感染的危险性和危害性,增强自我防护意识,自觉执行防护措施,正确使用防护用品,降低职业损伤的发生率。

3.完善职业安全防护设施

易发生职业暴露的科室,必须配备各种防护用品,如乳胶手套、防水围裙、一次性隔离衣、胶鞋、口罩、帽子、护目镜、面罩以及发生职业暴露后的处理用品(如冲洗器)等。定期检查防护用品的性能和存放数量,使用或损坏后及时更换或补充;存放处应随手可取,使用方便。

(二)物理性职业暴露的防护

1.防止或减少噪声

尽量做到操作准确、轻柔;做到说话轻、走路轻、操作轻、开关门轻;使用噪声小、功能好的新仪器、新设备;定期检查、维修、保养各种仪器、设备,保持其性能良好,吸引器应做到即开即用,各种监护仪器音量大小适宜,加强巡视,减少报警发生率,保持室内安静。

2.减少辐射和避免电击伤

接触各类电离辐射的人员,一定要做好个人防护,使用时注意距离防护和时间防护,无法避免的人员应穿好铅衣,并在安全的范围内设置铅屏风,人员的安排要合理适当,次数均摊,避免短期内大量接受射线的照射;经常对医务人员进行安全用电知识讲座,严格按操作说明执行,用毕应先切断电源,地面保持干燥,防止漏电,定期检查与维修,确保机器性能良好。

3.注意紫外线的使用

紫外线照射消毒时,应避免紫外线直射到皮肤和眼睛;进行强度监测时应戴防护面罩及眼镜。开关应安装在室外,消毒后30分钟方可入内,消毒后注意开窗通风。

4.防止身体疲劳

工作中应重视姿势自我调节,尽量避免被动操作,保持良好工作姿势,做到省时省力。重视使用搬运患者的机械设备,如翻身床、对接床、车等,运用力学原理工作。平时加强锻炼,减少静脉曲张,预防颈椎病及腰肌劳损。

(三)化学性职业暴露的防护

1.接触化学药物时

制定统一的化疗药物配制操作规程、防护措施及管理制度,操作时要穿防护服,戴口罩、手套、护目镜等,护士打开安瓿时应垫纱布,溶药时溶媒应沿瓶壁缓慢注入瓶底,以防粉末逸出,溶解后的药瓶要回抽气体以防瓶内压力过高,在抽药时针栓不能超过针筒的2/3,若有外露即刻用碘伏擦拭或用清水冲净,加强化疗废弃物的管理,废弃物应当用坚固的防渗漏带盖的容器收集,并注明细胞毒性废弃物,由专人专通道运送至废物暂存间。

2.使用化学消毒剂时

减少空气污染,加强室内空气流通,定时开窗通风换气,添置通风装置,完善排污系统,加强医务人员的个人防护措施,在使用有刺激性消毒剂时,首先要做到妥善储存,放于阴凉处,避光保存;在配制时应戴防护手套、口罩、护目镜,防止消毒液喷溅到皮肤、眼内或呼吸道,一旦溅入及时用清水冲洗,盛装消毒液的容器应严密加盖。

3.其他

使用麻醉剂时应选用密闭性能好的麻醉机,减少麻醉气体溢出,将排气管安装到室外排出废气。对漏出的汞可采用硫黄粉、碘伏溶液等与之反应,用水、甘油等覆盖或容器加盖密封,以防止汞的蒸发,并注意开窗通风。

(四)生物性职业暴露的防护

生物性职业暴露是医院内常见的一种职业伤害,污染的锐器伤是导致医务人员发生血源性传播疾病的最主要职业因素。因此要加强职业安全教育,提高医务人员的防护意识,严格执行标准预防措施,将所有患者的血液、体液、分泌物、排泄物等均视为传染源,都要进行隔离,都要执行标准预防。对手术室护士、外科医师等高危人群,应建立健康档案,定期查体,并进行有效的预防接种。手术术前均做乙肝、丙肝、艾滋病及梅毒的抗体检测,凡是阳性者均要严格执行消毒隔离制度。认真落实医务人员手卫生规范,规范收集、运送、暂存、处置医疗废物,切断感染性疾病传播途径。

(五)心理性职业暴露的防护

丰富业余生活是消除身心疲劳的上策,积极参加健康的娱乐和文化活动,减轻压力;合理饮食,适当锻炼,增强自身免疫能力。同时加强心理训练,调节情绪,保持良好的心态,改善客观工作环境及工作待遇,提高自身素质,建立良好的人际关系,创造和谐的工作氛围,减轻心理紧张,放松情绪,加大正面宣传力度,增强职业自豪感,以更高的热情投入到工作中。

总之,医务人员是高危的职业群体,尽管职业暴露不可能完全避免,但大部分是可以预防的。只有加强职业安全防护意识、严格执行各项操作规程及消毒隔离制度、调节心理压力、提高自我防护意识,这样才能有效地降低职业暴露感染风险,确保医务人员身心健康。

五、医务人员职业暴露的特点

(一)接触的病原体未知

医务人员常常接触的是各类患者,病情各异,病种复杂,各类急慢性感染性疾病,甚至烈性传染病病原携带者如果混在一般患者中间,常常不易确诊,患者和医务人员之间的交叉感染机会始终存在。

(二)暴露的途径多

医护人员在工作中,既可通过直接接触患者污染的血液、体液(包括精液、阴道分泌液、脑脊液、滑膜液、胸膜液、心包液和羊膜液等),或间接接触病原微生物污染的环境、物品、食物、水等导致感染,也可通过飞沫或空气途径(如咳嗽、咳痰、打喷嚏、谈话或支气管镜检查等)导致疾病传播。

六、预防策略

研究发现至少30多种病原体或疾病可通过经皮肤损伤传播,包括新出现的病原体。如出血热病毒、猴疱疹病毒和猴免疫缺陷病毒,甚至肿瘤。其中 HBV、HCV、HIV 及结核分枝杆菌职业暴露风险较高,对医务人员的健康和安全造成了严重危害。特别是近年来艾滋病的流行在我国已进入快速增长期,乙型及丙型肝炎患者和病原携带者人数众多,医务人员因锐器伤或其他暴露感染血源性传播疾病的问题日益突出。

目前,全球广泛采用标准预防来降低与卫生保健相关的不必要发生的风险。其概念是20世纪 90 年代美国 CDC 将普遍预防和体内物质隔离的许多特点进行综合形成,旨在降低经血液传播的病原体的传播风险以及其他病原体通过明确或尚未明确的途径传播的风险。标准预防是感染防控的基本措施,是为任何患者提供医疗服务时都必须执行的基本措施。同时要求在传染病存在时在标准预防的基础上按照疾病的传播途径实施空气、飞沫、接触隔离(额外预防)。经过国际社会数十年的验证,实施标准预防及额外预防是成功、有效、经济的职业暴露防护的主要策略。

(一)标准预防

1.概念

认定患者的血液、体液、分泌物、排泄物均具有传染性,必须进行隔离,不论是否有明显的血迹污染或是否接触不完整的皮肤与黏膜,接触上述物质者,必须采取防护措施。

2.基本特点

(1)既要防止血源性疾病的传播,也要防止非血源性疾病的传播。

(2)强调双向防护,既防止疾病从患者传至医务人员,又防止疾病从医务人员传至患者。

(3)根据疾病的主要传播途径,采取相应的隔离措施,包括接触隔离、空气隔离和飞沫隔离。

3.主要措施

(1)手卫生:接触血液、体液、排泄物、分泌物后可能污染时,脱手套后,要洗手或使用快速手消毒剂。

(2)手套:当接触血液、体液、排泄物、分泌物及破损的皮肤黏膜时应戴手套;手套可以防止医务人员把自身手上的菌群转移给患者的可能性;手套可以预防医务人员变成传染微生物时的媒介,即防止医务人员将从患者或环境中污染的病原体在人群中传播。在两个患者之间一定要更换手套;手套不能代替洗手。

（3）面罩、护目镜和口罩：戴口罩及护目镜可以减少患者的体液、血液、分泌物等液体的传染性物质飞溅到医护人员的眼睛、口腔及鼻腔黏膜。

（4）隔离衣：隔离衣是为了防止被传染性的血液、分泌物、渗出物、飞溅的水和大量的传染性材料污染时才使用。脱去隔离衣后应立即洗手，以避免污染其他患者和环境。

（5）可重复使用的设备：用过的可重复使用的设备已被血液、体液、分泌物、排泄物污染，为防止皮肤黏膜暴露危险和污染衣服或将微生物在患者和环境中传播，应确保在下一个患者使用之前清洁干净和适当地消毒灭菌。

（6）环境控制：保证医院有适当的日常清洁标准和卫生处理程序。在彻底清洁的基础上，适当地消毒床单、设备和环境的表面（床栏杆、床单位设备、轮椅、储物柜、洗脸池、门把手）等，并保证该程序的落实。

（7）被服：触摸、传送被血液、体液、分泌物、排泄物污染的被服时，为防止皮肤黏膜暴露和污染衣服，应避免搅动，以防微生物污染其他患者和环境。

（8）安全操作：①若要人为去除针头时，应借助其他器械设备，避免双手直接接触针头，并有准备、有计划地保护针套或去除针头。②用后的针头及尖锐物品应弃于耐刺之硬壳防水容器内，且该容器应放在方便使用的地方。③在需要使用口对口呼吸的区域内应备有可代替口对口复苏的设备（简易呼吸器），并应将复苏的设备清洁消毒，装袋备用。

（二）额外预防

1.概念

由于标准预防不能预防经由空气、飞沫途径传播的疾病，因此，对一些临床具有传染性的疾病在待诊或确诊后根据其传播途径采取相应的空气、飞沫、接触隔离与预防措施。

2.隔离原则

（1）在标准预防的基础上，医院应根据疾病的传播途径（接触传播、飞沫传播、空气传播和其他途径的传播），结合本院的实际情况，制定相应的隔离与预防措施。

（2）一种疾病可能有多重传播途径时，应在标准预防的基础上，采取相应传播途径的隔离与预防。

（3）隔离病室应有隔离标志，并限制人员的出入，黄色为空气传播的隔离，粉色为飞沫传播的隔离，蓝色为接触传播的隔离。

（4）传染病患者或可疑传染病患者应安置在单人隔离房间。

（5）受条件限制的医院，同种病原体感染的患者可安置于一室。

（6）建筑布局应符合《医院隔离技术规范》中相应的规定。

3.不同传播途径疾病的隔离与预防

（1）接触传播的隔离与预防：接触传播是指病原体通过手、媒介物直接或间接接触导致的传播。经接触传播的疾病如肠道感染、多重耐药菌感染、皮肤感染等患者，在标准预防的基础上，还应采取接触传播的隔离与预防。

患者的隔离：患者最好安置在单人隔离房间。如果单人房间有限，优先把容易引起传播的患者（如持续引流、排泄不方便等）安置在单间；同种病原体感染的患者可安置于一室；如果与非感染患者或非同种病原体患者安置在一个房间时，避免与有高危感染因素或容易引起传播的患者安置在一起（如免疫功能低下或预期长时间住院的患者），另外要保证床间距大于 1 m，病床之间最好有帘子作为物理屏障，以减少患者间接触。限制患者活动范围，减少转运；如需要转运时，应把患者感染或定植的部位遮盖起来,以减少对其他患者、医务人员和环境表面的污染。负责转运的人员应做好个人防护。

医务人员的防护:接触隔离患者的血液、体液、分泌物、排泄物等物质时,应戴手套;离开隔离病室前,接触污染物品后应摘除手套,洗手和/或手消毒。手上有伤口时应戴双层手套。进入隔离病室,从事可能污染工作服的操作时,应穿隔离衣;离开病室前,脱下隔离衣,按要求悬挂,每天更换清洗与消毒;或使用一次性隔离衣,用后按医疗废物管理要求进行处置。接触甲类传染病应按要求穿脱防护服,离开病室前,脱去防护服,防护服按医疗废物管理要求进行处置。

(2)空气传播的隔离与预防:空气传播是指带有病原微生物的微粒(≤5 μm)通过空气流动导致的疾病传播。经空气传播的疾病如:肺结核、水痘等,在标准预防的基础上,还应采取空气传播的隔离与预防。

患者的隔离:患者应安置在负压病房内,若没有负压病房最好转运到有负压病房的医疗机构。在流行暴发期间,负压病房不能满足需求时,可把确诊为同一病原体的患者安置在同一区域并远离高危患者,事先要向感染控制专家进行咨询,评估安全性,应用机械通风的方式以达到一定的负压水平。限制患者活动范围,减少转运;如需要转运时,建议患者戴外科口罩,并遵循呼吸道卫生/咳嗽礼节。如果水痘或结核患者身体有皮肤破溃,转运时应遮盖这些部位。如果患者戴着口罩,破溃部位已被遮盖,负责转运的人员无须戴口罩。应严格空气消毒。

医务人员的防护:应严格按照区域流程,在不同的区域,穿戴不同的防护用品,离开时按要求摘脱,并正确处理使用后物品。进入确诊或可疑传染病患者房间时,应戴帽子、医用防护口罩;进行可能产生喷溅的诊疗操作时,应戴护目镜或防护面罩,穿防护服,当接触患者及其血液、体液、分泌物、排泄物等物质时应戴手套。限制易感的医务人员进入隔离房间(如没有接种过水痘、麻疹疫苗)。进入肺结核、水痘患者房间时要戴N95口罩或医用防护口罩,注意密合性试验。而对于接触麻疹患者时,没有建议具有免疫力的医务人员穿戴防护用品,也没有建议没有免疫力的医务人员穿戴什么型号的防护用品,没有强调一定要戴N95口罩。因为没有任何证据说明戴N95口罩可保护易感人群感染麻疹。

(3)飞沫传播的隔离与预防:飞沫传播是指带有病原微生物的飞沫核(>5 μm),在空气中短距离移动到易感人群的口、鼻黏膜或眼结膜等导致的疾病传播。经飞沫传播的疾病如百日咳、白喉、流行性感冒、病毒性腮腺炎、流行性脑脊髓膜炎等,在标准预防的基础上还应采取飞沫传播的隔离预防。

患者的隔离:患者最好安置在单人隔离房间。如果单人房间有限,优先把有严重咳嗽症状、痰多的患者安置在单间。应减少转运,如需要转运时,建议患者戴外科口罩,并遵循呼吸道卫生/咳嗽礼节。患者病情允许时,应戴外科口罩,并定期更换。如果患者戴着口罩,负责转运人员无须戴口罩。应限制患者的活动范围;患者之间、患者与探视者之间相隔距离在1米以上,探视者应戴外科口罩;加强通风,或进行空气的消毒。

医务人员的防护:应严格按照区域流程,在不同的区域,穿戴不同的防护用品,离开时按要求摘脱,并正确处理使用后物品;与患者近距离(1米以内)接触,应戴帽子、医用防护口罩(不建议常规佩戴护目镜或防护面罩);进行可能产生喷溅的诊疗操作时,应戴护目镜或防护面罩,穿防护服;当接触患者及其血液、体液、分泌物、排泄物等物质时应戴手套。

(程秀萍)

第四章 普外科护理

第一节 肝 脓 肿

一、细菌性肝脓肿患者的护理

当全身性细菌感染,特别是腹腔内感染时,细菌侵入肝脏,如果患者抵抗力弱,可发生细菌性肝脓肿。细菌可以从下列途径进入肝脏。①胆道:细菌沿着胆管上行,是引起细菌性肝脓肿的主要原因。包括胆石、胆囊炎、胆道蛔虫、其他原因所致胆管狭窄与阻塞等。②肝动脉:体内任何部位的化脓性病变,细菌可经肝动脉进入肝脏。如败血症、化脓性骨髓炎、痈、疖等。③门静脉:已较少见,如坏疽性阑尾炎、细菌性痢疾等,细菌可经门静脉入肝。④肝开放性损伤:细菌可直接经伤口进入肝,引起感染而形成脓肿。细菌性肝脓肿的致病菌多为大肠埃希菌、金葡菌、厌氧链球菌等。肝脓肿可以是单个脓肿,也可以是多个小脓肿,数个小脓肿可以融合成为一个大脓肿。

(一)护理评估

1.健康史

注意询问有无胆道感染和胆道疾病、全身其他部位的化脓性感染特别是肠道的化脓性感染、肝脏外伤病史。是否有肝脓肿病史,是否进行过系统治疗。

2.身体状况

通常继发于某种感染性先驱疾病,起病急,主要症状为骤起寒战、高热、肝区疼痛和肝大。体温可高达39~40 ℃,多表现为弛张热,伴有大汗、恶心、呕吐、食欲缺乏。肝区疼痛多为持续性钝痛或胀痛,有时可伴有右肩牵涉痛,右下胸及肝区叩击痛,增大的肝有压痛。肝前下缘比较表浅的脓肿,可有右上腹肌紧张和局部明显触痛。巨大的肝脓肿可使右季肋区呈饱满状态,甚至可见局限性隆起,局部皮肤可出现凹陷性水肿。严重时或并发胆道梗阻者,可出现黄疸。

3.心理-社会状况

细菌性肝脓肿起病急剧,症状重,如果治疗不彻底容易反复发作转为慢性,并且细菌性肝脓肿极易引起严重的全身性感染,导致感染性休克,患者产生焦虑。

4.辅助检查

(1)血液检查:化验检查白细胞计数及中性粒细胞增多,有时出现贫血。肝功能检查可出现不同程度的损害和低蛋白血症。

(2)X线胸腹部检查:右叶脓肿可见右膈肌升高,运动受限;肝影增大或局限性隆起;有时伴有反应性胸膜炎或胸腔积液。

(3)B超:在肝内可显示液平段,可明确其部位和大小,阳性诊断率在96%以上,为首选的检查方法。必要时可做CT检查。

(4)诊断性穿刺:抽出脓液即可证实本病。

(5)细菌培养:脓液细菌培养有助于明确致病菌,选择敏感的抗生素,并与阿米巴性肝脓肿相鉴别。

5.治疗要点

(1)全身支持疗法:给予充分营养,纠正水和电解质及酸碱平衡失调,必要时少量多次输血和血浆以纠正低蛋白血症,增强机体抵抗力。

(2)抗生素治疗:应使用大剂量抗生素。由于肝脓肿的致病菌以大肠埃希菌、金葡菌和厌氧性细菌最为常见,在未确定病原菌之前,可首选对此类细菌有效的抗生素,然后根据细菌培养和抗生素敏感试验结果选用有效的抗生素。

(3)经皮肝穿刺脓肿置管引流术:适用于单个较大的脓肿。在B超引导下进行穿刺。

(4)手术治疗:对于较大的单个脓肿,估计有穿破可能,或已经穿破胸腹腔;胆源性肝脓肿;位于肝左外叶脓肿,穿刺易污染腹腔;慢性肝脓肿,应施行经腹切开引流。病程长的慢性局限性厚壁脓肿,也可行肝叶切除或部分肝切除术。多发性小脓肿不宜行手术治疗,但对其中较大的脓肿,也可行切开引流。

(二)护理诊断及合作性问题

1.营养失调

低于机体需要量,与高代谢消耗或慢性消耗病程有关。

2.体温过高

其与感染有关。

3.急性疼痛

其与感染及脓肿内压力过高有关。

4.潜在并发症

急性腹膜炎、上消化道出血、感染性休克。

(三)护理目标

患者能维持适当营养,维持体温正常,疼痛减轻;无急性腹膜炎休克等并发症发生。

(四)护理措施

1.术前护理

(1)病情观察,配合抢救中毒性休克。

(2)高热护理:保持病室空气新鲜、通风、温湿度合适,物理降温。衣着适量,及时更换汗湿衣。

(3)维持适当营养:对于非手术治疗和术前的患者,给予高蛋白、高热量饮食,纠正水、电解质平衡失调和低蛋白血症。

(4)遵医嘱正确应用抗生素。

2.术后护理

(1)经皮肝穿刺脓肿置管引流术术后护理:术前做术区皮肤准备,协助医师进行穿刺部位的准确定位。术后向医师询问术中情况及术后有无特殊观察和护理要求。患者返回病房后,观察引流管固定是否牢固,引流液性状,引流管道是否密闭。术后第 2 天或数天开始进行脓腔冲洗,冲洗液选用等渗盐水(或遵医嘱加用抗生素)。冲洗时速度缓慢,压力不宜过高,估算注入液与引出液的量。每次冲洗结束后,可遵医嘱向脓腔内注入抗生素。待到引流出或冲洗出的液体变清澈,B 超检查脓腔直径小于 2 cm 即可拔管。

(2)切开引流术术后护理:切开引流术术后护理遵循腹部手术术后护理的一般要求。除此之外,每天用生理盐水冲洗脓腔,记录引流液量,少于 10 mL 或脓腔容积小于 15 mL,即考虑拔除引流管,改凡士林纱布引流,致脓腔闭合。

3.健康指导

为了预防肝脓肿疾病的发生,应教育人们积极预防和治疗胆道疾病,及时处理身体其他部位的化脓性感染。告知患者应用抗生素和放置引流管的目的和注意事项,取得患者的信任和配合。术后患者应加强营养和提高抵抗力,定期复查。

(五)护理评价

患者是否能维持适当营养,体温是否正常;疼痛是否减轻,有无急性腹膜炎、上消化道出血、感染性休克等并发症发生。

二、阿米巴性肝脓肿患者的护理

阿米巴性肝脓肿是阿米巴肠病的并发症,阿米巴原虫从结肠溃疡处经门静脉血液或淋巴管侵入肝内并发脓肿。常见于肝右叶顶部,多数为单发性。原虫产生溶组织酶,导致肝细胞坏死、液化组织和血液、渗液组成脓肿。

(一)护理评估

1.健康史

注意询问有无阿米巴痢疾病史。

2.身体状况

阿米巴性肝脓肿有着跟细菌性肝脓肿相似的表现,两者的区别详见表 4-1。

表 4-1 细菌性肝脓肿与阿米巴性肝脓肿的鉴别

鉴别要点	细菌性肝脓肿	阿米巴性肝脓肿
病史	继发于胆道感染或其他化脓性疾病	继发于阿米巴痢疾后
症状	病情急骤严重,全身中毒症状明显,有寒战、高热	起病较缓慢,病程较长,可有高热,或不规则发热、盗汗
血液化验	白细胞计数及中性粒细胞可明显增加。血液细菌培养可阳性	白细胞计数可增加,如无继发细菌感染液细菌培养阴性。血清学阿米巴抗体检查阳性
粪便检查	无特殊表现	部分患者可找到阿米巴滋养体或结肠溃面(乙状结肠镜检)黏液或刮取涂片可找阿米巴滋养体或包囊
脓液	多为黄白色脓液,涂片和培养可发现细菌	大多为棕褐色脓液,无臭味,镜检有时可到阿米巴滋养体。若无混合感染,涂片和培养无细菌
诊断性治疗	抗阿米巴药物治疗无效	抗阿米巴药物治疗有好转
脓肿	较小,常为多发性	较大,多为单发,多见于肝右叶

3.心理-社会状况

由于病程长,忍受较重的痛苦,担忧预后或经济拮据等原因,患者常有焦虑、悲伤或恐惧反应。

4.辅助检查

基本同细菌性肝脓肿。

5.治疗要点

阿米巴性肝脓肿以非手术治疗为主。应用抗阿米巴药物,加强支持疗法纠正低蛋白、贫血等,无效者穿刺置管闭式引流或手术切开引流,多可获得良好的疗效。

(二)护理诊断及合作性问题

(1)营养失调:低于机体需要量,与高代谢消耗或慢性消耗病程有关。

(2)急性疼痛:与脓肿内压力过高有关。

(3)潜在并发症:合并细菌感染。

(三)护理措施

1.非手术疗法和术前护理

(1)加强支持疗法:给予高蛋白、高热量和高维生素饮食必要时少量多次输新鲜血、补充丙种球蛋白,增强抵抗力。

(2)正确使用抗阿米巴药物,注意观察药物的不良反应。

2.术后护理

除继续做好非手术疗法护理外,重点做好引流的护理。宜用无菌水封瓶闭式引流,每天更换消毒瓶,接口处保持无菌,防止继发细菌感染。如继发细菌感染需使用抗生素。

(刘　娇)

第二节　胆囊结石

一、概述

胆囊结石是指原发于胆囊的结石,是胆石症中最多的一种疾病。近年来随着卫生条件的改善及饮食结构的变化,胆囊结石的发病率呈升高趋势,已高于胆管结石。胆囊结石以女性多见,男女之比为1∶3～1∶4;其以胆固醇结石或以胆固醇为主要成分的混合性结石为主。少数结石可经胆囊管排入胆总管,大多数存留于胆囊内,且结石越聚越大,可呈多颗小米粒状,在胆囊内可存在数百粒小结石,也可呈单个巨大结石;有些终身无症状而在尸检中发现(静止性胆囊结石),大多数反复发作腹痛症状,一般小结石容易嵌入胆囊管发生阻塞引起胆绞痛症状,发生急性胆囊炎。

二、诊断

(一)症状

1.胆绞痛

胆绞痛是胆囊结石并发急性胆囊炎时的典型表现,多在进油腻食物后胆囊收缩,结合移位并嵌顿于胆囊颈部,胆囊压力升高后强力收缩而发生绞痛。小结石通过胆囊管或胆总管时可发生典型的胆绞痛,疼痛位于右上腹,呈阵发性,可向右肩背部放射,伴恶心、呕吐,呕吐物为胃内容物,吐后症状并不减轻。存留在胆囊内的大结石堵塞胆囊腔时并不引起典型的胆绞痛,故胆绞痛常反映结石在胆管内的移动。急性发作特别是坏疽性胆囊炎时还可出现高热、畏寒等显著的感染症状,严重病例由于炎性渗出或胆囊穿孔可引起局限性腹膜炎,从而出现腹膜刺激症状。胆囊结石一般无黄疸,但30％的患者因伴有胆管炎或肿大的胆囊压迫胆管,肝细胞损害时也可有一过性黄疸。

2.胃肠道症状

大多数慢性胆囊炎患者有不同程度的胃肠道功能紊乱,表现为右上腹隐痛不适、厌油、进食后上腹饱胀感,常被误认为"胃病"。有近半数的患者早期无症状,称为静止性胆囊结石,此类患者在长期随访中仍有部分出现腹痛等症状。

(二)体征

1.一般情况

无症状期间患者大多一般情况良好,少数急性胆囊炎患者在发作期可有黄疸,症状重时可有感染中毒症状。

2.腹部情况

如无急性发作,患者腹部常无明显异常体征,部分患者右上腹可有深压痛;急性胆囊炎患者可有右上腹饱满、呼吸运动受限、右上腹触痛及肌紧张等局限性腹膜炎体征,Murphy征阳性。有1/3～1/2的急性胆囊炎患者,在右上腹可扪及肿大的胆囊或由胆囊与大网膜粘连形成的炎性肿块。

(三)检查

1.化验检查

胆囊结石合并急性胆囊炎有血液白细胞升高,少数患者谷丙转氨酶也升高。

2.B超检查

B超检查简单易行,价格低廉,且不受胆囊大小、功能、胆管梗阻或结石含钙多少的影响,诊断正确率可达96％以上,是首选的检查手段。典型声像特征是胆囊腔内有强回声光团并伴声影,改变体位时光团可移动。

3.胆囊造影

能显示胆囊的大小及形态并了解胆囊收缩功能,但易受胃肠道功能、肝功能及胆囊管梗阻的影响,应用很少。

4.X线检查

腹部X线平片对胆囊结石的显示率为10％～15％。

5.CT、MRI、ERCP、PTC检查

在B超不能确诊或者怀疑有肝内胆管、肝外胆管结石或胆囊结石术后多年复发又疑有胆管结石者,可酌情选用其中某一项或几项诊断方法。

(四)诊断要点

1.症状

20％～40％的胆囊结石可终生无症状,称"静止性胆囊结石"。有症状的胆囊结石的主要临床表现:进食后,特别是进油腻食物后,出现上腹部或右上腹部隐痛不适、饱胀,伴嗳气、呃逆等。

2.胆绞痛

胆囊结石的典型表现,疼痛位于上腹部或右上腹部,呈阵发性,可向肩胛部和背部放射,多伴恶心、呕吐。

3.Mirizzi 综合征

持续嵌顿和压迫胆囊壶腹部和颈部的较大结石,可引起肝总管狭窄或胆囊管瘘,及反复发作的胆囊炎、胆管炎及梗阻性黄疸,称"Mirizzi 综合征"。

4.Murphy 征

右上腹部局限性压痛、肌紧张,阳性。

5.B 超检查

胆囊暗区有一个或多个强回声光团,并伴声影。

（五）鉴别诊断

1.肾绞痛

胆绞痛需与肾绞痛相鉴别,后者疼痛部位在腰部,疼痛向外生殖器放射,伴有血尿,可有尿路刺激症状。

2.胆囊非结石性疾病

胆囊良、恶性肿瘤、胆囊息肉样病变等,B 超、CT 等影像学检查可提供鉴别线索。

3.胆总管结石

可表现为高热、黄疸、腹痛,超声等影像学检查可以鉴别,但有时胆囊结石可与胆总管结石并存。

4.消化性溃疡性穿孔

多有溃疡病史,腹痛发作突然并很快波及全腹,腹壁呈板状强直,腹部 X 线平片可见膈下游离气体。较小的十二指肠穿孔,或穿孔后很快被网膜包裹,形成一个局限性炎性病灶时,易与急性胆囊炎混淆。

5.内科疾病

一些内科疾病如肾盂肾炎、右侧胸膜炎、肺炎等,亦可发生右上腹疼痛症状,若注意分析不难获得正确的诊断。

三、治疗

（一）一般治疗

饮食宜清淡,防止急性发作,对无症状的胆囊结石应定期 B 超随诊;伴急性炎症者宜进食,注意维持水、电解质平衡,并静脉应用抗生素。

（二）药物治疗

溶石疗法服用鹅去氧胆酸或熊去氧胆酸对胆固醇结石有一定溶解效果,主要用于胆固醇结石。但此种药物有肝毒性,服药时间长,反应大,价格贵,停药后结石易复发。其适应证:胆囊结石直径在 2 cm 以下;结石为含钙少的 X 线能够透过的结石;胆囊管通畅;患者的肝脏功能正常,无明显的慢性腹泻史。目前多主张采取熊去氧胆酸单用或与鹅去氧胆酸合用,不主张单用鹅去氧胆酸。鹅去氧胆酸总量为15 mg/(kg·d),分次口服。熊去氧胆酸为 8～10 mg/(kg·d),分餐后或晚餐后 2 次口服。疗程1～2 年。

(三)手术治疗

对于无症状的静止胆囊结石,一般认为无须施行手术切除胆囊。但有下列情况时,应进行手术治疗:①胆囊造影胆囊不显影;②结石直径超过 2 cm;③并发糖尿病且在糖尿病已控制时;④老年人或有心肺功能障碍者。

腹腔镜胆囊切除术适于无上腹创伤及手术史者,无急性胆管炎、胰腺炎和腹膜炎及腹腔脓肿的患者。对并发胆总管结石的患者应同时行胆总管探查术。

1.术前准备

择期胆囊切除术后引起死亡的最常见原因是心血管疾病。这强调了详细询问病史发现心绞痛和仔细进行心电图检查注意有无心肌缺血或以往心肌梗死证据的重要性。此外还应寻找脑血管疾病特别是一过性缺血发作的症状。若病史阳性或有问题时应做非侵入性颈动脉血流检查。此时对择期胆囊切除术应当延期,按照指征在冠状动脉架桥或颈动脉重新恢复血管流通后施行。除心血管病外,引起择期胆囊切除术后第 2 位的死亡原因是肝胆疾病,主要是肝硬化。除术中出血外,还可发生肝衰竭和败血症。自从在特别挑选的患者中应用预防性措施以来,择期胆囊切除术后感染中毒性并发症的发生率已有显著下降。慢性胆囊炎患者胆汁内的细菌滋生率占10%～15%;而在急性胆囊炎消退期患者中则高达 50%。细菌菌种为肠道菌如大肠埃希菌、产气克雷伯杆菌和粪链球菌,其次也可见到产气荚膜杆菌、类杆菌和变形杆菌等。胆管内细菌的发生率随年龄而增长,故主张年龄在 60 岁以上、曾有过急性胆囊炎发作刚恢复的患者,术前应预防性使用抗生素。

2.手术治疗

对有症状胆石症已成定论的治疗是腹腔镜胆囊切除术。虽然此技术的常规应用时间尚短,但是其结果十分突出,以致仅在不能施行腹腔镜手术或手术不安全时,才选用开腹胆囊切除术,包括无法安全地进入腹腔完成气腹,或者由于腹内粘连,或者解剖异常不能安全地暴露胆囊等。外科医师在遇到胆囊和胆管解剖不清及遇到止血或胆汁渗漏而不能满意地控制时,应当及时中转开腹。目前,中转开腹率在 5% 以下。

(四)其他治疗

体外震波碎石适用于胆囊内胆固醇结石,直径不超过 3 cm,且胆囊具有收缩功能。治疗后部分患者可发生急性胆囊炎或结石碎片进入胆总管而引起胆绞痛和急性胆管炎,此外碎石后仍不能防止结石的复发。因并发症多,疗效差,现已基本不用。

四、护理

(一)术前护理

1.饮食

指导患者选用低脂肪、高蛋白质、高糖饮食。因为脂肪饮食可促进胆囊收缩排出胆汁,加剧疼痛。

2.术前用药

严重的胆石症发作性疼痛可使用镇痛剂和解痉剂,但应避免使用吗啡,因吗啡有收缩胆总管的作用,可加重病情。

3.病情观察

应注意观察胆石症急性发作患者的体温、脉搏、呼吸、血压、尿量及腹痛情况,及时发现有无感染性休克征兆。注意患者皮肤有无黄染及粪便颜色变化,以确定有无胆管梗阻。

(二)术后护理

1.症状观察及护理

定时监测患者生命体征的变化,注意有无血压下降、体温升高及尿量减少等全身中毒症状,及时补充液体,保持出入量平衡。

2."T"形管护理

胆总管切开放置"T"形管的目的是为了引流胆汁,使胆管减压:①"T"形管应妥善固定,防止扭曲、脱落;②保持"T"形管无菌,每天更换引流袋,下地活动时引流袋应低于胆囊水平,避免胆汁回流;③观察并记录每天胆汁引流量、颜色及性质,防止胆汁淤积引起感染;④拔管:如果"T"形管引流通畅,胆汁色淡黄、清澄、无沉渣且无腹痛无发热等症状,术后10~14天可夹闭管道。开始每天夹闭2~3小时,无不适可逐渐延长时间,直至全天夹管。在此过程中要观察患者有无体温增高、腹痛、恶心、呕吐及黄疸等。经"T"形管造影显示胆管通畅后,再引流2~3天,及时排出造影剂。经观察无特殊反应,可拔除"T"形管。

(三)健康指导

(1)进少油腻、高维生素、低脂饮食。烹调方式以蒸煮为宜,少吃油炸类的食物。

(2)适当体育锻炼,提高机体抵抗力。

(刘 娇)

第三节 胆 囊 炎

胆囊炎是最常见的胆囊疾病,常与胆石症同时存在。女性多于男性。胆囊炎分为急性和慢性两种。

一、临床表现

急性胆囊炎可出现右上腹撑胀疼痛,体位改变和呼吸时疼痛加剧,右肩或后背部放射性疼痛,高热,寒战,并可有恶心,呕吐。慢性胆囊炎,常出现消化不良,上腹不适或钝疼,可有恶心,腹胀及嗳气,进食油腻食物后加剧。

胆囊炎并发胆石症者,结石嵌顿时,可引起穿孔,导致腹膜炎,疼痛加重,甚至出现中毒性休克或衰竭。胆囊炎胆石症可加重或诱发冠心病,引起心肌缺血性改变。有学者认为胆囊结石是诱发胆囊癌的重要因素之一。胆囊炎胆石症常可引起胰腺炎,由胆管疾病引起的急性胰腺炎约占50%。

二、治疗

(1)无症状的胆囊结石根据结石大小数目,胆囊壁病变确定是否手术及手术时机。应择期行胆囊切除术,有条件医院应用腹腔镜行胆囊切除术。

(2)有症状的胆囊结石用开放法或腹腔镜方法。

(3)胆囊结石伴有并发症时,如急性、胆囊积液或积脓,急性胆石性胰腺炎胆管结石或胆管炎,应即刻行胆囊切除术。

三、护理

(一)术前护理

(1)按一般外科术前常规护理。

(2)低脂饮食。

(3)急性期应给予静脉输液,以纠正电解质紊乱,输血或血浆,以改善全身情况。

(4)患者如有中毒性休克表现,应先补足血容量,用升压药等纠正休克,待病情好转后手术治疗。

(5)黄疸严重者,有皮肤瘙痒,做好皮肤护理,防止瘙痒时皮肤破损,出现皮肤感染,同时注意黄疸患者,由于胆管内胆盐缺乏,维生素 K 吸收障碍,容易引起凝血功能障碍,术前应注射维生素 K。出现高热者,按高热护理常规护理。

(6)协助医师做好各项检查,如肝功能、心电图、凝血酶原时间测定、超声波、胆囊造影等,肝功能损害严重者应给予保肝治疗。

(7)需做胆总管与胆管吻合术时,应做胆管准备。

(8)手术前一日晚餐禁食,术晨按医嘱留置胃管,抽尽胃液。

(二)术后护理

(1)按一般外科手术后护理常规及麻醉后护理常规护理。

(2)血压平稳后改为半坐卧位,以利于引流。

(3)禁食期间,给予静脉输液。维持水电解质平衡。

(4)停留胃管,保持胃管通畅,观察引流液性质并记录量,术后 2～3 天肠蠕动恢复正常,可拔除胃管,进食流质,以后逐渐改为低脂半流,注意患者进食后反应。

(5)注意腹部伤口渗液,如渗液多应及时更换敷料。

(6)停留"T"形管引流,保持胆管引流管通畅,并记录 24 小时引流量及性质。

(7)引流管停留时间长,引流量多者,要注意患者饮食及消化功能,食欲差者,可口服去氧胆酸、胰酶片或中药。

(8)胆总管内有残存结石或泥沙样结石,术后两周可行"T"形管冲洗。

(9)防止"T"形管脱落,除手术时要固定牢靠外,应将"T"形管用别针固定于腹带上。

(10)防止逆行感染。"T"形管引流所接的消毒引流瓶(袋)每周更换两次,更换引流袋要在无菌操作下进行。腹壁引流伤口每天更换敷料一次。

(11)注意水电解质平衡,注意有无低钾、低钠症状出现,注意黄疸消退情况。

(12)拔"T"形管指征及注意事项:一般术后 10～14 天,患者无发热、无腹痛、大便颜色正常、黄疸消退,胆汁引流量逐天减少至 50 mL 以下,胆汁颜色正常,呈金黄色、澄清时,用低浓度的胆影葡胺作"T"形管造影,以了解胆管远端是否通畅,如通畅可试行钳夹"T"形管或提高"T"形管距离腋后线10～20 mL,如有上腹胀痛、发热、黄疸加深等情况出现,说明胆管下端仍有梗阻,应即开放引流管,继续引流,如钳夹"T"形管 48 小时后无任何不适,方可拔管。拔管后1～2 天可有少量胆汁溢出,应及时更换敷料,如有大量胆汁外溢应报告医师处理。拔管后还应观察患者食欲及腹胀、腹痛、黄疸、体温和大便情况。

(刘　娇)

第四节　胃十二指肠损伤

一、胃溃疡和十二指肠溃疡

胃十二指肠溃疡是指发生于胃十二指肠黏膜的局限性圆形或椭圆形的全层黏膜缺损。因溃疡的形成与胃酸-蛋白酶的消化作用有关,故又称为消化性溃疡。纤维内镜技术的不断完善、新型制酸剂和抗幽门螺杆菌药物的合理应用使得大部分患者经内科药物治疗可以痊愈,需要外科手术的溃疡患者显著减少。外科治疗主要用于溃疡穿孔、溃疡出血、瘢痕性幽门梗阻、药物治疗无效及恶变的患者。

(一)病因与发病机制

胃十二指肠溃疡病因复杂,是多种因素综合作用的结果。其中最为重要的是幽门螺杆菌感染、胃酸分泌异常和黏膜防御机制的破坏,某些药物的作用以及其他因素也参与溃疡病的发病。

1.幽门螺杆菌(Hp)感染

Hp感染与消化性溃疡的发病密切相关。90%以上的十二指肠溃疡患者与近70%的胃溃疡患者中检出Hp感染,Hp感染者发展为消化性溃疡的累计危险率为15%～20%;Hp可分泌多种酶,部分Hp还可产生毒素,使细胞发生变性反应,损伤组织细胞。Hp感染破坏胃黏膜细胞与胃黏膜屏障功能,损害胃酸分泌调节机制,引起胃酸分泌增加,最终导致胃十二指肠溃疡。幽门螺杆菌被清除后,胃十二指肠溃疡易被治愈且复发率低。

2.胃酸分泌过多

溃疡只发生在经常与胃酸相接触的黏膜。胃酸过多的情况下,激活胃蛋白酶,可使胃、十二指肠黏膜发生自身消化。十二指肠溃疡可能与迷走神经张力及兴奋性过度增高有关,也可能与壁细胞数量的增加以及壁细胞对胃泌素、组胺、迷走神经刺激敏感性增高有关。

3.黏膜屏障损害

非甾体抗炎药(NSAID)、肾上腺皮质激素、胆汁酸盐、乙醇等均可破坏胃黏膜屏障,造成H^+逆流入黏膜上皮细胞,引起胃黏膜水肿、出血、糜烂,甚至溃疡。长期使用NSAID者胃溃疡的发生率显著增加。

4.其他因素

包括遗传、吸烟、心理压力和咖啡因等。遗传因素在十二指肠溃疡的发病中起一定作用。O型血者患十二指肠溃疡的概率比其他血型者显著增高。

正常情况下,酸性胃液对胃黏膜的侵蚀作用和胃黏膜的防御机制处于相对平衡状态。如平衡受到破坏,侵害因子的作用增强、胃黏膜屏障等防御因子的作用削弱,胃酸、胃蛋白酶分泌增加,最终导致消化性溃疡的形成。

(二)临床表现

典型消化道溃疡的表现为节律性和周期性发作的腹痛,与进食有关,且呈现慢性病程。

1.症状

(1)十二指肠溃疡:主要表现为上腹部或剑突下的疼痛,有明显的节律性,与进食密切相关,常表现为餐后延迟痛(餐后3~4小时发作),进食后腹痛能暂时缓解,服制酸药物能止痛。饥饿痛和夜间痛是十二指肠溃疡的特征性症状,与胃酸分泌过多有关,疼痛多为烧灼痛或钝痛,程度不一。腹痛具有周期性发作的特点,好发于秋冬季。十二指肠溃疡每次发作时,症状持续数周后缓解,间歇1~2个月再发。若间歇期缩短,发作期延长,腹痛程度加重,则提示溃疡病变加重。

(2)胃溃疡:腹痛是胃溃疡的主要症状,多于餐后0.5~1小时开始疼痛,持续1~2小时,进餐后疼痛不能缓解,有时反而加重,服用抗酸药物疗效不明显。疼痛部位在中上腹偏左,但腹痛的节律性不如十二指肠溃疡明显。胃溃疡经抗酸治疗后常容易复发,除易引起大出血、急性穿孔等严重并发症外,约有5%胃溃疡可发生恶变;其他症状:反酸、嗳气、恶心、呕吐、食欲减退,病程迁延可致消瘦、贫血、失眠、心悸及头晕等症状。

2.体征

溃疡活动期剑突下或偏右有一固定的局限性压痛,十二指肠溃疡压痛点在脐部偏右上方,胃溃疡压痛点位于剑突与脐的正中线或略偏左。缓解期无明显体征。

(三)实验室及其他检查

1.内镜检查

胃镜检查是诊断胃十二指肠溃疡的首选检查方法,可明确溃疡部位,并可经活检做病理学检查及幽门螺杆菌检测。

2.X线钡餐检查

可在胃十二指肠部位显示一周围光滑、整齐的龛影或见十二指肠壶腹部变形。上消化道大出血时不宜行钡餐检查。

(四)治疗要点

无严重并发症的胃十二指肠溃疡一般均采取内科治疗,外科手术治疗主要针对胃十二指肠溃疡的严重并发症进行治疗。

1.非手术治疗

(1)一般治疗:包括养成生活规律、定时进餐的良好习惯,避免过度劳累及精神紧张等。

(2)药物治疗:包括根除幽门螺杆菌、抑制胃酸分泌和保护胃黏膜的药物。

2.手术治疗

(1)适应证包括十二指肠溃疡手术适应证和胃溃疡手术适应证。

十二指肠溃疡外科治疗:外科手术治疗的主要适应证包括十二指肠溃疡急性穿孔、内科无法控制的急性大出血、瘢痕性幽门梗阻以及经内科正规治疗无效的十二指肠溃疡,即顽固性溃疡。

胃溃疡的外科治疗:胃溃疡外科手术治疗的适应证:①包括抗幽门螺杆菌措施在内的严格内科治疗8~12周,溃疡不愈合或短期内复发者。②发生胃溃疡急性大出血、溃疡穿孔及溃疡穿透至胃壁外者。③溃疡巨大(直径>2.5 cm)或高位溃疡者。④胃十二指肠复合型溃疡者。⑤溃疡不能除外恶变或已经恶变者。

(2)手术方式包括胃大部切除术和胃迷走神经切断术。

胃大部切除术:这是治疗胃十二指肠溃疡的首选术式。胃大部切除术治疗溃疡的原理是:①切除胃窦部,减少G细胞分泌的胃泌素所引起的体液性胃酸分泌。②切除大部分胃体,减少了分泌胃酸、胃蛋白酶的壁细胞和主细胞数量。③切除了溃疡本身及溃疡的好发部位。胃大部切除的范围是胃远侧2/3~3/4,包括部分胃体、胃窦部、幽门和十二指肠壶腹部的近胃部分。胃大部切除术后胃肠道重建的基本术式包括胃十二指肠吻合或胃空肠吻合。术式如下。

毕 I 式胃大部切除术:即在胃大部切除后将残胃与十二指肠吻合(图 4-1),多适用于胃溃疡。其优点是重建后的胃肠道接近正常解剖生理状态,胆汁、胰液反流入残胃较少,术后因胃肠功能紊乱而引起的并发症亦较少;缺点是有时为避免残胃与十二指肠吻合口的张力过大致切除胃的范围不够,增加了术后溃疡的复发机会。

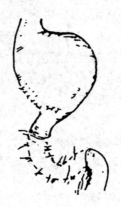

图 4-1 毕 I 式胃大部切除术

毕 II 式胃大部切除术:即切除远端胃后,缝合关闭十二指肠残端,将残胃与空肠行断端侧吻合(图 4-2)。适用于各种胃及十二指肠溃疡,特别是十二指肠溃疡。十二指肠溃疡切除困难时,可行溃疡旷置。优点是即使胃切除较多,胃空肠吻合口张力也不致过大,术后溃疡复发率低;缺点是吻合方式改变了正常的解剖生理关系,术后发生胃肠道功能紊乱的可能性较毕 I 式大。

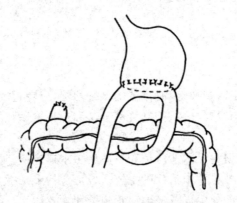

图 4-2 毕 II 式胃大部切除术

胃大部切除后胃空肠 Roux-en-Y 吻合术:即胃大部切除后关闭十二指肠残端,在距十二指肠悬韧带 10~15 cm 处切断空肠,将残胃和远端空肠吻合,据此吻合口以下 45~60 cm 处将空肠与空肠近侧断端吻合。此法临床应用较少,但有防止术后胆汁、胰液进入残胃的优点。

胃迷走神经切断术:迷走神经切断术治疗溃疡的原理是阻断迷走神经对壁细胞的刺激,消除神经性胃酸分泌。阻断迷走神经引起的促胃泌素的分泌,减少体液性胃酸分泌。可分为三种类型:①迷走神经干切断术。②选择性迷走神经切断术。③高选择性迷走神经切断术。

(五)常见护理诊断

1.焦虑、恐惧

焦虑、恐惧与对疾病缺乏了解,担心治疗效果及预后有关。

2.疼痛

疼痛与胃十二指肠黏膜受侵蚀及手术后创伤有关。

3.潜在并发症

出血、感染、十二指肠残端破裂、吻合口瘘、胃排空障碍、消化道梗阻、倾倒综合征等。

（六）护理措施

1.术前护理

（1）心理护理：关心、了解患者的心理和想法，告知有关疾病治疗和手术的知识、手术前和手术后的配合，耐心解答患者的各种疑问，消除患者的不良心理，使其能积极配合疾病的治疗和护理。

（2）饮食护理：一般择期手术患者饮食宜少食多餐，给予高蛋白、高热量、高维生素等易消化的食物，忌酸辣、生冷、油炸、浓茶、烟酒等刺激性食品。患者营养状况较差或不能进食者常伴有贫血、低蛋白血症，术前应给予静脉输液，补充足够的热量，必要时补充血浆或全血，以改善患者的营养状况，提高其对手术的耐受力。术前1天进流质饮食，术前12小时禁食水。

（3）协助患者做好各种检查及手术前常规准备，做好健康教育，如教会患者深呼吸、有效咳嗽、床上翻身及肢体活动方法等。

（4）术日晨留置胃管，必要时遵医嘱留置胃肠营养管，并铺好麻醉床，备好吸氧装置，综合心电监护仪等。

2.术后护理

（1）病情观察：术后严密观察患者生命体征的变化，每30分钟测量1次，直至血压平稳，如病情较重仍需每1～2小时测量1次，或根据医嘱给予心电监护。同时观察患者神志、体温、尿量、伤口渗血、渗液情况。并且注意有无内出血、腹膜刺激征、腹腔脓肿等迹象，发现异常及时通知医师给予处理。

（2）体位：麻患者去枕平卧头后仰偏向一侧，麻醉清醒、血压平稳后改半卧位，以保持腹部松弛，减少切口缝合处张力，减轻疼痛和不适，以利腹腔引流，也有利于呼吸和循环。

（3）引流管护理：十二指肠溃疡术后患者常留有胃管、尿管及腹腔引流管等。护理时应注意：①妥善固定各种引流管，防止松动和脱出，并做好标识，一旦脱出后不可自行插回。②保持引流通畅、持续有效，防止引流管受压、扭曲及折叠等，可经常挤捏引流管以防堵塞。如若堵塞，可在医师指导下用生理盐水冲洗引流管。③密切观察并记录引流液的性质、颜色和量，发现异常及时通知医师，协助处理。

留置胃管可减轻胃肠道张力，促进吻合口愈合。护理时还应注意：胃大部切除术后24小时内可由胃管内引流出少量血液或咖啡样液体，若引流液有较多鲜血，应警惕吻合口出血，需及时与医师联系并处理；术后胃肠减压量减少，腹胀减轻或消失，肠蠕动功能恢复，肛门排气后可拔除胃管。

（4）疼痛护理：术后切口疼痛的患者，可遵医嘱给予镇痛药物或应用自控止痛泵，应用自控止痛泵的患者应注意预防并处理可能发生的并发症，如尿潴留、恶心、呕吐等。

（5）禁食及静脉补液：禁食期间应静脉补充液体。因胃肠减压期间，引流出大量含有各种电解质的胃肠液，加之患者禁食水，易造成水、电解质及酸碱失调和营养缺乏。因此，术后需及时补充患者所需的各种营养物质，包括糖、脂肪、氨基酸、维生素及电解质等，必要时输血、血浆或清蛋白，以改善患者的营养状况，促进切口的愈合。同时详细记录24小时液体出入量，为合理补液提供依据。

(6)早期肠内营养支持的护理:术前或术中放置空肠喂养管的患者,术后早期(术后 24 小时)可经喂养管输注肠内营养制剂,对改善患者的全身营养状况、维持胃肠道屏障结构和功能、促进肠功能恢复等均有益处。护理时应注意:①妥善固定喂养管,避免过度牵拉,防止滑脱、移动、扭曲和受压;保持喂养管的通畅,每次输注前后及输注中间每隔 4～6 小时用温开水或温生理盐水冲洗管道,防止营养液残留堵塞管腔。②肠内营养支持早期,应遵循从少到多、由慢至快和由稀到浓的原则,使肠道能更好地适应。③营养液的温度以 37 ℃左右为宜,温度偏低会刺激肠道引起肠痉挛,导致腹痛、腹泻;温度过高则可灼伤肠道黏膜,甚至可引起溃疡或出血。同时观察患者有无恶心、呕吐、腹痛、腹胀、腹泻和水电解质紊乱等并发症的发生。

(7)饮食护理:功能恢复、肛门排气后可拔除胃管,拔除胃管后当日可给少量饮水或米汤;如无不适,第 2 天进半量流食,每次 50～80 mL;第 3 天进全量流食,每次 100～150 mL;进食后若无不适,第 4 天可进半流食,以温、软、易于消化的食物为好;术后第 10～14 天可进软食,忌生、冷、硬和刺激性食物。要少食多餐,开始每天 5～6 餐,以后逐渐减少进餐次数并增加每餐进食量,逐步过渡到正常饮食。术后早期禁食牛奶及甜品,以免引起腹胀及胃酸。

(8)鼓励患者早期活动:围床期间,鼓励并协助患者翻身,病情允许时,鼓励并协助患者早期下床活动。如无禁忌,术日可活动四肢,术后第 1 天床上翻身或坐起做轻微活动,第 2～3 天视情况协助患者床边活动,第 4 天可在室内活动。患者活动量应根据个体差异而定,以不感到劳累为宜。

(9)胃大部切除术后并发症的观察及护理。

术后出血:包括胃和腹腔内出血。胃大部切除术后 24 小时内可由胃管内引流出少量血液或咖啡样液体,一般 24 小时内不超过 300 mL,且逐渐减少、颜色逐渐变浅变清,出血自行停止;若术后短期内从胃管不断引流出新鲜血液,24 小时后仍未停止,则为术后出血。发生在术后 24 小时以内的出血,多属术中止血不确切;术后 4～6 天发生的出血,常为吻合口黏膜坏死脱落所致;术后 10～20 天发生的出血,与吻合口缝线处感染或黏膜下脓肿腐蚀血管有关。术后要严密观察患者的生命体征变化,包括血压、脉搏、心率、呼吸、神志和体温的变化;加强对胃肠减压及腹腔引流的护理,观察和记录胃液及腹腔引流液的量、颜色和性质,若短期内从胃管引流出大量新鲜血液,持续不止,应警惕有术后胃出血;若术后持续从腹腔引流管引出大量新鲜血性液体,应怀疑腹腔内出血,须立即通知医师协助处理。遵医嘱采用静脉给予止血药物、输血等措施,或用冰生理盐水洗胃,一般可控制。若非手术疗法不能有效止血或出血量大于每小时 500 mL 时,需再次手术止血,应积极完善术前准备,并做好相应的术后护理。

十二指肠残端破裂:一般多发生在术后 24～48 小时,是毕Ⅱ式胃大部切除术后早期的严重并发症,原因与十二指肠残端处理不当及胃空肠吻合口输入襻梗阻引起的十二指肠腔内压力升高有关。临床表现为突发性上腹部剧痛、发热和出现腹膜刺激征以及白细胞计数增加,腹腔穿刺可有胆汁样液体。一旦确诊,应立即进行手术治疗。

胃肠吻合口破裂或吻合口瘘:是胃大部切除术后早期并发症,常发生在术后 1 周左右。原因与术中缝合技术不当、吻合口张力过大、组织供血不足有关,表现为高热、脉速等全身中毒症状、上腹部疼痛及腹膜炎的表现。如发生较晚,多形成局部脓肿或外瘘。临床工作中应注意观察患者生命体征和腹腔引流情况,一般情况下,患者术后体温逐渐趋于正常,腹腔引流液逐日减少和变清。若术后腹腔引流量仍不减,伴有黄绿色胆汁或呈脓性、带臭味,伴腹痛,体温再次升高,应警惕吻合口瘘的可能,须及时通知医师,协助处理。处理包括:①出现吻合口破裂伴有弥漫性腹膜炎的患者须立即手术治疗,做好急症手术准备。②症状较轻无弥漫性腹膜炎的患者,可先行禁食、胃肠减压、充分引流,合理应用抗生素并给予肠外营养支持,纠正水、电解质紊乱和酸碱平衡失调。③保护瘘口周围皮肤,应及时清洁瘘口周围皮肤并保持干燥,局部可涂以氧化锌软膏或使用皮肤保护膜加以保护,以免皮肤破溃继发感染。经上述处理后多数患者吻合口瘘可在4～6周自愈;若经久不愈,须再次手术。

胃排空障碍:也称胃瘫,常发生在术后4～10天,发病机制尚不完全明了。临床表现为拔除胃管后,患者出现上腹饱胀、钝痛和呕吐,呕吐物含食物和胆汁,消化道X线造影检查可见残胃扩张、无张力、蠕动波少而弱,且通过胃肠吻合口不畅。处理措施包括:①禁食、胃肠减压,减少胃肠道积气、积液,降低胃肠道张力,使胃肠道得到充分休息,并记录24小时出入量。②输液及肠外营养支持,纠正低蛋白血症,维持水、电解质和酸碱平衡。③应用胃动力促进剂如甲氧氯普安、多潘立酮,促进胃肠功能恢复,也可用3‰温盐水洗胃。一般经上述治疗均可痊愈。

术后梗阻:根据梗阻部位可分为输入袢梗阻、输出袢梗阻和吻合口梗阻。

输入袢梗阻:①急性完全性输入袢梗阻,多发生于毕Ⅱ式结肠前输入段对胃小弯的吻合术式。临床表现为上腹部剧烈疼痛,频繁呕吐,呕吐量少,多不含胆汁,呕吐后症状不缓解,且上腹部有压痛性肿块。是因为输出袢系膜悬吊过紧压迫输入袢,或输入袢过长穿入输出袢与横结肠的间隙孔形成内疝所致,属闭袢性肠梗阻,易发生肠绞窄,应紧急手术治疗。②慢性不完全性输入袢梗阻患者,表现为进食后出现右上腹胀痛或绞痛,呈喷射状呕吐大量不含食物的胆汁,呕吐后症状缓解。多由于输入袢过长扭曲或输入袢过短在吻合口处形成锐角,使输入袢内胆汁、胰液和十二指肠液排空不畅而滞留。由于消化液潴留在输入袢内,进食后消化液分泌明显增加,输入袢内压力增高,刺激肠管发生强烈的收缩,引起喷射样呕吐,也称输入袢综合征。

输出袢梗阻:多因粘连、大网膜水肿或坏死、炎性肿块压迫所致。临床表现为上腹饱胀,呕吐食物和胆汁。如果非手术治疗无效,应手术解除梗阻。

吻合口梗阻:因吻合口过小或是吻合时胃肠壁组织内翻过多而引起,也可因术后吻合口炎性水肿出现暂时性梗阻。患者表现为进食后出现上腹部饱胀感和溢出性呕吐等,呕吐物含或不含胆汁。应即刻禁食,给予胃肠减压和静脉补液等保守治疗。若保守治疗无效,可手术解除梗阻。

倾倒综合征:由于胃大部切除术后,胃失去幽门窦、幽门括约肌、十二指肠壶腹部等结构对胃排空的控制,导致胃排空过速所产生的一系列综合征。可分为早期倾倒综合征和晚期倾倒综合征。

早期倾倒综合征:多发生在进食后半小时内,患者以循环系统症状和胃肠道症状为主要表现。患者可出现心悸、乏力、出汗、面色苍白等一过性血容量不足表现,并有恶心、呕吐、腹部绞痛、腹泻等消化道症状。处理:主要采用饮食调整,嘱患者少食多餐,饭后平卧20～30分钟,避免过甜食物、减少液体摄入量并降低食物渗透浓度,多数可在术后半年或一年内逐渐自愈。极少数症状严重而持久的患者需手术治疗。

晚期倾倒综合征:主要因进食后,胃排空过快,高渗性食物迅速进入小肠被过快吸收而使血糖急剧升高,刺激胰岛素大量释放,而当血糖下降后,胰岛素并未相应减少,继而发生低血糖,故又称低血糖综合征。表现为餐后2～4小时,患者出现心慌、无力、眩晕、出汗、手颤、嗜睡以至虚脱。消化道症状不明显,可有饥饿感,出现症状时稍进饮食即可缓解。饮食中减少糖类含量,增加蛋白质比例,少食多餐可防止其发生。

（七）健康指导

（1）向患者及家属讲解有关胃十二指肠溃疡的知识,使之能更好地配合治疗和护理。

（2）指导患者学会自我情绪调整,保持乐观进取的精神风貌,注意劳逸结合,减少溃疡病的客观因素。

（3）指导患者饮食应定时定量,少食多餐,营养丰富,以后可逐步过渡至正常人饮食。少食腌、熏食品,避免进食过冷、过烫、过辣及油煎炸食物,切勿酗酒、吸烟。

（4）告知患者及家属有关手术后期可能出现的并发症的表现和预防措施。

（5）定期随访,如有不适及时就诊。

二、胃十二指肠溃疡急性穿孔

胃十二指肠溃疡急性穿孔是胃十二指肠溃疡的严重并发症,为常见的外科急腹症。起病急、变化快,病情严重,需要紧急处理,若诊治不当可危及生命。其发生率呈逐年上升趋势,发病年龄逐渐趋于老龄化。十二指肠溃疡穿孔男性患者较多,胃溃疡穿孔则多见于老年妇女。

（一）病因及发病机制

溃疡穿孔是活动期胃十二指肠溃疡向深部侵蚀、穿破浆膜的结果。胃溃疡穿孔60%发生在近幽门的胃小弯,而90%的十二指肠溃疡穿孔发生在壶腹部前壁偏小弯侧。急性穿孔后,具有强烈刺激性的胃酸、胆汁、胰液等消化液和食物进入腹腔,引起化学性腹膜炎和腹腔内大量液体渗出,6～8小时后细菌开始繁殖并逐渐转变为化脓性腹膜炎。病原菌以大肠埃希菌、链球菌多见。因剧烈的腹痛、强烈的化学刺激、细胞外液的丢失及细菌毒素吸收等因素,患者可出现休克。

（二）临床表现

1.症状

穿孔多突然发生于夜间空腹或饱食后,主要表现为突发性上腹部刀割样剧痛,很快波及全腹,但仍以上腹为重。患者疼痛难忍,常伴恶心、呕吐、面色苍白、出冷汗、脉搏细速、血压下降、四肢厥冷等表现。其后由于大量腹腔渗出液的稀释,腹痛略有减轻,继发细菌感染后,腹痛可再次加重;当胃内容物沿右结肠旁沟向下流注时,可出现右下腹痛。溃疡穿孔后病情的严重程度与患者的年龄、全身情况、穿孔部位、穿孔大小和时间以及是否空腹穿孔密切相关。

2.体征

体检时患者呈急性病容,表情痛苦,蜷屈位、不愿移动;腹式呼吸减弱或消失;全腹有明显的压痛、反跳痛,腹肌紧张呈"木板样"强直,以右上腹部最为明显,肝浊音界缩小或消失、可有移动性浊音、肠鸣音减弱或消失。

（三）实验室及其他检查

1.X线检查

大约80%的患者行站立位腹部X线检查时,可见膈下新月形游离气体影。

2.实验室检查

提示血白细胞计数及中性粒细胞比例增高。

3.诊断性腹腔穿刺

临床表现不典型的患者可行诊断性腹腔穿刺,穿刺抽出液可含胆汁或食物残渣。

（四）治疗要点

根据病情选用非手术或手术治疗。

1.非手术治疗

(1)适应证:一般情况良好,症状及体征较轻的空腹状态下穿孔者;穿孔超过 24 小时,腹膜炎症已局限者;胃十二指肠造影证实穿孔已封闭者;无出血、幽门梗阻及恶变等并发症者。

(2)治疗措施:①禁欲食、持续胃肠减压,减少胃肠内容物继续外漏,以利于穿孔的闭合和腹膜炎症消退。②输液和营养支持治疗,以维持机体水、电解质平衡及营养需求。③全身应用抗生素,以控制感染。④应用抑酸药物,如给予 H_2 受体阻滞剂或质子泵拮抗剂等制酸药物。

2.手术治疗

(1)适应证:上述非手术治疗措施 6～8 小时,症状无减轻,而且逐渐加重者要改手术治疗。②饱食后穿孔,顽固性溃疡穿孔和伴有幽门梗阻、大出血、恶变等并发症者,应及早进行手术治疗。

(2)手术方式:①单纯缝合修补术:即缝合穿孔处并加大网膜覆盖。此方法操作简单,手术时间短,安全性高。适用于穿孔时间超过 8 小时,腹腔内感染及炎症水肿严重者;以往无溃疡病史或有溃疡病史但未经内科正规治疗,无出血、梗阻并发症者;有其他系统器质性疾病不能耐受急诊彻底性溃疡切除手术者。②彻底的溃疡切除手术(连同溃疡一起切除的胃大部切除术);手术方式包括胃大部切除术,对十二指肠溃疡穿孔行迷走神经切断加胃窦切除术,或缝合穿孔后行迷走神经切断加胃空肠吻合术,或行高选择性迷走神经切断术。

(五)常见护理诊断

1.疼痛

疼痛与胃十二指肠溃疡穿孔后消化液对腹膜的强烈刺激及手术后切口有关。

2.体液不足

体液不足与溃疡穿孔后消化液的大量丢失有关。

(六)护理措施

1.术前护理和/或非手术治疗的护理

(1)禁食、胃肠减压:溃疡穿孔患者要禁食禁水,有效地胃肠减压,以减少胃肠内容物继续流入腹腔。做好引流期间的护理,保持引流通畅和有效负压,注意观察和记录胃液的颜色、性质和量。

(2)体位:休克者取休克体位(头和躯干抬高 20°～30°、下肢抬高 15°～20°),以增加回心血量;无休克者或休克改善后取半卧位,以利于漏出的消化液积聚于盆腔最低位和便于引流,减少毒素的吸收,同时也可降低腹壁张力和减轻疼痛。

(3)静脉输液,维持体液平衡。观察和记录 24 小时出入量,为合理补液提供依据。给予静脉输液,根据出入量和医嘱,合理安排输液的种类和速度,以维持水、电解质及酸碱平衡;同时给予营养支持和相应护理。

(4)预防和控制感染:遵医嘱合理应用抗菌药。

(5)做好病情观察:密切观察患者生命体征、腹痛、腹膜刺激征及肠鸣音变化等。若经非手术治疗6～8 小时病情不见好转,症状、体征反而加重者,应积极做好急诊手术准备。

2.术后护理

加强术后护理,促进患者早日康复。

三、胃十二指肠溃疡大出血

胃十二指肠溃疡出血是上消化道大出血中最常见的原因,占 50% 以上。其中 5%～10% 需要手术治疗。

(一)病因与病理

因溃疡基底的血管壁被侵蚀而导致破裂出血,患者过去多有典型溃疡病史,近期可有服用非甾体抗炎药物、疲劳、饮食不规律等诱因。胃溃疡大出血多发生在胃小弯,出血源自胃左、右动脉及其分支或肝胃韧带内较大的血管。十二指肠溃疡大出血通常位于壶腹部后壁,出血多来自胃十二指肠动脉或胰十二指肠上动脉及其分支;溃疡基底部的血管侧壁破裂出血不易自行停止,可引发致命的动脉性出血。大出血后,因血容量减少、血压下降、血流变慢,可在血管破裂处形成血凝块而暂时止血。由于胃酸、胃肠蠕动和胃十二指肠内容物与溃疡病灶的接触,部分病例可发生再次出血。

(二)临床表现

1.症状

患者的主要表现是呕血和黑便,多数患者只有黑便而无呕血,迅猛的出血则表现为大量呕血和排紫黑色血便。呕血前患者常有恶心,便血前多突然有便意,呕血或便血前后患者常有心悸、目眩、无力甚至昏厥。如出血速度缓慢则血压、脉搏改变不明显。如果短期内失血量超过 400 mL 时,患者可出现面色苍白、口渴、脉搏快速有力、血压正常或略偏高的循环系统代偿表现;当失血量超过 800 mL 时,可出现休克症状:患者烦躁不安、出冷汗、脉搏细速、血压下降、呼吸急促、四肢厥冷等。

2.体征

腹稍胀,上腹部可有轻度压痛,肠鸣音亢进。

(三)实验室及其他检查

1.内镜检查

胃十二指肠纤维镜检查可明确出血原因和部位,出血 24 小时内阳性率可为 $70\%\sim80\%$,超过 24 小时则阳性率下降。

2.血管造影

选择性腹腔动脉或肠系膜上动脉造影可明确病因与出血部位,并可采取栓塞治疗或动脉注射垂体升压素等介入性止血措施。

3.实验室检查

大量出血早期,由于血液浓缩,血常规变化不大;以后红细胞计数、血红蛋白、血细胞比容均呈进行性下降。

(四)治疗要点

胃十二指肠溃疡出血的治疗原则:补充血容量防止失血性休克,尽快明确出血部位并采取有效止血措施。

1.非手术治疗

(1)补充血容量:迅速建立静脉通路,快速静脉输液、输血。失血量达全身总血量的 20% 时,应输注右旋糖酐、羟乙基淀粉或其他血浆代用品,出血量较大时可输注浓缩红细胞,必要时可输全血,保持血细胞比容不低于 30%。

(2)禁食、留置胃管:用生理盐水冲洗胃腔,清除血凝块,直至胃液变清。还可经胃管注入 200 mL 含 8 mg 去甲肾上腺素的生理盐水溶液,每 4~6 小时 1 次。

(3)应用止血、制酸等药物:经静脉或肌内注射巴曲酶等止血药物;静脉给予 H_2 受体拮抗剂、质子泵抑制剂或生长抑素等。

（4）胃镜下止血：急诊胃镜检查明确出血部位后同时实施电凝、激光灼凝、注射或喷洒药物、钛夹夹闭血管等局部止血措施。

2.手术治疗

（1）适应证：①重大出血，短期内出现休克或短时间内（6～8小时）需输入大量血液（＞800 mL）方能维持血压和血细胞比容者。②正在进行药物治疗的胃十二指肠溃疡患者发生大出血，说明溃疡侵蚀性大，非手术治疗难于止血，或暂时血止后又复发。③60岁以上伴血管硬化症者自行止血机会较小，应及早手术。④近期发生过类似的大出血或合并溃疡穿孔或幽门梗阻。⑤胃镜检查发现动脉搏动性出血或溃疡底部血管显露、再出血危险性大者。

（2）手术方式：胃大部切除术，适用于大多数溃疡出血的患者。②贯穿缝扎术，在病情危急，不能耐受胃大部切除手术时，可采用单纯贯穿缝扎止血法。③在贯穿缝扎处理溃疡出血后，可行迷走神经干切断加胃窦切除或幽门成形术。

（五）常见护理诊断/问题

1.焦虑、恐惧

焦虑、恐惧与突发胃十二指肠溃疡大出血及担心预后有关。

2.体液不足

体液不足与胃十二指肠溃疡出血致血容量不足有关。

（六）护理措施

1.非手术治疗的护理和/或包括术前护理

（1）缓解焦虑和恐惧：关心和安慰患者，给予心理支持，减轻患者的焦虑和恐惧。及时为患者清理呕吐物。情绪紧张者，可遵医嘱适当给予镇静剂。

（2）体位：取平卧位，卧床休息。有呕血者，头偏向一侧。

（3）补充血容量：迅速建立多条畅通的静脉通路，快速输液、输血，必要时可行深静脉穿刺输液。开始输液时速度宜快，待休克纠正后减慢滴速。

（4）采取止血措施：遵医嘱应用止血药物或冰盐水洗胃，以控制出血。

（5）做好病情观察：严密观察患者生命体征的变化，判断、观察和记录呕血、便血情况，观察患者有无口渴、肢端湿冷、尿量减少等循环血量不足的表现。必要时测量中心静脉压并做好记录。观察有无鲜红色血性胃液从胃管流出，以判断有无活动性出血和止血效果。若出血仍在继续，短时间内（6～8小时）需大量输血（＞800 mL）才能维持血压和血细胞比容，或停止输液、输血后，病情又恶化者，应及时报告医师，并配合做好急症手术的准备。

（6）饮食：出血时暂禁食，出血停止后，可进流质或无渣半流质饮食。

2.术后护理

加强术后护理，促进患者早日康复。

四、胃十二指肠溃疡瘢痕性幽门梗阻

胃十二指肠溃疡患者因幽门管、幽门溃疡或十二指肠壶腹部溃疡反复发作形成瘢痕狭窄、幽门痉挛水肿而造成幽门梗阻。

（一）病因与病理

瘢痕性幽门梗阻常见于十二指肠壶腹部溃疡和位于幽门的胃溃疡。溃疡引起幽门梗阻的机制有幽门痉挛、炎性水肿和瘢痕三种,前两种情况是暂时的和可逆的,在炎症消退、痉挛缓解后梗阻解除,无须外科手术;而瘢痕性幽门梗阻属于永久性,需要手术方能解除梗阻。梗阻初期,为克服幽门狭窄,胃蠕动增强,胃壁肌肉代偿性增厚。后期,胃代偿功能减退,失去张力,胃高度扩大,蠕动减弱甚至消失。由于胃内容物潴留引起呕吐而致水、电解质的丢失,导致脱水、低钾低氯性碱中毒;长期慢性不全性幽门梗阻者由于摄入减少,消化吸收不良,患者可出现贫血与营养障碍。

(二)临床表现

1.症状

患者表现为进食后上腹饱胀不适并出现阵发性胃痉挛性疼痛,伴恶心、嗳气与呕吐。呕吐多发生在下午或晚间,呕吐量大,一次 1 000～2 000 mL,呕吐物内含大量宿食,有腐败酸臭味,但不含胆汁。呕吐后自觉胃部舒适,故患者常自行诱发呕吐以缓解症状。常有少尿、便秘、贫血等慢性消耗表现。体检时可见患者常有消瘦、皮肤干燥、皮肤弹性消失等营养不良的表现。

2.体征

上腹部可见胃型和胃蠕动波,用手轻拍上腹部可闻及振水声。

(三)实验室及其他检查

1.内镜检查

可见胃内有大量潴留的胃液和食物残渣。

2.X 线钡餐检查

可见胃高度扩张,24 小时后仍有钡剂存留(正常 24 小时排空)。已明确幽门梗阻者避免做此检查。

(四)治疗要点

瘢痕性幽门梗阻以手术治疗为主。最常用的术式是胃大部切除术,但年龄较大、身体状况极差或合并其他严重内科疾病者,可行胃空肠吻合加迷走神经切断术。

(五)常见护理诊断/问题

1.体液不足

体液不足与大量呕吐、胃肠减压引起水、电解质的丢失有关。

2.营养失调:低于机体需要量

营养失调:低于机体需要量与幽门梗阻致摄入不足、禁食和消耗、丢失体液有关。

(六)护理措施

1.术前护理

(1)静脉输液:根据医嘱和电解质检测结果合理安排输液种类和速度,以纠正脱水及低钾、低氯性碱中毒。密切观察及准确记录 24 小时出入量,为静脉补液提供依据。

(2)饮食与营养支持:非完全梗阻者可给予无渣半流质饮食,完全梗阻者术前应禁食水,以减少胃内容物潴留。根据医嘱于手术前给予肠外营养,必要时输血或其他血液制品,以纠正营养不良、贫血和低蛋白血症,提高患者对手术的耐受力。

(3)采取有效措施,减轻疼痛,增进舒适。①禁食,胃肠减压:完全幽门梗阻患者,给予禁食,保持有效胃肠减压,减少胃内积气、积液,减轻胃内张力。必要时遵医嘱给予解痉药物,以减轻疼痛,增加患者的舒适度。②体位:取半卧位,卧床休息。呕吐时,头偏向一侧。呕吐后及时为患者清理呕吐物。情绪紧张者,可遵医嘱给予镇静剂。

(4)洗胃:完全幽门梗阻者,除持续胃肠减压排空胃内潴留物外,须做术前胃的准备,即术前 3 天每晚用 300～500 mL 温盐水洗胃,以减轻胃黏膜水肿和炎症,有利于术后吻合口愈合。

2.术后护理

加强术后护理,促进患者早日康复。

(刘 娇)

第五节 小 肠 破 裂

一、概述

小肠是消化管中最长的一段肌性管道,也是消化与吸收营养物质的重要场所。人类小肠全长 3～9 m,平均 5～7 m,个体差异很大。分为十二指肠、空肠和回肠三部分,十二指肠属上消化道,空肠及其以下肠段属下消化道。

各种外力的作用所致的小肠穿孔称为小肠破裂。小肠破裂在战时和平时均较常见,多见于交通事故、工矿事故、生活事故如坠落、挤压、刀伤和火器伤。小肠可因穿透性与闭合性损伤造成肠管破裂或肠系膜撕裂。小肠占满整个腹部,又无骨骼保护,因此易于受到损伤。由于小肠壁厚,血运丰富,故无论是穿孔修补或肠段切除吻合术,其成功率均较高,发生肠瘘的机会少。

二、护理评估

(一)健康史

了解患者腹部损伤的时间、地点及致伤源、伤情、就诊前的急救措施、受伤至就诊之间的病情变化,如果患者神志不清,应询问目击人员。

(二)临床表现

小肠破裂后在早期即产生明显的腹膜炎的体征,这是因为肠管破裂肠内容物溢出腹腔所致。症状以腹痛为主,程度轻重不同,可伴有恶心及呕吐,腹部检查肠鸣音消失,腹膜刺激征明显。

小肠损伤初期一般均有轻重不等的休克症状,休克的深度除与损伤程度有关外,主要取决于内出血的多少,表现为面色苍白、烦躁不安、脉搏细速、血压下降、皮肤发冷等。若为多发性小肠损伤或肠系膜撕裂大出血,可迅速发生休克并进行性恶化。

(三)辅助检查

(1)实验室检查:白细胞计数升高说明腹腔炎症;血红蛋白含量取决于内出血的程度,内出血少时变化不大。

(2)X 线检查:X 线透视或摄片检查有无气腹与肠麻痹的征象,因为一般情况下小肠内气体很少,且损伤后伤口很快被封闭,不但膈下游离气体少见,且使一部分患者早期症状隐匿。因此,阳性气腹有诊断价值,但阴性结果也不能排除小肠破裂。

(3)腹部 B 超检查:对小肠及肠系膜血肿、腹水均有重要的诊断价值。

(4)CT 或磁共振检查:对小肠损伤有一定诊断价值,而且可对其他脏器进行检查,有时可能发现一些未曾预料的损伤,有助于减少漏诊。

（5）腹腔穿刺检查：有浑浊的液体或胆汁色的液体，说明肠破裂，穿刺液中白细胞、淀粉酶含量均升高。

（四）治疗原则

小肠破裂的诊断一旦确诊，应立即进行手术治疗。手术方式以简单修补为主。肠管损伤严重时，则应做部分小肠切除吻合术。

（五）心理、社会因素

小肠损伤大多在意外情况下突然发生，加之伤口、出血及内脏脱出的视觉刺激和对预后的担忧，患者多表现为紧张、焦虑、恐惧。应了解其患病后的心理反应，对本病的认知程度和心理承受能力，家属及亲友对其支持情况、经济承受能力等。

三、护理问题

（一）有体液不足的危险

与创伤致腹腔内出血、体液过量丢失、渗出及呕吐有关。

（二）焦虑、恐惧

与意外创伤的刺激、疼痛、出血、内脏脱出的视觉刺激及担心疾病的预后等有关。

（三）体温过高

与腹腔内感染毒素吸收和伤口感染等因素有关。

（四）疼痛

与小肠破裂或手术有关。

（五）潜在并发症

腹腔感染、肠瘘、失血性休克。

（六）营养失调，低于机体需要量

与消化道的吸收面积减少有关。

四、护理目标

（1）患者体液平衡得到维持，生命体征稳定。

（2）患者情绪稳定，焦虑或恐惧减轻，主动配合医护工作。

（3）患者体温维持正常。

（4）患者主诉疼痛有所缓解。

（5）护士密切观察病情变化，如发现异常，及时报告医师，并配合处理。

（6）患者体重不下降。

五、护理措施

（一）一般护理

（1）伤口处理：对开放性腹部损伤者，妥善处理伤口，及时止血和包扎固定。若有肠管脱出，可用消毒或清洁器皿覆盖保护后再包扎，以免肠管受压、缺血而坏死。

（2）病情观察：密切观察生命体征的变化，每15分钟测定脉搏、呼吸、血压一次。重视患者的主诉，若主诉心慌、脉快、出冷汗等，及时报告医师。不注射止痛药（诊断明确者除外），以免掩盖伤情。不随意搬动伤者，以免加重病情。

(3)腹部检查:每 30 分钟检查一次腹部体征,注意腹膜刺激征的程度和范围变化。

(4)禁食和灌肠:禁食和灌肠可避免肠内容物进一步溢出,造成腹腔感染或加重病情。

(5)补充液体和营养:注意纠正水、电解质及酸碱平衡失调,保证输液通畅,对伴有休克或重症腹膜炎的患者可进行中心静脉补液,这不仅可以保证及时大量的液体输入,而且有利于中心静脉压的监测,根据患者具体情况,适量补给全血、血浆或人血清蛋白,尽可能补给足够的热量和蛋白质、氨基酸及维生素等。

(二)心理护理

关心患者,加强交流,讲解相关病情、治疗方式及预后,使患者了解自己的病情,消除患者的焦虑和恐惧,保持良好的心理状态,并与其一起制定合适的应对机制,鼓励患者,增加治疗的信心。

(三)术后护理

(1)妥善安置患者:麻醉清醒后取半卧位,有利于腹腔炎症的局限,改善呼吸状态。了解手术的过程,查看手术的部位,对引流管、输液管、胃管及氧气管等进行妥善固定,做好护理记录。

(2)监测病情:观察患者血压、脉搏、呼吸、体温的变化。注意腹部体征的变化。适当应用止痛药,减轻患者的不适。若切口疼痛明显,应检查切口,排除感染。

(3)引流管的护理:腹腔引流管保持通畅,准确记录引流液的性状及量。腹腔引流液应为少量血性液,若为绿色或褐色渣样物,应警惕腹腔内感染或肠瘘的发生。

(4)饮食:继续禁食、胃肠减压,待肠功能逐渐恢复、肛门排气后,方可拔除胃肠减压管。拔除胃管当天可进清流食,第 2 天进流质饮食,第 3 天进半流食,逐渐过渡到普食。

(5)营养支持:维持水、电解质和酸碱平衡,增加营养。维生素主要是在小肠被吸收,小肠部分切除后,要及时补充维生素 C、维生素 D、维生素 K 和 B 族维生素等维生素和微量元素钙、镁等,可经静脉、肌内注射或口服进行补充,预防贫血,促进伤口愈合。

(四)健康教育

(1)注意饮食卫生,避免暴饮暴食,进易消化食物,少食刺激性食物,避免腹部受凉和饭后剧烈活动,保持排便通畅。

(2)注意适当休息,加强锻炼,增加营养,特别是回肠切除的患者要长期定时补充维生素 B_{12} 等营养素。

(3)定期门诊随访。若有腹痛、腹胀、停止排便及伤口红、肿、热、痛等不适,应及时就诊。

(4)加强社会宣传,增进劳动保护、安全生产、安全行车、遵守交通规则等知识,避免损伤等意外的发生。

(5)普及各种急救知识,在发生意外损伤时,能进行简单的自救或急救。

(6)无论腹部损伤的轻重,都应经专业医务人员检查,以免贻误诊治。

（刘　娇）

第六节　肠　梗　阻

肠腔内容物不能正常运行或通过肠道发生障碍时,称为肠梗阻,是外科常见的急腹症之一。

一、疾病概要

(一)病因和分类

1.按梗阻发生的原因分类

(1)机械性肠梗阻:最常见,是由各种原因引起的肠腔变窄、肠内容物通过障碍,主要原因如下。①肠腔堵塞:如寄生虫、粪块、异物等。②肠管受压:如粘连带压迫、肠扭转、嵌顿性疝等。③肠壁病变:如先天性肠道闭锁、狭窄、肿瘤等。

(2)动力性肠梗阻:较机械性肠梗阻少见。肠管本身无病变,梗阻原因是神经反射和毒素刺激引起肠壁功能紊乱,致肠内容物不能正常运行。可分为麻痹性肠梗阻和痉挛性肠梗阻。①麻痹性肠梗阻:常见于急性弥漫性腹膜炎、腹部大手术、腹膜后血肿或感染等。②痉挛性肠梗阻:由于肠壁肌肉异常收缩所致,常见于急性肠炎或慢性铅中毒。

(3)血运性肠梗阻:较少见。由于肠系膜血管栓塞或血栓形成,使肠管血运障碍,继而发生肠麻痹,肠内容物不能通过。

2.按肠管血运有无障碍分类

(1)单纯性肠梗阻:无肠管血运障碍。

(2)绞窄性肠梗阻:有肠管血运障碍。

3.按梗阻发生的部位分类

高位性肠梗阻(空肠上段)和低位性肠梗阻(回肠末段和结肠)。

4.按梗阻的程度分类

完全性肠梗阻(肠内容物完全不能通过)和不完全性肠梗阻(肠内容物部分可通过)。

5.按梗阻病情的缓急分类

急性肠梗阻和慢性肠梗阻。

(二)病理生理

1.肠管局部的病理生理变化

(1)肠蠕动增强:单纯性机械性肠梗阻,梗阻以上的肠蠕动增强,以克服肠内容物通过的障碍。

(2)肠管膨胀:肠腔内积气、积液所致。

(3)肠壁充血水肿、血运障碍,严重时可导致坏死和穿孔。

2.全身性病理生理变化

(1)体液丢失和电解质、酸碱平衡失调。

(2)全身性感染和毒血症,甚至发生感染中毒性休克。

(3)呼吸和循环功能障碍。

(三)临床表现

1.症状

(1)腹痛:单纯性机械性肠梗阻的特点是阵发性腹部绞痛;绞窄性肠梗阻表现为持续性剧烈腹痛伴阵发性加剧;麻痹性肠梗阻呈持续性胀痛。

(2)呕吐:早期常为反射性,呕吐胃内容物,随后因梗阻部位不同,呕吐的性质各异。高位肠梗阻呕吐出现早且频繁,呕吐物主要为胃液、十二指肠液、胆汁;低位肠梗阻呕吐出现晚,呕吐物常为粪样物;若呕吐物为血性或棕褐色,常提示肠管有血运障碍;麻痹性肠梗阻呕吐多为溢出性。

(3)腹胀:高位肠梗阻腹胀不明显;低位肠梗阻及麻痹性肠梗阻则腹胀明显。

(4)停止肛门排气排便:完全性肠梗阻时,患者多停止排气、排便,但在梗阻早期,梗阻以下肠管内尚存的气体或粪便仍可排出。

2.体征

(1)腹部体征。①视诊:单纯性机械性肠梗阻可见腹胀、肠型和异常蠕动波,肠扭转时腹胀多不对称。②触诊:单纯性肠梗阻可有轻度压痛但无腹膜刺激征,绞窄性肠梗阻可有固定压痛和腹膜刺激征。③叩诊:绞窄性肠梗阻时腹腔有渗液,可有移动性浊音。④听诊:机械性肠梗阻肠鸣音亢进,可闻及气过水声或金属音,麻痹性肠梗阻肠鸣音减弱或消失。

(2)全身体征:单纯性肠梗阻早期多无明显全身性改变,梗阻晚期可有口唇干燥、眼窝凹陷、皮肤弹性差、尿少等脱水征。严重脱水或绞窄性肠梗阻时,可出现脉搏细速、血压下降、面色苍白、四肢发冷等中毒和休克征象。

3.辅助检查

(1)实验室检查:肠梗阻晚期,血红蛋白和血细胞比容升高,并有水、电解质及酸碱平衡失调。绞窄性肠梗阻时,白细胞计数和中性粒细胞比例明显升高。

(2)X线检查:一般在肠梗阻发生4~6小时后,立位或侧卧位X线平片可见肠胀气及多个液气平面。

(四)治疗原则

1.一般治疗

(1)禁食。

(2)胃肠减压:是治疗肠梗阻的重要措施之一。通过胃肠减压,吸出胃肠道内的气体和液体,从而减轻腹胀、降低肠腔内压力,改善肠壁血运,减少肠腔内的细菌和毒素。

(3)纠正水、电解质及酸碱平衡失调。

(4)防治感染和中毒。

(5)其他:对症治疗。

2.解除梗阻

解除梗阻的手段分为非手术治疗和手术治疗两大类。

(五)常见几种肠梗阻

1.粘连性肠梗阻

粘连性肠梗阻是肠粘连或肠管被粘连带压迫所致的肠梗阻,较为常见。主要由于腹部手术、炎症、创伤、出血、异物等所致。以小肠梗阻为多见,多为单纯性不完全性梗阻。粘连性肠梗阻多采取非手术治疗,如无效或发生绞窄性肠梗阻时应及时手术治疗。

2.肠扭转

肠扭转指一段肠管沿其系膜长轴旋转而形成的闭袢性肠梗阻,常发生于小肠,其次是乙状结肠。

(1)小肠扭转:多见于青壮年,常在饱餐后立即进行剧烈活动时发病。表现为突发腹部绞痛,呈持续性伴阵发性加剧,呕吐频繁,腹胀不明显。

(2)乙状结肠扭转:多见于老年人,常有便秘习惯,表现为腹部绞痛,明显腹胀,呕吐不明显。肠扭转是较严重的机械性肠梗阻,可在短时间内发生肠绞窄、坏死,一经诊断,应急症手术治疗。

3.肠套叠

肠套叠指一段肠管套入与其相连的肠管内,以回结肠型(回肠末端套入结肠)最多见。肠套叠多见于2岁以下婴幼儿。典型表现为阵发性腹痛、果酱样血便和腊肠样肿块(多位于右上腹),

右下腹触诊有空虚感。X 线空气或钡剂灌肠显示空气或钡剂在结肠内受阻,梗阻端的钡剂影像呈"杯口状"或"弹簧状"阴影。早期肠套叠可试行空气灌肠复位,无效者或病期超过 48 小时,怀疑有肠坏死或肠穿孔者,应行手术治疗。

4.蛔虫性肠梗阻

由于蛔虫聚集成团并刺激肠管痉挛致肠腔堵塞,多见于 2～10 岁儿童,驱虫不当常为诱因。主要表现为阵发性脐部周围腹痛,伴呕吐,腹胀不明显。部分患者腹部可触及变形、变位的条索状团块。少数患者可并发肠扭转或肠壁坏死穿孔,蛔虫进入腹腔引起腹膜炎。单纯性蛔虫堵塞多采用非手术治疗,包括解痉挛止痛、禁食、酌情胃肠减压、输液、口服植物油驱虫等,若无效或并发肠扭转、腹膜炎时,应行手术取虫。

二、肠梗阻患者的护理

(一)护理诊断/问题

1.疼痛

与肠内容物不能正常运行或通过障碍有关。

2.体液不足

与呕吐、禁食、胃肠减压、肠腔积液有关。

3.潜在并发症

肠坏死、腹腔感染、休克。

(二)护理措施

1.非手术治疗的护理

(1)饮食:禁食,梗阻缓解 12 小时后可进少量流质饮食,忌甜食和牛奶;48 小时后可进半流食。

(2)胃肠减压:做好相关护理。

(3)体位:生命体征稳定者可取半卧位。

(4)解痉挛、止痛:若无肠绞窄或肠麻痹,可用阿托品解除痉挛、缓解疼痛,禁用吗啡类止痛药,以免掩盖病情。

(5)输液:纠正水、电解质和酸碱失衡,记录 24 小时出入液量。

(6)防治感染和中毒:遵照医嘱应用抗生素。

(7)严密观察病情变化:出现下列情况时应考虑有绞窄性肠梗阻的可能,应及早采取手术治疗:①腹痛发作急骤,为持续性剧烈疼痛,或在阵发性加重之间仍有持续性腹痛。肠鸣音可不亢进。②早期出现休克。③呕吐早、剧烈而频繁。④腹胀不对称,腹部有局部隆起或触及有压痛的包块。⑤明显的腹膜刺激征,体温升高,脉快,白细胞计数和中性粒细胞比例增高。⑥呕吐物、胃肠减压抽出液、肛门排出物为血性或腹腔穿刺抽出血性液。⑦腹部 X 线检查可见孤立、固定的肠袢;⑧经积极非手术治疗后症状、体征无明显改善者。

2.手术前后的护理

(1)术前准备:除上述非手术护理措施外,按腹部外科常规行术前准备。

(2)术后护理:①病情观察,观察患者生命体征、腹部症状和体征的变化,伤口敷料及引流情况,及早发现术后并发症。②麻醉清醒、血压平稳后取半卧位。③禁食、胃肠减压,待排气后逐步恢复饮食。④防止感染,遵照医嘱应用抗生素。⑤鼓励患者早期活动。

(刘　娇)

第七节 结直肠息肉

凡从黏膜表面突出到肠腔的息肉状病变,在未确定病理性质前均称为息肉。分为腺瘤性息肉和非腺瘤性息肉两类,腺瘤性息肉上皮增生活跃,多伴有上皮内瘤变,可以恶变成腺癌;非腺瘤性息肉一般不恶变,但如伴有上皮内瘤变则也可恶变。结直肠息肉是一种癌前病变,近年来随着生活条件和饮食结构的改变,结直肠息肉发展为癌性病变的发病率也呈增高趋势。其发生率随年龄增加而上升,男性多见。临床上以结肠和直肠息肉为最多,小肠息肉较少,可分为单个或多个。小息肉一般无症状,大的息肉可有出血、黏液便及直肠刺激症状。息肉可采用经肠镜下切除,经腹或经肛门切除等多种方法进行治疗。

一、病因与发病机制

(一)感染
炎性息肉与肠道慢性炎症有关,腺瘤性息肉的发生可能与病毒感染有关。

(二)年龄
结直肠息肉的发病率随年龄增大而增高。

(三)胚胎异常
幼年性息肉病多为错构瘤,可能与胚胎发育异常有关。

(四)生活习惯
低食物纤维饮食与结直肠息肉有关,吸烟与腺瘤性息肉有密切关系。

(五)遗传
某些息肉病的发生与遗传有关,如家族性腺瘤性息肉病(FAP)。

二、临床表现

根据息肉生长的部位、大小、数量多少,临床表现不同。

(1)多数结直肠息肉患者无明显症状,部分患者可有间断性便血或大便表面带血,多为鲜红色;继发炎症感染可伴多量黏液或黏液血便;可有里急后重;便秘或便次增多。长蒂息肉较大时可引致肠套叠;息肉巨大或多发者可发生肠梗阻;长蒂且位置近肛门者息肉可脱出肛门。

(2)少数患者可有腹部闷胀不适、隐痛或腹痛症状。

(3)伴发出血者可出现贫血,出血量较大时可出现休克状态。

三、辅助检查

(1)直肠指诊可触及低位息肉。

(2)肛镜、直肠镜或纤维结肠镜可直视到息肉。

(3)钡灌肠可显示充盈缺损。

(4)病理检查明确息肉性质,排除癌变。

四、治疗要点

结直肠息肉是临床常见的、多发的一种疾病,因为其极易引起癌变,在临床诊疗过程中,一旦确诊就应及时切除。结直肠息肉完整的治疗方案应该包括正确选择首次治疗方法,确定是否需要追加肠切除,以及术后随访等三部分连续的过程。

(一)微创治疗(内镜摘除)

随着现代医疗技术的不断发展和进步,结肠镜检查和治疗结直肠息肉已经成为一种常见的诊疗手段,由于其方便、安全、有效,被越来越多的医护工作者和患者所接受。但内镜下治疗结直肠息肉依然存在着术后病情复发及穿孔、出血等手术并发症。符合内镜下治疗指征的息肉可行内镜下切除,并将切除标本送病理检查。直径<2 cm 的结直肠息肉,外观无恶性表现者,一律予以切除;<0.3 cm 息肉,以电凝器凝除;对于>0.3 cm 且<2 cm 的结直肠息肉,或息肉体积较大,但蒂部<2 cm 者可行圈套器高频电凝电切除术。

(二)手术治疗

息肉有恶变倾向或不符合内镜下治疗指征,或内镜切除后病理发现有残留病变或癌变,则需手术治疗。距肛门缘 8 cm 以下且直径≥2 cm 的单发直肠息肉可以经肛门摘除;距肛缘 8 cm 以上盆腹膜反折以下的直径≥2 cm 单发直肠息肉者可以经切断肛门括约肌入路或经骶尾入路直肠切开行息肉局部切除术;息肉直径≥2 cm 的长蒂、亚蒂或广基息肉,经结肠镜切除风险大,需行经腹息肉切除,术前钛夹定位或术中结肠镜定位。

(三)药物治疗

如有出血,给予止血,并根据出血量多少进行相应处置。

五、护理诊断

(一)焦虑与恐惧

与担忧预后有关。

(二)急性疼痛

与血栓形成、术后创伤等有关。

(三)便秘

与不良饮食、排便习惯等有关。

(四)潜在并发症

贫血、创面出血、感染等。

六、护理措施

(1)电子结肠镜检查及经电子结肠镜息肉电切前 1 天进半流质、少渣饮食,检查及治疗前4～5 小时口服复方聚乙二醇电解质散行肠道准备,术前禁食。如患者检查前所排稀便为稀薄水样,说明肠道准备合格;如所排稀便为粪水,或混有大量粪渣,说明肠道准备差,可追加清洁灌肠或重新预约检查,待肠道准备合格后再行检查或治疗。

(2)肠镜下摘除息肉后应卧床休息,以减少出血并发症,息肉<1 cm 的患者手术后卧床休息6 小时,1 周内避免紧张、情绪激动和过度活动,息肉>1 cm 的患者应卧床休息 4 天,2 周内避免过度体力活动和情绪激动。注意观察有无活动性出血、呕血、便血,有无腹胀、腹痛及腹膜刺激症状,有无血压、心率等生命体征的改变。

(3)结直肠息肉内镜下摘除术后即可进流质或半流质饮食,1周内忌食粗糙食物。禁烟酒及干硬刺激性食物,防止肠胀气和疼痛的发生。避免便秘摩擦使结痂过早脱落引起出血。

七、护理评价

通过治疗与护理,患者是否情绪稳定,能配合各项诊疗和护理;疼痛得到缓解;术后并发症得到预防,或被及时发现和处理。

八、健康教育

(一)饮食指导

多食新鲜蔬菜、水果等含膳食纤维高的食物,少吃油炸、烟熏和腌制的食物。

(二)生活指导

保持健康的生活方式;增加体育锻炼,增强免疫力,戒烟酒。

(三)随访

单个腺瘤性息肉切除,术后第1年随访复查,如检查阴性者则每3年随访复查一次。多个腺瘤切除或腺瘤>20 mm伴不典型增生,则术后6个月随访复查一次,阴性则以后每年随访复查一次,连续两次阴性者则改为3年随访复查一次,随访复查时间不少于15年。

(刘 娇)

第八节 直肠脱垂

直肠脱垂可分为直肠外脱垂和直肠内脱垂。脱垂的直肠如果超出了肛缘即直肠外脱垂直肠内脱垂指直肠黏膜层或全层套入远端直肠腔或肛管内而未脱出肛门的一种疾病。直肠内脱垂又称不完全直肠脱垂、隐性直肠脱垂。由于直肠黏膜松弛脱垂,特别是全层脱垂,可导致直肠容量适应性下降,排便困难、大便失禁和直肠孤立性溃疡等。直肠内脱垂是出口梗阻型便秘的最常见临床类型,31%～40%的排便异常患者排便造影检查可发现直肠内脱垂。

一、病因与发病机制

解剖因素,腹压增高,其他内痔或直肠息肉经常脱出,向下牵拉直肠黏膜,造成直肠黏膜脱垂。影像学及临床观察结果等均表明直肠内脱垂和直肠外脱垂的变化相似,手术所见盆腔组织器官变化基本相似;因此,多数学者认为两者是同一疾病的不同阶段,直肠外脱垂是直肠内脱垂进一步发展的结果。

二、临床表现

排便梗阻感、肛门坠胀、排便次数增多、排便不尽感、排便时直肠由肛门脱出,严重时不仅排便时脱出,在腹压增高时均可脱出,大便失禁、肛门瘙痒。黏液血便、腹痛、腹泻及相应的排尿障碍症状等。

三、辅助检查

(一)肛门直肠指检

指检时可触及直肠壶腹部黏膜折叠堆积、柔软光滑、上下移动,内脱垂的部分与肠壁之间可有环状沟。典型病例在直肠指检时让患者做排便动作,可触及套叠环。

(二)肛门镜检查

了解直肠黏膜是否存在炎症或孤立性溃疡以及痔疮。

(三)结肠镜及钡餐

排除大肠肿瘤、炎症等其他器质性疾病。

(四)排粪造影

排粪造影是诊断直肠内脱垂的主要手段,可以明确内脱垂的类型是直肠黏膜脱垂还是全层脱垂;明确内脱垂的部位:是高位、中位、低位;并可显示黏膜脱垂的深度。排粪造影的典型表现是直肠壁向远侧肠腔脱垂,肠腔变窄,近侧直肠进入远端的直肠和肛管,而鞘部呈杯口状。并常伴有盆底下降、直肠前突和耻骨直肠肌痉挛等。典型的影像学改变:直肠前壁脱垂、直肠全环内脱垂、肛管内直肠脱垂。

(五)盆腔多重造影

能准确全面了解是否伴有复杂性盆底功能障碍以及伴随盆底疝的直肠内脱垂。

(六)肌电图检查

肌电图是通过记录神经肌肉的生物电活动,从电生理角度来判断神经肌肉的功能变化,对判断括约肌、肛提肌的神经电活动情况有重要参考价值。

(七)直肠肛门测压

了解肛管的功能状态。

四、治疗要点

(一)非手术治疗

1.建立良好的排便习惯

让患者了解直肠脱垂发生、发展的原因,认识到过度用力排便会加重直肠脱垂和盆底肌肉神经的损伤。在排便困难时,应避免过度用力,避免排便时间过久。

2.提肛锻炼

直肠内脱垂多伴有盆底肌肉松弛,盆底下降,甚至阴部神经的牵拉损伤。坚持定期进行膝胸位下进行提肛锻炼,可增强盆底肌肉及肛门括约肌的力量。

3.饮食调节

多食富含纤维素的水果、蔬菜,多饮水,每天 2 000 mL 以上;必要时可口服润滑油或缓泻剂,使粪便软化易于排出。

(二)手术治疗

1.直肠黏膜下注射术

治疗部分脱垂的患者,按前后左右四点注射至直肠黏膜下,每点注药 1~2 mL。注射到直肠周围可治疗完全性脱垂,造成无菌炎症,使直肠固定。

2.脱垂黏膜切除术

对部分性黏膜脱垂患者,将脱出黏膜作切除缝合。

3.肛门环缩术

在肛门前后各切一小口,用血管钳在皮下绕肛门潜行分离,使两切口相通,置入金属线(或涤纶带)结成环状,使肛门容一指通过,以制止直肠脱垂。

4.直肠悬吊固定术

对重度的直肠完全性脱垂患者,经腹手术,游离直肠,用两条阔筋膜将直肠悬吊固定在骶骨岬筋膜上,抬高盆底,切除过长的乙状结肠。

5.脱垂肠管切除术

经会阴部切除直肠乙状结肠或经腹部游离直肠后,提高直肠,将直肠侧壁与骶骨骨膜固定,同时切除冗长的乙状结肠。

五、护理评估

(一)术前护理评估

(1)询问患者是否有慢性咳嗽、便秘、排便困难等腹压增高情况,既往是否有内痔或直肠息肉病史。

(2)了解排便情况,有无排便不尽感,排便时是否有肿物脱出,便后能否回纳。

(3)了解辅助检查结果及主要治疗方式。

(4)评估患者对疾病的病因、治疗和预防的认识水平,是否因疾病引起焦虑、不安等情绪。

(二)术后护理评估

(1)了解术中情况,包括手术、麻醉方式、术中用药、输血、出血等情况。

(2)了解患者的生命体征,伤口的渗血、出血情况,及早发现出血;了解术后排尿情况,及时处理尿潴留。

(3)了解血生化、血常规的检验结果。了解患者的饮食及排尿、排便情况。

(4)评估患者对术后饮食、活动、疾病预防的认知程度。

(5)对术后的肛门收缩训练是否配合,对术后的康复是否有信心,对出院后的继续肛门收缩训练是否清楚。

六、护理诊断

(一)急性疼痛

与直肠脱垂、排便梗阻有关。

(二)完整性受损

与肛周炎症、皮肤瘙痒等有关。

(三)潜在并发症

与出血、直肠脱垂有关。

(四)焦虑

与担心治疗效果有关。

七、护理措施

（一）术前护理措施

（1）观察患者排便情况，有无排便困难、排便不尽感，排便时是否有肿物脱出、便后能否回纳。

（2）是否有出血、肛门周围肿胀、疼痛、黏液、瘙痒，症状明显时，嘱其卧床休息，肛门局部给予热水坐浴，以减轻疼痛。

（3）鼓励患者进食高纤维的蔬菜、水果，如番薯叶、芹菜、韭菜、茼蒿及苹果、香蕉，主食以燕麦、麦皮、番薯等，以软化大便，缓解患者的排便困难。

（4）术前1天半流质饮食，术前晚进食流质，配合灌肠，以减少术后早期粪便排出。术前视手术和麻醉方式给予禁食禁饮。

（5）准备手术区域皮肤，保持肛门皮肤清洁。

（二）术后护理措施

（1）腰麻、硬膜外麻醉，术后需去枕平卧6小时，避免脑脊液从蛛网膜下腔针眼处漏出，致脑脊液压力降低引起头痛。监测脉搏、呼吸、血压至生命体征平稳。

（2）做好排便管理：术后给予轻泻软便药乳果糖或麻仁丸及纤维增加剂，使粪便松软，易于排出。排便后及时坐浴和换药，以保持肛门周围皮肤清洁。

（3）术后3～5天，指导患者肛门收缩训练。

八、护理评价

（1）能配合术前的饮食，灌肠，保证粪便的排出。

（2）能配合坐浴、换药，肛周皮肤清洁。

（3）能配合术后的饮食、盆底肌锻炼及肛门收缩训练技巧。

（4）掌握复诊指征。

九、健康教育

（1）饮食指导：术后1～2天少渣半流质饮食，之后正常饮食，忌辛辣刺激性食物如辣椒及烈性酒等，进食高纤维的蔬菜、水果，如番薯叶、芹菜、韭菜、茼蒿及苹果、香蕉，主食以燕麦、麦皮、番薯等为主，以软化大便，利于粪便排出。

（2）肛门伤口的清洁：每天排便后用1∶5 000高锰酸钾溶液或温水坐浴，坐浴时应将局部创面全部浸入药液中，药液温度适中。

（3）改变如厕的不良习惯：如长时间蹲厕或阅读，减少排便努挣和腹压。

（4）肛门收缩训练：具体做法包括以下内容。戴手套，示指涂液状石蜡，轻轻插入患者肛内，嘱患者收缩会阴、肛门肌肉，感觉肛门收缩强劲有力为正确有效的收缩，嘱患者每次持续30秒以上。患者掌握正确方法后，嘱每天上午、中午、下午、睡前各锻炼1次，每次连续缩肛100下，每下30秒以上，术后早期锻炼次数依据患者耐受情况而定，要坚持，不可间断，至术后3个月。

（5）如发现排便困难、排便有肿物脱出，应及时就诊。

（刘　娇）

第九节 先天性直肠肛门畸形

先天性直肠肛门畸形是因胚胎期直肠肛门发育障碍而形成的各类消化道畸形,先天性直肠肛门畸形为该类畸形较常见的一种。本病的手术死亡率虽在 2% 以下,但术后并发症多,如肛门失禁,肛门狭窄、瘘管复发等。

一、临床特点

(一)症状体征

1.无瘘组

出生后正常肛门处封闭,其他部位无瘘口、无胎便排出,继之出现腹胀、呕吐。呕吐物早期为含胆汁样物,后为粪便样物。

(1)低位畸形:原肛门位有薄膜覆盖,哭闹时肛门处有冲击感。

(2)高位畸形:原肛门处皮肤略凹陷,色泽较深,哭闹时无冲击感。

(3)中间位畸形:介于低位畸形与高位畸形之间。

(4)直肠闭锁者:可见正常肛门口,但伸入 2~3 cm 即受阻不通。

2.有瘘组

正常肛门处闭锁,但可在会阴部、女性前庭或阴道(男性尿道)找到瘘口,有粪便排出。

(二)辅助检查

(1)X 线倒立侧位摄片:生后 12 小时后摄片检查充气的直肠盲端与闭锁肛门位置的间距来判别畸形类型。间距小于 2 cm 为低位畸形,2~4 cm 为中间型畸形,大于 4 cm 为高位畸形。另可用 P-C 线(耻骨联合上缘与骶尾关节的联合处连线)及 I 线(从坐骨下缘最低点作一与 P-C 线的平行线)作标志线,直肠盲端位于 P-C 线以上为高位畸形,I 线以下为低位,介于 P-C 线及 I 线之间为中间型,但其影响因素较多。

(2)瘘管造影可显示瘘管走向、长度及与直肠关系。

(3)阴道造影可了解直肠阴道瘘患儿的泄殖腔畸形与直肠阴道瘘的关系。

(4)排泄性膀胱尿道造影可显示直肠泌尿道瘘的走向、位置。

二、护理评估

(一)健康史

了解母亲妊娠史。询问患儿会阴部是否有瘘口和有无胎便排出。评估患儿有无合并其他畸形。

(二)症状、体征

评估腹胀程度及呕吐的次数,性质及量。有无脱水及电解质紊乱,检查原始肛门处位置及在阴部、女性前庭阴道、男性尿道有无瘘口,排尿时有无粪便排出。

(三)社会、心理

评估患儿家长对该疾病的认识程度及心理反应,有无自卑心理,对手术治疗有无信心、接受程度及家庭经济支持能力等。

(四)辅助检查

了解 X 线倒立侧位摄片结果,判断无肛位置的高低。

三、常见护理问题

(1)有窒息的危险:与呕吐有关。

(2)舒适的改变:与肛门闭锁致腹胀、呕吐有关。

(3)营养失调:低于机体需要量,与营养供给不足、消化吸收功能减弱有关。

(4)体液不足:与禁食、呕吐、胃肠减压有关。

(5)有感染的危险:与粪便污染伤口、患儿抵抗力低下有关。

(6)缺乏康复期家庭护理知识。

四、护理措施

(一)术前

(1)注意保暖,维持体温恒定,必要时放入保温箱。

(2)评估腹胀情况,观察、记录呕吐的次数、量和性质,防止呕吐窒息。

(3)评估有无脱水症状,开放静脉通路,根据医嘱按时完成补液。

(4)给予禁食、胃肠减压,保持胃管引流通畅,并观察引流液的量和性质。

(5)观察外阴部有无胎便痕迹,并观察其粪便出口。

(6)做好禁食、备皮、皮试等术前准备。

(二)术后

(1)监测生命体征,保持呼吸道通畅,有缺氧症状时,予以氧气吸入。

(2)麻醉清醒后取蛙式仰卧位或俯卧位,充分暴露肛门口,保持肛门口清洁,每天随时用生理盐水棉球或 PVP-I 棉球擦去肛门排出的粪便,观察肛门有无渗血红肿、脓性分泌物等感染症状,观察排便情况。

(3)注意保暖,维持体温正常,必要时入保温箱。

(4)评估腹胀情况,观察有无呕吐,观察肛门排气排便情况,保持胃肠减压通畅,观察引流液的量和性质。

(5)禁食期间,做好口腔护理,保证液体输入,及时纠正水电解质紊乱,根据医嘱予以清蛋白、血浆等支持疗法。

(6)留置导尿者,保持导尿管引流通畅,观察记录小便量,保持会阴部清洁。

(7)行肠造瘘者,注意观察肠管血液循环和排便情况,及时清除瘘口排出物,保持造瘘口周围皮肤清洁、干燥,造瘘口周围皮肤可涂以呋锌油、氧化锌粉等,保持腹部伤口的敷料清洁干燥。

(8)术后因切口瘢痕挛缩,可导致肛门不同程度狭窄,需定期扩肛,一般于手术后 2 周开始,术后 1~3 个月,每天一次,每次 5~10 分钟;术后 4~6 个月,每周 2~3 次,术后 7~12 个月每周 1 次,从小拇指开始,逐步到中指、示指扩肛,或用扩肛器,由细到粗。

(三)健康教育

(1)护理人员要热情向家长介绍疾病的性质,手术的必要性及预后,以排除家长顾虑,使其积极配合治疗。

(2)向家长讲解各项术前准备(胃肠减压、备皮、禁食、皮试、术前用药)的目的和注意事项,以取得家长的配合和理解。

(3)向家长说明术后扩肛的重要性,并指导家长掌握扩肛技术和注意事项。

五、出院指导

(一)饮食

向家长讲解母乳喂养的优点,提倡母乳喂养,按时添加辅食。

(二)造瘘口护理

注意观察造瘘口肠管的血液循环和排便情况,继续做好造瘘口周围皮肤的护理,保持清洁干燥。

(三)定期扩肛

指导并教会家长正确的扩肛方法,须强调必须坚持 1 年,不得随意中断,以保证扩肛效果。

(四)定时复查

根据医嘱,定期来院复查。

(刘　娇)

第五章 心外科护理

第一节 冠状动脉粥样硬化性心脏病

冠状动脉粥样硬化性心脏病是指冠状动脉发生严重粥样硬化性狭窄或阻塞,或在此基础上合并痉挛,以及血栓形成,造成管腔阻塞,引起冠状动脉供血不足、心肌缺血或心肌梗死的一种心脏病,简称冠心病。其病变发展缓慢,阻塞性病变主要位于冠状动脉前降支的上、中1/3,其次为右冠状动脉,再次为左回旋支及左冠状动脉主干,后降支比较少见。处理原则包括内科药物治疗、介入治疗和外科治疗,应根据病情选择单种或多种方法联合治疗。外科治疗主要是应用冠状动脉旁路移植术(CABG,简称"搭桥")。冠状动脉旁路移植物一般选用大隐静脉、乳内动脉。近年来,在心脏跳动下进行的冠状动脉旁路移植术取得很大进展,术后约有90%以上的患者症状消失或减轻,心功能改善,可恢复工作,延长寿命。

一、疾病特点

(一)病因

1.可改变的危险因素

主要有高血压、吸烟、血脂异常、糖尿病、超重/肥胖,控制四大危险因素(高血压、吸烟、血脂异常、糖尿病)可使缺血性心血管病发病率减少80%,重点防治高血压和戒烟可使缺血性心血管发病的危险性降低2/3。

2.不可改变的危险因素

性别、年龄、家族史。冠心病的发作常常与季节变化、情绪激动、体力活动增加、饱食、大量吸烟和饮酒等有关。

(二)症状及体征

(1)阵发性的前胸压榨性疼痛感,主要位于胸骨后,可放射于心前区和左上肢尺侧,常发生于劳力负荷增加时,持续数分钟,休息或含服硝酸甘油后缓解。

(2)发生心肌梗死时胸痛剧烈,持续时间长(常常超过半小时),硝酸甘油不能缓解,并可有恶心、呕吐、出汗、发热,甚至发绀、血压下降、休克、心力衰竭。

（3）部分患者的症状并不典型，仅仅表现为心前区不适、心悸或乏力，或以胃肠道症状为主。

（4）可伴有全身症状，如发热、出汗、惊恐、恶心、呕吐等。

（5）心绞痛发作时可出现心音减弱，心包摩擦音，并发室间隔穿孔，乳头肌功能不全者，可于相应部位听到杂音。心律失常时听诊心律不齐。

（三）辅助检查

1.心电图

心电图是冠心病诊断中最早，最常用和最基本的诊断方法。与其他诊断方法相比，心电图使用方便，易于普及，当患者病情变化时便可及时捕捉其变化情况，并能连续动态观察和进行各种负荷试验，以提高其诊断敏感性。无论是心绞痛或心肌梗死，都有其典型的心电图变化，特别是对心律失常的诊断更有其临床价值，当然也存在一定的局限性。

2.心电图负荷试验

主要包括运动负荷试验和药物试验（如双嘧达莫，异丙肾上腺素试验等）。心电图是临床观察心肌缺血最常用的简易方法。当心绞痛发作时，心电图可以记录到心肌缺血的心电图异常表现。但许多冠心病患者尽管冠状动脉扩张的最大储备能力已经下降，通常静息状态下冠状动脉血流量仍可维持正常，无心肌缺血表现，心电图可以完全正常。为揭示减少或相对固定的血流量，可通过运动或其他方法，给心脏以负荷，诱发心肌缺血，进而证实心绞痛的存在。运动试验对于缺血性心律失常及心肌梗死后的心功能评价也是必不可少的。

3.动态心电图

动态心电图是一种可以长时间连续记录并编集分析心脏在活动和安静状态下心电图变化的方法。此技术于 1947 年由 Holter 首先运用于监测电活动的研究，所以又称 Holter 监测。常规心电图只能记录静息状态短暂仅数十次心动周期的波形，而动态心电图于 24 小时内可连续记录多达 10 万次左右的心电信号，可提高对非持续性异位心律，尤其是对一过性心律失常及短暂的心肌缺血发作的检出率，因此扩大了心电图临床运用的范围，并且出现时间可与患者的活动与症状相对应。

4.核素心肌显像

根据病史，心电图检查不能排除心绞痛时可做此项检查。核素心肌显像可以显示缺血区，明确缺血的部位和范围大小。结合运动试验再显像，则可提高检出率。

5.冠状动脉造影

冠状动脉造影是目前冠心病诊断的"金标准"。可以明确冠状动脉有无狭窄、狭窄的部位、程度、范围等，并可据此指导进一步治疗所应采取的措施。同时，进行左心室造影，可以对心功能进行评价。冠状动脉造影的主要指征：①对内科治疗下心绞痛仍较重者，明确动脉病变情况以考虑旁路移植手术；②胸痛似心绞痛而不能确诊者。

6.超声和血管内超声

心脏超声可以对心脏形态，室壁运动以及左心室功能进行检查，是目前最常用的检查手段之一。对室壁瘤、心腔内血栓、心脏破裂、乳头肌功能等有重要的诊断价值。血管内超声可以明确冠状动脉内的管壁形态及狭窄程度，是一项很有发展前景的新技术。

7.心肌酶学检查

心肌酶学检查是急性心肌梗死的诊断和鉴别诊断的重要手段之一。临床上根据血清酶浓度的序列变化和特异性同工酶的升高等肯定性酶学改变，便可明确诊断为急性心肌梗死。

（四）鉴别诊断

1.隐匿型冠心病应与下列疾病鉴别

（1）自主神经功能失调：患者多表现为精神紧张和心率增快，在肾上腺素增加的患者，由于心肌耗氧增加，心电图可有 ST 段压低或 T 波倒置。服普萘洛尔 2 小时后心电图恢复正常。

（2）心肌炎、心肌病、心包病及其他心脏病，电解质失调、内分泌疾病，药物作用等均可使 ST 段及 T 波改变，但据其他临床表现不难排除。

2.心绞痛应与下列疾病鉴别

（1）心脏神经症：本病患者常诉胸痛，但为短暂的隐痛，患者常喜叹息，胸痛部位多在左胸乳房下与心尖部附近，但经常变动，症状多在疲劳之后出现，而不再疲劳的当时、轻度活动反觉舒适，有时可耐受较重的体力活动而不发生胸痛或胸闷。含服硝酸甘油无效或在 10 多分钟后见效。常伴有心悸、疲劳及其他神经衰弱的症状。

（2）肌肉、骨、关节疾病：如胸肌劳损、颈椎病、胸椎病、肩关节及周围韧带病变、肋软骨炎等，可表现为类似心绞痛症状，但这些病变都有局部压痛，疼痛常与某些姿势及动作有关，局部体检及 X 线可明确诊断。

（3）胆管和上消化道病变：如食管裂口疝、贲门痉挛、胃炎、消化性溃疡、胆石症、胆囊炎等。食管裂口疝可发生于饱餐后、平卧位，坐起或行走疼痛可缓解。消化性溃疡有与进餐时间相关的规律性，且疼痛时间较长，碱性药物可以缓解。胆石症及胆囊炎疼痛亦为发作性，疼痛时常辗转不安，有局部压痛及黄疸等表现，一般不易误诊。但要注意部分患者同时有胆管疾病和心绞痛，胆绞痛又可引起心绞痛的发作，必须仔细诊断。

3.心肌梗死应与下列疾病鉴别

（1）心绞痛：疼痛性质与心肌梗死相似，但发作较频繁，每次发作历时短，一般不超过 15 分钟，发作前常有诱发因素。不伴有发热、白细胞增加、红细胞沉降率增快或血清心肌酶增高，心电图无变化或有 ST 段压低或抬高。

（2）急性心包炎：有胸闷胸痛、咳嗽、发热和呼吸困难的病史，但疼痛于深呼吸时加重，不伴休克。心电图除 aVR 导联外，多数导联有 ST 段呈弓背向下的抬高，无异常 Q 波，血清酶无明显升高。

（3）急性肺动脉栓塞：肺动脉大块栓塞时，常引起胸痛、气急、休克，但有右心负荷急剧增高的表现。右心室增大，肺动脉瓣区第 2 心音亢进，三尖瓣区出现收缩期杂音，以及发热及白细胞增加。心电图示电轴右偏 I 导联出现 S 波或原有 S 波加深，III 导联出现 Q 波和 T 波倒置，aVR 导联出现高 R 波，胸导联过渡区向左移，右胸导联 T 波倒置，与心肌梗死的心电图表现不同。

（4）动脉夹层动脉瘤：亦出现剧烈胸痛，似急性心肌梗死的疼痛性质，但疼痛开始即达高峰，常放射到背、肋、腹、腰及下肢。两上肢血压及脉搏可有明显差别，少数患者有主动脉关闭不全，可有下肢暂时性瘫痪或偏瘫。X 线、超声等可检测到主动脉壁夹层内的液体，可资鉴别。

（5）急腹症：急性胰腺炎、消化性溃疡穿孔、急性胆囊炎、胆石症等，患者可有上腹部疼痛及休克，可能与本病疼痛波及上腹部者相混，但急腹症多伴消化系统症状，心电图及血清酶测定有助于明确诊断。

（五）治疗原则

1.药物治疗

目的是缓解症状，减少心绞痛的发作及心肌梗死；延缓冠状动脉粥样硬化病变的发展，并减少冠心病的死亡率。规范药物治疗可以有效地降低冠心病患者的死亡率和再缺血事件的发生，并改善患者的临床症状。而对于部分血管病变严重甚至完全阻塞的患者,在药物治疗的基础上,血管再建治疗可进一步降低患者的死亡率。

(1)硝酸酯类药物:本类药物主要有硝酸甘油、硝酸异山梨酯、5-单硝酸异山梨酯等。硝酸酯类药物是稳定型心绞痛患者的常规用药。心绞痛发作时可以舌下含服硝酸甘油或使用硝酸甘油气雾剂。对于急性心肌梗死及不稳定型心绞痛患者,先静脉给药,病情稳定、症状改善后改为口服或皮肤贴剂,疼痛症状完全消失后可以停药。硝酸酯类药物持续使用可发生耐药性,有效性下降,可间隔8~12小时服药,以减少耐药性。

(2)抗血栓药物:包括抗血小板和抗凝药物。抗血小板药物主要有阿司匹林、氯吡格雷(波立维)、替罗非班等,可以抑制血小板聚集,避免血栓形成而堵塞血管。阿司匹林为首选药物,维持量为每天75~100 mg,所有冠心病患者没有禁忌证应该长期服用。阿司匹林的不良反应是对胃肠道的刺激,胃肠道溃疡患者要慎用。冠脉介入治疗术后应坚持每天口服氯吡格雷,通常0.5~1年。抗凝药物包括普通肝素、低分子肝素、比伐芦定等。通常用于不稳定型心绞痛和心肌梗死的急性期,以及介入治疗术中。

(3)纤溶药物:溶血栓药主要有链激酶、尿激酶、组织型纤溶酶原激活剂等,可溶解冠脉闭塞处已形成的血栓,开通血管,恢复血流,用于急性心肌梗死发作时。

(4)β受体阻滞剂:β受体阻滞剂即有治疗心绞痛作用,又能预防心律失常。在无明显禁忌时,β受体阻滞剂是冠心病的一线用药。常用药物有美托洛尔、阿替洛尔、比索洛尔和兼有α受体阻滞作用的卡维地洛、阿罗洛尔等,剂量应该以将心率降低到目标范围内。β受体阻滞剂禁忌和慎用的情况有哮喘、慢性气管炎及外周血管疾病等。

(5)钙通道阻滞剂:可用于稳定型心绞痛的治疗和冠状动脉痉挛引起的心绞痛。常用药物有维拉帕米、硝苯地平控释剂、氨氯地平、地尔硫草等。不主张使用短效钙通道阻滞剂,如硝苯地平普通片。

(6)肾素-血管紧张素-醛固酮系统抑制剂:包括血管紧张素转换酶抑制剂(ACEI)、血管紧张素Ⅱ受体阻滞剂(ARB)以及醛固酮阻滞剂。对于急性心肌梗死或近期发生心肌梗死合并心功能不全的患者,尤其应当使用此类药物。常用ACEI类药物有依那普利、贝那普利、雷米普利、福辛普利等。如出现明显的干咳的不良反应,可改用血管紧张素Ⅱ受体拮抗剂。ARB包括缬沙坦、替米沙坦、厄贝沙坦、氯沙坦等。用药过程中要注意防止血压偏低。

(7)调脂治疗:调脂治疗适用于所有冠心病患者。冠心病在改变生活习惯基础上给予他汀类药物,他汀类药物主要降低低密度脂蛋白胆固醇,治疗目标为下降到80 mg/dL。常用药物有洛伐他汀、普伐他汀、辛伐他汀、氟伐他汀、阿托伐他汀等。最近研究表明,他汀类药物可以降低死亡率及发病率。

2.经皮冠状动脉介入治疗

经皮冠状动脉腔内成形术中应用特制的带气囊导管,经外周动脉(股动脉或桡动脉)送到冠脉狭窄处,充盈气囊可扩张狭窄的管腔,改善血流,并在已扩开的狭窄处放置支架,预防再狭窄。还可结合血栓抽吸术、旋磨术。适用于药物控制不良的稳定型心绞痛、不稳定型心绞痛和心肌梗死等。心肌梗死急性期首选急诊介入治疗,时间非常重要,越早越好。

3.冠状动脉旁路移植术(简称冠脉搭桥术)

冠状动脉旁路移植术通过恢复心肌血流的灌注,缓解胸痛和局部缺血、改善患者的生活质量,并可以延长患者的生命。适用于严重冠状动脉病变的患者,不能接受介入治疗或治疗后复发的患者,以及心肌梗死后心绞痛,或出现室壁瘤、二尖瓣关闭不全、室间隔穿孔等并发症时,在治疗并发症的同时,应该行冠状动脉搭桥术。手术的选择应该由心内、心外科医师与患者共同决策。

二、冠脉搭桥术术后护理

(一)执行外科术后护理常规。

(1)评估麻醉方式、手术方式、术中情况,以及用药情况。

(2)评估术后患者的意识状态、自理能力、疼痛、皮肤及各种安全评估。

(3)密切观察患者生命体征,意识状态、瞳孔及神志等情况。遵医嘱给予心电监护。

(4)保持呼吸道通畅,及时清理呼吸道分泌物,遵医嘱给予氧气吸入、心电监护。

(5)根据手术类型、麻醉方式及神志情况取恰当体位,注意保暖,防止受凉,并注意保护患者安全。

(6)妥善固定各种引流管并保持通畅,防止扭曲、打折、受压,防止脱落,注意观察引流液颜色、性质及量,并准确记录,出现异常及时通知医师。

(7)观察手术切口有无渗血、红肿等感染征象,敷料有无脱落,保持切口部位清洁干燥。

(8)根据医嘱及病情,合理安排输液顺序及滴速,注意营养补充和饮食情况。根据手术性质、麻醉方式遵医嘱给予肠内或肠外营养,给予禁食不禁水、流质、半流质和普通饮食。维持患者营养、水及电解质、酸碱平衡等。

(9)禁食、留置胃管期间,生活不能自理的患者,给予患者口腔护理或协助患者进行口腔清洁,根据口腔情况选择口腔护理频次。留置尿管期间,女患者进行会阴擦洗,男患者进行尿道口擦洗。

(10)皮肤护理:应用压力性损伤评估工具定时对皮肤进行评估,按时为患者实施预防皮肤损伤的护理措施,如给予体位垫、气垫床、骨隆突处给予泡沫敷料等,防止压力性损伤的发生。

(11)休息和活动:保持病室安静,减少对患者的干扰,保证其休息。术后无禁忌,鼓励患者尽早活动,减少相关并发症发生;术后指导患者下肢运动或穿抗血栓压力带,运用下肢静脉回流泵,预防深静脉血栓形成;但对休克、极度衰弱或手术本身需要限制活动者,则不宜早期活动。

(二)执行全身麻醉后护理常规。

(1)妥善搬运、安置患者,根据医嘱连接心电监护、氧气、胃肠减压、尿袋、引流袋等,保持各管路畅通,并妥善固定。

(2)保持呼吸道通畅,麻醉未清醒前取平卧位、头偏向一侧,密切监测患者的生命体征及意识状态,每10~30分钟测量血压、脉搏、呼吸及血氧饱和度一次,可根据医嘱实施连续心电监护直至生命体征平稳。监护过程做好相关记录,发现异常及时报告医师。

(3)患者清醒后根据医嘱给予饮食或禁食水,密切观察有无恶心、呕吐、呛咳等不适。注意及时清理口腔内分泌物、呕吐物,防止舌后坠抑制呼吸。

(4)患者清醒后根据医嘱、手术部位和各专科特点决定体位。加强皮肤护理,定时翻身。

(5)做好安全护理,患者躁动时加床档或使用约束带,防止患者坠床,同时积极寻找躁动原因。

(6)密切观察患者有无反流、误吸、气道梗阻、手术部位出血等并发症发生。

(7)做好患者指导对术后仍存在严重疼痛,需带自控镇痛泵出院的患者,应教会患者及家属正确使用及护理方法。若出现镇痛泵断裂、脱落或阻塞,及时就医。

(三)执行术后疼痛护理常规。

1.准确评估、记录疼痛

评估疼痛的部位、程度、性质、持续时间、间隔时间、疼痛表达方式、疼痛加剧/缓解的因素、疼痛对患者影响有无伴随症状等;掌握疼痛评估方法;疼痛评估方法准确,评估结果客观。同时加强对患者疼痛感受的主动询问,倾听患者主诉。

2.合理应用超前镇痛

避免术后疼痛对机体产生的不利影响。术后麻醉药物药效尚未消失时,应按计划根据医嘱及时使用镇痛药。镇痛药物使用应遵循三阶梯给药原则。

3.避免诱发或加剧术后疼痛的因素

(1)创造安静的休息环境,调节光线,减少噪声,保持适宜的温度和湿度。

(2)加强心理护理,消除患者紧张情绪,尽量使患者保持平静心情。

(3)保持良好体位,定时更换卧位,确保患者的舒适。

(4)通过躯体或精神上的活动,转移患者对疼痛的注意力,如深呼吸、腹式呼吸、播放音乐等方式。

(5)对于因胸部疼痛影响呼吸者,应协助翻身、咳嗽,拍背时应避开切口,以不影响患者疼痛为宜;患者咳痰前可先给予止痛药,以防止因疼痛不敢咳嗽导致肺部并发症发生。

4.疼痛评分

疼痛评分低于5分,每天评估2次;如评分高于5分,每天评估3次。

5.自控镇痛术(PCA)的护理常规

(1)评估患者基本情况,全面了解患者病情,除生理状况外,还需考虑患者的智力、文化水平、年龄、经济能力等,对存在PCA禁忌证者,应选择其他镇痛方法。

(2)护士应掌握PCA泵的使用方法、参数设定(负荷量、背景剂量、锁定时间、限制剂量)和镇痛药特性。

(3)实施PCA前,应向患者及家属解释PCA的作用原理及不良反应,经患者及家属同意后方可使用。使用期间做好宣教指导,指导患者正确使用PCA泵,避免由于知识缺乏造成患者自行给药过量或给药不及时。

(4)患者术后返回病房时,护士应与麻醉师做好交接,确保PCA泵运行通畅,导管固定有效,熟悉PCA泵常见报警原因及处理方法。

(5)使用PCA泵时,若经硬膜外给药,应协助患者保持正确体位,防止导管受压、牵拉、打折导致管路不通或脱出,保持导管通畅。

(6)使用静脉PCA泵时,尽量使用单独的静脉通路,如必须使用PCA静脉通路输注其他液体,应严格控制初始给药速度,防止将导管内镇痛药快速冲入体内而发生危及生命的情况。

(7)患者回病房意识清醒后,将PCA手柄放在患者手里,告知患者疼痛时按动手柄,护士每30分钟进行一次疼痛评估,以及时调整镇痛药物剂量。

(8)PCA泵应低于患者心脏水平放置,电子PCA泵勿接近磁共振仪器,不可在高压氧舱内使用。

(9)PCA泵使用期间,应密切观察用药量、药物浓度、镇痛效果及不良反应,定时监测患者呼吸情况,记录患者的镇痛治疗方案。老年患者、低血容量患者在持续使用PCA时将增高呼吸抑制发生率。如镇痛效果不佳,及时通知医师,酌情追加药量。

（10）预防感染：无论静脉 PCA 还是硬膜外 PCA，穿刺时严格无菌操作，穿刺点消毒密封。导管留置时间不超过 2 周，2 周后宜重新穿刺置管，如发现硬膜外腔有感染征象，应立即拔出导管，进行抗感染治疗。

（11）预防并发症：患者使用 PCA 过程中如出现皮肤瘙痒、恶心呕吐、嗜睡、呼吸抑制、腹胀便秘、尿潴留等不良反应，护士应查看用药量、浓度、速度有无异常，防止药物过量引起或加重各种不良反应；如患者出现呼吸抑制等药物不良反应时，应及时采取抢救措施并详细记录。

6.早期观察及时处理镇痛治疗产生的并发症

（1）呼吸抑制：临床表现为患者意识状态改变、嗜睡、呼吸深度减弱。接受镇痛治疗的患者应尽量行血氧饱和度监测，使用 PCA 泵镇痛的患者应定期监测生命体征，确保患者安全。

（2）尿潴留：多发生于镇痛治疗后 24～48 小时，应遵医嘱留置导尿管或静脉注射纳洛酮等。

（3）恶心呕吐：常见于用药后 4～6 小时，可遵医嘱使用甲氧氯普胺、东莨菪碱等药物治疗。

（4）腹胀便秘：对使用镇痛药物的患者应常规使用通便药。

（5）皮肤瘙痒：发生率较高，阿片类镇痛药用量增大时，发生率更高，应遵医嘱对症处理。

（6）过度镇静：硬膜外腔使用麻醉性镇痛药后还需定时进行镇静评分，根据评分结果调整镇痛药剂量。

（7）硬膜外感染：置管操作应严格无菌，每天查看置管局部并更换敷料，疑似感染时立即终止硬膜外镇痛，必要时采取相应的对症处理。

7.做好患者教育指导

止痛前后向患者讲解止痛的方法，注意事项，可能出现的并发症等；掌握正确咳嗽的方法，协助患者变换体位，减少因身体活动不当对手术切口的压力或牵拉，缓解切口疼痛。

（四）病情观察

早期动态监测血流动力学及做好记录，术后血压应控制在不低于术前血压的 2.7 kPa（20 mmHg），根据血压、心律和心率变化，调节药物速度和浓度。维持正常的血容量及水、电解质平衡，观察每小时尿量、尿质、颜色，记出入量，每天监测血糖。

（五）呼吸机护理

维持人工呼吸机辅助呼吸，及时清除呼吸道分泌物，改善肺通气。

（六）执行胸腔闭式引流护理常规。

1.严格无菌操作，防止感染发生

（1）保持引流装置无菌。

（2）每 24 小时更换水封瓶 1 次，当引流液超过水封瓶容量 2/3 时应及时更换。更换水封瓶时应协助患者取坐位，鼓励患者咳嗽并挤压引流管。用两把大弯血管钳夹闭胸腔引流管，距离伤口至少 10 cm，尽量减少夹闭时间。在无菌纱布保护下分离胸腔引流管与连接管。用消毒棉球沿胸腔引流管口切面向外螺旋消毒两次。在无菌纱布保护下将胸腔引流管与更换的水封瓶长管连接，用胶带固定连接处。然后松开大弯血管钳，挤压胸腔引流管，同时嘱患者深吸气后咳嗽，观察水柱波动情况。妥善固定胸腔引流管，将水封瓶固定于水封瓶架上，保持水封瓶低于患者胸部水平以下 60～100 cm，防止发生逆行感染。

（3）保持胸壁引流口处敷料清洁干燥，如有渗湿，应及时更换。

2.保持引流装置密闭，防止气体进入胸膜腔

（1）随时检查引流装置密闭情况及引流管是否衔接牢固。

（2）水封瓶保持直立,长玻璃管没入水中3～4 cm,避免空气进入胸膜腔。

（3）妥善固定引流管,防止滑脱。

（4）若发生水封瓶被打破或接头滑脱时则应立即用血管钳夹闭或反折近胸端引流管,再行更换。如患者有气胸或胸腔引流管不断排出大量气体时,应禁止夹闭胸腔引流管,直接更换水封瓶,防止造成张力性气胸。

（5）若引流管自胸壁伤口意外脱出,应立即用手顺纹理方向捏紧引流口周围皮肤(注意不要直接接触伤口),立即通知医师处理。对于气胸的患者,应该用密闭的无菌纱布覆盖穿刺部位,同时确保气体可以逸出。

（6）搬运患者时,保持引流管和引流瓶低于患者胸部,引流管没入液面以下2～4 cm,尽量不要夹闭引流管。若无法保证则用双重用两把大弯血管钳夹闭引流管。夹闭引流管的同时应注意监测,若患者出现血氧降低、呼吸困难等症状则应打开夹闭的引流管恢复引流状态,并立即通知医师。

3.保持引流管通畅

（1）防止引流管受压、扭曲和阻塞,可根据水封瓶长玻璃管中水柱波动情况判断引流管是否通畅。若引流管通畅,则不推荐常规挤压引流管以防堵塞;若引流管引流不畅,则可挤压堵塞处疏通引流管;若挤压后仍引流不畅,应及时通知医师。

（2）协助患者半坐卧位,鼓励患者咳嗽和深呼吸,促进胸腔内液体和气体排出。

4.观察和记录

（1）观察患者生命体征,胸痛及呼吸困难程度,呼吸频率、节律等。

（2）观察胸腔引流管局部情况,有无红、肿、热、痛及皮下气肿等,如有异常及时通知医师。

（3）查看水封瓶密闭性,水柱波动情况(正常水柱波动4～6 cm)。

（4）密切观察并记录引流液的量、颜色和性质。若出血量多于100～200 mL/h且连续3小时,呈鲜红色,有血凝块,同时伴有脉搏增快,提示有活动性出血的可能,应及时通知医师。

5.拔管

（1）拔管指征:一般术后72小时,无气体、液体排出,或引流量在100 mL以下(脓胸、乳糜胸除外),X线检查肺膨胀良好,即可拔管。

（2）拔管及拔管后护理:拔管时嘱患者深吸气、憋气,在吸气末复张时迅速拔管,并立即用凡士林加厚敷料封闭胸壁伤口。拔管后24小时内注意观察患者有无胸闷、呼吸困难、切口漏气、渗液、出血和皮下气肿等,如有异常及时通知医师。拔管后第二天需更换敷料。

6.健康指导

（1）指导患者深呼吸、正确咳嗽及变换体位的方法,并指导其进行呼吸功能锻炼。

（2）指导患者预防脱管的方法及活动时注意事项。

（七）体温护理

进行体温监测,体温>38 ℃时应及时采取降温措施。低温体外循环患者应积极复温,注意保暖。

（八）用药护理

根据医嘱抗凝治疗,用药期间密切注意出血倾向,如出血、胃肠道不适等,必要时减用或暂停抗凝药,但尽量避免用凝血类药。

（九）加压包扎

弹力绷带加压包扎取血管侧肢体，并抬高 15°～30°，观察患肢皮肤颜色、温度、张力等情况。间断活动患肢，预防血栓形成。

（十）并发症观察及护理

1.低心排血量综合征

术后早期应用扩血管药，补足血容量，纠正酸中毒。一旦临床出现烦躁或精神不振、四肢湿冷、发绀、甲床毛细血管再充盈减慢、呼吸急促、血压下降、心率加快、尿量减少<0.5 mL/(kg·h)、血气分析提示代谢酸中毒等，提示出现低心排血量综合征，应立即报告医师。

2.心律失常

以心房颤动、心房扑动和室性心律失常为主。通过监测心率的快慢、维持满意的心律，减低心肌耗氧量，维持水、电解质及酸碱平衡，给予患者充分镇静。发生心律失常可给予镁剂或利多卡因等抗心律失常药物，必要时安装临时起搏器。

3.急性心肌梗死

减少心肌氧耗，保证循环平稳。术后早期给予患者保暖有利于改善末梢循环并稳定循环，能有效防止心绞痛及降低心肌梗死再发生。

4.出血

患者引流量>200 mL/h，持续 3～4 小时，临床上即认为有出血并发症。术后严格控制收缩压在 12.0～13.3 kPa(90～100 mmHg)；定时挤压引流，观察引流液的色、质、量；静脉采血检查ACT，使其达到基础值范围，确认肝素已完全中和。若出现大量快速出血，血压下降，应立即床旁紧急开胸止血。

5.脑卒中

术后需每小时观察记录瞳孔及对光反射，注意观察患者意识和四肢活动情况。

（十一）健康指导

(1)保持心情愉快，避免情绪过于激动。

(2)合理饮食，进食高蛋白、低脂、易消化饮食，禁忌烟酒、咖啡及辛辣刺激食物。

(3)保持大便通畅，遵医嘱服用缓泻剂，注意排便情况。

(4)应在医师指导下逐渐恢复体力活动及工作，注意劳逸结合。

(5)用药指导：①应定时、定量服用，不可随意中途停药、换药或增减药量；②注意药物的不良反应：服用阿司匹林时可出现皮下出血点或便血，服用阿替洛尔时如出现心率减慢应减量或逐渐停药；③胸部疼痛发作持续时间>30 分钟，且含药效果不佳，疼痛程度又较重，应考虑心肌梗死的发生，应迅速就近就医，以免延误治疗抢救时机。

(6)出院后每半月复查 1 次，以后根据病情可逐渐减为每 1～2 个月复查 1 次。

（李洪倩）

第二节　心脏瓣膜病

一、疾病特点

(一)概述

心脏瓣膜的功能是维持心内血液的正确方向,由心房流入心室及由心室流进大动脉。一旦瓣膜发生病变(纤维化增生、钙化以及粘连等),并发狭窄或闭锁不全,不但心肌逐渐代偿增生肥厚,而且可以引发血流动力学方面的变化。

心脏是人体最重要的器官之一,也是血液循环动力环节,有人把它比喻"水泵",这个泵内有四扇"门",随着心跳不停开启闭合。但是,这四扇"门",受到感染、风湿、先天因素、黏液病变等,导致瓣膜形态和功能异常,达到一定程度,就会出现狭窄、钙化、撕裂、脱垂等病变。如果心脏四扇"门"任意一扇坏了,都将使心脏无法正常工作,甚至危及生命。目前对于中重度瓣膜病变唯一有效的方法是通过外科手术修复或是置换这扇"门",这种手术,就是心脏瓣膜置换术,也可以通俗说成是心脏外科医师"换瓣术"。

心脏瓣膜置换术是采用由合成材料制成的人工机械瓣膜或用生物组织制成的人工生物瓣膜替换的手术,简称换瓣。生物瓣中心血流,具有良好的血流动力学特性,血栓发生率低,不必终身抗凝,但其寿命问题至今未获得满意解决,多数患者面临二次手术;机械瓣具有较高的耐力和持久性等特性,临床应用广泛,但机械瓣最大的难题是患者必须终身抗凝且潜在易发血栓栓塞和出血的可能,给患者的工作、生活带来诸多不便。故出院后患者是否能做好自我管理,对提升生活质量以及预防术后并发症有着重要的意义。

(二)心脏瓣膜病变的临床表现及手术方法

瓣膜性心脏病是二尖瓣、三尖瓣、主动脉瓣和肺动脉瓣的瓣膜因风湿热、黏液变形、退行性改变、先天性畸形、缺血性坏死、感染或创伤等出现了病变,影响血液的正常流动,从而造成心脏功能的异常,最终导致心力衰竭的单瓣膜或多瓣膜病变。此病呈现慢性发展的过程,在瓣膜病变早期可无临床症状,当出现心律失常、心力衰竭,或发生血栓栓塞事件才会出现相应的临床症状。患者常表现为活动后心慌、气短、疲乏和倦怠,活动耐力明显减低稍做运动便会出现呼吸困难(即劳力性呼吸困难),重者出现夜间阵发性呼吸困难甚至无法平卧休息。也有部分可因急性缺血坏死、急性感染性心内膜炎等发生,表现出急性心力衰竭的症状如急性肺水肿。部分二尖瓣狭窄的患者可出现痰中带有血丝及咯出大量新鲜血液。在急性左心衰竭时出现大量粉红色泡沫痰。

(三)心脏瓣膜病变分型

1.二尖瓣狭窄

二尖瓣狭窄(MS)是由各种原因使心脏二尖瓣瓣叶、瓣环等结构出现异常,造成功能障碍,造成二尖瓣开放受限,引起血流动力学发生改变(如左心室回心血量减少,左心房压力增高等),从而影响正常心脏功能而出现一系列症状。其中,由于风湿热导致的二尖瓣狭窄最为常见。风湿性瓣膜病中大约有 40% 为不合并其他类型单纯性二尖瓣狭窄。

正常二尖瓣口面积为 $4\sim6$ cm² 当瓣口狭窄至 2 cm²,左心房压力增高,左心房增大,肌束肥厚,患者出现疲劳后呼吸困难、心悸、休息症状不明显,当瓣膜病变进一步加重狭窄至 1 cm² 左右,左心房扩大超过代偿极限,肺循环淤血。患者低于正常活动感到明显呼吸困难、心悸、咳嗽。可出现咯血、表现为痰中带血或大量咯血。当瓣膜狭窄至 0.8 cm² 左右,长期肺循环压力增高。超过右心室可代偿能力,继发右心衰竭,表现为肝大、腹水、颈静脉怒张、下肢水肿等。此时,患者除典型二尖瓣面容(口唇发绀,面颊潮红)外,面部、乳晕等部位也可以出现色素沉着。瓣膜病症状明显,造成血流动力学改变尽早手术。单纯狭窄,瓣膜成分好者可行闭式二尖瓣交界分离术或球囊扩张术。伴左心房血栓、瓣膜钙化等,需要直视下行血栓清除及人工心脏瓣膜置换术。

2.二尖瓣关闭不全

任何二尖瓣装置自身各组织结构异常或功能障碍使瓣膜在心室射血期闭合不完全,主要病因中,风湿性病变、退行性病变和缺血性病变等较多见。50%以上病例合并二尖瓣狭窄。左心室收缩,由于二尖瓣两个瓣叶闭合不全,一部分血液由心室通过二尖瓣逆向流入左心房,使排入体循环血流量减少,左心房血流量增多,压力升高,左心房前负荷增加,左心房扩大,左心室也逐渐扩大和肥厚,同时二尖瓣环也扩大,使二尖瓣关闭不全加重,左心室长期负荷加重,最终产生左心衰竭,表现为咳嗽频繁,端坐呼吸,咳白色或粉红色泡沫样痰。同时导致肺循环压力增高,最后可引起右心衰竭。表现为颈静脉怒张,肝大,腹水,下肢水肿。二尖瓣关闭不全症状明显,心功能受影响,心脏扩大应及时行手术治疗。

手术方法:二尖瓣成形术,包括瓣环重建或缩小,腱索和乳头修复及人工腱索和人工瓣环植入。此技术可以保存自身瓣膜功能,对患者术后恢复及远期预后有重大意义。腱索、乳头肌等结构和功能病变较轻。随着手术发展,经皮介入二尖瓣成形术也逐渐成为治疗瓣膜严重增厚、钙化、腱索、乳头肌严重粘连伴或不伴二尖瓣狭窄,不适于实施瓣膜成形的患者需行二尖瓣置换术。二尖瓣置换术后效果较好,但需要严格抗凝及保护心脏功能治疗。临床常使用的人工瓣膜包含机械瓣膜、生物瓣膜两类,各有优缺点,需根据实际情况选用。

3.主动脉瓣狭窄

主动脉瓣狭窄(AS)是指由于各种因素所使主动脉瓣膜和附属结构病变,致使主动脉瓣开放受限,主动脉瓣狭窄。单纯的主动脉瓣狭窄病例较少,常伴有主动脉瓣关闭不全及二尖瓣病变。正常成人主动脉瓣口面积约为 3.0 cm²,按照狭窄的程度可将主动脉瓣狭窄分为轻度狭窄、中度狭窄和重度狭窄。由于左心室收缩力强,代偿功能好,轻度狭窄并不产生明显血流动力学改变。但瓣膜口面积小于 1.0 cm²,左心室射血受阻,左心室后负荷增加,长期病变结果是左心室代偿性肥厚,单纯的狭窄左心室腔常呈向心性肥厚。早期临床表现常不明显,病情加重后常出现心悸、气短、头晕、心绞痛。心肌肥厚劳损后心肌供血不足更加明显,常呈劳力性心绞痛。心力衰竭后左心室扩大,舒张末压增高,使左心房和肺毛细血管压力也明显升高,患者出现咳嗽,呼吸困难等症状。主动脉区可闻及 3~4 级粗糙收缩期杂音,向颈部传导,伴或不伴有震颤。严重狭窄,出现肝大、腹水、全身水肿表现。重症者可因心肌供血不足发生猝死。主动脉瓣狭窄早期没有临床症状,部分重度主动脉瓣狭窄患者也没有明显症状,但是有猝死和晕厥潜在的风险。临床上出现心绞痛、晕厥和心力衰竭患者,病情往往迅速发展恶化,所以应该尽早实施手术治疗,切除病变瓣膜,进行瓣膜置换术,也有少部分报道用球囊扩张术,但效果差,容易造成瓣膜关闭不全和钙化赘生物脱落,导致栓塞并发症。

4.主动脉瓣关闭不全

主动脉瓣关闭不全是指瓣叶变形、增厚、钙化、活动受限不能严密闭合,主动脉瓣关闭不全不常单独存在,常合并主动脉瓣狭窄。一般可由风湿热、细菌性心内膜炎、先天性动脉畸形、主动脉夹层动脉瘤等引起。

主动脉瓣关闭不全左心室舒张期同时接受来自左心房和经主动脉瓣逆向回流血液,收缩力增强,并逐渐扩大、肥厚。当病变过重,超过了左心室代偿能力,则出现呼吸困难、心脏跳动剧烈、颈动脉波动加强等症状。由于舒张压降低,冠脉供血减少,加上左心室高度肥厚,耗氧量加大,心肌缺血明显,心前区疼痛也逐渐加重,最后出现心力衰竭。听诊可在胸骨左缘第三肋间闻及舒张期泼水样杂音,脉压增大。

人工瓣膜置换术是治疗主动脉瓣关闭不全主要手段,应在心力衰竭症状出现前实施。风湿热和绝大多数其他病因引起主动脉瓣关闭不全都应该实施瓣膜置换术。常用瓣膜为机械瓣膜和生物瓣膜。瓣膜修复术较少使用,不能完全消除主动脉瓣的反流。由于升主动脉动脉瘤使瓣环扩张所致主动脉瓣关闭不全,可行瓣环紧缩成形术。

(四)治疗原则

1.非手术治疗

常给予强心、利尿、补钾、抗凝、抗感染、纠正心力衰竭、营养支持等方式治疗。

2.手术治疗

手术治疗是心脏瓣膜病的根治方法,多采用人工心脏瓣膜置换或瓣膜成形术。

二、术后护理常规

(一)外科术后护理常规

见本章第一节"冠状动脉粥样硬化性心脏病"的护理部分。

(二)全身麻醉后护理常规

见本章第一节"冠状动脉粥样硬化性心脏病"的护理部分。

(三)术后疼痛护理常规

见本章第一节"冠状动脉粥样硬化性心脏病"的护理部分。

(四)维持稳定的血流动力学

早期监测中心静脉压、动脉压、肺动脉压等,根据监测指标及病情遵医嘱补充血容量,调整正性肌力药物及扩血管药物,维护心功能。控制输液速度和量,预防发生肺水肿、左心衰竭。

(五)呼吸功能监护与护理

严格遵守呼吸机使用原则及注意事项,加强呼吸道的管理,定时翻身、拍背、吸痰,保证供氧,并观察痰液颜色、性质、量,预防肺部并发症。

(六)维持电解质平衡

瓣膜置换术后每天监测血钾情况,低血钾易造成心律失常,一般血清钾维持在 $4\sim5$ mmol/L,静脉补钾时要选择深静脉,补钾后及时复查血钾。

(七)引流液的观察

术后保持引流管的通畅,注意引流液的颜色、量及性质。如引流液过多,应考虑是否鱼精蛋白中和肝素不足。注意观察有无心脏压塞的征象,如出现心率快、血压低、静脉压高、尿量少等应及时通知医师。

（八）周围循环观察

观察肢体末梢皮肤颜色、温度变化，及时保暖。4 小时测量体温 1 次，体温过高时遵医嘱给予降温处理，观察效果。

（九）并发症观察及护理

1.瓣周瘘

瓣周瘘是瓣膜置换术后一种少见而严重的并发症。术后重点评估心功能状态，监测并控制感染。注意观察尿色、尿量，如长期为血红蛋白尿应及时报告医师，同时注意碱化尿液，防止肾衰竭。

2.心律失常

密切观察患者的心电示波及心电图变化，及早发现并纠正引发严重室性心律失常的诱因，如心肌缺血缺氧、低钾等。保持静脉通畅，备好抢救物品及药品。

3.出血

术后应用抗凝治疗期间根据化验结果（PT 值在 24 秒左右、INR 值为 $2 \sim 2.5$）调整用药量。密切注意出血倾向（血尿、牙龈出血、皮肤黏膜出血等），必要时减用或暂停抗凝药，但尽量避免用凝血类药。

4.栓塞及中枢神经并发症

加强巡视，严密观察意识、瞳孔、肢体疼痛、皮肤颜色的改变和肢体活动情况等。发现异常情况及时通知医师，及时发现，及时治疗。

5.感染性心内膜炎

术前合理使用抗生素，术后严格无菌操作，监测体温，可疑患者进行多次重复血培养，使用抗生素时严格掌握用量及时间。

（十）健康指导

（1）养成良好生活习惯，避免紧张，保持心情舒畅。

（2）加强营养，不宜吃太咸食物，适当限制饮水，避免加重心脏负担。

（3）预防感冒及呼吸道感染，不乱用抗生素。

（4）增强体质，术后应休息半年，保持适当的活动量，避免活动量过大和劳累，如感到劳累、心慌气短，马上停止活动，继续休息。

（5）在医师指导下按时服用抗凝、强心、利尿、抗心律失常药物，并注意观察药物作用及不良反应，观察有无出血情况等，准确记录出入量。

（6）合并心房颤动或有血栓病史的患者告知其突然出现胸闷憋气等不适症状时，及时就医。

（7）定期门诊复查心电图、超声、胸部 X 线片及血化验。

（李洪倩）

第三节　先天性心脏病

先天性心脏病（先心病）是指出生时即存在的心血管异常，是胎儿时期心血管发育异常或发育障碍以及出生后应该退化的组织未能退化所造成的心血管畸形。婴幼儿最常见的心血管畸形是室间隔缺损。心血管的发生、演变和生成过程在妊娠2～3个月期间完成,妊娠第5～8周为心血管发育、演变的最活跃时期。先天性心脏病分类,见表5-1。

表 5-1　先天性心脏病分类

非发绀型	发绀型
左向右分流型	右向左分流型
房间隔缺损	法洛四联症
室间隔缺损	完全性大动脉错位
动脉导管未闭	
无分流型	
肺动脉狭窄	
主动脉缩窄	

一、疾病特点

(一)病因

1.胎儿周围环境及母体的因素

胎儿周围环境及母体的因素包括羊膜的病变、胎儿周围局部机械性压迫、母体的营养和维生素缺乏、母亲妊娠最初3个月内患病毒性感染、在妊娠早期服用某些药物,如镇静药、四环素或大量奎宁等可导致胎儿先天性畸形。

2.遗传因素

同一家庭成员中,有同患先天性心脏病者,则先天性心血管畸形概率高。

3.其他因素

宫内缺氧可增加心血管畸形概率,因此高原地区动脉导管未闭及房间隔缺损的发病率较高。高剂量的放射线不仅影响孕妇,而且对妇女以后的生育均会产生影响。

(二)症状和体征

1.呼吸急促

患儿进食时吸吮乏力,吮奶未完即因气促而弃奶喘息,吸几口就停一下,满头大汗。

2.反复呼吸道感染或肺炎

这是最常见的症状,因肺部充血,轻度呼吸道感染就易引起支气管肺炎,甚至出现心功能不全等症状。

3.生长发育迟缓

由体循环血流量及血氧供应不足所致,生长发育比同龄小儿迟缓,其体重落后比身长落后更明显。

4.水肿

当发现患儿出现尿少、下肢凹陷性水肿时,则表示心力衰竭。

5.蹲踞

是婴儿先天性心脏病法洛四联症的常见表现,患儿活动量不大,走不远就感乏力,自动采取蹲下姿势或取胸膝卧位,休息片刻后再站起来活动。

6.昏厥

昏厥又称缺氧性发作。往往发生在哺乳、啼哭、排便时,因缺氧,突发呼吸困难,发绀加重,失去知觉甚至抽搐。

7.杵状指(趾)

法洛四联症经常出现,因长期缺氧指(趾)端软组织增生,使手指、足趾呈鼓槌样改变,临床上往往会在婴儿 2～3 岁后出现。

(三)治疗原则

1.非手术治疗

自愈(自然闭合),部分(20％～50％)膜部和肌部室间隔缺损能在 5 岁以内自行愈合。高位室间隔缺损不能自愈。

2.手术治疗

外科手术治疗、介入治疗。

二、先天性心脏病护理

(一)外科术后护理常规

见本章第一节"冠状动脉粥样硬化性心脏病"的护理部分。

(二)麻醉后护理常规

见本章第一节"冠状动脉粥样硬化性心脏病"的护理部分。

(三)术后疼痛护理常规

见本章第一节"冠状动脉粥样硬化性心脏病"的护理部分。

(四)病情观察

动态监测生命体征,特别是心率、血压、神志、呼吸的变化。备好各种抢救物品及药品。

(五)体位

术后取平卧位,麻醉未清醒者头偏向一侧。术侧肢体保持伸直并制动 6～8 小时,沙袋压迫穿刺点止血 6～8 小时,并观察局部有无出血、渗血,避免沙袋移位。撤除沙袋后还需再平卧 12～24 小时。做好皮肤护理。

(六)术侧下肢的观察

24 小时内密切观察术侧下肢皮肤温度、颜色、有无肿胀、肢体血运是否良好、足背动脉搏动有无异常。

(七)静脉补液

遵医嘱给予静脉液体补充,预防低血容量的发生。

(八)进食护理

清醒后可试饮水,2 小时后可进食。

(九)并发症观察及护理

(1)封堵器脱落及异位栓塞:封堵器脱落常可进入肺循环引起患者胸痛、呼吸困难、发绀等。术后密切观察有无胸闷、气促、呼吸困难、症状,注意心脏杂音的变化。

（2）感染性心内膜炎：密切监测体温变化，严格执行无菌操作，术后遵医嘱使用抗生素。

（3）溶血：动脉导管未闭（PDA）封堵术罕见的严重并发症，多因残余分流时高速血流通过网状封堵器所致，术后密切观察患者心脏杂音的变化，睑结膜及尿液颜色，必要时送检血、尿化验，及早发现有无溶血。

（4）高血压：术后密切监测血压，适当控制液体入量，血压升高时可遵医嘱微量泵泵入硝普钠等药物，血压轻度升高可不必处理，必要时给予镇静、镇痛药。

（十）健康指导

（1）术后 3 个月内禁止剧烈体力活动，穿刺处 1 周内避免洗澡，防止出血。

（2）预防感冒，术后 6 个月内注意预防感染性心内膜炎。

（3）遵医嘱服药，术后定期随访复查，行心脏超声等检查，观察患者肺血流改变和封堵器形态、结构有无变化。

（李洪倩）

第六章 神经内科护理

第一节 脑 卒 中

一、缺血性脑卒中的护理

(一)安全护理

指导患者发作时卧床休息,枕头不宜太高(以 15～20 cm 为宜),以免影响头部血液供应。仰头或头部转动时应缓慢且转动幅度不宜太大。频繁发作者避免重体力劳动,沐浴和外出应有家人陪伴,以防发生跌倒和外伤。进行散步、慢跑、踩脚踏车等适当体育运动,以改善心脏功能,增加脑部血流量,改善脑循环。

(二)用药护理

指导患者遵医嘱正确服药,不可自行调整、更换或停用药物。告知患者所用药物的机制和不良反应。阿司匹林、氯吡格雷或奥扎格雷等抗血小板药物主要不良反应有恶心、腹痛、腹泻等消化道症状和皮疹,偶可致严重但可逆的粒细胞减少症及消化道出血,用药期间定期检查凝血常规,观察出血情况。

(三)病情观察

观察患者肢体无力或麻木等症状有无减轻或加重,有无头痛、头晕或其他脑功能受损的表现,警惕再次缺血脑卒中的发生。

(四)躯体活动障碍的护理

1.安全护理

运动障碍的患者,运动场所要宽敞明亮,无障碍物阻挡,建立"无障碍物通道";走廊、厕所要装扶手,以方便患者起坐、扶行;地面要保持平整干燥,防湿、防滑,去除门槛;患者最好穿防滑软橡胶底鞋,穿棉布衣服,衣着应宽松;患者在行走时不要从其旁边擦过或在其面前穿过,同时避免突然呼唤患者,以免分散其注意力;上肢肌力下降的患者不要自行接开水或用热水瓶倒水,防止烫伤;行走不稳或步态不稳者,选用三角手杖等合适的辅助工具,并有人陪伴,防止受伤。

2.心理护理

给患者提供有关疾病、治疗以及预后的可靠信息;关心尊重患者,多与患者交谈,鼓励患者表达自己的感受,指导克服焦虑、悲观情绪,适应患者角色的转变;避免任何不良刺激和伤害患者自尊的言行,尤其在协助患者进食和洗漱、如厕时不要流露出厌烦情绪;正确对待康复训练过程中患者所出现的注意力不集中、缺乏主动性、畏难、悲观及急于求成心理等现象,鼓励患者克服困难,摆脱对照顾者的依赖心理,增强自我照顾能力与自信心;营造和谐的亲情氛围和舒适的休养环境,建立医院、家庭、社区的协助支持系统。

(五)语言沟通障碍的护理

1.心理护理

患者常因无法表达自己的需要和感情而烦躁、自卑,应耐心解释不能说话或说话吐词不清的原因,鼓励克服羞怯心理,大声说话,当患者进行尝试和获得成功时给予肯定和表扬;鼓励家属、朋友多与患者交谈,并耐心、缓慢、清楚地解释每一个问题,直至患者理解、满意;营造一种和谐的亲情氛围和轻松、安静的语言交流环境。

2.沟通方法

指导鼓励患者采取任何方式向医护人员或家属表达自己的需要,可借助符号、描画、图片、表情、手势、交流板、交流手册或 PACE 技术(利用更接近实用交流环境的图片及其不同表达方式,使患者尽量调动自己的残存能力,以获得实用化的交流技能,是目前国际公认的实用交流训练法)等提供简单而有效的双向沟通方式。与感觉性失语患者沟通时,应减少外来干扰,除去患者视野中不必要的物品(如关掉收音机或电视),避免分散患者注意力,和患者一对一谈话等;对于运动性失语的患者应尽量提出一些简单的问题,让患者回答"是""否"或点头、摇头示意;与患者沟通时说话速度要慢,应给予足够的时间做出反应;听力障碍的患者可利用实物图片法进行简单的交流,文字书写法适用于有一定文化素质、无书写障碍的患者。

(六)预防失用综合征的护理

早期康复干预:告知患者及家属早期康复的重要性、训练内容与开始的时间。早期康复有助于抑制或减轻肢体痉挛姿势的出现与发展,能预防并发症、促进康复、减轻致残程度和提高生活质量。

1.保持良好的肢体位置

正确的卧位姿势可以减轻患肢的痉挛、水肿,增加舒适感。患者卧床时床应平放,床头不宜过高,尽量避免半卧位和不舒适的体位。如患手应张开,手中不应放任何东西,以避免让手处于抗重力的姿势;不在足部放置坚硬的物体以试图避免足趾屈畸形,因为硬物压在足部可增加不必要的伸肌模式的反射活动。

2.体位变换(翻身)

翻身主要是躯干的旋转,它能刺激全身的反应与活动,是抑制痉挛和减少患侧受压最具治疗意义的活动。

(七)深静脉血栓的预防和治疗

脑卒中患者由于运动障碍及瘫痪卧床多见,易出现深静脉血栓,因此,定期加强肢体的主动与被动活动,有利于防止深静脉血栓形成。注意双下肢的皮肤,一旦出现水肿,尤其是双侧肢体尤其是下肢粗细不一样时,需要及时就医,超声检查双下肢静脉,出现血栓及时转诊抗凝治疗。

(八)健康指导

1.疾病预防指导

向患者和家属说明肥胖、吸烟、酗酒及不合理饮食与疾病发生的关系。指导患者选择低盐、低脂、足量蛋白质和丰富维生素饮食,如多食入谷类和鱼类、新鲜蔬菜、水果、豆类、坚果等,限制钠盐摄入量每天不超过 6 g。少摄入糖类和甜食,忌食辛辣、油炸食物和暴饮暴食;戒烟、限酒。告知患者心理因素与疾病的关系,使患者了解长期精神紧张可致血压增高,加重动脉硬化,不利于疾病的恢复,甚至可以诱发心脑血管事件。告知患者注意劳逸结合,保持心态平衡、情绪稳定,鼓励培养自己的兴趣爱好,多参加有益身心的社交活动。

2.疾病知识指导

告知患者和家属本病是可以预防的,评估患者和家属对疾病的认知程度,向患者和家属介绍疾病发生的基本病因、主要危险因素、早期症状和体征、及时就诊和治疗与预后的关系、防治知识、遵医嘱用药和自我护理的方法。积极治疗高血压、高血脂、糖尿病、脑动脉硬化等。告知患者和家属遵医嘱用药和在医护人员指导下调整用药的意义及用药期间应观察的指征和定期复查相关项目的重要性。

二、出血性脑卒中的护理

避免诱因:告知患者和家属应避免导致血压和颅内压升高,进而诱发再出血的各种危险因素,如精神紧张、情绪激动、剧烈咳嗽、用力排便、屏气等,必要时遵医嘱应用镇静剂、缓泻剂等药物。

三、康复训练指导

(一)运动训练

运动训练应考虑患者的年龄、性别、体能、疾病性质及程度,选择合适的运动方式、持续时间、运动频度和进展速度。瘫痪患者肌力训练应从助力活动开始,鼓励主动活动,逐步训练抗阻力活动;当肌力<2级时,一般选择助力活动,当肌力达到 3 级时,训练患肢独立完成全范围关节活动,肌力达到 4 级时应给予渐进抗阻训练。训练前应告知患者并帮助做好相应准备,如合适的衣着、管路的固定等。训练过程中应分步解释动作顺序与配合要求,并观察患者的一般情况。

(二)床上运动训练

正确的运动训练有助于缓解痉挛和改善已形成的异常运动模式。

1.Bobath 握手

两手握在一起,十指交叉,患侧拇指位于最上面,双手叉握充分向前伸,然后上举至头上。鼓励患者在双手与躯体 90°和 180°位置稍作停留,以放松上肢和肩胛的痉挛,避免手的僵硬收缩,刺激躯干活动与感知觉。

2.桥式运动(选择性伸髋)

指导患者抬高臀部,使骨盆呈水平位,治疗师一手下压患侧膝关节,另一手轻拍患侧臀部,刺激其活动,帮助伸展患侧髋部。该运动可以训练患腿负重,为患者行走做准备,防止患者在行走中膝关节锁住(膝关节过伸),同时有助于卧床患者床上使用便器。

3.关节被动运动

进行每个关节各方位的被动运动,可维持关节活动度,预防关节僵硬和肢体挛缩畸形。

4.起坐训练

鼓励患者尽早从床上坐起来,由侧卧位开始,健足推动患足,将小腿移至床缘外。坐位时应保持患者躯干的直立,可用大枕垫于身后,髋关节屈曲 90°,双上肢置于移动桌上,防止躯干后仰,肘及前臂下方垫软枕以防肘部受压。轮椅活动时,应在轮椅上放一个桌板,保证患手平放于桌板上,而不是悬垂在一边。

(三)恢复期运动训练

主要包括转移动作训练、坐位训练、站立训练、步行和实用步行训练、平衡共济训练、日常生活活动训练等。上肢功能训练一般采用运动疗法和作业疗法相结合;下肢功能训练主要以改善步态为主。具体方法有踝关节选择性背屈和趾屈运动、患侧下肢负重及平衡能力训练等。运动训练应在康复师指导下由易到难,循序渐进,持之以恒。

(四)语言康复训练

构音障碍的康复以发音为主,遵循由易到难的原则。具体方法如下。

1.肌群运动训练

进行唇、舌、齿、软腭、咽、喉与颌部肌群运动。包括缩唇、叩齿、伸舌、卷舌、鼓腮、吹气、咳嗽等活动。

2.发音训练

由训练张口诱发唇音(a,o,u)、唇齿音(b,p,m)、舌音,到反复发单音节音(pa、da、ka),当能够完成单音节发音后,让患者复诵简单句,如早-早-上-早上好。

3.复述训练

复述单词和词汇,可出示与需要复诵内容一致的图片,让患者每次复述 3~5 遍,轮回训练,巩固效果。

4.命名训练

让患者指出常用物品的名称及说出家人的姓名等。

5.刺激法训练

采用患者所熟悉的、常用的、有意义的内容进行刺激,要求语速、语调和词汇长短调整合适;刺激后应诱导而不是强迫患者应答;多次反复给予刺激,且不宜过早纠正错误;可利用相关刺激和环境刺激法等,如听语指图、指物和指字。

(杜福丽)

第二节 三叉神经痛

三叉神经痛是指三叉神经分布范围内反复发作短暂性剧烈疼痛,分为原发性及继发性两种。前者病因未明,可能是某些致病因素使三叉神经脱髓鞘而产生异位冲动或伪突触传递,近年来由于显微血管减压术的开展,多数认为主要原因是邻近血管压迫三叉神经根所致。继发性三叉神经痛常见原因有鼻咽癌颅底转移、中颅窝脑膜瘤、听神经瘤、半月节肿瘤、动脉瘤压迫、颅底骨折、脑膜炎、颅底蛛网膜炎、三叉神经节带状疱疹病毒感染等。

一、病因和发病机制

由于显微血管减压术的开展,有学者认为三叉神经痛的病因是邻近血管压迫了三叉神经根所致。绝大部分为小脑上动脉从三叉神经根的上方或内上方压迫了神经根,少数为小脑前下动脉从三叉神经根的下方压迫了神经根。血管对神经的压迫,使神经纤维挤压在一起,逐渐使其发生脱髓鞘改变,从而引起相邻纤维之间的短路现象,轻微的刺激即可形成一系列的冲动通过短路传入中枢,引起一阵阵剧烈的疼痛。

二、临床表现

多发生于 40 岁以上,女略多于男,多为单侧发病。突发闪电样、刀割样、钻顶样、烧灼样剧痛,严格限三叉神经感觉支配区内,伴有面部抽搐,又称"痛性抽搐",每次发作持续数秒钟至 2 分钟即骤然停止,间歇期无任何疼痛。在疲劳或紧张时发作较频。

三、治疗原则

三叉神经痛,无论原发性或继发性,在未明确病因或难以查出病因的情况下均可用药物治疗或封闭治疗,以缓解症状,倘若一旦确诊病因,应针对病因治疗,除非因高龄、身患严重疾病等因素难以接受者或病因去除治疗后仍疼痛发作,可继续采用药物治疗或封闭疗法。若服药不良反应大者亦可先选择封闭疗法。

四、治疗

(一)药物治疗

三叉神经痛的药物治疗,主要用于患者发病初期或症状较轻者。经过一段时间的药物治疗,部分患者可达到完全治愈或症状得到缓解,表现在发作程度减轻、发作次数减少。

目前应用最广泛的、最有效的药物是抗癫痫药。在用药方面应根据患者的具体情况进行具体分析,各药可单独使用,亦可互相联合应用。在采用药物治疗过程中,应特别注意各种药物不良反应,联合应用。在采用药物治疗过程中,应特别注意各种药物不良反应,进行必要的检测,以免发生不良反应。

1.痛痉宁

痛痉宁亦称卡马西平、痛可宁等。该药对三叉神经脊束核及丘脑中央内侧核部位的突触传导有显著的抑制作用。用药达到有效治疗量后多数患者于 24 小时内发作性疼痛即消失或明显减轻,文献报道,卡马西平可使 70％以上的患者完全止痛,20％患者疼痛缓解,此药需长期服用才能维持疗效,多数停药后疼痛再现。不少患者服药后疗效有时会逐渐下降,需加大剂量。此药不能根治三叉神经痛,复发者再次服用仍有效。

用法与用量:口服开始时一次 0.1～0.2 g,每天 1～2 次,然后逐日增加 0.1 g。每天最大剂量不超过1.6 g,取得疗效后,可逐天逐次地减量,维持在最小有效量。如最大剂量应用 2 周后疼痛仍不消失或减轻时,则应停止服用,改用其他药物或治疗方法。

不良反应有眩晕、嗜睡、步态不稳、恶心,数天后消失,偶有白细胞减少、皮疹,可停药。

2.苯妥英钠

苯妥英钠为一种抗癫痫药,在未开始应用卡马西平之前,该药曾被认为是治疗三叉神经痛的首选药物,本药疗效不如卡马西平,止痛效果不完全,长期使用止痛效果减弱,因此,目前已列为第二位选用药物。

本品主要通过增高周围神经对电刺激的兴奋阈值及抑制脑干三叉神经脊髓束的突触间传导而起作用。其疗效仅次于卡马西平,文献报道有效率为88%～96%,但需长期用药,停药后易复发。

用法与用量:成人开始时每次0.1 g,每天3次口服。如用药后疼痛不见缓解,可加大剂量到每天0.2 g,每天3次,但最大剂量不超过0.8 g/d。取得疗效后再逐渐递减剂量,以最小量维持。肌内注射或静脉注射:一次0.125～0.25 g,每天总量不超过0.5 g。临用时用等渗盐水溶解后方可使用。

不良反应为长期服用该药或剂量过大,可出现头痛、头晕、嗜睡、共济失调以及神经性震颤等。一般减量或停药后可自行恢复。本品对胃有刺激性,易引起厌食、恶心、呕吐及上腹痛等症状。饭后服用可减轻上述症状。长期服用可出现黏膜溃疡,多见于口腔及生殖器,并可引起牙龈增生,同时服用钙盐及抗过敏药可减轻。苯妥英钠并可引起白细胞减少、视力减退等症状。大剂量静脉注射,可引起心肌收缩力减弱、血管扩张、血压下降,严重时可引起心脏传导阻滞,心搏骤停。

3.氯硝西泮

本品为抗癫痫药物,对三叉神经痛也有一定疗效。服药4～12天,血浆药浓度达到稳定水平,为30～60 μg/mL。口服氯硝西泮后,30～60分钟作用逐渐显著,维持6～8小时,一般在最初2周内可达最大效应,其效果次于卡马西平和苯妥英钠。

(1)用法与用量:氯硝安定药效强,开始1 mg/d,分3次服,即可产生治疗效果。而后每3天调整药量0.5～1 mg,直至达到满意的治疗效果,至维持剂量为3～12 mg/d。最大剂量为20 mg/d。

(2)不良反应有嗜睡、行为障碍、共济失调、眩晕、言语不清、肌张力低下等,对肝、肾功能也有一定的损害,有明显肝脏疾病的禁用。

4.山莨菪碱(654-2)

山莨菪碱为从我国特产茄科植物山莨菪中提取的一种生物碱,其作用与阿托品相似,可使平滑肌松弛,解除血管痉挛(尤其是微血管),同时具有镇痛作用。本药对治疗三叉神经痛有一定疗效,近期效果满意,据文献报道有效率为76.1%～78.4%,止痛时间一般为2～6个月,个别达5年之久。

(1)用法与用量:①口服,每次5～10 mg,每天3次,或每次20～30 mg,每天1次。②肌内注射,每次10 mg,每天2～3次,待疼痛减轻或疼痛发作次数减少后改为每次10 mg,每天一次。

(2)不良反应有口干、面红、轻度扩瞳、排尿困难、视近物模糊及心率增快等反应。以上反应多在1～3小时内消失,长期用药不会蓄积中毒。有青光眼和心脏病患者忌用。

5.巴氯芬

巴氯芬化学名[β-(P-氯茶基)γ-氨基丁酸]是抑制性神经递质γ氨基丁酸的类似物,临床试验研究表明本品能缓解三叉神经痛。用法:巴氯芬开始每次10 mg,每天3次,隔天增加每天10 mg,直到治疗的第2周结束时,将用量递增至每天60～80 mg。每天平均维持量:单用者为50～60 mg,与卡马西平或苯妥英钠合用者为30～40 mg。文献报道,治疗三叉神经痛的近期疗效,巴氯芬与卡马西平几乎相同,但远期疗效不如卡马西平,巴氯芬与卡马西平或苯妥英钠均具有协同作用,且比卡马西平更安全,这一特点使巴氯芬在治疗三叉神经痛方面颇受欢迎。

6.麻黄碱

本品可以兴奋脑啡肽系统,因而具有镇痛作用,其镇痛程度为吗啡的 $1/12\sim1/7$。用法:每次 30 mg,肌内注射,每天 2 次。甲状腺功能亢进症(甲亢)、高血压、动脉硬化、心绞痛等患者禁用。

7.硫酸镁

本品在眶上孔或眶下孔注射可治疗三叉神经痛。

8.维生素 B_{12}

文献报道,用大剂量维生素 B_{12} 对治疗三叉神经痛确有较好疗效。方法:维生素 B_{12} 4 000 μg 加维生素 B_1 200 mg 加 2% 普鲁卡因 4 mL 对准扳机点做深浅上下左右四点式注射,对放射的始端作深层肌下进药,放射的终点作浅层四点式进药,药量可根据疼痛轻重适量进入。但由于药物作用扳机点可能变位,治疗时可酌情根据变位更换进药部位。

9.哌咪清

据文献报道,用其他药物治疗无效的顽固性三叉神经痛患者本品有效,且其疗效明显优于卡马西平。开始剂量为每天 4 mg,逐渐增加至每天 $12\sim14$ mg,分 2 次服用。不良反应以锥体外系反应较常见,亦可有口干、无力、失眠等。

10.维生素 B_1

在神经组织蛋白合成过程中起辅酶作用,参与胆碱代谢,其止痛效果差,只能作为辅助药物。用法与用量:①肌内注射 1 mg/d,每天 1 次,10 天后改为 $2\sim3$ 次/周,持续 3 周为 1 个疗程。②三叉神经分支注射,根据疼痛部位可作眶上神经、眶下神经、上颌神经和下颌神经注射。剂量 $500\sim1$ 000 μg/次,每周 $2\sim3$ 次。③穴位注射,每次 $25\sim100$ μg,每周 $2\sim3$ 次。常用颊车、下关、四白及阿是穴等。

11.激素

原发性三叉神经痛和继发性三叉神经痛的病例,其病理改变在光镜和电镜下都表现为三叉神经后根有脱髓鞘改变。在临床治疗中发现,许多用卡马西平、苯妥英钠等治疗无效的患者,改用泼尼松、地塞米松等治疗有效。这种激素治疗的原理与治疗脱髓鞘疾病相同,利用激素的免疫抑制作用达到治疗三叉神经痛的目的。由于各学者报告的病例少,只是对一部分卡马西平、苯妥英钠治疗无效者应用有效,其长期效果和机制有待进一步观察。剂量与用量:①泼尼松,每次 5 mg,每天 3 次。②地塞米松,每次 0.75 mg,每天 3 次。注射剂:每支 5 mg,每次 5 mg,每天 1 次,肌内注射或静脉注射。

(二)神经封闭法

神经封闭法主要包括三叉神经半月节及其周围支酒精封闭术和半月节射频热凝法,其原理是通过酒精的化学作用或热凝的物理作用于三叉神经纤维,使其发生坏变,从而阻断神经传导达到止痛目的。

1.三叉神经酒精封闭法

封闭用酒精一般在浓度 80% 左右(因封闭前注入局麻,故常用 98% 浓度)。

(1)眶上神经封闭:适用于三叉神经第 1 支痛。方法为患者取坐或卧位,位于眶上缘中内 1/3 交界处触及切迹,皮肤消毒及局麻后,用短细针头自切迹刺入皮肤直达骨面,找到骨孔后刺入,待患者出现放射痛时,先注入 2% 利多卡因 0.5~1 mL,待眶上神经分布区针感消失,再缓慢注入酒精

0.5 mL 左右。

（2）眶下神经封闭：在眶下孔封闭三叉神经上颌支的眶下神经。适用于三叉神经第 2 支痛（主要疼痛局限在鼻旁、下眼睑、上唇等部位）。方法：患者取坐或卧位，位于距眶下缘约 1 cm，距鼻中线 3 cm，触及眶下孔，该孔走向与矢状面成 40°～45°，长约 1 cm，故穿刺时针头由眶下孔做 40°～45°向外上、后进针，深度不超过 1 cm，患者出现放射痛时，以下操作同眶上神经封闭。

（3）后上齿槽神经封闭：在上颌结节的后上齿槽孔处进行。适用于三叉神经第二支痛（痛区局限在上臼齿及其外侧黏膜者）。方法：患者取坐或卧位，头转向健侧，穿刺点在颧弓下缘与齿槽嵴成角处，即相当于过眼眶外缘的垂线与颧骨下缘相交点，局部消毒后，先用左手指将附近皮肤向下前方拉紧，继之以 4～5 cm 长穿刺针自穿刺点稍向后上方刺入直达齿槽嵴的后侧骨面，然后紧贴骨面缓慢深入 2 cm 左右，即达后上齿槽孔处，先注入 2% 利多卡因，后再注入酒精。

（4）颏神经封闭：在下颌骨的颏孔处进行，适用于三叉神经第三支痛（主要局限在颏部、下唇）。方法为在下颌骨上、下缘间之中点相当于咬肌前缘和颏正中线之间中点找到颏孔，然后自后上方并与皮肤成 45°向前下进针刺入骨面，插入颏孔，以下操作同眶上神经封闭。

（5）上颌神经封闭：用于三叉神经第二支痛（痛区广泛及眶下神经封闭失效者）。上颌神经主干自圆孔穿出颅腔至翼腭窝。方法常用侧入法：穿刺点位于眼眶外缘至耳道间连线中点下方，穿刺针自该点垂直刺入深约 4 cm，触及翼突板，继之退针 2 cm 左右稍改向前方 15°重新刺入，滑过翼板前缘，再深入 0.5 cm 即入翼腭窝内，患者有放射痛时，回抽无血后，先注入 2% 利多卡因，待上颌部感觉麻后，注入酒精 1 mL。

（6）下颌神经封闭：用于三叉神经第 3 支痛（痛区广泛及眶下神经封闭失效者）。下颌神经主干自卵圆孔穿出。方法常用侧入法，穿刺点同上颌神经穿刺点，垂直进针达翼突板后，退针 2 cm 再改向上后方 15°进针，患者出现放射痛后，注药同上颌神经封闭。

（7）半月神经节封闭：用于三叉神经 2、3 支痛或 1、2、3 支痛，方法常用前入法：穿刺点在口角上方及外侧约 3 cm 处，自该点进针，方向后、上、内即正面看应对准向前直视的瞳孔，从侧面看朝颧弓中点，约进针 5 cm 处达颅底触及试探，当刺入卵圆孔时，患者即出现放射痛（下颌区），则再推进 0.5 cm，上颌部亦出现剧痛即确入半月节内。回抽无血、无脑脊液，先注入 2% 利多卡因 0.5 mL 同侧面部麻木后，再缓慢注入酒精 0.5 mL。

以上酒精封闭法的治疗效果差异较大，短者数月，长者可达数年。复发者可重复封闭，但难以根治。

2.三叉神经半月节射频热凝法

该法首先由 Sweat 提出，它通过穿刺半月节插入电极后用电刺激确定电极位置，从而有选择地用射频温控定量灶性破坏法，达到止痛目的。方法如下。

（1）半月节穿刺：同半月节封闭术。

（2）电刺激：穿入成功后，插入电极通入 0.2～0.3 V，用 50～75 w/s 的方波电流，这时患者感觉有刺激区的蚁行感。

（3）射频温探破坏：电刺激准确定位后，打开射频发生器，产生射频电场，此时为进一步了解电极位置，可将温度控制在 42～44 ℃，这种电流可造成可逆性损伤并刺激产生疼痛，一旦电极位置无误，则可将温度增高，每次 5 ℃，增高至 60～80 ℃，每次 30～60 秒，在破坏第 1 支时，则稍缓慢加热并检查角膜反射。此方法有效率为 85% 左右，但仍会复发，不能根治。

3.三叉神经痛的 γ 刀放射疗法

有学者利用 MRI 定位像输入 HP-9000 计算机,使用 Gamma plan 进行定位和定量计算,选择三叉神经感觉根进脑干区为靶点照射,达到缓解症状目的,其疗效尚不明确。

五、护理

(一)护理评估

1.健康史评估

(1)原发性三叉神经痛是一种病因尚不明确的疾病。但三叉神经痛可继发于脑桥、小脑脚占位病变压迫三叉神经以及多发硬化等所致。因此,应询问患者是否患有多发硬化,检查有无占位性病变,每次面部疼痛有无诱因。

(2)评估患者年龄。此病多发生于中老年人。40 岁以上起病者占 70%~80%,女略多于男比例为 3:1。

2.临床观察与评估

(1)评估疼痛的部位、性质、程度、时间。通常疼痛无预兆,大多数人单侧,开始和停止都很突然,间歇期可完全正常。发作表现为电击样、针刺样、刀割样或撕裂样的剧烈疼痛,每次数秒至 2 分钟。疼痛以面颊、上下颌及舌部最为明显;口角、鼻翼、颊部和舌部为敏感区。轻触即可诱发,称为扳机点;当碰及触发点如洗脸、刷牙时疼痛发作。或当因咀嚼、呵欠和讲话等引起疼痛。以致患者不敢做这些动作。表现为面色憔悴、精神抑郁和情绪低落。

(2)严重者伴有面部肌肉的反复性抽搐、口角牵向患侧,称为痛性抽搐。并可伴有面部发红、皮温增高、结膜充血和流泪等。严重者可昼夜发作,夜不成眠或睡后痛醒。

(3)病程可呈周期性。每次发作期可为数天、数周或数月不等;缓解期亦可数天至数年不等。病程越长,发作越频繁越重。神经系统检查一般无阳性体征。

(4)心理评估。使用焦虑量表评估患者的焦虑程度。

(二)患者问题

1.疼痛

主要由于三叉神经受损引起面颊、上颌、下颌及舌疼痛。

2.焦虑

与疼痛反复、频繁发作有关。

(三)护理目标

(1)患者自感疼痛减轻或缓解。

(2)患者述舒适感增加,焦虑症状减轻。

(四)护理措施

1.治疗护理

(1)药物治疗:原发性三叉神经痛首选卡马西平治疗。其不良反应为头晕、嗜睡、口干、恶心、皮疹、再生障碍性贫血、肝功能损害、智力和体力衰弱等。护理者必须注意观察,每1~2个月复查肝功和血常规。偶有皮疹、肝功能损害和白细胞减少,需停药;也可按医师建议单独或联合使用苯妥英钠、氯硝西泮、巴氯芬、野木瓜等治疗。

(2)封闭治疗:三叉神经封闭是注射药物于三叉神经分支或三叉神经半月节上,阻断其传导,导致面部感觉丧失,获得一段时间的止痛效果。注射药物有无水乙醇、甘油等。封闭术的止痛效果往往不够满意,远期疗效较差,还有可能引起角膜溃疡、失明、颅神经损害、动脉损伤等并发症。且对三叉神经第一支疼痛不适用。但对全身状况差不能耐受手术的患者、鉴别诊断以及为手术创造条件的过渡性治疗仍有一定的价值。

(3)经皮选择性半月神经节射频电凝治疗:在 X 线监视下或经 CT 导向将射频电极针经皮插入半月神经节,通电加热至 65～75 ℃维持 1 分钟,可选择性地破坏节后无髓鞘的传导痛温觉的 Aβ 和 C 细纤维,保留有髓鞘的传导触觉的 Aα 和粗纤维,疗效可达 90% 以上,但有面部感觉异常、角膜炎、咀嚼无力、复视和带状疱疹等并发症。长期随访复发率为 21%～28%,但重复应用仍有效。本方法尤其适用于年老体弱不适合手术治疗的患者、手术治疗后复发者以及不愿意接受手术治疗的患者。

射频电凝治疗后并发症的观察护理:观察患者的恶心、呕吐反应,随时处理污物,遵医嘱补液补钾;询问患者有无局部皮肤感觉减退,观察其是否有同侧角膜反射迟钝、咀嚼无力、面部异样不适感觉。并注意给患者进餐软食,洗脸水温要适宜。如有术中穿刺方向偏内、偏深误伤视神经引起视力减退、复视等并发症,应积极遵医嘱给予治疗并防止患者活动摔伤、碰伤。

(4)外科治疗:①三叉神经周围支切除及抽除术,两者手术较简单,因神经再生而容易复发,故有效时间短,目前较少采用,仅限于第一支疼痛者姑息使用。②三叉神经感觉根切断术,经枕下入路三叉神经感觉根切断术,三叉神经痛均适用此种入路,手术操作较复杂,危险性大,术后反应较多,但常可发现病因,可很好保护运动根及保留部分面部和角膜触觉,复发率低,至今仍广泛使用。③三叉神经脊束切断术,此手术危险性太大,术后并发症严重,现很少采用。④微血管减压术,已知有 85%～96% 的三叉神经痛患者是由于三叉神经根存在血管压迫所致,用手术方法将压迫神经的血管从三叉神经根部移开,疼痛则会消失,这就是微血管减压术,因为微血管减压术是针对三叉神经痛的主要病因进行治疗,去除血管对神经的压迫后,约 90% 的患者疼痛可以完全消失,面部感觉完全保留,而达到根治的目的,微血管减压术可以保留三叉神经功能,运用显微外科技术进行手术,减小了手术创伤,很少遗留永久性神经功能障碍,术中手术探查可以发现引起三叉神经痛的少见病因,如影像学未发现的小肿瘤、蛛网膜增厚及粘连等,因而成为原发性三叉神经痛的首选手术治疗方法。

三叉神经微血管减压术的手术适应证:正规药物治疗一段时间后,药物效果不明显或疗效明显减退的患者;药物过敏或严重不良反应不能耐受;疼痛严重,影响工作、生活和休息者。

微血管减压术治疗三叉神经痛的临床有效率为 90%～98%,影响其疗效的因素很多,其中压迫血管的类型、神经受压的程度及减压方式的不同对其临床治疗和预后的判断有着重要的意义。微血管减压术治疗三叉神经痛也存在 5%～10% 的复发率,不同术者和手术方法的不同差异很大。研究表明,患者的性别、年龄、疼痛的支数、疼痛部位、病程、近期疗效及压迫血管的类型可能与复发存在一定的联系。导致三叉神经痛术后复发的主要原因:①病程大于 8 年;②静脉为压迫因素;③术后无即刻症状消失者。三叉神经痛复发最多见于术后 2 年内,2 年后复发率明显降低。

2.心理支持

由于本病为突然发作的反复的阵发性剧痛,易出现精神抑郁和情绪低落等表现,护士应关心、理解、体谅患者,帮助其减轻心理压力,增强战胜疾病的信心。

3.健康教育

指导患者生活有规律,合理休息、娱乐;鼓励患者运用指导式想象、听音乐、阅读报刊等分散注意力,消除紧张情绪。

(杜福丽)

第三节 癫　痫

癫痫是多种原因导致的脑部神经元高度同步化异常放电所引起的临床综合征,临床表现具有发作性、短暂性、重复性和刻板性的特点。临床上每次发作或每种发作的过程称为痫性发作。

一、病因与发病机制

(一)病因

癫痫不是独立的疾病,而是一组疾病或综合征。引起癫痫的病因非常复杂,根据病因学不同,癫痫可分为三大类。

1.症状性癫痫

由各种明确的中枢神经系统结构损伤和功能异常引起,如脑肿瘤、脑外伤、脑血管病、中枢神经系统感染、寄生虫、遗传代谢性疾病、神经系统变性疾病等。

2.特发性癫痫

病因不明,未发现脑部有足以引起癫痫发作的结构性损伤或功能异常,可能与遗传因素密切相关。

3.隐源性癫痫

病因不明,但临床表现提示为症状性癫痫,现有的检查手段不能发现明确的病因。其占全部癫痫的 $60\%\sim70\%$。

(二)发病机制

癫痫的发病机制非常复杂,至今尚未能完全了解其全部机制,但发病的一些重要环节已被探知。

1.痫性放电的起始

神经元异常放电是癫痫发病的电生理基础。

2.痫性放电的传播

异常高频放电反复通过突触联系和强化后的易化作用诱发周边及远处的神经元的同步放电,从而引起异常电位的连续传播。

3.痫性放电的终止

目前机制尚未完全明了。

二、临床表现

(一)痫性发作

1.部分性发作

(1)单纯部分性发作:常以发作性一侧肢体、局部肌肉节律性抽动或感觉障碍为特征,发作时程短。

(2)复杂部分性发作:表现为意识障碍,多有精神症状和自动症。

(3)部分性发作继发全面性发作:上述部分性发作后出现全身性发作。

2.全面性发作

这类发作起源于双侧脑部,发作初期即有意识丧失,根据其临床表现的不同,可分为如下内容。

(1)全面强直-阵挛发作:以意识丧失、全身抽搐为主要临床特征。早期出现意识丧失、跌倒,随后的发作过程分为三期:强直期、阵挛期和发作后期。发作过程可有喉部痉挛、尖叫、心率增快、血压升高、瞳孔散大、呼吸暂停等症状,发作后各项体征逐渐恢复正常。

(2)失神发作:典型表现为正常活动中突然发生短暂的意识丧失,两眼凝视且呼之不应,发作停止后立即清醒,继续原来的活动,对发作没有丝毫记忆。

(3)强直性发作:多在睡眠中发作,表现为全身骨骼肌强直性阵挛,常伴有面色潮红或苍白、瞳孔散大等症状。

(4)阵挛性发作:表现为全身骨骼肌阵挛伴意识丧失,见于婴幼儿。

(5)肌阵挛发作:表现为短暂、快速、触电样肌肉收缩,一般无意识障碍。

(6)失张力发作:表现为全身或部分肌肉张力突然下降,造成张口、垂颈、肢体下垂甚至跌倒。

3.癫痫持续状态

癫痫持续状态指一次癫痫发作持续 30 分钟以上,或连续多次发作致发作间期意识或神经功能未恢复至通常水平。可见于各种类型的癫痫,但通常是指全面强直-阵挛发作持续状态。可因不适当地停用抗癫痫药物或治疗不规范、感染、精神刺激、过度劳累、饮酒等诱发。

(二)癫痫综合征

特定病因引发的由特定症状和体征组成的癫痫。

三、辅助检查

(1)脑电图检查:脑电图检查是诊断癫痫最有价值的辅助检查方法,典型表现是尖波、棘波、棘-慢或尖-慢复合波。

(2)血液检查:通过血糖、血常规、血寄生虫等检查,可了解有无低血糖、贫血、寄生虫病。

(3)影像学检查:应用 DSA、CT、MRI 等检查可发现脑部器质性病变,为癫痫的诊断提供依据。

四、治疗要点

目前癫痫治疗仍以药物治疗为主,药物治疗应达到 3 个目的:①控制发作或最大限度地减少发作次数;②长期治疗无明显不良反应;③使患者保持或恢复其原有的生理、心理和社会功能状态。

(一)病因治疗

祛除病因,避免诱因。如全身代谢性疾病导致癫痫的应先纠正代谢紊乱,睡眠不足诱发癫痫的要保证充足的睡眠,对于颅内占位性病变引起者首先考虑手术治疗,对于脑寄生虫病行驱虫治疗。

(二)发作时治疗

立即让患者就地平卧,保持呼吸道通畅,及时给氧;防止外伤,预防并发症;应用药物预防再次发作,如地西泮、苯妥英钠等。

（三）发作间歇期治疗

合理应用抗癫痫药物,常用的抗癫痫药物有地西泮、氯硝西泮、卡马西平、丙戊酸、苯妥英钠、苯巴比妥、扑痫酮、拉莫三嗪、奥卡西平、左乙拉西坦、加巴喷丁等。强直性发作、部分性发作和部分性发作继发全面性发作首选卡马西平;全面强直-阵挛发作、典型失神、肌阵挛发作、阵挛性发作首选丙戊酸。

（四）癫痫持续状态的治疗

保持稳定的生命体征和进行性心肺功能支持;终止呈持续状态的癫痫发作,减少癫痫发作对脑部神经元的损害;寻找并尽可能根除病因及诱因;处理并发症。可依次选用地西泮、异戊巴比妥钠、苯妥英钠和水合氯醛等药物。及时纠正血酸碱度和电解质失衡,发生脑水肿时给予甘露醇和呋塞米注射,注意预防和控制感染。

（五）其他治疗

对于药物难治性、有确定癫痫灶的癫痫可采用手术治疗,中医学针灸治疗对某些癫痫也有一定疗效。

五、护理措施

（一）一般护理

(1)饮食:为患者提供充足的营养,癫痫持续状态的患者可给予鼻饲,嘱发作间歇期的患者进食清淡、无刺激、富于营养的食物。

(2)休息与运动:癫痫发作后宜卧床休息,平时应劳逸结合,保证充足的睡眠,生活规律,避免不良刺激。

(3)纠正水、电解质及酸碱平衡紊乱,预防并发症。

（二）病情观察

密切观察生命体征、意识状态、瞳孔变化、大小便等情况;观察并记录发作的类型、频率和持续时间;观察发作停止后意识恢复的时间,有无疲乏、头痛及行为异常。

（三）安全护理

告知患者有发作先兆时立即平卧。活动中发作时,立即将患者置于平卧位,避免摔伤。摘下眼镜、手表、义齿等硬物,用软垫保护患者关节及头部,必要时用约束带适当约束,避免外伤。用牙垫或厚纱布置于患者口腔一侧上下磨牙间,防止口、舌咬伤。发作间歇期,应为患者创造安静、安全的休养环境,避免或减少诱因,防止意外的发生。

（四）保持呼吸道通畅

发作时立即解开患者领扣、腰带以减少呼吸道受压,及时清除口腔内食物、呕吐物和分泌物,防止呼吸道阻塞。让患者平卧、头偏向一侧,必要时用舌钳拉出舌头,避免舌后坠阻塞呼吸道。必要时可行床旁吸引和气管切开。

（五）用药护理

有效的抗癫痫药物治疗可使80%的患者发作得到控制。告诉患者抗癫痫药物治疗的原则以及药物疗效与不良反应的观察,指导患者遵医嘱坚持长期正确服药。

1.服药注意事项

(1)根据发作类型选择药物。

(2)药物一般从小剂量开始,逐渐加量,以尽可能控制发作、又不致引起毒性反应的最小有效剂量为宜。

（3）坚持长期有规律服药,完全不发作后还需根据发作类型、频率,再继续服药2～3年,然后逐渐减量至停药,切忌服药控制发作后就自行停药。

（4）间断不规则服药不利于癫痫控制,易导致癫痫持续状态发生。

2.常用抗癫痫药物不良反应

每种抗癫痫药物均有多种不良反应。不良反应轻者一般不需停药,从小剂量开始逐渐加量或与食物同服可以减轻,严重反应时应减量或停药、换药。服药前应做血、尿常规和肝、肾功能检查,服药期间定期监测血药浓度,复查血常规和生化检查。

（六）避免促发因素

1.癫痫的诱因

疲劳、饥饿、缺睡、便秘、经期、饮酒、感情冲动、一过性代谢紊乱和变态反应。过度换气对于失神发作、过度饮水对于强直性阵挛发作、闪光对于肌阵挛发作也有诱发作用。有些反射性癫痫还应避免如声光刺激、惊吓、心算、阅读、书写、下棋、玩牌、刷牙、起步、外耳道刺激等特定因素。

2.癫痫持续状态的诱发因素

常为突然停药、减药、漏服药及换药不当;其次为发热、感冒、劳累、饮酒、妊娠与分娩;使用异烟肼、利多卡因、氨茶碱或抗抑郁药亦可诱发。

（七）手术的护理

对于手术治疗癫痫的患者,术前应做好心理护理以减少恐惧和紧张。密切观察意识、瞳孔、肢体活动和生命体征等情况,并按医嘱做好术前检查和准备;术后麻醉清醒后应采取头高脚低位,以减轻脑水肿的发生。严密监测病情,做好术后常规护理、用药护理和安全护理。

（八）心理护理

病情反复发作、长期服药常会给患者带来沉重的精神负担,易产生焦虑、恐惧、抑郁等不良心理状态。护士应多关心患者,随时关注其心理状态并给予安慰和疏导,缓解患者的心理负担,使其更好地配合治疗。

（九）健康指导

（1）向患者及家属介绍疾病治疗和预防的相关知识,教会其癫痫的基本护理方法,安静的环境、规律的生活、合理的饮食、充足的睡眠、远离不良刺激等均有利于患者的康复。

（2）告知患者及家属遵医嘱长期、规律用药,不可突然减药甚至停药,定期复查,病情变化立即就诊。

（3）应尽量避免患者单独外出,不参与蹦极、游泳等可能危及生命的活动,避免紧张、劳累。

（4）特发性癫痫且有家族史的女性患者,婚后不宜生育,双方均有癫痫,或一方患病,另一方有家族史者不宜婚配。

（杜福丽）

第七章 呼吸内科护理

第一节 急性上呼吸道感染

一、概述

(一)疾病概述

急性上呼吸道感染简称上感,为外鼻孔至环状软骨下缘包括鼻腔、咽或喉部急性炎症的概称。主要病原体是病毒,少数是细菌,免疫功能低下者易感。通常病情较轻、病程短、可自愈,预后良好。但由于发病率高,不仅影响工作和生活,有时还可伴有严重并发症,并具有一定的传染性,应积极防治。

多发于冬春季节,多为散发,且可在气候突变时小规模流行。主要通过患者喷嚏和含有病毒的飞沫经空气传播,或经污染的手和用具接触传播。可引起上感的病原体大多为自然界中广泛存在的多种类型病毒,同时健康人群亦可携带,且人体对其感染后产生的免疫力较弱、短暂,病毒间也无交叉免疫,故可反复发病。

(二)相关病理生理

组织学上可无明显病理改变,亦可出现上皮细胞的破坏。可有炎症因子参与发病,使上呼吸道黏膜血管充血和分泌物增多,伴单核细胞浸润,浆液性及黏液性炎性渗出。继发细菌感染者可有中性粒细胞浸润及脓性分泌物。

(三)病因与诱因

1.基本病因

急性上感有70%～80%由病毒引起,包括鼻病毒、冠状病毒、腺病毒、流感和副流感病毒,以及呼吸道合胞病毒、埃可病毒和柯萨奇病毒等。另有20%～30%的上感为细菌引起,可单纯发生或继发于病毒感染之后发生,以口腔定植菌溶血性链球菌为多见,其次为流感嗜血杆菌、肺炎链球菌和葡萄球菌等,偶见革兰阴性杆菌。

2.常见诱因

淋雨、受凉、气候突变、过度劳累等可降低呼吸道局部防御功能,致使原存的病毒或细菌迅速繁殖,或者直接接触含有病原体的患者喷嚏、空气、污染的手和用具诱发本病。老幼体弱,免疫功能低下或有慢性呼吸道疾病如鼻窦炎、扁桃体炎者更易发病。

(四)临床表现

临床表现有以下几种类型。

1.普通感冒

普通感冒俗称"伤风",又称急性鼻炎或上呼吸道卡他,为病毒感染引起。起病较急,主要表现为鼻部症状,如喷嚏、鼻塞、流清水样鼻涕,也可表现为咳嗽、咽干、咽痒或烧灼感甚至鼻后滴漏感。咽干、咳嗽和鼻后滴漏与病毒诱发的炎症介质导致的上呼吸道传入神经高敏状态有关。2～3天后鼻涕变稠,可伴咽痛、头痛、流泪、味觉迟钝、呼吸不畅、声嘶等,有时由于咽鼓管炎致听力减退。严重者有发热、轻度畏寒和头痛等。体检可见鼻腔黏膜充血、水肿、有分泌物,咽部可为轻度充血。一般经5～7天痊愈,伴并发症者可致病程迁延。

2.急性病毒性咽炎和喉炎

急性病毒性咽炎和喉炎由鼻病毒、腺病毒、流感病毒、副流感病毒以及肠病毒、呼吸道合胞病毒等引起。临床表现为咽痒和灼热感,咽痛不明显,咳嗽少见。急性喉炎多为流感病毒、副流感病毒及腺病毒等引起,临床表现为明显声嘶、讲话困难,可有发热、咽痛或咳嗽,咳嗽时咽喉疼痛加重。体检可见喉部充血、水肿,局部淋巴结轻度肿大和触痛,有时可闻及喉部的喘息声。

3.急性疱疹性咽峡炎

急性疱疹性咽峡炎多由柯萨奇病毒A引起,表现为明显咽痛、发热,病程约为一周。查体可见咽部充血,软腭、腭垂、咽及扁桃体表面有灰白色疱疹及浅表溃疡,周围伴红晕。多发于夏季,多见于儿童,偶见于成人。

4.急性咽结膜炎

急性咽结膜炎主要由腺病毒、柯萨奇病毒等引起。表现为发热、咽痛、畏光、流泪、咽及结膜明显充血。病程4～6天,多发于夏季,由游泳传播,儿童多见。

5.急性咽扁桃体炎

病原体多为溶血性链球菌,其次为流感嗜血杆菌、肺炎链球菌、葡萄球菌等。起病急,咽痛明显,伴发热、畏寒,体温可达39 ℃以上。查体可发现咽部明显充血,扁桃体肿大、充血,表面有黄色脓性分泌物。有时伴有颌下淋巴结肿大、压痛,而肺部查体无异常体征。

(五)辅助检查

1.血液学检查

因本病多为病毒性感染,白细胞计数常正常或偏低,伴淋巴细胞比例升高。细菌感染者可有白细胞计数与中性粒细胞增多和核左移现象。

2.病原学检查

因本病病毒类型繁多,且明确类型对治疗无明显帮助,一般无须明确病原学检查。需要时可用免疫荧光法、酶联免疫吸附法、血清学诊断或病毒分离鉴定等方法确定病毒的类型。细菌培养可判断细菌类型并做药物敏感试验以指导临床用药。

(六)主要治疗原则

由于目前尚无特效抗病毒药物,以对症处理为主,同时戒烟、注意休息、多饮水、保持室内空气流通和防治继发细菌感染。对有急性咳嗽、鼻后滴漏和咽干的患者应给予伪麻黄碱治疗以减轻鼻部充血,亦可局部滴鼻应用。必要时适当加用解热镇痛类药物。

(七)药物治疗

1.抗菌药物治疗

目前已明确普通感冒无须使用抗菌药物。除非有白细胞计数升高、咽部脓苔、咯黄痰和流鼻涕等细菌感染证据,可根据当地流行病学史和经验用药,可选口服青霉素、第一代头孢菌素、大环内酯类或喹诺酮类。

2.抗病毒药物治疗

由于目前有滥用造成流感病毒耐药现象,所以如无发热,免疫功能正常,发病超过 2 天一般无须应用。对于免疫缺陷患者,可早期常规使用。利巴韦林和奥司他韦有较广的抗病毒谱,对流感病毒、副流感病毒和呼吸道合胞病毒等有较强的抑制作用,可缩短病程。

二、护理评估

(一)病因评估

主要评估患者健康史和发病史,是否有受凉感冒史。对流行性感冒者,应详细询问患者及家属的流行病史,以有效控制疾病进展。

(二)一般评估

1.生命体征

患者体温可正常或发热;有无呼吸频率加快或节律异常。

2.患者主诉

有无鼻塞、流涕、咽干、咽痒、咽痛、畏寒、发热、咳嗽、咳痰、声嘶、畏光、流泪、眼痛等症状。

3.相关记录

体温,痰液颜色、性状和量等记录结果。

(三)身体评估

1.视诊

咽喉部有无充血;鼻腔黏膜有无充血、水肿及分泌物情况;扁桃体有无充血、肿大(肿大扁桃体的分度),有无黄色脓性分泌物;眼结膜有无充血等情况。

2.触诊

有无颌下、耳后等头颈部部位浅表淋巴结肿大,肿大淋巴结有无触痛。

3.听诊

有无异常呼吸音;双肺有无干、湿啰音。

(四)心理-社会评估

患者在疾病治疗过程中的心理反应与需求,家庭及社会支持情况,引导患者正确配合疾病的治疗与护理。

(五)辅助检查结果评估

1.血常规检查

有无白细胞计数降低或升高、有无淋巴细胞比值升高、有无中性粒细胞增多及核左移等。

2.胸部 X 线检查

有无肺纹理增粗、炎性浸润影等。

3.痰培养检查

有无细菌生长,药敏试验结果如何。

(六)治疗常用药效果的评估

对于呼吸道病毒感染,尚无特异的治疗药物。一般以对症处理为主,辅以中医治疗,并防治继发细菌感染。

三、主要护理诊断/问题

(一)舒适受损

鼻塞、流涕、咽痛、头痛与病毒、细菌感染有关。

(二)体温过高

体温过高与病毒、细菌感染有关。

四、护理措施

(一)病情观察

观察生命体征及主要症状,尤其是体温、咽痛、咳嗽等的变化。高热者联合使用物理降温与药物降温,并及时更换汗湿衣物。

(二)环境与休息

保持室内温、湿度适宜和空气流通,症状轻者应适当休息,病情重者或年老者卧床休息为主。

(三)饮食

选择清淡、富含维生素、易消化的食物,并保证足够热量。发热者应适当增加饮水量。

(四)口腔护理

进食后漱口或按时给予口腔护理,防止口腔感染。

(五)防止交叉感染

注意隔离患者,减少探视,以避免交叉感染。指导患者咳嗽时应避免对着他人。患者使用过的餐具、痰盂等用品应按规定及时消毒。

(六)用药护理

遵医嘱用药且注意观察药物的不良反应。为减轻马来酸氯苯那敏或苯海拉明等抗过敏药的头晕、嗜睡等不良反应,宜指导患者在临睡前服用,并告知驾驶员和高空作业者应避免使用。

(七)健康教育

1.疾病预防指导

生活规律、劳逸结合、坚持规律且适当的体育运动,以增强体质,提高抗寒能力和机体的抵抗力。保持室内空气流通,避免受凉、过度疲劳等感染的诱发因素。在高发季节少去人群密集的公共场所。

2.疾病知识指导

指导患者采取适当的措施避免疾病传播,防止交叉感染。患病期间注意休息,多饮水并遵医嘱用药。

3.预防感染的措施

注意保暖,防止受凉,尤其是要避免呼吸道感染。

4.就诊的指标

告诉患者如果出现下列情况应及时到医院就诊。

(1)经药物治疗症状不缓解。

（2）出现耳鸣、耳痛、外耳道流脓等中耳炎症状。

（3）恢复期出现胸闷、心悸、眼睑水肿、腰酸或关节疼痛。

五、护理效果评估

（1）患者自觉症状好转（鼻塞、流涕、咽部不适感、发热、咳嗽咳痰等症状减轻）。

（2）患者体温恢复正常。

（3）身体评估。①视诊：患者咽喉部充血减轻；鼻腔黏膜充血、水肿减轻情况；扁桃体无充血、肿大程度减轻，无脓性分泌物；眼结膜无充血等情况。②听诊：患者无异常呼吸音；双肺无干、湿啰音。

（逄有丽）

第二节　急性气管-支气管炎

一、概述

（一）疾病概述

急性气管-支气管炎是由生物、物理、化学刺激或过敏等因素引起的急性气管-支气管黏膜炎症。多为散发，无流行倾向，年老体弱者易感。临床症状主要为咳嗽和咳痰。常发生于寒冷季节或气候突变时，也可由急性上呼吸道感染迁延不愈所致。

（二）相关病理生理

由病原体、吸入冷空气、粉尘、刺激性气体或因吸入致敏原引起气管-支气管急性炎症反应。其共同的病理表现为气管、支气管黏膜充血水肿，淋巴细胞和中性粒细胞浸润；同时可伴纤毛上皮细胞损伤，脱落；黏液腺体肥大增生。合并细菌感染时，分泌物呈脓性。

（三）病因与诱因

病原体导致的感染是最主要病因，过度劳累、受凉、年老体弱是常见诱因。

1.病原体

病原体与上呼吸道感染类似。常见病毒为腺病毒、流感病毒（甲、乙）、冠状病毒、鼻病毒、单纯疱疹病毒、呼吸道合胞病毒和副流感病毒。常见细菌为流感嗜血杆菌、肺炎链球菌、卡他莫拉菌等，近年来衣原体和支原体感染明显增加，在病毒感染的基础上继发细菌感染亦较多见。

2.物理、化学因素

冷空气、粉尘、刺激性气体或烟雾（如二氧化硫、二氧化氮、氨气、氯气等）的吸入，均可刺激气管-支气管黏膜引起急性损伤和炎症反应。

3.变态反应

常见的吸入致敏原包括花粉、有机粉尘、真菌孢子、动物毛皮排泄物；或对细菌蛋白质的过敏，钩虫、蛔虫的幼虫在肺内的移行均可引起气管-支气管急性炎症反应。

（四）临床表现

临床主要表现为咳嗽咳痰。一般起病较急，通常全身症状较轻，可有发热。初为干咳或少量黏液痰,随后痰量增多,咳嗽加剧,偶伴血痰。咳嗽、咳痰可延续 2～3 周,如迁延不愈,可演变成慢性支气管炎。伴支气管痉挛时,可出现程度不等的胸闷气促。

(五)辅助检查

1.血液检查

病毒感染时,血常规检查白细胞计数多正常;细菌感染较重时,白细胞计数和中性粒细胞计数增高。血沉检查可有血沉快。

2.胸部 X 线检查

多无异常,或仅有肺纹理的增粗。

3.痰培养

细菌或支原体衣原体感染时,可明确病原体;药物敏感试验可指导临床用药。

(六)治疗要点

1.对症治疗

咳嗽无痰或少痰,可用右美沙芬、喷托维林镇咳。咳嗽有痰而不易咳出,可选用盐酸氨溴索、溴己新,桃金娘油提取物化痰,也可雾化帮助祛痰。较为常用的为兼顾止咳和化痰的棕色合剂,也可选用中成药止咳祛痰。发生支气管痉挛时,可用平喘药如茶碱类、β_2 受体激动剂等。发热可用解热镇痛药对症处理。

2.抗菌药物治疗

有细菌感染证据时应及时使用。可以首选新大环内酯类、青霉素类,亦可选用头孢菌素类或喹诺酮类等药物。多数患者口服抗菌药物即可,症状较重者可经肌内注射或静脉滴注给药,少数患者需要根据病原体培养结果指导用药。

3.一般治疗

多休息,多饮水,避免劳累。

二、护理评估

(一)病因评估

主要评估患者健康史和发病史,近期是否有受凉、劳累,是否有粉尘过敏史,是否有吸入冷空气或刺激性气体史。

(二)一般评估

1.生命体征

患者体温可正常或发热;有无呼吸频率加快或节律异常。

2.患者主诉

有无发热、咳嗽、咳痰、喘息等症状。

3.相关记录

体温,痰液颜色、性状和量等情况。

(三)身体评估

听诊有无异常呼吸音;有无双肺呼吸音变粗,两肺可否闻及散在的干、湿啰音,湿啰音部位是否固定,咳嗽后湿啰音是否减少或消失。有无闻及哮鸣音。

(四)心理-社会评估

患者在疾病治疗过程中的心理反应与需求,家庭及社会支持情况,引导患者正确配合疾病的治疗与护理。

(五)辅助检查结果评估

1.血液检查

有无白细胞总数和中性粒细胞百分比升高,有无血沉加快。

2.胸部 X 线检查

有无肺纹理增粗。

3.痰培养

有无致病菌生长,药敏试验结果如何。

(六)治疗常用药效果的评估

1.应用抗生素的评估要点

(1)记录每次给药的时间与次数,评估有无按时,按量给药,是否足疗程。

(2)评估用药后患者发热、咳嗽、咳痰等症状有否缓解。

(3)评估用药后患者是否出现皮疹、呼吸困难等变态反应。

(4)评估用药后患者有无较明显的恶心、呕吐、腹泻等不良反应。

2.应用止咳祛痰剂效果的评估

(1)记录每次给药的时间与药量。

(2)评估用祛痰剂后患者痰液是否变稀,是否较易咳出。

(3)评估用止咳药后,患者咳嗽频繁是否减轻,夜间睡眠是否改善。

3.应用平喘药后效果的评估

(1)记录每次给药的时间与量。

(2)评估用药后,患者呼吸困难是否减轻,听诊哮鸣音有否消失。

(3)如应用氨茶碱时间较长,需评估有无茶碱中毒表现。

三、主要护理诊断/问题

(一)清理呼吸道无效

清理呼吸道无效与呼吸道感染、痰液黏稠有关。

(二)气体交换受损

气体交换受损与过敏、炎症引起支气管痉挛有关。

四、护理措施

(一)病情观察

观察生命体征及主要症状,尤其咳嗽,痰液的颜色、性质、量等的变化;有无呼吸困难与喘息等表现;监测体温情况。

(二)休息与保暖

急性期应减少活动,增加休息时间,室内空气新鲜,保持适宜的温度和湿度。

(三)保证充足的水分及营养

鼓励患者多饮水,必要时由静脉补充。给予易消化营养丰富的饮食,发热期间进食流质或半流质食物为宜。

（四）保持口腔清洁

由于患者发热、咳嗽、痰多且黏稠，咳嗽剧烈时可引起呕吐，故要保持口腔卫生，以增加舒适感，增进食欲，促进毒素的排泄。

（五）发热护理

热度不高不需特殊处理，高热时要采取物理降温或药物降温措施。

（六）保持呼吸道通畅

观察呼吸道分泌物的性质及能否有效地咳出痰液，指导并鼓励患者有效咳嗽；若为细菌感染所致，按医嘱使用敏感的抗生素。若痰液黏稠，可采用超声雾化吸入或蒸气吸入稀释分泌物；对于咳嗽无力的患者，宜经常更换体位，拍背，使呼吸道分泌物易于排出，促进炎症消散。

（七）给氧与解痉平喘

有咳喘症状者可给予氧气吸入或按医嘱采用雾化吸入平喘解痉剂，严重者可口服。

（八）健康教育

1.疾病预防指导

预防急性上呼吸道感染的诱发因素。增强体质，可选择合适的体育活动，如健康操、太极拳、跑步等，可进行耐寒训练，如冷水洗脸、冬泳等。

2.疾病知识指导

患病期间增加休息时间，避免劳累；饮食宜清淡、富含营养；按医嘱用药。

3.就诊指标

如2周后症状仍持续应及时就诊。

五、护理效果评估

（1）患者自觉症状好转（咳嗽、咳痰、喘息、发热等症状减轻）。

（2）患者体温恢复正常。

（3）患者听诊时双肺有无闻及干、湿啰音。

（逄有丽）

第三节 慢性支气管炎

慢性支气管炎是由于感染或非感染因素引起气管、支气管黏膜及其周围组织的慢性非特异性炎症。临床以咳嗽、咳痰或伴有喘息反复发作为特征，每年持续3个月以上，且连续2年以上。

一、病因和发病机制

慢性支气管炎的病因极为复杂，迄今尚有许多因素还不够明确，往往是多种因素长期相互作用的综合结果。

（一）感染

病毒、支原体和细菌感染是本病急性发作的主要原因。病毒感染以流感病毒、鼻病毒、腺病毒和呼吸道合胞病毒常见；细菌感染以肺炎链球菌、流感嗜血杆菌和卡他莫拉菌及葡萄球菌常见。

(二)大气污染

化学气体如氯气、二氧化氮、二氧化硫等刺激性烟雾,空气中的粉尘等均可刺激支气管黏膜,使呼吸道清除功能受损,为细菌入侵创造条件。

(三)吸烟

吸烟为本病发病的主要因素。吸烟时间的长短与吸烟量决定发病率的高低,吸烟者的患病率较不吸烟者高 2~8 倍。

(四)过敏因素

喘息型支气管患者多有过敏史。患者痰中嗜酸性粒细胞和组胺的含量及血中 IgE 明显高于正常。此类患者实际上应属慢性支气管炎合并哮喘。

(五)其他因素

气候变化,特别是寒冷空气对慢性支气管炎的病情加重有密切关系。自主神经功能失调,副交感神经功能亢进,老年人肾上腺皮质功能减退,慢性支气管炎的发病率增加。维生素 C 缺乏,维生素 A 缺乏,易患慢性支气管炎。

二、临床表现

(一)症状

患者常在寒冷季节发病,出现咳嗽、咳痰,尤以晨起显著,白天多于夜间。病毒感染痰液为白色黏液泡沫状,继发细菌感染,痰液转为黄色或黄绿色黏液脓性,偶可带血。慢性支气管炎反复发作后,支气管黏膜的迷走神经感受器反应性增高,副交感神经功能亢进,可出现过敏现象而发生喘息。

(二)体征

早期多无体征。急性发作期可有肺底部闻及干、湿性啰音。喘息型支气管炎在咳嗽或深吸气后可闻及哮鸣音,发作时,有广泛哮鸣音。

(三)并发症

(1)阻塞性肺气肿:为慢性支气管炎最常见的并发症。

(2)支气管肺炎:慢性支气管炎蔓延至支气管周围肺组织中,患者表现寒战、发热、咳嗽加剧、痰量增多且呈脓性;白细胞总数及中性粒细胞增多;X 线胸片显示双下肺野有斑点状或小片阴影。

(3)支气管扩张症。

三、诊断

(一)辅助检查

1.血常规

白细胞总数及中性粒细胞数可升高。

2.胸部 X 线

单纯型慢性支气管炎,X 线片检查阴性或仅见双下肺纹理增多、增粗、模糊、呈条索状或网状。继发感染时为支气管周围炎症改变,表现为不规则斑点状阴影,重叠于肺纹理之上。

3.肺功能检查

早期病变多在小气道,常规肺功能检查多无异常。

（二）诊断要点

凡咳嗽、咳痰或伴有喘息，每年发作持续 3 个月，连续 2 年或 2 年以上者，并排除其他心、肺疾病（如肺结核、肺尘埃沉着病、支气管哮喘、支气管扩张症、肺癌、肺脓肿、心脏病、心功能不全等）、慢性鼻咽疾病后，即可诊断。如每年发病不足 3 个月，但有明确的客观检查依据（如胸部 X 线片、肺功能等）亦可诊断。

（三）鉴别诊断

1.支气管扩张症

多于儿童或青年期发病，常继发于麻疹、肺炎或百日咳后，并有咳嗽、咳痰反复发作的病史，合并感染时痰量增多，并呈脓性或伴有发热，病程中常反复咯血。在肺下部周围可闻及不易消散的湿性啰音。晚期重症患者可出现杵状指（趾）。胸部 X 线上可见双肺下野纹理粗乱或呈卷发状。薄层高分辨 CT（HRCT）检查有助于确诊。

2.肺结核

活动性肺结核患者多有午后低热、消瘦、乏力、盗汗等中毒症状。咳嗽痰量不多，常有咯血。老年肺结核的中毒症状多不明显，常被慢性支气管炎的症状所掩盖而误诊。胸部 X 线上可发现结核病灶，部分患者痰结核菌检查可获阳性。

3.支气管哮喘

支气管哮喘常为特质性患者或有过敏性疾病家族史，多于幼年发病。一般无慢性咳嗽、咳痰史。哮喘多突然发作，且有季节性，血和痰中嗜酸性粒细胞常增多，治疗后可迅速缓解。发作时双肺布满哮鸣音，呼气延长，缓解后可消失，且无症状，但气道反应性仍增高。慢性支气管炎合并哮喘的患者，病史中咳嗽、咳痰多发生在喘息之前，迁延不愈较长时间后伴有喘息，且咳嗽、咳痰的症状多较喘息更为突出，平喘药物疗效不如哮喘等可资鉴别。

4.肺癌

肺癌多发生于 40 岁以上男性，并有多年吸烟史的患者，刺激性咳嗽常伴痰中带血和胸痛。X 线胸片检查肺部常有块影或反复发作的阻塞性肺炎。痰脱落细胞及支气管镜等检查，可明确诊断。

5.慢性肺间质纤维化

慢性咳嗽，咳少量黏液性非脓性痰，进行性呼吸困难，双肺底可闻及爆裂音（Velcro 啰音），严重者发绀并有杵状指。X 线胸片见中下肺野及肺周边部纹理增多紊乱呈网状结构，其间见弥漫性细小斑点阴影。肺功能检查呈限制性通气功能障碍，弥散功能减低，动脉血氧分压（PaO_2）下降。肺活检是确诊的手段。

四、治疗

（一）急性发作期及慢性迁延期的治疗

以控制感染、祛痰、镇咳为主，同时解痉平喘。

1.抗感染药物

及时、有效、足量，感染控制后及时停用，以免产生细菌耐药或二重感染。一般患者可按常见致病菌用药。可选用青霉素 G 80×10^4 U 肌内注射；复方磺胺甲噁唑，每次 2 片，2 次/天；阿莫西林 2～4 g/d，3～4 次口服；氨苄西林 2～4 g/d，分 4 次口服；头孢氨苄 2～4 g/d 或头孢拉定 1～2 g/d，分 4 次口服；头孢呋辛 2 g/d 或头孢克洛 0.5～1 g/d，分 2～3 次口服。亦可选择新一代大环内酯类抗生素,如罗红霉素,0.3 g/d,2 次口服。抗菌治疗疗程一般 7~10 天,反复感染病例可适当延长。严重感染时,可选用氨苄西林、环丙沙星、氧氟沙星、阿米卡星、奈替米星或头孢菌素类联合静脉滴注给药。

2.祛痰镇咳药

刺激性干咳者不宜单用镇咳药物,否则痰液不易咳出。可给盐酸溴环己胺醇 30 mg 或羧甲基半胱氨酸 500 mg,3 次/天,口服。乙酰半胱氨酸(富露施)及氯化铵甘草合剂均有一定的疗效。α-糜蛋白酶雾化吸入亦有消炎祛痰的作用。

3.解痉平喘

解痉平喘主要为解除支气管痉挛,利于痰液排出。常用药物为氨茶碱 0.1~0.2 g,8 次/小时口服;丙卡特罗 50 mg,2 次/天;特布他林 2.5 mg,2~3 次/天。慢性支气管炎有可逆性气道阻塞者应常规应用支气管舒张剂,如异丙托溴铵气雾剂、特布他林等吸入治疗。阵发性咳嗽常伴不同程度的支气管痉挛,应用支气管扩张症药后可改善症状,并有利于痰液的排出。

(二)缓解期的治疗

应以增强体质,提高机体抗病能力和预防发作为主。

(三)中药治疗

采取扶正固本原则,按肺、脾、肾的虚实辨证施治。

五、护理措施

(一)常规护理

1.环境

保持室内空气新鲜、流通,安静,舒适,温湿度适宜。

2.休息

急性发作期应卧床休息,取半卧位。

3.给氧

持续低流量吸氧。

4.饮食

给予高热量、高蛋白、高维生素易消化饮食。

(二)专科护理

(1)解除气道阻塞,改善肺泡通气。及时清除痰液,神志清醒患者应鼓励咳嗽,痰稠不易咯出时,给予雾化吸入或雾化泵药物喷入,减少局部淤血水肿,以利痰液排出。危重体弱患者,定时更换体位,叩击背部,使痰易于咯出,餐前应给予胸部叩击或胸壁震荡。方法:患者取侧卧位,护士两手手指并拢,手背隆起,指关节微屈,自肺底由下向上,由外向内叩拍胸壁,震动气管,边拍边鼓励患者咳嗽,以促进痰液的排出,每侧肺叶叩击 3~5 分钟。对神志不清者,可进行机械吸痰,需注意无菌操作,抽吸压力要适当,动作轻柔,每次抽吸时间不超过 15 秒,以免加重缺氧。

(2)合理用氧,减轻呼吸困难。根据缺氧和二氧化碳潴留的程度不同,合理用氧,一般给予低流量、低浓度、持续吸氧,如病情需要提高氧浓度,应辅以呼吸兴奋剂刺激通气或使用呼吸机改善通气,吸氧后如呼吸困难缓解、呼吸频率减慢、节律正常、血压上升、心率减慢、心律正常、发绀减轻、皮肤转暖、神志转清、尿量增加等,表示氧疗有效。若呼吸过缓,意识障碍加深,需考虑二氧化碳潴留加重,必要时采取增加通气量措施。

(逢有丽)

第四节 支气管扩张症

一、疾病概述

(一)概念和特点

支气管扩张症是由于急、慢性呼吸道感染和支气管阻塞后,反复发生支气管炎症,致使支气管组织结构病理性破坏,引起的支气管异常和持久性扩张。临床上以慢性咳嗽、大量脓痰和/或反复咯血为特征,患者多有童年麻疹、百日咳或支气管肺炎等病史。

(二)相关病理生理

支气管扩张症的主要病因是支气管-肺组织感染和支气管阻塞,两者相互影响,促使支气管扩张症的发生和发展。支气管扩张症发生于有软骨的支气管近端分支,主要分为柱状、囊状和不规则扩张 3 种类型,腔内含有多量分泌物并容易积存。呼吸道相关疾病损伤气道清除机制和防御功能,使其清除分泌物的能力下降,易发生感染和炎症;细菌反复感染使气道内因充满包含炎性介质和病原菌的黏稠液体而逐渐扩大、形成瘢痕和扭曲;炎症可导致支气管壁血管增生,并伴有支气管动脉和肺动脉终末支的扩张和吻合,形成小血管瘤而易导致咯血。病变支气管反复炎症,使周围结缔组织和肺组织纤维化,最终引起肺的通气和换气功能障碍。继发于支气管肺组织感染病变的支气管扩张症多见于下肺,尤以左下肺多见。继发于肺结核则多见于上肺叶。

(三)病因与诱因

1.支气管-肺组织感染

支气管扩张症与扁桃体炎、鼻窦炎、百日咳、麻疹、支气管肺炎、肺结核等呼吸道感染密切相关,引起感染的常见病原体为铜绿假单胞菌、流感嗜血杆菌、卡他莫拉菌、肺炎克雷伯杆菌、金黄色葡萄球菌、非结核分枝杆菌、腺病毒和流感病毒等。婴幼儿期支气管-肺组织感染是支气管扩张症最常见的病因。

2.支气管阻塞

异物、肿瘤、外源性压迫等可使支气管阻塞导致肺不张,胸腔负压直接牵拉支气管管壁导致支气管扩张症。

3.支气管先天性发育缺损与遗传因素

支气管先天性发育缺损与遗传因素也可形成支气管扩张症,可能与软骨发育不全或弹性纤维不足导致局部管壁薄弱或弹性较差有关。部分遗传性 α-抗胰蛋白酶缺乏者也可伴有支气管扩张症。

4.其他全身性疾病

支气管扩张症可能与机体免疫功能失调有关,目前已发现类风湿关节炎、溃疡性结肠炎、克罗恩病、系统性红斑狼疮等疾病同时伴有支气管扩张症。

(四)临床表现

1.症状

(1)慢性咳嗽、大量脓痰:咳嗽多为阵发性,与体位改变有关,晨起及晚上临睡时咳嗽和咳痰尤多。严重程度可用痰量估计,轻度每天少于 10 mL,中度每天 10～150 mL,重度每天多于 150 mL。感染急性发作时,黄绿色脓痰量每天可达数百毫升,将痰液放置后可出现分层的特征,即上层为泡沫,下悬脓性成分;中层为混浊黏液;下层为坏死组织沉淀物。合并厌氧菌感染时,痰和呼气具有臭味。

(2)咯血:反复咯血为本病的特点,可为痰中带血或大量咯血。少量咯血每天少于 100 mL,中量咯血每天 100～500 mL,大量咯血每天多于 500 mL 或一次咯血量多于 300 mL。咯血量有时与病情严重程度、病变范围不一致。部分病变发生在上叶的"干性支气管扩张症"患者以反复咯血为唯一症状。

(3)反复肺部感染:由于扩张的支气管清除分泌物的功能丧失,引流差,易反复发生感染,其特点是同一肺段反复发生肺炎并迁延不愈。

(4)慢性感染中毒症状:可出现发热、乏力、食欲减退、消瘦、贫血等,儿童可影响发育。

2.体征

早期或病变轻者无异常肺部体征,病变严重或继发感染时,可在病变部位尤其下肺部闻及固定而持久的局限性粗湿啰音,有时可闻及哮鸣音,部分患者伴有杵状指(趾)。

(五)辅助检查

1.影像学检查

(1)胸部 X 线检查:囊状支气管扩张症的气道表现为显著的囊腔,腔内可存在气液平面,纵切面可显示"双轨征",横切面显示"环形阴影",并可见气道壁增厚。

(2)胸部 CT 检查:可在横断面上清楚地显示扩张的支气管。高分辨 CT 进一步提高了诊断敏感性,成为支气管扩张症的主要诊断方法。

2.纤维支气管镜检查

纤维支气管镜检查有助于发现患者的出血部位或阻塞原因。还可局部灌洗,取灌洗液做细菌学和细胞学检查。

(六)治疗原则

保持引流通畅,处理咯血,控制感染,必要时手术治疗。

1.保持引流通畅、改善气流受限

清除气道分泌物保持气道通畅能减少继发感染和减轻全身中毒症状,如应用祛痰药物(盐酸氨溴索、溴己新、α-糜蛋白酶)等稀释痰液,痰液黏稠时可加用雾化吸入。应用振动、拍背、体位引流等方法促进气道分泌物的清除。应用支气管舒张剂可改善气流受限,伴有气道高反应及可逆性气流受限的患者疗效明显。如体位引流排痰效果不理想,可用纤维支气管镜吸痰法以保持呼吸道通畅。

2.控制感染

急性感染期的主要治疗措施。应根据症状、体征、痰液性状,必要时根据痰培养及药物敏感试验选择有效的抗生素。常用阿莫西林、头孢类抗生素、氨基糖苷类等药物,重症患者,尤其是铜绿假单胞菌感染者,常需第三代头孢菌素加氨基糖苷类药联合静脉用药。如有厌氧菌混合感染,加用甲硝唑或替硝唑等。

3.外科治疗

保守治疗不能缓解的反复大咯血且病变局限者,可考虑手术治疗。经充分的内科治疗后仍反复发作且病变为局限性支气管扩张症,可通过外科手术切除病变组织。

二、护理评估

(一)一般评估

1.患者的主诉

有无胸闷、气促、心悸、疲倦、乏力等症状。

2.生命体征

严密观察呼吸的频率、节律、深浅和音响,患者呼吸可正常或增快,感染严重时或合并咯血可伴随不同程度的呼吸困难和发绀。患者体温正常或偏高,感染严重时可为高热。

3.咳嗽咳痰情况

观察咳嗽咳痰的发作时间、频率、持续时间、伴随的症状和影响因素等,患者反复继发肺部感染,支气管引流不畅,痰不易咳出时可导致咳嗽加剧,大量脓痰咳出后,患者感觉轻松,体温下降,精神改善。重点观察痰液的量、颜色、性质、气味和与体位的关系,痰液静置后的分层现象,记录24小时痰液排出量。注意患者是否出现面色苍白、出冷汗、烦躁不安等出血的症状,观察咯血的颜色、性质及量。

4.其他

血气分析、血氧饱和度、体重、体位等记录结果。

(二)身体评估

1.头颈部

患者的意识状态,面部颜色(贫血),皮肤黏膜有无脱水、是否粗糙干燥;呼吸困难和缺氧的程度(有无气促、口唇有无发绀、血氧饱和度数值等)。

2.胸部

检查胸廓的弹性,有无胸廓的挤压痛,两肺呼吸运动是否一致。病变部位可闻及固定而持久的局限性粗湿啰音或哮鸣音。

3.其他

患者有无杵状指(趾)。

(三)心理-社会评估

询问健康史、发病原因、病程进展时间以及以往所患疾病对支气管扩张症的影响,评估患者对支气管扩张症的认识;另外,患者常因慢性咳嗽、咳痰或痰量多、有异味等症状产生恐惧或焦虑的心理,并对疾病治疗缺乏治愈的自信。

(四)辅助检查阳性结果评估

血氧饱和度的数值;血气分析结果报告;胸部CT检查明确的病变部位。

(五)常用药物治疗效果的评估

抗生素使用后咳嗽咳痰症状有无减轻,原有增高的血白细胞计数有无回降至正常范围,核左移情况有无得到纠正。

三、主要护理诊断/问题

(一)清理呼吸道无效

清理呼吸道无效与大量脓痰滞留呼吸道有关。

(二)有窒息的危险

有窒息的危险与大咯血有关。

(三)营养失调

低于机体需要量与慢性感染导致机体消耗有关。

(四)焦虑

焦虑与疾病迁延、个体健康受到威胁有关。

(五)活动无耐力

活动无耐力与营养不良、贫血等有关。

四、护理措施

(一)环境

保持室内空气新鲜、无臭味,定期开窗换气使空气流通,维持适宜的温湿度,注意保暖。

(二)休息和活动

休息能减少肺活动度,避免因活动诱发咯血。小量咯血者以静卧休息为主,大量咯血患者应绝对卧床休息,尽量避免搬动。取患侧卧位,可减少患侧胸部的活动度,既防止病灶向健侧扩散,同时有利于健侧肺的通气功能。缓解期患者可适当进行户外活动,但要避免过度劳累。

(三)饮食护理

提供高热量、高蛋白质、富含维生素易消化的饮食,多进食含铁食物有利于纠正贫血,饮食中富含维生素 A、C、E 等(如新鲜蔬菜、水果),以提高支气管黏膜的抗病能力。大量咯血者应禁食,小量咯血者宜进少量温、凉流质饮食,避免冰冷食物诱发咳嗽或加重咯血,少食多餐。为痰液稀释利于排痰,鼓励患者多饮水,每天 1 500～2 000 mL。指导患者在咳痰后及进食前后漱口,以祛除口臭,促进食欲。

(四)病情观察

严密观察病情,正确记录每天痰量及痰的性质,留好痰标本。有咯血者备好吸痰和吸氧设备。

(五)用药护理

遵医嘱使用抗生素、祛痰剂和支气管舒张剂,指导患者进行有效咳嗽,辅以叩背及时排出痰液。指导患者掌握药物的疗效、剂量、用法和不良反应。

(六)体位引流的护理

体位引流是利用重力作用促使呼吸道分泌物流入气管、支气管排出体外的方法,其效果与需引流部位所对应的体位有关。体位引流的护理措施如下。

(1)体位引流由康复科医师执行,引流前向患者说明体位引流的目的、操作过程和注意事项,消除顾虑取得合作。

(2)操作前测量生命体征,听诊肺部明确病变部位。引流前 15 分钟遵医嘱给予支气管舒张剂(有条件可使用雾化器或手按定量吸入器)。备好排痰用纸巾或一次性容器。

(3)根据病变部位、病情和患者经验选择合适体位(自觉有利于咳痰的体位)。引流体位的选择取决于分泌物潴留的部位和患者的耐受程度,原则上抬高病灶部位的位置,使引流支气管开口向下,有利于潴留的分泌物随重力作用流入支气管和气管排出。首先引流上叶,然后引流下叶后基底段。如果患者不能耐受,应及时调整姿势。头部外伤、胸部创伤、咯血、严重心血管疾病和病情状况不稳定者,不宜采用头低位进行体位引流。

(4)引流时鼓励患者做腹式深呼吸,辅以胸部叩击或震荡,指导患者进行有效咳嗽等措施,以提高引流效果。

(5)引流时间视病变部位、病情和患者身体状况而定,一般每天1～3次,每次15～20分钟。在空腹或饭前一个半小时前进行,早晨清醒后立即进行效果最好。咯血时不宜进行体位引流。

(6)引流过程应有护士或家人协助,注意观察患者反应,如出现咯血、面色苍白出冷汗、头晕、发绀、脉搏细弱、呼吸困难等情况,应立即停止引流。

(7)体位引流结束后,协助患者采取舒适体位休息,给予清水或漱口液漱口。记录痰液的性质、量及颜色,复查生命体征和肺部呼吸音及啰音的变化,评价体位引流的效果。

(七)窒息的抢救配合

(1)对大咯血及意识不清的患者,应在病床旁备好急救器械。

(2)一旦患者出现窒息征象,应立即取头低脚高45°俯卧位,面向一侧,轻拍背部,迅速排出气道和口咽部的血块,或直接刺激咽部以咳出血块。嘱患者不要屏气,以免诱发喉头痉挛。必要时用吸痰管进行负压吸引,以解除呼吸道阻塞。

(3)给予高浓度吸氧,做好气管插管或气管切开的准备与配合工作。

(4)咯血后为患者漱口,擦净血迹,防止因口咽部异物刺激引起剧烈咳嗽而诱发咯血,及时清理患者咯出的血块及污染的衣物、被褥,安慰患者,以助于稳定情绪,增加安全感,避免因精神过度紧张而加重病情。对精神极度紧张、咳嗽剧烈的患者,可按医嘱给予小剂量镇静或镇咳剂。

(5)密切观察咯血的量、颜色、性质及出血的速度,观察生命体征及意识状态的变化,有无胸闷、气促、呼吸困难、发绀、面色苍白、出冷汗、烦躁不安等窒息征象;有无阻塞性肺不张、肺部感染及休克等并发症的表现。

(6)用药护理:①垂体后叶素可收缩小动脉,减少肺血流量,从而减轻咯血。但也能引起子宫、肠道平滑肌收缩和冠状动脉收缩,故冠心病、高血压患者及孕妇忌用。静脉点滴时速度勿过快,以免引起恶心、便意、心悸、面色苍白等不良反应。②年老体弱、肺功能不全者在应用镇静剂和镇咳药后,应注意观察呼吸中枢和咳嗽反射受抑制情况,以早期发现因呼吸抑制导致的呼吸衰竭和不能咯出血块而发生窒息。

(八)心理护理

护士应以亲切的态度多与患者交谈,讲明支气管扩张症反复发作的原因和治疗进展,帮助患者树立战胜疾病的信心,解除焦虑不安心理。呼吸困难患者应根据其病情采用恰当的沟通方式,及时了解病情,安慰患者。

(九)健康教育

(1)预防感冒等呼吸道感染,吸烟患者戒烟。不要滥用抗生素和止咳药。

(2)疾病知识指导:帮助患者和家属正确认识和对待疾病,了解病的发生、发展与治疗、护理过程,与患者及家属共同制订长期防治计划。

(3)保健知识的宣教:学会自我监测病情,一旦发现症状加重,应及时就诊。指导掌握有效咳嗽、胸部叩击、雾化吸入及体位引流的排痰方法,长期坚持,以控制病情的发展。

(4)生活指导:讲明加强营养对机体康复的作用,使患者能主动摄取必需的营养素,以增加机体抗病能力。鼓励患者参加体育锻炼,建立良好的生活习惯,劳逸结合,消除紧张心理,防止病情进一步恶化。

(5)及时到医院就诊的指标:体温过高,痰量明显增加;出现胸闷、气促、呼吸困难、发绀、面色苍白、出冷汗、烦躁不安等症状;咯血。

五、护理效果评估

(1)呼吸道保持通畅,痰易咳出,痰量减少或消失,血氧饱和度、动脉血气分析值在正常范围。

(2)肺部湿啰音或哮鸣音减轻或消失。

(3)患者体重增加,无并发症(咯血等)发生。

(逄有丽)

第五节 支气管哮喘

支气管哮喘是由多种细胞(如嗜酸性粒细胞、肥大细胞、T细胞、中性粒细胞等)和细胞组分参与的气道慢性炎症性疾病,这种慢性炎症与气道高反应性相关,通常出现广泛而多变的可逆性气流受限,并引起反复发作的喘息、气急、胸闷或咳嗽等症状,多数患者可自行缓解或经治疗缓解。

典型表现为发作性呼气性呼吸困难或发作性胸闷和咳嗽,伴哮鸣音,症状可在数分钟内发生,并持续数小时至数天,夜间及凌晨发作或加重是哮喘的重要临床特征。目前尚无特效的根治办法,糖皮质激素可以有效控制气道炎症,β_2肾上腺素受体激动剂是控制哮喘急性发作的首选药物。经过长期规范化治疗和管理,80%以上的患者可以达到哮喘的临床控制。

一、一般护理

(1)执行内科一般护理常规。

(2)室内环境舒适、安静、冷暖适宜。保持室内空气流通,避免患者接触变应原,如花草、尘螨、花露水、香水等,扫地和整理床单位时可请患者室外等候,或采取湿式清洁方法,避免尘埃飞扬。病室避免使用皮毛、羽绒或蚕丝织物等。

(3)卧位与休息:急性发作时协助患者取坐位或半卧位,以增加舒适度,利于膈肌的运动,缓解呼气性呼吸困难。端坐呼吸的患者为其提供床旁桌支撑,以减少体力消耗。

二、饮食护理

大约20%的成年患者和50%的患儿是因不适当饮食而诱发或加重哮喘,因此应给予患者营养丰富、清淡、易消化、无刺激的食物。若能找出与哮喘发作有关的食物,如鱼、虾、蟹、蛋类、牛奶等应避免食用。某些食物添加剂如酒石黄和亚硝酸盐可诱发哮喘发作,应引起注意。

三、用药护理

治疗哮喘的药物分为控制性药物和缓解性药物。控制性药物是指需要长期每天规律使用,主要用于治疗气道慢性炎症,达到哮喘临床控制目的;缓解性药物指按需使用的药物,能迅速解除支气管痉挛,从而缓解哮喘症状。哮喘发作时禁用吗啡和大量镇静剂,以免抑制呼吸。

（一）糖皮质激素

糖皮质激素简称激素，是目前控制哮喘最有效的药物。激素给药途径包括吸入、口服、静脉应用等。吸入性糖皮质激素由于其局部抗感染作用强、起效快、全身不良反应少（黏膜吸收、少量进入血液），是目前哮喘长期治疗的首选药物。常用药物有布地奈德、倍氯米松等。通常需规律吸入 1～2 周方能控制。吸药后嘱患者清水含漱口咽部，可减少不良反应的发生。长期吸入较大剂量激素者，应注意预防全身性不良反应。布地奈德雾化用混悬液制剂，经压缩空气泵雾化吸入，起效快，适用于轻、中度哮喘急性发作的治疗。吸入激素无效或需要短期加强治疗的患者可采用泼尼松和泼尼松龙等口服制剂，症状缓解后逐渐减量，然后停用或改用吸入剂。不主张长期口服激素用于维持哮喘控制的治疗。口服用药宜在饭后服用，以减少对胃肠道黏膜的刺激。重度或严重哮喘发作时应及早静脉给予激素，可选择琥珀酸氢化可的松或甲泼尼龙。无激素依赖倾向者，可在 3～5 天内停药；有激素依赖倾向者应适当延长给药时间，症状缓解后逐渐减量，然后改口服或吸入剂维持。

（二）β₂ 肾上腺素受体激动剂

短效 β₂ 肾上腺素受体激动剂为治疗哮喘急性发作的首选药物。有吸入、口服和静脉三种制剂，首选吸入给药。常用药物有沙丁胺醇和特布他林。吸入剂包括定量气雾剂、干粉剂和雾化溶液。短效 β₂ 肾上腺素受体激动剂应按需间歇使用，不宜长期、单一大剂量使用，因为长期应用可引起 β₂ 受体功能下降和气道反应性增高，出现耐药性。主要不良反应有心悸、骨骼肌震颤、低钾血症等。长效 β₂ 肾上腺素受体激动剂与吸入性糖皮质激素（ICS）联合是目前最常用的哮喘控制性药物。常用的有布地奈德粉吸入剂、舒利迭。

（三）茶碱类

具有增强呼吸肌的力量以及增强气道纤毛清除功能等，从而起到舒张支气管和气道抗感染作用，并具有强心、利尿、扩张冠状动脉、兴奋呼吸中枢等作用，是目前治疗哮喘的有效药物之一。氨茶碱和缓释茶碱是常用的口服制剂，尤其后者适用于夜间哮喘症状的控制。静脉给药主要用于重症和危重症哮喘。注射茶碱类药物应限制注射浓度，速度不超过 0.25 mg/(kg·min)，以防不良反应发生。其主要不良反应包括恶心、呕吐、心律失常、血压下降及尿多，偶可兴奋呼吸中枢，严重者可引起抽搐乃至死亡。由于茶碱的"治疗窗"窄以及茶碱代谢存在较大个体差异，有条件的应在用药期间监测其血药浓度。发热、妊娠、小儿或老年，患有肝、心、肾功能障碍及甲状腺功能亢进者尤须慎用。合用西咪替丁、喹诺酮类、大环内酯类药物等可影响茶碱代谢而使其排泄减慢，尤应观察其不良反应的发生。

（四）胆碱 M 受体拮抗剂

胆碱 M 受体拮抗剂分为短效（维持 4～6 小时）和长效（维持 24 小时）两种制剂。异丙托溴铵是常用的短效制剂，常与 β₂ 受体激动剂联合雾化应用，代表药有可比特等。少数患者可有口苦或口干等不良反应。噻托溴铵是长效选择性 M₁、M₂ 受体拮抗剂，目前主要用于哮喘合并慢性阻塞性肺疾病以及慢性阻塞性肺疾病患者的长期治疗。

（五）白三烯拮抗剂

通过调节白三烯的生物活性而发挥抗感染作用，同时舒张支气管平滑肌，是目前除吸入性糖皮质激素外唯一可单独应用的哮喘控制性药物，尤其适用于阿司匹林哮喘、运动性哮喘和伴有过敏性鼻炎哮喘患者的治疗。常用药物为孟鲁司特和扎鲁司特。不良反应通常较轻微，主要是胃肠道症状，少数有皮疹、血管性水肿、转氨酶升高，停药后可恢复正常。

四、病情观察

(1)哮喘发作时,协助取舒适卧位,监测生命体征、呼吸频率、血氧饱和度等指标,观察患者喘息、气急、胸闷或咳嗽等症状,是否出现三凹征,辅助呼吸肌参与呼吸运动,语言沟通困难,大汗淋漓等中重度哮喘的表现。当患者不能讲话,嗜睡或意识模糊,胸腹矛盾运动,哮鸣音减弱甚至消失,脉率变慢或不规则,严重低氧血症和高碳酸血症时,需转入重症加强护理病房行机械通气治疗。

(2)注意患者有无鼻咽痒、咳嗽、打喷嚏、流涕、胸闷等哮喘早期发作症状,对于夜间或凌晨反复发作的哮喘患者,应注意是否存在睡眠低氧表现,睡眠低氧可以诱发喘息、胸闷等症状。

五、健康指导

(1)对哮喘患者进行哮喘知识教育,寻找变应原,有效改变环境,避免诱发因素,要贯穿整个哮喘治疗全过程。

(2)指导患者定期复诊、检测肺功能,做好病情自我监测,掌握峰流速仪的使用方法,记哮喘日记。与医师、护士共同制订防止复发、保持长期稳定的方案。

(3)掌握正确吸入技术,如沙丁胺醇气雾剂、信必可都保、舒利迭的使用方法。知晓药物的作用和不良反应的预防。

(4)帮助患者养成规律生活习惯,保持乐观情绪,避免精神紧张、剧烈运动、持续的喊叫等过度换气动作。

(5)熟悉哮喘发作的先兆表现,如打喷嚏、咳嗽、胸闷、喉结发痒等,学会在家中自行监测病情变化并进行评定。以及哮喘急性发作时进行简单的紧急自我处理方法,例如吸入沙丁胺醇气雾剂1~2喷、布地奈德1~2吸,缓解喘憋症状,尽快到医院就诊。

（逄有丽）

第六节 肺 炎

一、概述

(一)疾病概述

肺炎是指终末气道、肺泡和肺间质的炎症,可由病原微生物、理化因素、免疫损伤、过敏及药物所致。细菌性肺炎是最常见的肺炎,也是最常见的感染性疾病之一。在抗菌药物应用以前,细菌性肺炎对儿童及老年人的健康威胁极大,抗菌药物的出现及发展曾一度使肺炎病死率明显下降。但近年来,尽管应用强力的抗菌药物和有效的疫苗,肺炎总的病死率却不再降低,甚至有所上升。

(二)肺炎分类

肺炎可按解剖、病因或患病环境加以分类。

1.解剖分类

(1)大叶性(肺泡性):肺炎病原体先在肺泡引起炎症,经肺泡间孔(Cohn孔)向其他肺泡扩散,致使部分肺段或整个肺段、肺叶发生炎症改变。典型者表现为肺实质炎症,通常并不累及支气管。致病菌多为肺炎链球菌。X 线胸片显示肺叶或肺段的实变阴影。

(2)小叶性(支气管性):肺炎病原体经支气管入侵,引起细支气管、终末细支气管及肺泡的炎症,常继发于其他疾病,如支气管炎、支气管扩张症、上呼吸道病毒感染以及长期卧床的危重患者。其病原体有肺炎链球菌、葡萄球菌、病毒、肺炎支原体以及军团菌等。支气管腔内有分泌物,故常可闻及湿啰音,无实变的体征。X 线显示为沿肺纹理分布的不规则斑片状阴影,边缘密度浅而模糊,无实变征象,肺下叶常受累。

(3)间质性肺炎:以肺间质为主的炎症,可由细菌、支原体、衣原体、病毒或肺孢子菌等引起。累及支气管壁以及支气管周围,有肺泡壁增生及间质水肿,因病变仅在肺间质,故呼吸道症状较轻,异常体征较少。X 线通常表现为一侧或双侧肺下部的不规则条索状阴影,从肺门向外伸展,可呈网状,其间可有小片肺不张阴影。

2.病因分类

(1)细菌性肺炎:如肺炎链球菌、金黄色葡萄球菌、甲型溶血性链球菌、肺炎克雷伯杆菌、流感嗜血杆菌、铜绿假单胞菌肺炎等。

(2)非典型病原体所致肺炎:如军团菌、支原体和衣原体肺炎等。

(3)病毒性肺炎:如冠状病毒、腺病毒、呼吸道合胞病毒、流感病毒、麻疹病毒、巨细胞病毒、单纯疱疹病毒肺炎等。

(4)肺真菌病:如白念珠菌、曲霉菌、隐球菌、肺孢子菌肺炎等。

(5)其他病原体所致肺炎:如立克次体(如 Q 热立克次体)、弓形虫(如鼠弓形虫)、寄生虫(如肺包虫、肺吸虫、肺血吸虫)肺炎等。

(6)理化因素所致的肺炎:如放射性损伤引起的放射性肺炎,胃酸吸入引起的化学性肺炎,或对吸入或内源性脂类物质产生炎症反应的类脂性肺炎等。

3.患病环境分类

由于细菌学检查阳性率低,培养结果滞后,病因分类在临床上应用较为困难,目前多按肺炎的获得环境分成两类,有利于指导经验治疗。

(1)社区获得性肺炎(CAP)是指在医院外罹患的感染性肺实质炎症,包括具有明确潜伏期的病原体感染而在入院后平均潜伏期内发病的肺炎。其临床诊断依据如下:①新近出现的咳嗽、咳痰或原有呼吸道疾病症状加重,并出现脓性痰,伴或不伴胸痛。②发热。③肺实变体征和/或闻及湿啰音。④白细胞$>10\times10^9$/L 或$<4\times10^9$/L,伴或不伴中性粒细胞核左移。⑤胸部 X 线检查显示片状、斑片状浸润性阴影或间质性改变,伴或不伴胸腔积液。以上①~④项中任何 1 项加第⑤项,除外非感染性疾病可做出诊断。CAP 常见病原体为肺炎链球菌、支原体、衣原体、流感嗜血杆菌和呼吸道病毒(甲、乙型流感病毒,腺病毒、呼吸合胞病毒和副流感病毒)等。

(2)医院获得性肺炎(HAP)亦称医院内肺炎,是指患者入院时不存在,也不处于潜伏期,而于入院 48 小时后在医院(包括老年护理院、康复院等)内发生的肺炎。HAP 还包括呼吸机相关性肺炎(VAP)和卫生保健相关性肺炎(HCAP)。其临床诊断依据是 X 线检查出现新的或进展的肺部浸润影加上下列三个临床征候中的两个或以上即可诊断为肺炎:①发热超过 38 ℃。②血白细胞计数增多或减少。③脓性气道分泌物。但 HAP 的临床表现、实验室和影像学检查特异性低,应注意与肺不张、心力衰竭和肺水肿、基础疾病肺侵犯、药物性肺损伤、肺栓塞和急性呼吸窘迫综合征等相鉴别。无感染高危因素患者的常见病原体依次为肺炎链球菌、流感嗜血杆菌、金黄色葡萄球菌、大肠埃希菌、肺炎克雷伯杆菌、不动杆菌属等;有感染高危因素患者为铜绿假单胞菌、肠杆菌属、肺炎克雷伯杆菌等,金黄色葡萄球菌的感染有明显增加的趋势。

(三)肺炎发病机制

正常的呼吸道免疫防御机制(支气管内黏液-纤毛运载系统、肺泡巨噬细胞等细胞防御的完整性等)使气管隆凸以下的呼吸道保持无菌。是否发生肺炎取决于 2 个因素:病原体和宿主因素。如果病原体数量多,毒力强和/或宿主呼吸道局部和全身免疫防御系统损害,即可发生肺炎。病原体可通过下列途径引起肺炎:①空气吸入;②血行播散;③邻近感染部位蔓延;④上呼吸道定植菌的误吸。肺炎还可通过误吸胃肠道的定植菌(胃食管反流)和通过人工气道吸入环境中的致病菌引起。病原体直接抵达下呼吸道后,滋生繁殖,引起肺泡毛细血管充血、水肿,肺泡内纤维蛋白渗出及细胞浸润。除了金黄色葡萄球菌、铜绿假单胞菌和肺炎克雷伯杆菌等可引起肺组织的坏死性病变易形成空洞外,肺炎治愈后多不遗留瘢痕,肺的结构与功能均可恢复。

二、常见病原体所致肺炎

不同病原体所致肺炎在临床表现、辅助检查及治疗要点等方面均有差异。

(一)肺炎链球菌肺炎

肺炎链球菌肺炎是由肺炎链球菌或称肺炎球菌所引起的肺炎,约占社区获得性肺炎的半数。

1.临床表现

(1)症状:发病前常有受凉、淋雨、疲劳、醉酒、病毒感染史,多有上呼吸道感染的前驱症状。起病多急骤,高热、寒战,全身肌肉酸痛,体温通常在数小时内升为 39～40 ℃,高峰在下午或傍晚,或呈稽留热,脉率随之增速。可有患侧胸部疼痛,放射到肩部或腹部,咳嗽或深呼吸时加剧。痰少,可带血或呈铁锈色,胃纳锐减,偶有恶心、呕吐、腹痛或腹泻,易被误诊为急腹症。

(2)体征:患者呈急性热病容,面颊绯红,鼻翼翕动,皮肤灼热、干燥,口角及鼻周有单纯疱疹;病变广泛时可出现发绀。有败血症者,可出现皮肤、黏膜出血点,巩膜黄染。早期肺部体征无明显异常,仅有胸廓呼吸运动幅度减小,叩诊稍浊,听诊可有呼吸音减低及胸膜摩擦音。肺实变时叩诊浊音、触觉语颤增强并可闻及支气管呼吸音。消散期可闻及湿啰音。心率增快,有时心律不齐。重症患者有肠胀气,上腹部压痛多与炎症累及膈胸膜有关。重症感染时可伴休克、急性呼吸窘迫综合征及神经精神症状,表现为神志模糊、烦躁、呼吸困难、嗜睡、谵妄、昏迷等。累及脑膜时,有颈抵抗及出现病理性反射。

本病自然病程为 1～2 周。发病 5～10 天,体温可自行骤降或逐渐消退;使用有效的抗菌药物后可使体温在 1～3 天内恢复正常。患者的其他症状与体征亦随之逐渐消失。

(3)并发症:肺炎链球菌肺炎的并发症近年来已很少见。严重败血症或毒血症患者易发生感染性休克,尤其是老年人。表现为血压降低、四肢厥冷、多汗、发热、心动过速、心律失常等,而高热、胸痛、咳嗽等症状并不突出。其他并发症有胸膜炎、脓胸、心包炎、脑膜炎和关节炎等。

2.辅助检查

(1)血液检查:血白细胞计数(10～20)×10⁹/L,中性粒细胞多在 80% 以上,并有核左移,细胞内可见中毒颗粒。年老体弱、酗酒、免疫功能低下者的白细胞计数可不增高,但中性粒细胞的百分比仍增高。

(2)细菌学检查:痰直接涂片做革兰染色及荚膜染色镜检,如发现典型的革兰染色阳性、带荚膜的双球菌或链球菌,即可初步做出病原诊断。痰培养 24～48 小时可以确定病原体。聚合酶链反应检测及荧光标记抗体检测可提高病原学诊断率。痰标本送检应注意器皿洁净无菌,在抗菌药物应用之前漱口后采集,取深部咳出的脓性或铁锈色痰。10%～20%患者合并菌血症,故重症肺炎应做血培养。

(3)X线检查:早期仅见肺纹理增粗,或受累的肺段、肺叶稍模糊。随着病情进展,肺泡内充满炎性渗出物,表现为大片炎症浸润阴影或实变影,在实变阴影中可见支气管充气征,肋膈角可有少量胸腔积液。在消散期,X线显示炎性浸润逐渐吸收,可有片状区域吸收较快,呈现"假空洞"征,多数病例在起病3～4周后才完全消散。老年患者肺炎病灶消散较慢,容易出现吸收不完全而成为机化性肺炎。

3.治疗要点

(1)抗菌药物治疗:一经诊断即应给予抗菌药物治疗,不必等待细菌培养结果。首选青霉素G,用药途径及剂量视病情轻重及有无并发症而定:①对于成年轻症患者,可用 $24×10^5$ U/d,分3次肌内注射,或用普鲁卡因青霉素每12小时肌内注射 $60×10^4$ U。②病情稍重者,宜用青霉素G $24×10^5$～$48×10^5$ U/d,分次静脉滴注,每6～8小时1次。③重症及并发脑膜炎的患者,可增为 $10×10^6$～$30×10^6$ U/d,分4次静脉滴注。④对青霉素过敏者,或耐青霉素或多重耐药菌株感染者,可用呼吸氟喹诺酮类、头孢噻肟或头孢曲松等药物,多重耐药菌株感染者可用万古霉素、替考拉宁等。

(2)支持疗法:患者应卧床休息,注意补充足够蛋白质、热量及维生素。密切监测病情变化,注意防止休克。剧烈胸痛者,可酌用少量镇痛药。不用阿司匹林或其他解热药,以免过度出汗、脱水及干扰真实热型,导致临床判断错误。鼓励饮水每天1～2 L,轻症患者不需常规静脉输液,确有失水者可输液,保持尿比重在1.020以下,血清钠保持在145 mmol/L以下。中等或重症患者[PaO_2<8.0 kPa(60 mmHg)或有发绀]应给氧。若有明显麻痹性肠梗阻或胃扩张,应暂时禁食、禁饮和胃肠减压,直至肠蠕动恢复。烦躁不安、谵妄、失眠者酌用地西泮5 mg或水合氯醛1～1.5 g,禁用抑制呼吸的镇静药。

(3)并发症的处理:经抗菌药物治疗后,高热常在24小时内消退,或数天内逐渐下降。若体温降而复升或3天后仍不降者,应考虑肺炎链球菌的肺外感染,如脓胸、心包炎或关节炎等。持续发热的其他原因尚有耐青霉素的肺炎链球菌(PRSP)或混合细菌感染、药物热或并存其他疾病。肿瘤或异物阻塞支气管时,经治疗后肺炎虽可消散,但阻塞因素未除,肺炎可再次出现。10%～20%肺炎链球菌肺炎伴发胸腔积液者,应酌情取胸液检查及培养以确定其性质。若治疗不当,约5%并发脓胸,应积极排脓引流。

(二)葡萄球菌肺炎

葡萄球菌肺炎是由葡萄球菌引起的急性肺化脓性炎症。常发生于有基础疾病如糖尿病、血液病、艾滋病、肝病、营养不良、酒精中毒、静脉吸毒或原有支气管肺疾病者。儿童患流感或麻疹时也易罹患。多急骤起病,高热、寒战、胸痛,痰脓性,可早期出现循环衰竭。X线表现为坏死性肺炎,如肺脓肿、肺气囊肿和脓胸。若治疗不及时或不当,病死率甚高。

1.临床表现

(1)症状:本病起病多急骤,寒战、高热,体温多高达39～40 ℃,胸痛,痰脓性,量多,带血丝或呈脓血状。毒血症状明显,全身肌肉、关节酸痛,体质衰弱,精神萎靡,病情严重者可早期出现周围循环衰竭。院内感染者通常起病较隐袭,体温逐渐上升。老年人症状可不典型。血源性葡萄球菌肺炎常有皮肤伤口、疖痈和中心静脉导管置入等,或静脉吸毒史,咳脓性痰较少见。

（2）体征：早期可无体征，常与严重的中毒症状和呼吸道症状不平行，其后可出现两肺散在性湿啰音。病变较大或融合时可有肺实变体征，气胸或脓气胸则有相应体征。血源性葡萄球菌肺炎应注意肺外病灶，静脉吸毒者多有皮肤针口和三尖瓣赘生物，可闻及心脏杂音。

2.辅助检查

（1）血液检查：外周血白细胞计数明显升高，中性粒细胞比例增加，核左移。

（2）X线检查：胸部X线显示肺段或肺叶实变，可形成空洞，或呈小叶状浸润，其中有单个或多发的液气囊腔。另一特征是X线阴影的易变性，表现为一处炎性浸润消失而在另一处出现新的病灶，或很小的单一病灶发展为大片阴影。治疗有效时，病变消散，阴影密度逐渐减低，2～4周后病变完全消失，偶可遗留少许条索状阴影或肺纹理增多等。

3.治疗要点

强调应早期清除引流原发病灶，选用敏感的抗菌药物。近年来，金黄色葡萄球菌对青霉素G的耐药率已高达90%左右，因此可选用耐青霉素酶的半合成青霉素或头孢菌素，如苯唑西林钠、氯唑西林、头孢呋辛钠等，联合氨基糖苷类如阿米卡星等，亦有较好疗效。阿莫西林、氨苄西林与酶抑制剂组成的复方制剂对产酶金黄色葡萄球菌有效，亦可选用。对于抗甲氧西林金黄色葡萄球菌，则应选用万古霉素、替考拉宁等，近年国外还应用链阳霉素和噁唑烷酮类药物（如利奈唑胺）。万古霉素1～2g/d静脉点滴，或替考拉宁首日0.8g静脉点滴，以后0.4g/d，偶有药物热、皮疹、静脉炎等不良反应。临床选择抗菌药物时可参考细菌培养的药物敏感试验。

（三）肺炎支原体肺炎

肺炎支原体肺炎是由肺炎支原体引起的呼吸道和肺部的急性炎症改变，常同时有咽炎、支气管炎和肺炎。支原体肺炎占非细菌性肺炎的1/3以上，或各种原因引起的肺炎的10%。秋冬季节发病较多，但季节性差异并不显著。

1.临床表现

潜伏期2～3周，通常起病较缓慢。症状主要为乏力、咽痛、头痛、咳嗽、发热、食欲缺乏、腹泻、肌痛、耳痛等。咳嗽多为阵发性刺激性呛咳，咳少量黏液。发热可持续2～3周，体温恢复正常后可能仍有咳嗽。偶伴有胸骨后疼痛。肺外表现更为常见，如皮炎（斑丘疹和多形红斑）等。体格检查可见咽部充血，儿童偶可并发鼓膜炎或中耳炎，颈淋巴结肿大。胸部体格检查与肺部病变程度常不相称，可无明显体征。

2.辅助检查

（1）X线检查：X线显示肺部多种形态的浸润影，呈节段性分布，以肺下野多见，有的从肺门附近向外伸展。病变常经3～4周后自行消散。部分患者出现少量胸腔积液。

（2）血常规检查：血白细胞总数正常或略增高，以中性粒细胞为主。

（3）病原体检查：起病2周后，约2/3的患者冷凝集试验阳性，滴度>1：32,如果滴度逐步升高，更有诊断价值。约半数患者对链球菌MG凝集试验阳性。凝集试验为诊断肺炎支原体感染的传统实验方法，但其敏感性与特异性均不理想。血清支原体IgM抗体的测定（酶联免疫吸附试验最敏感，免疫荧光法特异性强，间接血凝法较实用）可进一步确诊。直接检测标本中肺炎支原体抗原，可用于临床早期快速诊断。单克隆抗体免疫印迹法、核酸杂交技术及聚合酶链反应技术等具有高效、特异而敏感等优点，易于推广，对诊断肺炎支原体感染有重要价值。

3.治疗要点

早期使用适当抗菌药物可减轻症状及缩短病程。本病有自限性，多数病例不经治疗可自愈。

大环内酯类抗菌药物为首选,如红霉素、罗红霉素和阿奇霉素。氟喹诺酮类如左氧氟沙星、加替沙星和莫西沙星等,四环素类也用于肺炎支原体肺炎的治疗。疗程一般2～3周。因肺炎支原体无细胞壁,青霉素或头孢菌素类等抗菌药物无效。对剧烈呛咳者,应适当给予镇咳药。若继发细菌感染,可根据痰病原学检查,选用针对性的抗菌药物治疗。

(四)肺炎衣原体肺炎

肺炎衣原体肺炎是由肺炎衣原体引起的急性肺部炎症,常累及上下呼吸道,可引起咽炎、喉炎、扁桃体炎,鼻窦炎、支气管炎和肺炎。常在聚居场所的人群中流行,如军队、学校、家庭,通常感染所有的家庭成员,但3岁以下的儿童患病较少。

1.临床表现

起病多隐袭,早期表现为上呼吸道感染症状。临床上与支原体肺炎颇为相似。通常症状较轻,发热、寒战、肌痛、干咳,非胸膜炎性胸痛,头痛、不适和乏力。少有咯血。发生咽喉炎者表现为咽喉痛、声音嘶哑,有些患者可表现为双阶段病程:开始表现为咽炎,经对症处理好转,1～3周后又发生肺炎或支气管炎,咳嗽加重。少数患者可无症状。肺炎衣原体感染时也可伴有肺外表现,如中耳炎,关节炎,甲状腺炎,脑炎,吉兰-巴雷综合征等。体格检查肺部偶闻湿啰音,随肺炎病变加重湿啰音可变得明显。

2.辅助检查

(1)血常规检查:血白细胞计数正常或稍高,血沉加快。

(2)病原体检查:可从痰、咽拭子、咽喉分泌物、支气管肺泡灌洗液中直接分离肺炎衣原体。也可用聚合酶链反应方法对呼吸道标本进行 DNA 扩增。原发感染者,早期可检测血清 IgM,急性期血清标本如 IgM 抗体滴度多1∶16或急性期和恢复期的双份血清 IgM 或 IgG 抗体有4倍以上的升高。再感染者 IgG 滴度1∶512或4倍增高,或恢复期 IgM 有较大的升高。咽拭子分离出肺炎衣原体是诊断的金标准。

(3)X 线检查:X 线胸片表现以单侧、下叶肺泡渗出为主。可有少到中量的胸腔积液,多在疾病的早期出现。肺炎衣原体肺炎常可发展成双侧,表现为肺间质和肺泡渗出混合存在,病变可持续几周。原发感染的患者胸片表现多为肺泡渗出,再感染者则为肺泡渗出和间质病变混合型。

3.治疗要点

肺炎衣原体肺炎首选红霉素,亦可选用多西环素或克拉霉素,疗程均为14～21天。阿奇霉素0.5 g/d,连用5天。氟喹诺酮类也可选用。对发热、干咳、头痛等可对症治疗。

(五)病毒性肺炎

病毒性肺炎是由上呼吸道病毒感染,向下蔓延所致的肺部炎症。可发生在免疫功能正常或抑制的儿童和成人。本病大多发生于冬春季节,暴发或散发流行。密切接触的人群或有心肺疾病者容易罹患。社区获得性肺炎住院患者约8%为病毒性肺炎。婴幼儿、老人、原有慢性心肺疾病者或妊娠妇女,病情较重,甚至导致死亡。

1.临床表现

好发于病毒疾病流行季节,临床症状通常较轻,与支原体肺炎的症状相似,但起病较急,发热、头痛、全身酸痛、倦怠等较突出,常在急性流感症状尚未消退时,即出现咳嗽、少痰或白色黏液痰、咽痛等呼吸道症状。小儿或老年人易发生重症病毒性肺炎,表现为呼吸困难、发绀、嗜睡、精神萎靡,甚至发生休克、心力衰竭和呼吸衰竭等并发症,也可发生急性呼吸窘迫综合征。本病常无显著的胸部体征,病情严重者有呼吸浅速,心率增快,发绀,肺部干、湿啰音。

2.辅助检查

(1)血常规检查:白细胞计数正常、稍高或偏低,血沉通常在正常范围。

(2)病原体检查:痰涂片所见的白细胞以单核细胞居多,痰培养常无致病细菌生长。

(3)X线检查:胸部 X 线检查可见肺纹理增多,小片状浸润或广泛浸润,病情严重者显示双肺弥漫性结节性浸润,但大叶实变及胸腔积液者均不多见。病毒性肺炎的致病原不同,其 X 线征象亦有不同的特征。

3.治疗要点

以对症为主,卧床休息,居室保持空气流通,注意隔离消毒,预防交叉感染。给予足量维生素及蛋白质,多饮水及少量多次进软食,酌情静脉输液及吸氧。保持呼吸道通畅,及时消除上呼吸道分泌物等。

原则上不宜应用抗菌药物预防继发性细菌感染,一旦明确已合并细菌感染,应及时选用敏感的抗菌药物。

目前已证实较有效的病毒抑制药物如下:①利巴韦林具有广谱抗病毒活性,包括呼吸道合胞病毒、腺病毒、副流感病毒和流感病毒。0.8～1.0 g/d,分 3 或 4 次服用;静脉滴注或肌内注射每天 10～15 mg/kg,分 2 次。亦可用雾化吸入,每次 10～30 mg,加蒸馏水 30 mL,每天 2 次,连续 5～7 天。②阿昔洛韦具有广谱、强效和起效快的特点。临床用于疱疹病毒、水痘病毒感染。尤其对免疫缺陷或应用免疫抑制剂者应尽早应用。每次 5 mg/kg,静脉滴注,一天 3 次,连续给药 7 天。③更昔洛韦可抑制 DNA 合成。主要用于巨细胞病毒感染,7.5～15 mg/(kg·d),连用 10～15 天。④奥司他韦为神经氨酸酶抑制剂,对甲、乙型流感病毒均有很好作用,耐药发生率低,75 mg,每天 2 次,连用 5 天。⑤阿糖腺苷具有广泛的抗病毒作用。多用于治疗免疫缺陷患者的疱疹病毒与水痘病毒感染,5～15 mg/(kg·d),静脉滴注,每 10～14 天为 1 个疗程。⑥金刚烷胺有阻止某些病毒进入人体细胞及退热作用。临床用于流感病毒等感染。成人量每次 100 mg,晨晚各 1 次,连用 3～5 天。

(六)肺真菌病

肺真菌病是最常见的深部真菌病。近年来由于广谱抗菌药物、糖皮质激素、细胞毒药物及免疫抑制剂的广泛使用,器官移植的开展,以及免疫缺陷病如艾滋病增多,肺真菌病有增多的趋势。真菌多在土壤中生长,孢子飞扬于空气中,被吸入到肺部引起肺真菌病(外源性)。有些真菌为寄生菌,当机体免疫力下降时可引起感染。体内其他部位真菌感染亦可循淋巴或血液到肺部,为继发性肺真菌病。

1.临床表现

临床上表现为持续发热、咳嗽、咳痰(黏液痰或乳白色、棕黄色痰,也可有血痰)、胸痛、消瘦、乏力等症状。肺部体征无特异性改变。

2.辅助检查

肺真菌病的病理改变可有过敏、化脓性炎症反应或形成慢性肉芽肿。X 线表现无特征性可为支气管肺炎、大叶性肺炎、单发或多发结节,乃至肿块状阴影和空洞。病理学诊断仍是肺真菌病的金标准。

3.治疗要点

轻症患者经去除诱因后病情常能逐渐好转,念珠菌感染常使用氟康唑、氟胞嘧啶治疗,肺曲霉素病首选两性霉素 B。肺真菌病重在预防,合理使用抗生素、糖皮质激素,改善营养状况加强口鼻腔的清洁护理,是减少肺真菌病的主要措施。

三、护理评估

(一)病因评估

主要评估患者发病史与健康史,询问与本病发生相关的因素,如有无受凉、淋雨、劳累等诱因;有无上呼吸道感染史;有无性阻塞性肺疾病、糖尿病等慢性基础疾病;是否吸烟及吸烟量;是否长期使用激素、免疫抑制剂等。

(二)一般评估

1.生命体征

有无心率加快、脉搏细速、血压下降、脉压变小、体温不升、高热、呼吸困难等。

2.患者主诉

有无畏寒、发热、咳嗽、咳痰、胸痛、呼吸困难等症状。

3.精神和意识状态

有无精神萎靡、表情淡漠、烦躁不安、神志模糊等。

4.皮肤黏膜

有无发绀、肢端湿冷。

5.尿量

疑有休克者,测每小时尿量。

6.相关记录

体温、呼吸、血压、心率、意识、尿量(必要时记录出入量),痰液颜色、性状和量等情况。

(三)身体评估

1.视诊

观察患者有无急性面容和鼻翼翕动等表现;有无面颊绯红、口唇发绀、有无唇周疱疹、有无皮肤黏膜出血判断患者意识是否清楚,有无烦躁、嗜睡、惊厥和表情淡漠等意识障碍;患者呼吸时双侧呼吸运动是否对称,有无一侧胸式呼吸运动的增强或减弱;有无三凹征,有无呼吸频率加快或节律异常。

2.触诊

有无头颈部浅表淋巴结肿大与压痛,气管是否居中,双肺触觉语颤是否对称;有无胸膜摩擦感。

3.听诊

有无闻及肺泡呼吸音减弱或消失,异常支气管呼吸音,胸膜摩擦音和干、湿啰音等。

(四)心理-社会评估

患者在疾病治疗过程中的心理反应与需求,家庭及社会支持情况,引导患者正确配合疾病的治疗与护理。

(五)辅助检查结果评估

1.血常规检查

有无白细胞计数和中性粒细胞比例增高及核左移、淋巴细胞增多。

2.胸部 X 线检查

有无肺纹理增粗、炎性浸润影等。

3.痰培养

有无致病菌生长,药敏试验结果如何。

4.血气分析

是否有 PaO_2 减低和/或动脉血二氧化碳分压($PaCO_2$)升高。

(六)治疗常用药效果的评估

(1)应用抗生素的评估要点:①记录每次给药的时间与次数,评估有无按时、按量给药,是否足疗程。②评估用药后患者症状有否缓解。③评估用药后患者是否出现皮疹、呼吸困难等变态反应。④评估用药后患者有无胃肠道不适,使用氨基糖苷类抗生素注意有无肾、耳等不良反应。老年人或肾功能减退者应特别注意有无耳鸣、头晕、唇舌发麻不良反应。⑤使用抗真菌药后,评估患者有无肝功能受损。

(2)使用血管活性药时,需密切监测与评估患者血压、心率情况及外周循环改善情况。评估药液有无外渗等。

四、主要护理诊断/问题

(一)体温过高

体温过高与肺部感染有关。

(二)清理呼吸道无效

清理呼吸道无效与气道分泌物多、痰液黏稠、胸痛、咳嗽无力等有关。

(三)潜在并发症

感染性休克。

五、护理措施

(一)体温过高

1.休息和环境

患者应卧床休息。环境应保持安静、阳光充足、空气清新,室温为 18~20 ℃,湿度 55%~60%。

2.饮食

提供足够热量、蛋白质和维生素的流质或半流质饮食,以补充高热引起的营养物质消耗。鼓励患者足量饮水(2~3 L/d)。

3.口腔护理

做好口腔护理,鼓励患者经常漱口;口唇疱疹者局部涂液体石蜡或抗病毒软膏。

4.病情观察

监测患者神志、体温、呼吸、脉搏、血压和尿量,做好记录,观察热型。重症肺炎不一定有高热,应重点观察儿童、老年人、久病体弱者的病情变化。

5.高热护理

寒战时注意保暖,及时添加被褥,给予热水袋时防止烫伤。高热时采用温水擦浴、冰袋、冰帽等物理降温措施,以逐渐降温为宜,防止虚脱。患者大汗时,及时协助擦汗和更换衣物,避免受凉。必要时遵医嘱使用退烧药。必要时遵医嘱静脉补液,补充因发热丢失的水分和盐,加快毒素排泄的热量散发。心脏病或老年人应注意补液速度,避免过快导致急性肺水肿。

6.用药护理

遵医嘱及时使用抗生素,观察疗效和不良反应。如头孢唑啉钠(先锋 V)可有发热、皮疹、胃肠道不适,偶见白细胞减少和丙氨酸氨基转移酶增高。喹诺酮类药(氧氟沙星、环丙沙星)偶见皮疹、恶心等。注意氨基糖苷类抗生素有肾、耳毒性的不良反应,老年人或肾功能减退者应慎用或适当减量。

(二)清理呼吸道无效

1.痰液观察

观察痰液颜色、性质、气味和量,如肺炎球菌肺炎呈铁锈色痰,克雷伯杆菌肺炎典型痰液为砖红色胶冻状,厌氧菌感染者痰液多有恶臭味等。最好在用抗生素前留取痰标本,痰液采集后应在 10 分钟内接种培养。

2.鼓励患者有效咳嗽,清除呼吸道分泌物

痰液黏稠不易咳出、年老体弱者,可给予翻身、拍背、雾化吸入、机械吸痰等协助排痰。

(三)潜在并发症(感染性休克)

1.密切观察病情

一旦出现休克先兆,应及时通知医师,准备药品,配合抢救。

2.体位

将患者安置在监护室,仰卧中凹位,抬高头胸部 20°、抬高下肢约 30°,有利于呼吸和静脉血回流,尽量减少搬动。

3.吸氧

迅速给予高流量吸氧。

4.尽快建立两条静脉通道

遵医嘱补液,以维持有效血容量,输液速度个体化,以中心静脉压作为调整补液速度的指标,中心静脉压<0.5 kPa(5 cmH$_2$O)可适当加快输液速度,中心静脉压≥1.0 kPa(10 cmH$_2$O)时,输液速度则不宜过快,以免诱发急性左心衰竭。

5.纠正水、电解质和酸碱失衡

监测和纠正钾、钠、氯和酸碱失衡。纠正酸中毒常用 5%的碳酸氢钠静脉点滴,但输液不宜过多过快。

6.血管活性药物

在输入多巴胺、间羟胺等血管活性药物时,应根据血压随时调整滴速,维持收缩压在 12.0～13.3 kPa(90～100 mmHg),保证重要器官的血液供应,改善微循环。注意防止液体溢出血管外引起局部组织坏死。

7.糖皮质激素应用

激素有抗炎抗休克,增强人体对有害刺激的耐受力的作用,有利于缓解症状,改善病情,及回升血压,可在有效抗生素使用的情况下短期应用,如氢化可的松 100～200 mg 或地塞米松 5～10 mg 静脉滴注,重症休克可加大剂量。

8.控制感染

联合使用广谱抗生素时,注意观察药物疗效和不良反应。

9.健康指导

(1)疾病预防指导:避免上呼吸道感染、受凉、淋雨、吸烟、酗酒,防止过度疲劳。尤其是免疫功能低下者(糖尿病、血液病、艾滋病、肝病、营养不良等)和慢性支气管炎、支气管扩张症者。易感染人群如年老体弱者,慢性病患者可接种流感疫苗、肺炎疫苗等,以预防发病。

(2)疾病知识指导:对患者与家属进行有关肺炎知识的教育,使其了解肺炎的病因和诱因。指导患者遵医嘱按疗程用药,出院后定期随访。慢性病、长期卧床、年老体弱者,应注意经常改变体位、翻身、拍背,咳出气道痰液。

(3)就诊指标:出现高热、心率增快、咳嗽、咳痰、胸痛等症状及时就诊。

(逢有丽)

第七节 肺 栓 塞

一、概述

肺栓塞(PE)是由内源性或外源性栓子堵塞肺动脉或其分支引起肺循环和右心功能障碍的一组临床和病理生理综合征,包括肺血栓栓塞症(PTE)、脂肪栓塞综合征、羊水栓塞、空气栓塞、肿瘤栓塞等。

来自静脉系统或右心的血栓堵塞肺动脉或其分支引起肺循环和呼吸功能障碍的临床和病理综合征称为PTE,临床上95%以上的PE是由于PTE所致,是最常见的PE类型,因此,临床上所说的PE通常指的是PTE。PE中80%～90%的栓子来源于下肢或骨盆深静脉血栓,临床上又把PE和深静脉血栓形成(DVT)划归于静脉血栓栓塞症(VTE),并认为PE和DVT具有相同的易患因素,大多数情况下二者伴随发生,为VTE的两种不同临床表现形式。PE可单发或多发,但常发生于右肺和下叶。当栓子堵塞肺动脉,如果其支配区的肺组织因血流受阻或中断而发生坏死,称为肺梗死(PI)。由于肺组织同时接受肺动脉、支气管动脉和肺泡内气体三重供氧,因此肺动脉阻塞时临床上较少发生肺梗死。如存在基础心肺疾病或病情严重,影响到肺组织的多重氧供,才有可能导致PI。

经济舱综合征(ECS)是指由于长时间空中飞行,静坐在狭窄而活动受限的空间内,双下肢静脉回流减慢,血液淤滞,从而发生DVT和/或PTE,又称为机舱性血栓形成。长时间坐车(火车、汽车、马车等)旅行也可以引起DVT和/或PTE,故广义的ECS又称为旅行者血栓形成。

"e栓塞"是指上网时间比较长而导致的下肢静脉血栓形成并栓塞的事件,与现代工作中电脑普及以及相应工作习惯有关。

二、病因与发病机制

PE的栓子99%是属血栓性质的,因此,导致血栓形成的危险因素均为PE的病因。这些危险因素包括自身因素(多为永久性因素)和获得性因素(多为暂时性因素)。自身因素一般指的是血液中一些抗凝物质及纤溶物质先天性缺损,如蛋白C缺乏、蛋白S缺乏、抗凝血酶Ⅲ(ATⅢ)缺乏,以及凝血因子V Leiden突变和凝血酶原(PTG)20210A突变等,为明确的VTE危险因素,常以反复静脉血栓形成和栓塞为主要临床表现,称为遗传性血栓形成倾向或遗传性易栓症。若40岁以下的年轻患者无明显诱因反复发生DVT和PTE,或发病呈家族聚集倾向,应注意检测这些患者的遗传缺陷。获得性因素临床常见包括：高龄、长期卧床、长时间旅行、动脉疾病（含颈动脉及冠状动脉病变）、近期手术史、创伤或活动受限（如卒中、肥胖、真性红细胞增多症、管状石膏固定患肢）、VTE 病史、急性感染、抗磷脂抗体综合征、恶性肿瘤、妊娠、口服避孕药或激素替代治疗等。另外随着医学科学技术的发展，心导管、有创性检查及治疗技术（如 ICD 植入和中心静脉置管等）的广泛开展，也大大增加了 DVT-PE 的发生，因此，充分重视上述危险因素将有助于对 PE 的早期识别。

引起 PTE 的血栓可以来源于下腔静脉径路、上腔静脉径路或右心腔，其中大部分来源于下肢深静脉，尤其是从腘静脉上端到髂静脉段的下肢近端深静脉（占 50%～90%）。盆腔静脉丛亦是血栓的重要来源。

由于 PE 致肺动脉管腔阻塞，栓塞部位肺血流量减少或中断，机械性肺毛细血管前动脉高压，加之肺动脉、冠状动脉反射性痉挛，使肺毛细血管床减少，肺循环阻力增加，肺动脉压力上升，使右心负荷加重，心排血量下降。由于右心负荷加重致右心压力升高，右室扩张致室间隔左移，导致左室舒张末期容积减少和充盈减少，使主动脉与右室压力阶差缩小及左心室功能下降，进而心排血量减少，体循环血压下降，冠状动脉供血减少及心肌缺血，致脑动脉及冠状动脉供血不足，患者可发生脑供血不足、脑梗死、心绞痛、急性冠状动脉综合征、心功能不全等。肺动脉压力升高程度与血管阻塞程度有关。由于肺血管床具备强大的储备能力，对于原无心肺异常的患者，肺血管床面积减少 25%～30% 时，肺动脉平均压轻度升高；肺血管床面积减少 30%～40% 时，肺动脉平均压可达 4.0 kPa（30 mmHg）以上，右室平均压可升高；肺血管床面积减少 40%～50% 时，肺动脉平均压可达 5.3 kPa（40 mmHg），右室充盈压升高，心排血指数下降；肺血管床面积减少 50%～70% 时，可出现持续性肺动脉高压；肺血管床面积减少达 85% 以上时，则可发生猝死。PE 时由于低氧血症及肺血管内皮功能损伤，释放内皮素、血管紧张素 Ⅱ，加之血栓中的血小板活化脱颗粒释放 5-羟色胺、缓激肽、血栓素 A、二磷酸腺苷、血小板活化因子等大量血管活性物质，均进一步使肺动脉血管收缩，致肺动脉高压等病理生理改变。PE 后堵塞部位肺仍保持通气，但无血流，肺泡不能充分地进行气体交换，致肺泡无效腔增大，导致肺通气/血流比例失调，低氧血症发生。由于右心房与左心房之间压差倒转，约 1/3 的患者超声可检测到经卵圆孔的右向左分流，加重低氧血症，同时也增加反常栓塞和卒中的风险。较小的和远端的栓子虽不影响血流动力学，但可使肺泡出血致咯血、胸膜炎和轻度的胸膜渗出，临床表现为"肺梗死"。

若急性 PE 后肺动脉内血栓未完全溶解，或反复发生 PTE，则可能形成慢性血栓栓塞性肺动脉高压（CTEPH），继而出现慢性肺心病，右心代偿性肥厚和右心衰竭。

三、临床表现

PE 发生后临床表现多种多样，可涉及呼吸、循环及神经系统等多个系统，但是缺乏特异性。其表现主要取决于栓子的大小、数量，与肺动脉堵塞的部位、程度、范围，也取决于过去有无心肺疾病、血流动力学状态、基础心肺功能状态、患者的年龄及全身健康状况等。较小栓子可能无任何临床症状。小范围的 PE（面积小于肺循环 50% 的 PE）一般没有症状或仅有气促，以活动后尤为明显。当肺循环>50% 突然发生栓塞时，就会出现严重的呼吸功能和心功能障碍。

多数患者因呼吸困难、胸痛、先兆晕厥、晕厥和/或咯血而疑诊为急性肺栓塞。常见症状如下：①不明原因的呼吸困难及气促，尤以活动后明显，为 PE 最重要、最常见症状，发生率为 80%～90%。②胸痛为 PE 常见的症状，发生率为 40%～70%，可分为胸膜炎性胸痛（40%～70%）及心绞痛样胸痛(4%～12%)。胸膜炎性胸痛常为较小栓子栓塞周边的肺小动脉,局部肺组织中的血管活性物质及炎性介质释放累及胸膜所致。胸痛多与呼吸有关,吸气时加重,并随炎症反应消退或胸腔积液量的增加而消失。心绞痛样胸痛常为较大栓子栓塞大的肺动脉所致,是梗死面积较大致血流动力学变化,引起冠状动脉血流减少,患者发生典型心绞痛样发作,发生时间较早,往往在栓塞后迅速出现。③晕厥发生率为11%～20%,为大面积 PE 所致心排血量降低致脑缺血,值得重视的是临床上晕厥可见于 PE 首发或唯一临床症状。出现晕厥往往提示预后不良,有晕厥症状的PTE 病死率高达40%,其中部分患者可猝死。④咯血占10%～30%,多于梗死后24小时内发生,常为少量咯血,大咯血少见,多示肺梗死发生。⑤烦躁不安、惊恐甚至濒死感,多提示梗死面积较大,与严重呼吸困难或胸痛有关。⑥咳嗽、心悸等。各病例可出现以上症状的不同组合。临床上有时出现所谓"三联征",即同时出现呼吸困难、胸痛及咯血,但仅见于20%的患者,常常提示肺梗死患者。急性肺栓塞也可完全无症状,仅在诊断其他疾病或尸检时意外发现。

(一)症状

1.呼吸系统

呼吸频率增加(>20次/分)最常见;发绀;肺部有时可闻及哮鸣音和/或细湿啰音;合并肺不张和胸腔积液时出现相应的体征。

2.循环系统

心率加快(>90次/分),主要表现为窦性心动过速,也可发生房性心动过速、心房颤动、心房扑动或室性心律失常;多数患者血压可无明显变化,低血压和休克罕见,但一旦发生常提示中央型急性肺栓塞和/或血流动力学受损;颈静脉充盈、怒张或搏动增强;肺动脉瓣区第二心音亢进或分裂,三尖瓣可闻及收缩期杂音。

3.其他

可伴发热,多为低热,提示肺梗死。

(二)体征

下肢 DVT 的主要表现为患肢肿胀、周径增大、疼痛或压痛、皮肤色素沉着,行走后患肢易疲劳或肿胀加重。但半数以上的下肢 DVT 患者无自觉症状和明显体征。应测量双侧下肢的周径来评价其差别。

(三)DVT 的症状与体征

周径的测量点分别为髌骨上缘以上15 cm 处,髌骨下缘以下10 cm 处。双侧相差>1 cm 即考虑有临床意义。

四、辅助检查

尽管血气分析的检测指标不具有特异性,但有助于对 PE 的筛选。为提高血气分析对 PE 诊断的准确率,应以患者就诊时卧位、未吸氧、首次动脉血气分析的测量值为准。由于动脉血氧分压随年龄的增长而下降,所以血氧分压的正常预计值应按照公式 $PaO_2(mmHg)=106-0.14\times$年龄(岁)进行计算。70%～86%的患者示低氧血症及呼吸性碱中毒,93%的患者有低碳酸血症,86%～95%的患者肺泡-动脉血氧分压差 $P_{(A-a)}O_2$ 增加$[>2.0 \text{ kPa}(15 \text{ mmHg})]$。

(一)动脉血气分析

动脉血气分析为目前诊断 PE 及 DVT 的常规实验室检查方法。急性血栓形成时,凝血和纤溶系统同时激活,引起血浆 D-二聚体水平升高,如$>500 \mu g/L$ 对诊断 PE 有指导意义。D-二聚体水平与血栓大小、堵塞范围无明显关系。由于血浆中 $2\%\sim3\%$ 的血浆纤维蛋白原转变为血浆蛋白，故正常人血浆中可检测到微量 D-二聚体，正常时 D-二聚体$<250\ \mu g/L$。D-二聚体测定敏感性高而特异性差，阴性预测价值很高，水平正常多可以排除急性 PE 和 DVT。在某些病理情况下也可以出现 D-二聚体水平升高，如肿瘤、炎症、出血、创伤、外科手术以及急性心肌梗死和主动脉夹层，所以 D-二聚体水平升高的阳性预测价值很低。本项检查的主要价值在于急诊室排除急性肺栓塞，尤其是低度可疑的患者，而对确诊无益。中度急性肺栓塞可疑的患者，即使检测 D-二聚体水平正常，仍需要进一步检查。高度急性肺栓塞可疑的患者，不主张检测 D-二聚体水平，此类患者不论检测的结果如何，均不能排除急性肺栓塞，需行超声或 CT 肺动脉造影进行评价。

(二)血浆 D-二聚体测定

心电图改变是非特异性的，常为一过性和多变性，需动态比较观察有助于诊断。窦性心动过速是最常见的心电图改变，其他包括电轴右偏，右心前导联及 II、III、aVF 导联 T 波倒置(此时应注意与非 ST 段抬高性急性冠脉综合征进行鉴别)、完全性或不完全性右束支传导阻滞等；最典型的心电图表现是 $S_I Q_{III} T_{III}$(I 导联 S 波变深，S 波>1.5 mm，III 导联有 Q 波和 T 波倒置)，但比较少见。房性心律失常，尤其是心房颤动也比较多见。

(三)心电图

心电图在提示诊断、预后评估及除外其他心血管疾病方面有重要价值。超声心动图具有快捷、方便和适合床旁检查等优点，尤其适用于急诊，可提供急性肺栓塞的直接和间接征象，直接征象为发现肺动脉近端或右心腔(包括右心房和右心室)的血栓，如同时患者临床表现符合 PTE，可明确诊断。间接征象多是右心负荷过重的表现，如右室壁局部运动幅度降低；右室和/或右房扩大；室间隔左移和运动异常；近端肺动脉扩张；三尖瓣反流速度增快等。既往无心肺疾病的患者发生急性肺栓塞，右心室壁一般无增厚，肺动脉收缩压很少超过 5.3 kPa(40 mmHg)。因此在临床表现的基础上，结合超声心动图的特点，有助于鉴别急、慢性肺栓塞。

(四)超声心动图

PE 时 X 线检查可有以下征象。

(1)肺动脉阻塞征：区域性肺血管纹理纤细、稀疏或消失，肺野透亮度增加。

(2)肺动脉高压征及右心扩大征：右下肺动脉干增宽或伴截断征，肺动脉段膨隆以及右心室扩大。

(3)肺组织继发改变：肺野局部片段阴影，尖端指向肺门的楔形阴影，肺不张

(五)胸部 X 线检查

胸部 X 线检查或膨胀不全，肺不张侧可见膈肌抬高，有时合并胸腔积液。CT 肺动脉造影具有无创、快捷、图像清晰和较高的性价比等特点，同时由于可以直观的判断肺动脉阻塞的程度和形态，以及累及的部位和范围，因此是目前急诊确诊 PE 最主要确诊手段之一。CT 肺动脉造影可显示主肺动脉、左右肺动脉及其分支的血栓或栓子，不仅能够发现段以上肺动脉内的栓子，对亚段或以上的 PE 的诊断价值较高，其诊断敏感度为 83%，特异度为 $78\%\sim100\%$，但对亚段以下的肺动脉内血栓的诊断敏感性较差。PE 的直接征象为肺动脉内的低密度充盈缺损，部分或完全包围在不透光的血流之间(轨道征)，或者呈完全充盈缺损，远端血管不显影。间接征象包括肺野楔形密度增高影，条带状的高密度区或盘状肺不张，中心肺动脉扩张及远端血管分支减少或消失等。同时也可以对右室的形态和室壁厚度等右心室改变的征象进行分析。

(六)CT 肺动脉造影

本项检查是二线诊断手段,在急诊的应用价值有限,通常禁用于肾功能不全、造影剂过敏或者妊娠妇女。严重肺动脉高压,中度以上心脏内右向左分流及肺内分流者禁用此诊断方法。典型征象是与通气显像不匹配的肺段分布灌注缺损。其诊断肺栓塞的敏感性为92%,特异性为87%,且不受肺动脉直径的影响,尤其在诊断亚段以下肺动脉血栓栓塞中具有特殊意义。

(七)放射性核素肺通气灌注扫描

放射性核素肺通气灌注扫描是公认诊断 PE 的金指标,属有创性检查,不作为 PTE 诊断的常规检查方法。肺动脉造影可显示直径 1.5 mm 的血管栓塞,其敏感性为98%,特异性为95%～98%。肺动脉造影影像特点如下:直接征象为血管腔内造影剂充盈缺损,伴或不伴轨道征的血流阻断;间接征象为栓塞区域血流减少及肺动脉分支充盈及排空延迟。多在患者需要介入治疗如导管抽吸栓子、直接肺动脉内溶栓时应用。

(八)肺动脉造影

单次屏气 20 秒内完成磁共振肺动脉造影扫描,可直接显示肺动脉内栓子及肺栓塞所致的低灌注区。与 CT 肺动脉造影相比,磁共振肺动脉造影的一个重要优势在于可同时评价患者的右心功能,对于无法进行造影的碘过敏患者也适用,缺点在于不能作为独立排除急性肺栓塞的检查。

(九)磁共振肺动脉造影

对于 PE 来讲这项检查十分重要,可寻找 PE 栓子的来源。血管超声多普勒检查为首选方法,可对血管腔大小、管壁厚度及管腔内异常回声均可直接显示。除下肢静脉超声外,对可疑的患者应推荐加压静脉超声成像(CUS)检查,即通过探头压迫静脉等技术诊断 DVT,静脉不能被压陷或静脉腔内无血流信号为 DVT 的特定征象。CUS 诊断近端血栓的敏感度为90%,特异度为95%。

五、病情观察与评估

(1)监测生命体征,观察患者有无呼吸、脉搏增快,血压下降。

(2)观察有无剧烈胸痛、晕厥、咯血"肺梗死三联征"。

(3)观察有无口唇及肢端发绀、鼻翼翕动、三凹征、辅助呼吸肌参与呼吸等呼吸困难的表现。

(4)观察患者有无下肢肿胀、疼痛或压痛,皮肤发红或色素沉着等深静脉血栓的表现。

(5)评估辅助检查结果 D-二聚体在肺血栓栓塞症急性期升高;动脉血气分析表现为低氧血症、低碳酸血症、肺泡-动脉血氧分压差增大;深静脉超声检查发现血栓。

(6)评估有无活动性出血、近期自发颅内出血等溶栓禁忌证。

六、护理措施

(一)体位与活动

抬高床头,绝对卧床休息。

(二)氧疗

根据缺氧严重程度选择鼻导管或面罩给氧。如患者有意识改变,氧分压(PaO_2)<8.0 kPa(60 mmHg),二氧化碳分压($PaCO_2$)>6.7 kPa(50 mmHg)时行机械通气。

(三)用药护理

1.溶栓药

常用尿激酶、链激酶、重组纤溶酶原激活物静脉输注。

2.抗凝药物

常用普通肝素输注、低分子肝素皮下注射、华法林口服。

3.镇静止痛药物

常用吗啡或哌替啶止痛。

4.用药注意事项

溶栓、抗凝治疗期间观察大小便颜色,有无皮下、口腔黏膜、牙龈、鼻腔、穿刺点出血等。观察患者神志,警惕颅内出血征象。使用吗啡者观察有无呼吸抑制。定时测定国际标准化比值(INR)、活化部分凝血活酶时间(APTT)、凝血酶原时间(PT)及血小板。

七、健康指导

(1)告知患者避免挖鼻、剔牙及肌内注射,禁用硬毛牙刷,以免引起出血。

(2)禁食辛辣、坚硬、多渣饮食,服用华法林期间,避免食用萝卜、菠菜、咖啡等食物。

(3)告知患者戒烟,控制体重、血压、血脂、血糖。

(4)告知下肢静脉血栓患者患肢禁止按摩及冷热敷。

(5)定期随访,定时复查 INR、APTT、PT 及血小板。

(逄有丽)

第八章 妇科护理

第一节 妇科基础护理技术

一、坐浴

坐浴是妇科常用的局部治疗方法。借助水温与药液的作用,促进局部血液循环,增加抵抗力,减轻外阴局部的炎症及疼痛,使创面清洁,有利于组织恢复;或作为外阴阴道手术前的准备,方法简便。

(一)物品准备

坐浴用的盆1个,41～43 ℃的温热溶液2 000 mL,30 cm高坐浴架一个,无菌纱布一块,常用的坐浴液有1∶5 000高锰酸钾溶液,0.5%醋酸,2%～4%碳酸氢钠溶液等。

(二)种类和操作方法

根据患者的病情按比例配制好溶液2 000 mL,将坐浴盆置于坐浴架上,嘱患者排空膀胱后全臀和外阴部浸泡于溶液中,一般持续20分钟。结束后用无菌纱布蘸干外阴部。根据水温的不同分为3种类型。

1.热浴

水温在41～43 ℃,适于渗出性病变及急性炎性浸润,可先熏后坐,持续20分钟左右。

2.温浴

35～37 ℃,适用于慢性盆腔炎、手术前准备。

3.冷浴

14～15 ℃,为刺激肌肉神经,使其张力增加,改善血液循环,适用于膀胱阴道松弛、性无能及功能性无月经等,持续2～5分钟即可。

(三)护理要点

(1)月经期妇女、阴道流血者、孕妇及产后7天内的产妇禁止使用。

(2)坐浴前先将外阴及肛门周围擦洗干净。

(3)注意药液浓度及水温,以免灼伤及烫伤皮肤。

(4)坐浴时必须将臀部及外阴全部浸在药液中。

(5)注意室内温度和保暖,以防受凉。

二、会阴擦洗

会阴擦洗的目的在于保持会阴及肛门部清洁,防止生殖系统、泌尿系统的逆行感染,促进患者会阴伤口愈合,并使其舒适。常用于以下情况:①妇科或产科手术后留置导尿管者。②产后会阴有伤口者。③急性外阴炎患者。④长期卧床患者。⑤外阴手术后的患者。⑥长期阴道流血的患者。

(一)物品准备

一次性垫巾或橡胶单和中单1块,会阴擦洗盘1只。盘内放消毒弯盘2只,无菌镊子或消毒止血钳2把,无菌棉球2~3个,擦洗药液500 mL(0.1%苯扎溴铵,或1∶5 000高锰酸钾,0.02%聚维酮碘溶液),干纱布2块,冲洗壶1个,便盆1只。

(二)操作方法

(1)告知患者会阴擦洗的目的、方法,以取得患者配合。

(2)将会阴擦洗盘放至床边,擦洗时,最好用屏风遮挡或请多余人员回避,嘱患者排空膀胱,取膀胱截石位暴露外阴,将身体盖好,注意为患者保暖,以防受凉。

(3)给患者臀下垫一次性垫巾或橡胶单、中单。

(4)用一把镊子或止血钳夹取干净的药液棉球,另一把镊子或止血钳用于擦洗,擦洗的顺序为第一遍时自耻骨联合一直向下擦至臀部,先擦净一侧后换一棉球同样擦净对侧,再另用一棉球自阴阜向下擦净中间。由上而下、自外向内初步擦净会阴部的污垢、分泌物和血迹等;第二遍的顺序为自内向外,或以伤口为中心向外擦洗,其目的为防止伤口、尿道口、阴道口被污染。擦洗时,均应注意最后擦洗肛周和肛门。第3遍顺序同第2遍。可根据患者情况增加擦洗次数,直至擦净,最后用干纱布擦干。

(5)擦洗完毕,为患者换上清洁卫生垫,整理好床单。

如行会阴部冲洗,则应备便盆和冲洗壶,一边冲洗一边擦洗,冲洗的顺序同会阴部擦洗,冲洗时注意用无菌纱布堵住阴道口,以免污水进入阴道,导致逆行感染。

(三)护理要点

(1)擦洗时,应注意观察会阴部及会阴伤口周围组织有无红肿、分泌物及其性质和伤口愈合情况。发现异常及时记录并报告医师。

(2)每次擦洗前后护理人员均需洗净双手,注意无菌操作,然后再护理下一位患者。最后擦洗有伤口感染者,以免交叉感染。

(3)对有留置导尿管者,应注意尿管是否通畅,避免脱落或打结。

(4)擦洗结束后,为患者更换消毒会阴垫,穿好裤子,整理床单。

三、阴道灌洗

阴道灌洗有清洁、收敛和热疗作用,可促进阴道血液循环,减少阴道分泌物,缓解局部充血,达到控制和治疗炎症的目的。常用于治疗各种阴道炎症、宫颈炎,也用于子宫切除术前或阴道手术前的常规阴道准备,以减少术后感染机会。

(一)物品准备

一次性阴道冲洗器1个或灌洗筒、橡皮管、阴道窥器、灌洗头各1个,弯盘1只,橡胶单1块,一次性垫巾1块,便盆1个,灌洗溶液500～1 000 mL。常用的阴道灌洗液有1∶5 000高锰酸钾溶液、生理盐水、2％～4％碳酸氢钠溶液、0.025％聚维酮碘溶液、2.5％乳酸溶液、4％硼酸溶液、0.5％醋酸溶液、0.2％苯扎溴铵溶液等。注意:念珠菌阴道炎患者用碱性溶液灌洗,滴虫阴道炎患者应用酸性溶液灌洗,而非特异性炎症者用一般消毒液或生理盐水。

(二)操作方法

(1)告知患者此次操作的方法、目的及可能的感受,以使患者能积极配合。

(2)能活动的患者,嘱患者排空膀胱后,将其带至妇科检查床上,取膀胱截石位,臀部垫橡胶单和一次性垫巾,放好便盆。

(3)根据病情配制500～1 000 mL灌洗液,将装有灌洗液的一次性阴道冲洗器或灌洗筒挂于床旁,其高度距床沿60～70 cm处,排去管内空气,试水温41～43 ℃后备用。

(4)操作时,操作者右手持冲洗头,先用灌洗液冲洗外阴部,然后用左手将小阴唇分开,将灌洗头沿阴道纵侧壁的方向缓缓插入至阴道达后穹隆部。边冲洗边将灌洗头围绕子宫颈轻轻地上下左右移动;或用阴道窥器暴露宫颈后再冲洗,冲洗时不停地转动阴道窥器,使整个阴道穹隆及阴道侧壁冲洗干净后,再将阴道窥器按下,以使阴道内的残留液体完全流出。

(5)当灌洗液剩100 mL时,拔出灌洗头,再冲洗外阴部,用干纱布擦干外阴,扶患者下妇查床。

(6)卧床患者于病床上进行时,保护患者隐私。患者取膀胱截石位,臀下垫橡胶单和中单、一次性垫巾,上面放一便盆,注意保暖。其他准备和操作同前。灌洗完毕,抽出灌洗头,再冲洗外阴后,扶患者坐于便盆片刻,使阴道内存留之灌洗液流出。擦干外阴,撤离用物,再行整理床单。

(三)护理要点

(1)灌洗筒与床沿距离不超过70 cm,以免压力过大,水流过速,使液体或污物进入子宫腔或灌洗液与局部作用的时间不足。

(2)灌洗液以41～43 ℃为宜,温度过低,患者不舒适,温度过高时可能烫伤阴道黏膜。

(3)灌洗头插入不宜过深,灌洗的弯头应向上,避免刺激后穹隆引起不适,或损伤局部组织引起充血。

(4)灌洗时,动作要轻柔,以免损伤阴道和宫颈组织。

(5)产后10天或妇产科手术2周后的患者,若合并阴道分泌物混浊、有臭味、阴道伤口愈合不良、黏膜感染坏死等,可行低位阴道灌洗,灌洗筒的高度一般不超过床沿30 cm,以避免污物进入宫腔或损伤阴道残端伤口。

(6)未婚妇女可用导尿管进行阴道灌洗;月经期、产褥期或人工流产术后子宫口未闭或有阴道流血患者,不宜行阴道灌洗,以防止引起上行性感染;宫颈癌患者有活动性出血者,为防止大出血,禁止灌洗,可行外阴擦洗。

四、阴道和宫颈上药

阴道和宫颈给药常用于各种阴道炎、子宫颈炎或术后阴道残端炎症的治疗,一般在妇科门诊进行,可以教会患者自己局部上药。

（一）物品准备

阴道灌洗用品、阴道窥器、长镊子、药品、干棉球、一次性手套、长棉棍。

（二）操作方法

嘱患者排空膀胱,躺在妇科检查床上,取膀胱截石位。上药前先作阴道灌洗,冲洗阴道后,将子宫颈及后穹隆拭净。根据选用的药物的不同性状,采用不同的放药方法:粉剂可用喷粉器喷撒或放于棉球上涂布;油膏可用带尾线棉球,蘸以油膏塞于阴道,12～24 小时后自己取出;栓剂、片剂、丸剂可直接放于后穹隆或紧贴子宫颈,用长镊子夹持带尾线的棉球或纱布球将药物顶塞住,同时将窥器轻轻退出阴道,然后抽出镊子,以防退出窥器时将药物带出或移动位置,将尾线拖出阴道口外,阴道内棉球可于 12～24 小时后,由患者自己取出。一般为每天或隔天放药一次,每7～10 次为 1 个疗程。

（三）护理要点

(1)未婚妇女阴道上药不用窥器,可用手指将药片推入阴道,如为油膏可用棉棒涂抹。

(2)阴道冲洗擦干后放药,使药物直接接触炎性组织而提高疗效。

(3)涂药时,要转动窥器,使阴道四壁均被涂到,子宫颈涂布腐蚀药物时,要注意保护阴道壁及正常组织。上药前纱布垫于阴道后壁及后穹隆部,以免药液下流灼伤正常组织。药物涂好后用棉球吸干。

(4)棉棍上的棉花必须捻紧,涂药时应按同一方向转动,防止棉花落入阴道难以取出。

(5)阴道栓剂最好于晚上或休息时上药,以免起床后脱出,影响治疗效果。

(6)月经期或子宫出血者不宜阴道给药。

(7)用药后禁止性生活。

(8)放药完毕,切记嘱患者按时取出阴道内的棉球或纱布。

五、会阴湿热敷

会阴湿热敷是利用热源和药物直接接触患区,促进局部血液循环,改善组织营养,增强局部白细胞的吞噬作用,加速组织再生和消炎、止痛。会阴热敷常用于会阴水肿、会阴血肿的吸收期、会阴伤口硬结及早期感染等患者。

（一）物品准备

会阴擦洗盘 1 个、消毒弯盘 2 个、棉垫 1 块、镊子或消毒止血钳 2 把、干纱布数块、橡胶单1 块、凡士林、煮沸的 50％硫酸镁或 95％乙醇或沸水、热水袋或电热包或红外线灯等。

（二）操作方法

(1)向患者介绍外阴湿热敷的原因、方法、效果及预后,鼓励患者积极配合。

(2)嘱患者排空膀胱后取截石位,暴露外阴,臀下垫橡胶单。

(3)行会阴擦洗,清洁外阴局部伤口的污垢。

(4)热敷部位先涂一薄层凡士林,盖上纱布,再轻轻敷上热敷溶液中的湿纱布,再盖上棉垫保温。

(5)每 3～5 分钟更换热敷垫一次,也可用红外线灯照射,延长更换敷料时间,一次热敷 15～30 分钟。

(6)热敷完毕,更换清洁会阴垫并整理床单。

（三）护理要点

（1）湿热敷温度为 41～48 ℃，注意防止烫伤。

（2）湿热敷面积应是病损范围的 2 倍。

（3）定期检查热源袋、红外线灯管的完好性，防止烫伤，对休克、虚脱、昏迷及术后感觉不灵敏的患者应特别注意。

（4）在热敷的过程中，护理人员应随时评价热敷的效果，并为患者提供一切生活护理。

六、激光疗法

激光是利用辐射效应建立起来的一种新的、特殊的光源。主要利用激光器所产生的超高温（200～1 000 ℃）使病变组织迅速炭化而达到治疗目的，妇科主要用于子宫颈糜烂的治疗，此外亦可治疗外阴瘙痒症、外阴溃疡、子宫颈原位癌等疾病。

（一）物品准备

阴道窥器、激光器。

（二）操作方法

（1）术前作阴道细胞学检查，必要时作宫颈活检。局部有急性感染者，先进行抗感染治疗，手术时间以月经干净后 3～7 天为宜。

（2）外阴阴道常规消毒后，以窥器暴露子宫颈，再用 0.02％聚维酮碘溶液消毒子宫颈及阴道穹隆部。放置阴道侧穹隆防护器。

（3）开动激光器，调整功率及焦距。导光管口与病灶的距离因激光器之功率大小而不同。

（4）扶持把手向后、向前，自外而内地移动，病灶重者时间长，反之则时间短，一般为 1～10 分钟。

（三）护理要点

（1）术后注意外阴清洁，1～2 个月内禁性生活、盆浴及阴道灌洗。

（2）术后每两周复查一次，将窥器小心放入阴道，以免损伤创面新生上皮生长情况。每次复查时，均在子宫颈管及烧灼面涂以金霉素、鱼肝油剂，共复查 2 个月。

七、子宫颈活体组织检查

子宫颈活体组织检查简称宫颈活检，是自宫颈病变处或可疑部位取小部分组织进行病理学检查，绝大多数宫颈活检是诊断最可靠的依据。

（一）物品准备

阴道窥器 1 个、活检组织钳 1 把、宫颈钳 1 把、无齿长镊子 1 把、刮匙、带尾棉球或带尾线的长纱条、棉球、棉签若干、装有 10％甲醛溶液或 95％乙醇的标本瓶 4～6 个、复方碘溶液。

（二）操作方法

（1）嘱患者排空膀胱后，取膀胱截石位，用消毒液消毒外阴。

（2）放置阴道窥器暴露子宫颈，拭净分泌物，涂复方碘溶液，1～3 分钟后观察着色情况。

（3）在不着色的不同可疑区或子宫颈外口鳞、柱交界处或肉眼糜烂较深或特殊病变处，用宫颈活检钳在宫颈按时钟位置 3、6、9、12 点 4 处钳取适当大小的组织，也可在阴道镜下于可疑处取材。

（4）可疑宫颈管内癌者，可用小刮匙刮取宫颈管内黏膜组织少许。

(5)术后用带尾线的长纱条或棉球压迫钳取部位,以达到压迫止血的目的,并将尾端留在阴道口外,嘱患者于 24 小时后自行取出,如出血多,必须立即就诊。

(6)将所取组织立即分装于标本瓶内,做好标记,便于确定病变所在位置。

(三)护理要点

(1)术前向患者讲解手术的目的、过程和注意事项,以取得患者的积极配合。

(2)术中护理人员陪伴在患者身边,给患者以心理上的支持。

(3)近月经期或月经期,不宜行活检术,以防感染和出血过多。

(4)患生殖器急性感染者,须待治愈后方可活检,以免感染扩散。

(5)患血液病有出血倾向者禁忌做活检。

(6)患者术后保持会阴清洁,1 个月内禁止盆浴及性生活。

八、经阴道行后穹隆穿刺

临床上在无菌情况下用长穿刺针经阴道后穹隆刺入盆腔,抽取直肠子宫陷凹处积存物进行肉眼观察、化验和病理检查。这种穿刺方法称为后穹隆穿刺术。常用以协助诊断异位妊娠、盆腔脓肿等。因为子宫直肠陷凹是盆腔最低部位,与阴道后穹隆接近,腹腔中游离血液、渗出液、脓液、肿瘤破碎物或腹水等,常积聚在此。

(一)物品准备

阴道窥器 1 个、宫颈钳 1 把、一次性 10 mL 注射器 1 支、7～9 号腰穿针头 1 个、无菌试管、孔巾、纱布。

(二)操作方法

(1)嘱患者排空膀胱,取膀胱截石位,常规消毒外阴、阴道,铺孔巾。

(2)阴道窥器暴露宫颈与阴道穹隆,局部再次消毒。

(3)用宫颈钳夹持宫颈后唇向前牵引,充分暴露阴道后穹隆,将针头与针管连接后,于宫颈阴道黏膜交界下方 1 cm 后穹隆中央部,与宫颈平行方向刺入,当针穿过阴道壁后失去阻力、有落空感时,表示进入直肠子宫陷凹,进针深度约为 2 cm,调整针头偏向患侧,边抽边退。

(4)吸取完毕后拔针,局部以无菌纱布压迫片刻,止血后取出宫颈钳和阴道窥器。

(三)护理要点

(1)盆腔严重粘连,较大肿块占据直肠子宫陷凹部位,并凸向直肠者,疑有肠管和子宫后壁粘连者,临床已高度怀疑恶性肿瘤者,异位妊娠准备采取非手术治疗者,应避免穿刺。

(2)穿刺时应注意进针方向、深度,防止伤及直肠。如误入直肠,应立即拔出针头,重新更换针头和注射器。

(3)术中严密观察并记录患者生命体征的变化,术后卧床休息1 小时。凡有面色苍白、血压下降及剧烈腹痛者,需及时报告医师。

(4)抽出物为血液,应放在针筒内静止观察 3～5 分钟,凝固者表示穿刺针误入血管,不凝固者表示腹腔内有出血。如为血清样液,可立即注于纱布上,见有小血块者,亦提示腹腔内有积血。若未能抽出不凝血液,不能完全排除异位妊娠。如为脓液,送细菌培养、涂片检查及药物敏感试验;如为黏液及渗血液,应部分送至化验室,部分送病理检查。

九、腹腔穿刺

在无菌条件下穿刺针进入腹腔抽取标本或注入药物后,达到诊断和治疗目的的方法,称为腹腔穿刺。穿刺所得标本,应进行生化测定、细菌培养及脱落细胞学检查,以明确性质或查找肿瘤细胞。适用于鉴别贴近腹壁的肿物性质,穿刺放出部分腹水,注入抗癌药物进行腹腔化疗,气腹造影时穿刺注入二氧化碳,X线片显示盆腔器官能够清晰显影。

(一)物品准备

无菌腹腔穿刺包1个,内有无菌孔巾1块、7～9号腰穿针2根、止血钳1把、巾钳2把、不锈钢小药杯1个、换药碗1个、纱布数块、导管和橡皮管各1根、无菌手套1～2副、一次性垫巾1块、利多卡因注射液。需抽腹水者,应备一次性引流袋和腹带。腹腔穿刺行化疗者,备好化疗药物。

(二)操作方法

(1)用屏风遮挡,嘱患者排空膀胱后取坐位或侧卧位或半坐卧位,注意保暖。

(2)用一次性垫巾垫于穿刺点下方,避免污染床单、衣裤。

(3)常规消毒穿刺点位置,铺好孔巾。穿刺点一般选择在左下腹脐与左髂前上棘连线的中、外1/3交界处,或脐与耻骨联合连线中点偏左或右1.5 cm处。

(4)一般用利多卡因行局麻,然后用穿刺针从选定的穿刺点垂直进针,通过腹壁后,有突破感,拔出针芯,即有液体流出,随即连接注射器或引流袋,按需要量抽取液体,或注入药物。

(5)术毕,拔出针头再次消毒局部,并盖上无菌纱布,压迫片刻后,用胶布固定。

(三)护理要点

(1)术前向患者讲解腹腔穿刺的目的和操作过程,以减轻其心理压力。

(2)术中应密切观察患者的脉搏、心率、呼吸及血压变化,注意引流管是否通畅,记录腹水性质及出现的不良反应,防止并发症的发生。

(3)放大量腹水时针头应固定好,放腹水速度宜缓慢,以每小时不超过1 000 mL为宜,每次放液不超过4 000 mL,以防腹压骤减,造成腹腔充血,全身有效循环血量减少,导致患者虚脱。术毕应腹部置沙袋,用腹带束紧,增加腹腔压力。

(4)术后注意穿刺点漏液情况,若敷料潮湿应及时调换。

(5)穿刺液应按医嘱送检,脓性液体应做细菌培养和药物敏感试验。

(6)因气腹造影而作穿刺者,摄片完毕,须作穿刺将气体放出。

(7)术后患者需卧床休息8～12小时,遵医嘱给予抗生素预防感染。

(马敏艳)

第二节 痛 经

痛经是指在行经前、后或月经期出现下腹疼痛、坠胀伴腰酸及其他不适,严重影响生活和工作质量者。痛经分为原发性痛经与继发性痛经两类。前者指生殖器官无器质性病变的痛经,称为功能性痛经;后者指盆腔器质性病变引起的痛经,如子宫内膜异位症等。本节仅叙述原发性痛经。

一、护理评估

(一)健康史

原发性痛经常见于青少年,多发生在有排卵的月经周期,精神紧张、恐惧、寒冷刺激及经期剧烈运动可加重疼痛。评估时需了解患者的年龄和月经史、疼痛特点及与月经的关系、伴随症状和缓解疼痛的方法等。

(二)身体状况

1.痛经

痛经是主要症状,多自月经来潮后开始,最早出现在月经来潮前 12 小时,月经第 1 天疼痛最剧烈,持续 2~3 天后逐渐缓解。疼痛呈痉挛性,多位于下腹正中,常放射至腰骶部、外阴与肛门,少数人的疼痛可放射至大脚内侧。可伴面色苍白、出冷汗、恶心、呕吐、腹泻、头晕、乏力等。痛经多于月经初潮后 1~2 年发病。

2.妇科检查

生殖器官无器质性病变。

(三)心理-社会状况

患者缺乏痛经的相关知识,担心痛经可能影响健康及婚后的生育能力,表现为情绪低落、烦躁、焦虑;伴随着月经的疼痛,常常使患者抱怨自己是女性。

(四)辅助检查

B 超检查生殖器官有无器质性病变。

(五)处理要点

以解痉、镇痛等对症治疗为主,并注意对患者的心理治疗。

二、护理问题

(一)急性疼痛

急性疼痛与经期宫缩有关

(二)焦虑

焦虑与反复疼痛及缺乏相关知识有关。

三、护理措施

(一)一般护理

(1)下腹部局部可用热水袋热敷。

(2)鼓励患者多饮热茶、热汤。

(3)注意休息,避免紧张。

(二)病情观察

(1)观察疼痛的发生时间、性质、程度。

(2)观察疼痛时的伴随症状,如恶心、呕吐、腹泻。

(3)了解引起疼痛的精神因素。

(三)用药护理

遵医嘱给予解痉、镇痛药,常用药物有前列腺素合成酶抑制剂如吲哚美辛、布洛芬等,亦可选用避孕药或中药治疗。

(四)心理护理

讲解有关痛经的知识及缓解疼痛的方法,使患者了解经期下腹坠胀、腰酸、头痛等轻度不适是生理反应。原发性痛经不影响生育,生育后痛经可缓解或消失,从而消除患者紧张、焦虑的情绪。

(五)健康指导

进行经期保健的教育,包括注意经期清洁卫生,保持精神愉快,加强经期保护,避免剧烈运动及过度劳累,防寒保暖等。疼痛难忍时一般选择非麻醉性镇痛药治疗。

(马敏艳)

第三节 闭 经

闭经是妇科常见症状,分为原发性闭经和继发性闭经两类。原发性闭经指年龄超过16岁,第二性征已发育,或年龄超过14岁,第二性征尚未发育,且无月经来潮者;继发性闭经指正常月经建立后,因病理性原因月经停止6个月,或按自身原来月经周期计算停经3个周期以上者。青春期以前、妊娠期、哺乳期以及绝经后的无月经均属生理现象。

一、护理评估

(一)健康史

原发性闭经较少见,常由于遗传性因素或先天性发育缺陷所致,评估时应注意患者生殖器官和第二性征发育情况及家族史。继发性闭经发病率高,病因复杂,评估时应详细询问患者月经史,已婚者应注意有无产后大出血、不孕及流产史。根据控制正常月经周期的四个环节,按病变部位将闭经分为下丘脑性闭经、垂体性闭经、卵巢性闭经及子宫性闭经。

1.下丘脑性闭经

下丘脑性闭经最常见,以功能性原因为主。

(1)精神因素:精神创伤、紧张忧虑、环境改变、过度劳累、盼子心切或畏惧妊娠等可使内分泌调节功能紊乱而发生闭经。闭经多为一时性,可自行恢复。

(2)剧烈运动、体重下降和神经性厌食:均可诱发闭经。因初潮发生和月经维持有赖于一定比例(17%～20%)的机体脂肪,中枢神经对体重下降极为敏感。

(3)药物:一般在停药后3～6个月月经恢复。

2.垂体性闭经

垂体器质性病变或功能失调可影响卵巢功能而引起闭经。

(1)垂体梗死:常见于产后出血使垂体缺血坏死,出现闭经、性欲减退、毛发脱落、第二性征衰退等希恩综合征。

(2)垂体肿瘤:可引起闭经溢乳综合征。

3.卵巢性闭经

因性激素水平低落,子宫内膜不发生周期性变化而导致闭经。

(1)卵巢早衰:40岁前绝经者称卵巢早衰,常伴有围绝经期综合征的表现。

(2)卵巢功能性肿瘤、卵巢切除或组织破坏。

(3)多囊卵巢综合征:表现为闭经、不孕、多毛、肥胖、双侧卵巢增大。

4.子宫性闭经

月经调节功能及第二性征发育正常,但子宫内膜受到破坏或对卵巢激素不能产生正常的反应而引起闭经。

(1)先天性子宫发育不良或子宫切除术后者。

(2)子宫内膜损伤:子宫腔放疗后、结核性子宫内膜炎、子宫腔粘连综合征,后者因人工流产刮宫过度,使子宫内膜损伤粘连而无月经产生。

5.其他内分泌功能异常

甲状腺功能减退或亢进、肾上腺皮质功能亢进、糖尿病等可引起闭经。

(二)身体状况

了解患者的闭经类型、时间及伴随症状。注意观察患者精神状态、智力发育、营养与健康状况;检查全身发育状况,测量身高、体重、四肢与躯干比例;第二性征如音调、毛发分布、乳房发育状况,挤压乳腺有无乳汁分泌;妇科检查生殖器官有无发育异常和肿瘤等。

(三)心理-社会状况

患者担心闭经对自己的健康、性生活及生育能力有影响,病程过长及治疗效果不佳会加重患者及其家属的心理压力,产生情绪低落、焦虑,反过来又加重闭经。

(四)辅助检查

1.子宫功能检查

(1)诊断性刮宫:适用于已婚妇女,必要时可在宫腔镜直视下检查。

(2)子宫输卵管碘油造影:了解子宫腔及输卵管情况。

(3)药物撤退试验:①孕激素试验可评估内源性雌激素水平;②雌、孕激素序贯疗法。

2.卵巢功能检查

通过B超检查、基础体温测定、宫颈黏液结晶检查、阴道脱落细胞检查、血清激素测定、诊断性刮宫,了解排卵情况及体内性激素水平。

3.垂体功能检查

如垂体兴奋试验等。

4.其他检查

B超检查、染色体检查及内分泌检查等。

(五)处理要点

(1)全身治疗积极治疗全身性疾病,增强体质,加强营养,保持正常体重。

(2)心理治疗精神因素所致闭经,应行心理疏导。

(3)病因治疗子宫腔粘连、先天畸形、卵巢及垂体肿瘤等采取相应手术治疗。

(4)性激素替代疗法　根据病变部位及病因,给予相应激素治疗,常用雌激素替代疗法、雌、孕激素序贯疗法和雌、孕激素合并疗法。

(5)诱发排卵常用氯米芬、HCG。

二、护理问题

(一)焦虑

焦虑与担心闭经对健康、性生活及生育的影响有关。

（二）功能障碍性悲哀

功能障碍性悲哀与长期闭经及治疗效果不佳,担心丧失女性形象有关。

三、护理措施

（一）一般护理

1.鼓励患者增加营养

营养不良引起的闭经者,应供给足够的营养。

2.保证睡眠

工作紧张引起的闭经者,鼓励患者加强锻炼,增强体质,注意劳逸结合。如为肥胖引起的闭经,指导患者进低热量饮食,但需要富有维生素和矿物质,嘱咐患者适当增加运动量。

（二）病情观察

(1)观察患者情绪变化,有无引起闭经的精神因素,如工作、家庭、生活等情况。

(2)对有人工流产、剖宫产史的闭经患者,应监测阴道流血情况及月经变化。

(3)注意患者体重增加或减少的数据和时间,与闭经前、后的关系。

(4)观察患者甲状腺有无肿大、有无糖尿病症状。

（三）用药护理

指导患者合理使用性激素,说明性激素的作用、不良反应、用药方法及注意事项。

（四）心理护理

讲解月经的生理知识,使患者了解闭经与女性特征、生育及健康的关系,减轻心理压力,避免闭经加重。对原发性闭经者,特别是生殖器官畸形者进行心理疏导,保持心情舒畅,正确对待疾病,提高对自我形象的认识。

（五）健康指导

(1)告知患者要耐心坚持规范治疗,在医师的指导下接受全身系统检查。

(2)短期治疗效果可能不明显,要有心理准备,不要放弃治疗,树立战胜疾病的信心。

（马敏艳）

第四节　经前期综合征

经前期综合征是指妇女在月经来潮前出现的一系列异常现象,如头痛、乳房胀痛、失眠、情绪不稳定、抑郁、焦虑、全身水肿等。严重时影响正常的生活和社会活动。

一、护理评估

（一）病史

经前期综合征常发生于 $30\sim40$ 岁的妇女,年轻女性很少出现。症状在排卵后即开始,月经来潮前几天达高峰,经血出现后消失。

（二）身心状况

主要表现为紧张、烦躁易怒、抑郁、焦虑、失眠、注意力不集中、疲乏无力、头痛等。有些妇女出现手足及面部水肿、乳房胀痛,少数妇女因肠黏膜水肿而出现腹泻现象。

(三)检查

盆腔检查及实验室检查均属正常。

二、护理诊断

(一)焦虑

其与一系列精神症状及不被人理解有关。

(二)体液过多

其与水、钠潴留有关。

三、护理目标

让患者正确认识经前期综合征,以减轻症状。

四、护理措施

(1)进行关于经前期综合征的有关知识的教育和指导,避免经前过度紧张,注意休息和充足的睡眠。

(2)帮助患者适当控制食盐和水的摄入。

(3)给患者服用适当的镇静剂如安定,也可服用谷维素来控制神经和精神症状,还可服用适当的利尿剂减轻水肿,以改善头痛等不适。

(4)遵医嘱用孕激素或雄激素拮抗雌激素与醛固酮的作用。

五、评价

(1)患者能够了解经前期综合征的相关知识。

(2)患者症状减轻,自我控制能力增强。

(马敏艳)

第五节　围绝经期综合征

绝经是每一个妇女生命过程中必然发生的生理过程。绝经提示卵巢功能衰退,生殖功能终止,绝经过渡期是指围绕绝经前、后的一段时期,包括从绝经前出现与绝经有关的内分泌、生理学和临床特征起,至最后一次月经后一年。

围绝经期综合征(MPS)以往称为更年期综合征,是指妇女在绝经前、后由于卵巢功能衰退、雌激素水平波动或下降所致的以自主神经功能紊乱为主,伴有神经心理症状的一组症候群。多发生于45～55岁,约2/3的妇女出现不同程度的低雌激素血症引发的一系列症状。绝经分为自然绝经和人工绝经。自然绝经是指卵巢内卵泡生理性耗竭所致的绝经;人工绝经是指双侧卵巢经手术切除或受放射线损坏导致的绝经,后者更易发生围绝经期综合征。

一、护理评估

（一）健康史

了解患者的发病年龄、职业、文化水平及性格特征，询问月经情况及生育史，有无卵巢切除或盆腔肿瘤放疗，有无心血管疾病及其他疾病病史。

（二）身体状况

1.月经紊乱

半数以上妇女出现 2～8 年无排卵性月经，表现为月经频发、不规则子宫出血、月经稀发（月经周期超过 35 天）以至绝经，少数妇女可突然绝经。

2.雌激素下降相关征象

（1）血管舒缩症状：主要表现为潮热、出汗，是血管舒缩功能不稳定的表现，是围绝经期综合征最突出的特征性症状。潮热起自前胸，涌向头颈部，然后波及全身。在潮红的区域患者感到灼热，皮肤发红，紧接着大量出汗。持续数秒至数分钟不等。此种血管功能不稳定可历时 1 年，有时长达 5 年或更长。

（2）精神神经症状：常有焦虑、抑郁、激动、喜怒无常、脾气暴躁、记忆力下降、注意力不集中、失眠多梦等。

（3）泌尿生殖系统症状：出现阴道干燥、性交困难及老年性阴道炎，排尿困难、尿频、尿急、尿失禁及反复发作的尿路感染。

（4）心血管疾病：绝经后妇女冠状动脉粥样硬化性心脏病（简称冠心病）、高血压和脑出血的发病率及死亡率逐渐增加。

（5）骨质疏松症：绝经后妇女约有 25％患骨质疏松症、腰酸背痛、腿抽搐、肌肉关节疼痛等。

3.体格检查

全身检查注意血压、精神状态、皮肤、毛发、乳房改变及心脏功能，妇科检查注意生殖器官有无萎缩、炎症及张力性尿失禁。

（三）心理-社会状况

因家庭和社会环境的变化或绝经前曾有精神状态不稳定等，更易引起患者心情不畅、忧虑、多疑、孤独等。

（四）辅助检查

根据患者的具体情况不同，可选择血常规、尿常规、心电图及血脂检查、B 超、宫颈刮片及诊断性刮宫等。

（五）处理要点

1.一般治疗

加强心理治疗及体育锻炼，补充钙剂，必要时选用镇静剂、谷维素。

2.激素替代疗法

补充雌激素是关键，可改善症状、提高生活质量。

二、护理问题

（一）自我形象紊乱

自我形象紊乱与对疾病不正确认识及精神神经症状有关。

（二）知识缺乏

缺乏性激素治疗相关知识。

三、护理措施

（一）一般护理

改善饮食,摄入高蛋白质、高维生素、高钙饮食,必要时可补充钙剂,能延缓骨质疏松症的发生,达到抗衰老效果。

（二）病情观察

(1)观察月经改变情况,注意经量、周期、经期有无异常。

(2)观察面部潮红时间和程度。

(3)观察血压波动、心悸、胸闷及情绪变化。

(4)观察骨质疏松症的影响,如关节酸痛、行动不便等。

(5)观察情绪变化,如情绪不稳定、易怒、易激动、多言多语、记忆力降低。

（三）用药护理

指导应用性激素。

1.适应证

性激素主要用于治疗雌激素缺乏所致的潮热多汗、精神症状、老年性阴道炎、尿路感染,预防存在高危因素的心血管疾病、骨质疏松症等。

2.药物选择及用法

在医师指导下使用,尽量选用天然性激素,剂量个体化,以最小有效量为佳。

3.禁忌证

原因不明的子宫出血、肝胆疾病、血栓性静脉炎及乳腺癌等。

4.注意事项

(1)雌激素剂量过大可引起乳房胀痛、白带多、头痛、水肿、色素沉着、体重增加等,可酌情减量或改用雌三醇。

(2)用药期间可能发生异常子宫出血,多为突破性出血,但应排除子宫内膜癌。

(3)较长时间的口服用药可能影响肝功能,应定期复查肝功能。

(4)单一雌激素长期应用,可使子宫内膜癌危险性增加,雌、孕激素联合用药能够降低风险。

坚持体育锻炼,多参加社会活动;定期健康体检,积极防治围绝经期妇女常见病。

（四）心理护理

使患者及其家属了解围绝经期是必然的生理过程,介绍减轻压力的方法,改变患者的认知、情绪和行为,使其正确评价自己。

（五）健康指导

(1)向围绝经期妇女及其家属介绍绝经是一个生理过程,绝经发生的原因及绝经前、后身体将发生的变化,帮助患者消除因绝经变化产生的恐惧心理,并对将发生的变化做好心理准备。

(2)介绍绝经前、后减轻症状的方法,适当的摄取钙质和维生素 D;坚持锻炼如散步、骑自行车等。合理安排工作,注意劳逸结合。

（3）定期普查，更年期妇女最好半年至一年进行 1 次体格检查，包括妇科检查和防癌检查，有选择地做内分泌检查。

（4）绝经前行双侧卵巢切除术者，宜适时补充雌激素。

（马敏艳）

第六节　功能失调性子宫出血

功能失调性子宫出血（DUB）简称功血，为妇科常见病。它是由于调节生殖系统的神经内分泌机制失常引起的异常子宫出血，而全身及内、外生殖器官无器质性病变存在。常表现为月经周期长短不一、经期延长、经量过多或不规则阴道出血。功血可分为排卵性功血和无排卵性功血两类，约 85％病例属无排卵性功血。功血可发生于月经初潮至绝经期间的任何年龄，约 50％患者发生于绝经前期，育龄期约占 30％，青春期约占 20％。

一、护理评估

（一）健康史

1.无排卵性功血

（1）青春期：与下丘脑-垂体-卵巢轴调节功能未健全有关，过度劳累、精神紧张、恐惧、忧伤、环境及气候改变等应激刺激，及肥胖、营养不良等因素易导致下丘脑-垂体-卵巢轴调节功能紊乱，卵巢不能排卵。

（2）绝经过渡期：因卵巢功能衰退，卵巢对促性腺激素敏感性降低，卵泡在发育过程中因退行性变而不能排卵。

（3）生育期：可因内、外环境改变，如劳累、应激、流产、手术或疾病等引起短暂无排卵。亦可因肥胖、多囊卵巢综合征、高催乳素血症等因素长期存在，引起持续无排卵。

2.排卵性功血

黄体功能不足原因在于神经内分泌调节功能紊乱，导致卵泡期尿促卵泡素（FSH）缺乏，卵泡发育缓慢，雌激素分泌减少，正反馈作用不足，黄体生成素（LH）峰值不高，使黄体发育不全、功能不足。子宫内膜不规则脱落者，由于下丘脑-垂体-卵巢轴调节功能紊乱或黄体机制异常引起萎缩过程延长。

评估时注意了解患者的发病年龄、月经史、婚育史及发病诱因，有无性激素治疗不当及全身性出血性疾病史。

（二）身体状况

1.月经紊乱

（1）无排卵性功血：最常见的症状是子宫不规则性出血，特点是月经周期紊乱，经期长短不一，经量多少不定。可先有数周或数月停经，然后阴道流血，量较多，持续 2～3 周或更长时间，不易自止，无腹痛或其他不适。

（2）排卵性功血：黄体功能不足者月经周期缩短，月经频发（月经周期短于 21 天），不易受孕或怀孕早期易流产；子宫内膜不规则脱落者月经周期正常，但经期延长，长达 9～10 天，多发生于产后或流产后。

2.贫血

因出血多或时间长,患者出现头晕、乏力、面色苍白等贫血征象。

3.体格检查

体格检查包括全身检查和妇科检查,排除全身性疾病及生殖器官器质性病变。

(三)心理-社会状况

青春期患者常因害羞而影响及时诊治,生育期患者担心影响生育而焦虑,围绝经期患者因治疗效果不佳或怀疑为恶性肿瘤而焦虑、紧张、恐惧。

(四)辅助检查

1.诊断性刮宫

诊断性刮宫可了解子宫内膜反应、子宫内膜病变,达到止血的目的。不规则流血者可随时刮宫,用以止血。确定有无排卵或黄体功能,于月经前一天或者月经来潮 6 小时内做诊断性刮宫,无排卵性功血的子宫内膜呈增生期改变,黄体功能不足显示子宫内膜分泌不良。子宫内膜不规则脱落,于月经周期第 5～6 天进行诊断性刮宫,增生期与分泌期子宫内膜共存。

2.B超检查

了解子宫内膜厚度及生殖器官有无器质性改变。

3.血常规及凝血功能检查

了解有无贫血、感染及凝血功能障碍。

4.宫腔镜检查

直接观察子宫内膜,选择病变区进行活组织检查。

5.卵巢功能检查

判断卵巢有无排卵或黄体功能。

(五)处理要点

1.无排卵性功血

青春期和生育期患者以止血、调整周期、促排卵为原则。围绝经期患者以止血、防止子宫内膜癌变为原则。

2.排卵性功血

黄体功能不足的治疗原则是促进卵泡发育,刺激黄体功能及黄体功能替代,分别应用氯米芬、人绒毛膜促性腺激素(HCG)和黄体酮;子宫内膜不规则脱落的治疗原则是促使黄体及时萎缩,子宫内膜及时完整脱落,常用药物有孕激素和 HCG。

二、护理问题

(一)潜在并发症

贫血。

(二)知识缺乏

缺乏性激素治疗的知识。

(三)有感染的危险

有感染的危险与经期延长、机体抵抗力下降有关。

(四)焦虑

焦虑与性激素使用及药物不良反应有关。

三、护理措施

(一)一般护理

患者体质往往较差,应加强营养,改善全身情况,可补充铁剂、维生素 C 和蛋白质。成人体内大约每 100 mL 血中含 50 mg 铁,行经期妇女,每天从食物中吸收铁 0.7～2.0 mg,经量多者应额外补充铁。向患者推荐含铁较多的食物如猪肝、胡萝卜、葡萄干等。按照患者的饮食习惯,为患者制订适于个人的饮食计划,保证患者获得足够的营养。

(二)病情观察

观察并记录患者的生命体征、出量及入量,嘱患者保留出血期间使用的会阴垫及内裤,以便更准确地估计出血量,出血较多者,督促其卧床休息,避免过度疲劳和剧烈活动,贫血严重者,遵医嘱做好配血、输血、止血措施,执行治疗方案,维持患者正常血容量。

(三)对症护理

1.无排卵性功血

(1)止血:对大量出血患者,要求在性激素治疗 8 小时内见效,24～48 小时内出血基本停止,若 96 小时以上仍不止血者,应考虑有器质性病变存在。

性激素止血。①雌激素:应用大剂量雌激素可迅速提高血内雌激素浓度,促使子宫内膜生长,短期内修复创面而止血,主要用于青春期功血。目前多选用妊马雌酮 2.5 mg 或己烯雌酚 1～2 mg。②孕激素:适用于体内已有一定水平雌激素的患者。常用药物如甲羟黄体酮或炔诺酮,用药原则同雌激素。③雄激素:拮抗雌激素、增加子宫平滑肌及子宫血管张力而减少出血,主要用于围绝经期功血患者的辅助治疗,可随时停用。④联合用药:止血效果优于单一药物,可用三合激素或口服短效避孕药,血止后逐渐减量。

刮宫术:止血及排除子宫内膜病变,适用于年龄大于 35 岁、药物治疗无效或存在子宫内膜癌高危因素的患者。

其他止血药:卡巴克洛和酚磺乙胺可减少微血管的通透性,氨基己酸、氨甲苯酸、氨甲环酸等可抑制纤维蛋白溶酶,有减少出血量的辅助作用,但不能赖以止血。

(2)调整月经周期:一般连续用药 3 个周期。在此过程中务必积极纠正贫血,加强营养,以改善体质。

雌、孕激素序贯疗法:人工周期,通过模拟自然月经周期中卵巢的内分泌变化,将雌、孕激素序贯应用,使子宫内膜发生相应变化,引起周期性脱落。适用于青春期功血或生育期功血者,可诱发卵巢自然排卵。雌激素自月经来潮第 5 天开始用药,妊马雌酮 1.25 mg 或己烯雌酚 1 mg,每晚 1 次,连服 20 天,于服雌激素最后 10 天加用甲羟黄体酮每天 10 mg,两药同时用完,停药后 3～7 天出血。于出血第 5 天重复用药,一般连续使用 3 个周期。用药 2～3 个周期后,患者常能自发排卵。

雌、孕激素联合疗法:可周期性口服短效避孕药,适用于生育期功血、内源性雌激素水平较高者或绝经过渡期功血者。

后半周期疗法:于月经周期的后半周期开始(撤药性出血的第 16 天)服用甲羟黄体酮,每天 10 mg,连服 10 天为 1 个周期,共 3 个周期为 1 个疗程。适用于青春期或绝经过渡期功血者。

(3)促排卵:适用于育龄期功血者。常用药物如氯米芬、人绒毛膜促性腺激素(HCG)等。于月经第5天开始每天口服氯米芬50 mg,连续5天,以促进卵泡发育。B超监测卵泡发育接近成熟时,可大剂量肌内注射HCG 5 000 U以诱发排卵。青春期不提倡使用。

(4)手术治疗:以刮宫术最常用,既能明确诊断,又能迅速止血。绝经过渡期出血患者激素治疗前宜常规刮宫,最好在子宫镜下行分段诊断性刮宫,以排除子宫内细微器质性病变。对青春期功血刮宫应持慎重态度。必要时行子宫次全切除或子宫切除术。

2.排卵性功血

(1)黄体功能不足:药物治疗如下。①黄体功能替代疗法:自排卵后开始每天肌内注射黄体酮10 mg,共10~14天,用以补充黄体分泌黄体酮的不足。②黄体功能刺激疗法:通常应用HCG以促进及支持黄体功能。于基础体温上升后开始,隔天肌内注射HCG 1 000~2 000 U,共5次,可使血浆黄体酮明显上升,随之正常月经周期恢复。③促进卵泡发育:于月经第5天开始,每晚口服氯米芬50 mg,共5天。

(2)子宫内膜不规则脱落:药物治疗如下。①孕激素:自排卵后第1~2天或下次月经前10~14天开始,每天口服甲羟黄体酮10 mg,连续10天,有生育要求可肌内注射黄体酮。②HCG:用法同黄体功能不足。

3.性激素治疗的注意事项

(1)严格遵医嘱正确用药,不得随意停服或漏服,以免使用不当引起子宫出血。

(2)药物减量必须按规定在血止后开始,每3天减量1次,每次减量不超过原剂量的1/3,直至维持量,持续用至血止后20天停药。

(3)雌激素口服可能引起恶心、呕吐等胃肠道反应,可饭后或睡前服用;对存在血液高凝倾向或血栓性疾病史者禁忌使用。

(4)雄激素用量过大可能出现男性化不良反应。

(四)预防感染

(1)测体温、脉搏。

(2)指导患者保持会阴部清洁,出血期间禁止盆浴及性生活。

(3)注意有无腹痛等生殖器官感染征象。

(4)按医嘱使用抗生素。

(五)心理护理

注意情绪调节,避免过度紧张与精神刺激。特别是青春期少女,父母们不仅要关注女孩的学习状况与膳食状况,还要重视女孩的情绪变化,与其多沟通,了解其内心世界的变化,帮助其释放不良情绪,以使其保持相对稳定的精神-心理状态,避免情绪上的大起大落。

(六)健康指导

(1)宜清淡饮食,多食富含维生素C的新鲜瓜果、蔬菜。注意休息,保持心情舒畅。

(2)强调严格掌握雌激素的适应证,并合理使用,对更年期及绝经后妇女更应慎用,应用时间不宜过长,量不宜大,并应严密观察反应。

(3)月经期避免剧烈运动,禁止盆浴及性生活,保持会阴部清洁。

(马敏艳)

第七节　子宫内膜异位症

　　子宫内膜异位症是指具有生长功能的子宫内膜生长在子宫腔内壁以外引起的症状和体征。异位的子宫内膜绝大多数局限在盆腔内的生殖器官和邻近器官的腹膜面,故临床上称为盆腔子宫内膜异位症。当子宫内膜生长在子宫肌层内称子宫腺肌病,部分患者两者可合并存在。

　　子宫内膜异位症的发病率近年来明显增高,是目前常见的妇科病之一。多见于30~40岁的妇女。本病为良性病变,但有远距离转移和种植能力。初潮前无发病者,绝经后异位的子宫内膜组织可逐渐萎缩吸收,妊娠或使用性激素抑制卵巢功能可暂时阻止本病的发展,因此,子宫内膜的发病与卵巢的周期性变化有关。也发生周期性出血,引起周围组织纤维化、粘连,病变局部形成紫蓝色硬结或包块。卵巢的子宫内膜异位症最为常见,卵巢内的异位内膜因反复出血而形成多个囊肿,但以单个多见,故又称为卵巢子宫内膜异位囊肿。囊肿内含暗褐色黏稠的陈旧血,状似巧克力液体,故又称为卵巢巧克力囊肿。

一、护理评估

(一)病史

1.月经史

初潮年龄,月经周期、经期、经量是否正常,有无痛经或其他伴随症状。痛经的性质,是否为进行性加重。

2.婚育史

结婚年龄,婚次,夫妻性生活情况,有无经期性交,生育情况,足月产、早产、流产次数,现有子女数等。

3.既往病史

有无先天性生殖道畸形、子宫手术或经期盆腔检查等情况。

(二)身心状态

1.身体状态

(1)痛经:痛经是子宫内膜异位症的典型症状,其特点为继发性和进行性加重。疼痛多位于下腹部和腰骶部,可放射至阴道、会阴、肛门或大腿,常于月经来潮前1~2天开始,经期第一天最为剧烈,以后逐渐减轻,至月经干净时消失。

(2)月经失调:部分患者有经量增多和经期延长,少数出现经前期点滴出血。月经失调可能与卵巢无排卵、黄体功能不足等有关。

(3)性交痛:由于异位的内膜出现在子宫直肠陷凹或病变导致子宫后倾固定,性交时子宫颈受到碰撞及子宫收缩和向上提升,可引起疼痛。

(4)不孕:占40%左右,其不孕的原因可能与盆腔内器官和组织广泛粘连和输卵管的蠕动减弱,影响卵子的排出、摄取和受精卵的运行有关。

2.心理状态

由于疼痛、不孕造成患者顾虑重重,心理压力大,需要手术的患者会有紧张、恐惧等心理问题。

（三）诊断性检查

1.妇科检查

典型者子宫后倾固定,盆腔检查可扪及盆腔内有触痛性结节或子宫旁有不活动的囊性包块。

2.辅助检查

（1）B超检查:可确定卵巢子宫内膜异位囊肿的位置、大小和形状。

（2）腹腔镜检查:可发现盆腔内器官或子宫直肠陷凹、子宫骶骨韧带等处有紫蓝色结节。

二、护理诊断

（一）焦虑

其与不孕和需要手术有关。

（二）知识缺乏

其与缺乏自我照顾及与手术相关的知识有关。

（三）舒适改变

其与痛经及手术后伤口有关。

三、护理目标

（1）患者能正确认识疾病的性质及发生原因,解除紧张、恐惧的心理,坚定治疗信心。

（2）患者自觉疼痛症状缓解。

四、护理措施

（1）心理护理:许多年轻患者因顽固的痛经、不孕等情况而焦虑。护理人员应多关心和理解患者,说明该病只要坚持用药或采取必要的手术便可改善症状,鼓励患者树立信心,积极配合治疗,对尚未生育的患者应给予指导和帮助,促使其尽早受孕。

（2）做好卫生宣传教育工作,防止经血逆流,如有先天性生殖道畸形或后天性炎性阴道狭窄、宫颈粘连等应及时手术。凡进入宫腔内的经腹手术,应保护腹壁切口和子宫切口,防止子宫内膜种植到腹壁切口或子宫切口。经期应避免盆腔检查和性交。

（3）使用激素治疗患者,应介绍服药的注意事项及用后可能出现的反应(恶心、食欲缺乏、闭经、乏力或体重增加等),使其解除思想顾虑,提高治疗效果。

（4）用药期间注意有无卵巢子宫内膜异位囊肿破裂的征象,如出现急性腹痛应及时通知医师,并做好剖腹探查的各项准备。

（5）对需要手术者应按腹部手术做好术前准备和术后护理。

（6）出院健康教育,加强患者对病程及治疗的认识,指导伤口处理和康复教育,术后6周避免盆浴和性生活,6周后来院复查。

五、评价

（1）患者无焦虑的表现并对治疗充满信心。

（2）患者能按时服药并了解药物的反应。

（3）自觉症状缓解和消失。

（郑　方）

第八节 子宫脱垂

子宫脱垂是指子宫从正常位置沿阴道下降,子宫颈外口达到坐骨棘水平以下,甚至子宫部分或全部脱出阴道口外,常伴有阴道前后壁膨出。

一、护理评估

(一)健康史

1.病因与发病机制

(1)分娩损伤:分娩损伤是最主要的原因。在分娩过程中,产妇过早屏气,第二产程延长或经阴道手术助产,盆底肌肉、筋膜以及子宫韧带过度伸展,甚至撕裂,分娩后未及时修补或修补不佳。产褥期产妇过早体力劳动,过高的腹压会压迫子宫向下移位发生脱垂。

(2)长期腹压增加:如长期慢性咳嗽、习惯性便秘、久站、久蹲等使腹内压增高,迫使子宫向下移位,导致脱出,产褥期腹压增加更容易导致子宫脱垂。

(3)盆底组织发育不良或退行性变:子宫脱垂偶见于未产妇女,主要为先天性盆底组织发育不良所致。老年妇女盆底组织萎缩退化或支持组织削弱,也可发生子宫脱垂。

2.病史评估

了解患者分娩史,评估其有无第二产程延长、阴道助产等难产史,产后恢复情况;了解患者有无慢性病病史,如长期慢性咳嗽等;是否存在先天性盆底组织发育不良。

(二)身心状况

1.症状

子宫脱垂轻度时(Ⅰ度)可无自觉症状,加重后(Ⅱ、Ⅲ度)出现以下症状。

(1)下坠感及腰背酸痛:常在久站、走路与重体力劳动时加重,卧床休息后症状减轻。

(2)肿物自阴道脱出:走路、蹲或排便等腹压增加时,阴道口有一肿物脱出。轻者平卧休息后可自行恢复,重者不能自行恢复,需用手还纳,甚至用手也难以还纳,行走不便。

(3)阴道分泌物增多:脱出的子宫及阴道壁由于反复摩擦而发生感染,有脓血性分泌物渗出。

(4)大小便异常:由于膀胱、尿道膨出,患者常伴有尿频、尿急甚至尿潴留或压力性尿失禁。直肠膨出的患者可伴有便秘和排便困难等。

2.体征

患者取膀胱截石位,根据患者向下用力屏气时子宫下降的程度,将子宫脱垂分为三度。

(1)Ⅰ度:轻型为子宫颈外口距处女膜处小于 4 cm,但未达处女膜缘;重型为宫颈外口已达处女膜缘,检查时在阴道口可见子宫颈。

(2)Ⅱ度:轻型为宫颈已脱出阴道口,但宫体仍在阴道内;重型为宫颈或部分宫体脱出阴道口外。

(3)Ⅲ度:子宫颈及宫体全部脱出至阴道口外。脱出的子宫及阴道壁由于长期暴露摩擦,导致宫颈及阴道壁可见溃疡,有少量阴道出血或脓性分泌物。

3.心理-社会状况

由于长期的子宫脱垂使患者行动不便,不能从事体力劳动,使工作和生活受到影响,患者感到烦恼、痛苦；严重会影响性生活，患者常出现烦躁、焦虑、情绪低落等。

二、辅助检查

注意检查血常规，注意张力性尿失禁及妇科检查情况。

三、护理诊断及合作性问题

（1）焦虑：与长期的子宫脱出影响日常生活和工作有关。

（2）舒适的改变：与子宫脱出影响行动有关。

（3）组织完整性受损：与外露子宫、阴道前后壁长期摩擦有关。

四、护理目标

（1）患者情绪稳定，能配合治疗、护理活动。

（2）患者病情缓解，舒适感增加。

（3）患者组织完整，无受损。

五、护理措施

（一）一般护理

（1）指导患者保持外阴干燥、清洁，每天用流水冲洗外阴，禁止使用刺激性强的药液。有溃疡者每天用0.02％高锰酸钾液坐浴1～2次，每次20～30分钟，勤换内衣裤。

（2）有肿块脱出者及早就医，及时回纳脱出物并教会患者正确的回纳手法，病情重不能回纳者，应卧床休息，减少下地活动次数和时间。

（3）教给患者做盆底肌肉锻炼，如做提肛运动；指导患者避免增加腹压的因素，如咳嗽、久站及久蹲等；保持大便通畅，每天进食蔬菜应保持500 g。

（4）每天为患者提供酸性果汁，可保持尿液呈酸性，不利于细菌生长；指导患者练习卧床排尿；若有肿块脱出影响排尿，指导患者排尿前先将脱出物还纳；尿潴留留置尿管者，应间歇放尿以训练膀胱功能。排尿功能恢复正常后，鼓励患者每天饮水2 000 mL以上。

（5）嘱患者加强营养，进食高蛋白、高维生素食物，增强体质。

（二）心理护理

帮助患者树立战胜疾病的信心，耐心讲解子宫脱垂的知识和预后，鼓励病友间交流沟通，促进积极因素。

（三）病情监护

观察患者有无外阴异物感，子宫脱垂的程度；注意阴道分泌物的颜色、气味、性状。

（四）治疗护理

1.治疗原则

治疗以安全、简单、有效为原则。

（1）非手术治疗：用于Ⅰ度轻型子宫脱垂，年老不能耐受手术或需要生育者。①支持疗法：注意休息，增加营养，保持大便通畅，避免重体力劳动，治疗增加腹压的疾病，加强盆底肌的锻炼。②子宫托：子宫托是一种支持子宫和阴道壁使其维持在阴道内不脱出的工具，适用于各度子宫脱垂及阴道前后壁膨出的患者。重度子宫脱垂伴盆底肌明显萎缩以及宫颈或阴道壁有炎症或有溃疡者均不宜使用，经期和妊娠期停用。

（2）手术治疗：适用于非手术治疗无效或Ⅱ度、Ⅲ度子宫脱垂者。手术方式主要包括：阴道前后壁修补术；阴道前后壁修补加主韧带缩短及宫颈部分切除术，也叫曼彻斯特手术；经阴道子宫全切除及阴道前后壁修补术；阴道纵隔成形术等。

2.治疗配合及特殊专科护理

（1）支持治疗的护理：教会患者做盆底肌肉锻炼增强盆底肌肉张力。做缩肛运动，用力收缩3～10秒，放松5～10秒，每次连续5～10分钟，每天3～4次，持续3个月。

（2）教会患者使用子宫托（图 8-1）。①放托：患者排空直肠、膀胱，洗净双手，取半卧位或蹲位，双腿分开，一手持子宫托盘呈倾斜位进入阴道内，将托柄向内、向上旋转，直至托盘达子宫颈，向下屏气，使托盘吸附于宫颈，托柄弯曲度朝前，对正耻骨弓后面。②取托：手指捏住托柄轻轻摇晃，待负压消失后向后外方牵拉取出。③注意事项：放置子宫托之前阴道应有一定水平的雌激素作用，绝经后的妇女可用阴道雌激素霜剂，4～6周后再使用子宫托；经期和妊娠期停用；选择大小合适的子宫托，以放置后不脱出又无不适为宜；每晚取出洗净，次晨放入，切忌久置不取，以免过久压迫导致生殖道糜烂、溃疡甚至瘘；放托后，分别于第1、3、6个月时到医院检查1次，以后每3～6个月到医院复查。

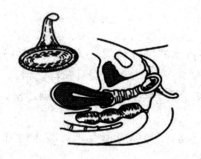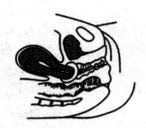

图 8-1　喇叭形子宫托及放置

（3）做好术前、术后护理。术前护理同外阴、阴道手术护理。术后除按外阴、阴道手术患者的护理外，应卧床休息7～10天，留尿管10～14天。避免增加腹压，坚持肛提肌锻炼。

六、健康指导

休息3个月，3个月内禁止性生活、盆浴，半年内避免重体力劳动；术后2个月、3个月分别门诊复查；宣传产后护理保健知识，进行产后体操锻炼和盆底肌锻炼，增强体质；积极治疗便秘、慢性咳嗽等长期性疾病；实行计划生育。

七、护理评价

评价护理目标是否达到，护理措施的实施情况，健康指导是否落实到位，有无新的护理问题出现。

（郑　方）

第九章 产科护理

第一节 正常妊娠期管理

妊娠期管理包括孕妇管理、产前检查、子宫内胎儿情况的监护评估。妊娠期管理主要是通过定期的产前检查来实现的,产前检查的目的是维护母亲与胎儿健康、安全,保证母亲顺利分娩。产前检查可根据孕妇孕期的不同特点,给予护理及指导,减少孕期妇女身体和精神上的不适,早发现并治疗妊娠并发症和合并症,及时纠正胎位异常和发现胎儿的发育异常,降低新生儿与产妇病死率和患病率,提高母婴生活质量。

一、孕妇管理

(一)孕产期系统保健的三级管理

孕产期系统保健的三级管理。国内已普遍实施孕产妇开展系统的孕期管理,其目的是做到医疗与预防能紧密结合,加强产科工作的系统性,保证管理的质量,并使有限的人力物力发挥更大的社会和经济效益。如今,在我国城市开展医院三级分级管理(即市、区、街道)和妇幼保健机构三级分级管理(即市、区、基层卫生院)。同时农村也开展了级分级管理(即县医院和县妇幼保健站、乡卫生院、村妇幼保健人员),实施孕产妇划片分级分工管理,并健全相互间挂钩、转诊等制度,及早发现高危孕妇并转诊至上级医院进行监护处理。

(二)孕产妇系统保健手册

建立孕产妇系统保健手册制度,有利于加强孕期管理.提高防治质量,降低"三率"(降低孕产妇病死率、围产儿病死率和病残儿出生率)。保健手册需从确诊早孕时开始建册,系统管理直至产褥期结束(产后满6周)。手册应记录每次产前检查时的结果及处理情况,在医院住院分娩时必须交出保健手册,出院时需将住院分娩及产后母婴情况填写完整后将手册交还给产妇。由产妇交至居住的基层医疗保健组织。以便进行产后访视(共3次,出院3天内、产后14天、28天),访视结束将保健手册汇交至县、区妇幼保健所进行详细的统计分析。

(三)高危孕妇的筛查、监护与管理

目的是通过对高危孕妇进行筛查、监护与管理,建立健全高危妊娠管理常规和高危妊娠筛

173

查、监护管理制度,提高高危妊娠管理质量。孕妇在早孕初诊建卡时。通过详细询问病史、认真体格检查、常规化验、辅助检查等,及早筛查出具有高危因素的孕妇,并进行登记、评分、预约、随访等,以动态观察高危妊娠患者的转归。通过加强高危妊娠的管理,可控制高危因素的发展,同时了解高危妊娠的发生、治疗、转归的全过程,改善妊娠结局,提高产科质量,保障母婴健康和安全分娩。因此,孕期必须及时准确地筛查出高危孕妇并实施系统化的管理。

(四)围产医学

围产医学是 20 世纪 70 年代迅速发展的一门新兴医学,是研究在围产期内加强对围产儿及孕产妇的卫生保健,也就是研究胚胎的发育、胎儿的生理病理,以及新生儿与孕产妇疾病的诊断和防治的科学。国际上对围产期的规定:从妊娠满 28 周(即胎儿体重≥1 000 g 或身长≥35 cm)至产后 1 周。

二、产前检查

产前检查是指为妊娠期妇女提供一系列的医疗和护理建议和措施,目的是通过对于孕妇和胎儿的监护及早预防和发现并发症,减少其不良影响,在此期间提供正确的检查手段和医学建议是降低孕产妇病死率和同产儿病死率的关键。产前检查的意义:①产前检查可以发现孕妇身体的某些疾病,如果这些疾病不适合怀孕,可以及时做人工流产。②经过定期检查,可以了解胎儿发育和母体的生理变化,如果发现不正常,能及早治疗。③通过产前检查,孕妇可以从医师那里获取有关孕期的生理卫生、生活和营养方面的知识,了解产前、产后应注意的问题,以及正常分娩的常识。④经过系统检查,可以预测分娩时有无困难,并决定分娩的方式与地点,从而可以减轻产时或产后的危险,保证生育安全。

三、妊娠期护理评估

妊娠期护理评估主要是通过定期的产前检查来实现的。

(一)产前检查需做的准备

第一次产检准备建卡时,需带上孕妇的身份证、围产保健手册、医疗保险手册和所需费用(有些医院会要求你预存检查费用,以免每次都要交费)。在建卡过程中,医师通常会问孕妇一些有关个人和家庭的健康情况。

在第一次产检之前,孕妇和丈夫一起应仔细考虑以上的问题,会帮助孕妇向医师提供更全面的信息,保证怀孕期间孕妇和胎儿的健康。除此以外,如果孕妇还有一些其他健康问题,可以考虑主动告诉医师,确保孕妇获得更加周到的孕期保健服务。这可能包括心理问题,如抑郁症、家庭暴力的经历,或其他影响到孕妇的安全和身心健康的任何经历。

(二)确定首次产前检查的时间

第一次产检应该在孕妇确认自己怀孕的时候就进行,而一般是确认怀孕后,在孕期第 11 周或第 12 周时进行第一次产检。

(三)检查时间

根据中华医学会围产分会制定的指南要求,推荐无妊娠并发症者妊娠 10 周进行首次产检并登记信息后,孕期需 7 次规范化产检,分别是 16、18~20、28、34、36、38、41 周;既往未生育过者,还应在 25、31、40 周分别增加 1 次,共计 10 次。低危孕妇产前检查的次数,整个孕期 7~8 次较为合理,高危孕妇检查次数增多。具体情况按照病情不同及个体差异来具体安排。

(1)从确诊早孕时开始。

(2)20周起开始进行产前系列检查。

(3)20~28周,每4周检查1次。即20周、24周。

(4)28周后,每2周检查1次,即28周、30周、32周、34周。

(5)36周起,每周检查1次,即36周、37周、38周、39周、40周共11次,如属高危孕妇,酌情增加产前检查次数。

(四)产前检查内容

1.详细询问病史

(1)既往史、手术史及家族史:这些历史对孕妇的这次怀孕有重要的影响。

(2)职业:若孕妇的工作需要接触有毒物质,需帮助孕妇做一些特殊检查。

(3)月经史及既往妊娠史:了解月经史可以帮助推算预产期;如果你已经有过怀孕分娩史,则要把详细情况告诉医师。

(4)年龄:年龄过小(<20岁)容易发生难产;35岁以上的初孕妇容易有妊娠并发症。

2.推算预产期

按末次月经第1天算起,月份数字减3或加9,天数加7。如末次月经则其预产期为12月12天。需要注意月经不规律的孕妇由于排卵时间的异常而不能机械使用本方法确定预产期,可以根据早孕反应出现的时间、胎动开始时间、宫底高度等进行判定,必要时需要行超声检查以核对孕周。

3.全身体格检查

(1)产科检查:检查孕妇骨盆腔和生殖器官的情况,对之后的怀孕进展和分娩做出评估。另外,医师还常将检查的结果,包括血压、体重、子宫底的高度、腹围等,绘成一张怀孕图,并把以后的检查结果也记录于图上,制成曲线图,观察其状况,以早发现孕妇和胎儿的异常状况。检查内容如下。①测量宫高与腹围:宫高是指耻骨联合上缘至子宫底部的距离。宫底超过正常孕周的范围时,需要考虑是否为双胎妊娠、巨大儿及羊水过多,尤其是胎儿畸形引起的羊水量的异常增多。腹部过小则需要注意是否存在胎儿宫内发育受限、胎儿畸形等。②胎心音听诊:胎心音往往在胎儿背侧听诊比较清楚,当子宫壁较敏感或者肥胖等其他原因导致胎位评估的困难者有一定的帮助。③阴道及宫颈检查:阴道检查往往在早孕期6~8周期间进行,需要注意未做过孕前检查的孕妇需要进行常规的宫颈细胞学检查,以除外宫颈病变,如果发现有宫颈细胞学的异常,需要酌情行阴道镜检查。在孕晚期可以在阴道检查的同时进行骨盆测量,骨盆测量中最为重要的径线是坐骨结节间径,即骨盆出口平面的横径。如出口平面正常可以选择阴道试产。骨盆外测量目前已经废弃不用。

(2)全身检查:医师会检查孕妇的发育、营养及精神状态,并记录孕妇的体重、血压的数据,供以后参考。

4.辅助检查及临床意义

(1)血常规:一般在早孕期和晚孕期30周进行血常规的检查。孕妇血液稀释,红细胞计数下降,血红蛋白值降至110 g/L为贫血。白细胞自孕7~8周开始增加,至30周增加至高峰,有时可以达到$15\times10^9/L$,主要是中性粒细胞增加,需要与临床感染性疾病进行鉴别。孕晚期检查血常规注意有无出现贫血,以及时补充铁剂。

(2)尿常规:孕期尿常规与非孕期一致,但由于阴道分泌物增多可能会对于结果有一定的干扰,在孕中晚期需要注意尿蛋白的情况。每次产前检查的时候均需要进行尿常规的检查。

（3）肝、肾功能检查：妊娠期肝、肾负担加重，需要了解早孕期肝、肾功能状态，如存在基础病变，则需要进一步的检查，明确疾病的类型以评估妊娠风险。有些妊娠并发症如先兆子痫和妊娠期急性脂肪肝均可累及肝、肾功能。在早孕期和晚孕期需要监测2次。

（4）梅毒血清学检查：患梅毒后妊娠的孕妇需要在孕期进行此项检查，如早期妊娠感染梅毒需要根据情况给予治疗，减少梅毒病原体对于胎儿的损害。

（5）乙型肝炎表面抗原：乙肝孕妇可以通过母胎传播而导致新生儿乙肝病毒感染因此，在早孕期即需要进行筛查，不提倡孕期进行乙肝免疫球蛋白的阻止，出生后需要进行主动免疫联合被动免疫预防新生肝炎。

（6）ABO及Rh血型、人类免疫缺陷病毒筛查。ABO及Rh血型主要与判断和预防母婴血型不合有关，中国人Rh阴性血较为罕见。测定Rh血型是因Rh阴性的孕妇，由于丈夫为Rh阳性，其胎儿血型为Rh阳性时出现母儿Rh血型不合，会引起胎儿的宫内水肿，严重者发生胎死宫内，需要给予及时治疗。ABO血型系统出现胎儿溶血的风险相对小。人类免疫缺陷病毒筛查：在早孕期进行筛查，对于阳性病例进行诊断，按照人类免疫缺陷病毒感染处理指南进行积极的处理。

（7）妊娠期糖尿病筛查：在妊娠24～28周应进行75 g糖耐量试验。如空腹血糖、服糖后1小时和2小时血糖只要有一项超过临界值即可诊断妊娠期糖尿病。临界值分别为5.1 mmol/L、10.0 mmol/L和8.5 mmol/L。对于高危妊娠的孕妇可依据情况提前进行筛查或者重复筛查。

（8）孕妇血清学筛查：在各省市卫生局获资质认证的医院根据各医院不同的条件进行各种相关的血清学筛查试验。早孕期筛查试验是指妊娠9～13周，应采用超声测定胎儿颈部透明层厚度（NT）或综合检测NT，母血β-HCG及妊娠相关血浆蛋白A（PAPP-A），得出Down综合征的风险值。筛查结果为高危的孕妇，可考虑绒毛活检（CVS）进行产前诊断。中孕期筛查可等到妊娠中期再次血清学筛查后，可以结合早孕期的筛查结果或者独立计算罹患风险值，决定是否进行产前诊断。妊娠14～20周是中孕期筛查的窗口期，多为血清学二联筛查（AFP和游离β-HCG）或者三联筛查（AFP、游离β-HCG、游离mE_3）。血清学筛查结果包括21-三体，18-三体和神经管畸形的风险值，其中前两者需要进行染色体核型的进一步检查，而后者只需要进行系统的超声检查。

（9）超声检查：是妊娠期中最为重要的检查项目。妊娠早期超声检查的主要目的是确定宫内妊娠，排除异位妊娠等。如果此阶段并未出现阴道流血、腹痛等异常情况，建议第1次超声检查的时间安排在妊娠（11～13）＋6周，在确定准确的孕龄同时测定胎儿颈部透明层厚度（NT），妊娠18～24周时进行第2次超声检查，此时胎儿各器官的结构和羊水量最适合系统超声检查，全面筛查胎儿有无解剖学畸形，系统地检查胎儿头颅、颜面部、脊柱、心脏、腹部脏器、四肢、脐动脉等结构。妊娠30～32周进行第3次超声检查，目的是了解观察胎儿生长发育状况、胎盘位置及胎先露等。妊娠38～40周进行第4次超声检查，目的是确定胎盘的位置及成熟度、羊水情况、估计胎儿大小。正常情况下孕期按上述4个阶段做4～5次B超检查已足够，但孕期出现腹痛、阴道流血、胎动频繁或减少、胎儿发育异常及听不清胎心等，则需根据情况酌情增加检查次数。

（10）电子胎心监护、心电图检查：电子胎心监护于妊娠34周开始，应每周进行1次电子胎心监护。37周后根据情况，每周行1～2次。若系高危孕妇尤其是存在胎盘功能下降风险者应增加胎心监护的次数。心电图检查于首次产检和妊娠32～34周时，分别做1次心电图检查。由于在孕晚期存在血容量的增加需要了解孕妇的心脏功能的情况，必要时需要进行超声心动图的检查。

5.特殊人群的相关检查

(1)TORCH的筛查:包括风疹病毒(RV)、弓形虫(TOX)、巨细胞病毒(CMV)、单纯疱疹病毒(HSV)及其他。如孕妇出现与以上病毒相关的感染症状或者胎儿超声检查异常时可以进行检查,如果出现 TORCH-IgM 阳性者需要判断其是否为原发感染。需要警惕一点的是,母体感染并不意味着胎儿感染,要确认胎儿是否感染还需进行确诊检查。

(2)胎儿纤蛋白的筛查及超声评估宫颈长度:对于有晚期流产或者早产风险的孕妇可以进行检测,有助预测其不良结局发生的风险。宫颈长度<2.5 cm结合 FFN 阳性可以用来筛选真性早产的孕妇。

(五)产科检查

产科检查包括腹部检查、骨盆测量、产道检查、肛诊和绘制妊娠图。

1.腹部检查

(1)视诊:观察腹部外形(尖腹、悬垂腹)、大小、有无妊娠纹、手术瘢痕及水肿。

(2)触诊:四步触诊法,检查子宫大小、胎产式、胎先露、胎方位及胎先露是否固定。做前三步时,检查者面向孕妇,做第四步手法时,则应面向孕妇足端。①第一步:了解宫底高度及宫底部为胎儿哪一部分,即了解子宫外形,测得宫底高度,估计胎儿大小,判断宫底部的胎儿部分(图 9-1)。②第二步:了解胎背及胎肢位于母体腹壁哪一侧,即分辨胎背及胎儿四肢的位置,估计羊水多少(图 9-2)。③第三步:了解胎先露是胎头或胎臀,并判断是否固定,即判断胎先露的胎儿部分,判断胎先露有无入盆(图 9-3)。④第四步:进一步核对第一步,并确定先露部入盆的程度,即再次判断胎先露部的诊断是否正确,确定先露部入盆的程度(图 9-4)。

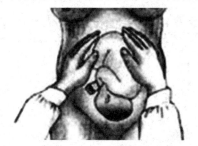

图 9-1 第一步触诊手法

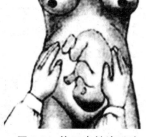

图 9-2 第二步触诊手法

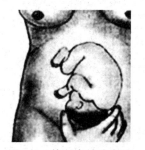

图 9-3 第三步触诊手法

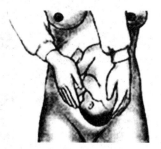

图 9-4 第四步触诊手法

(3)听诊:胎心音在孕妇腹壁上胎背部位听诊最清晰,音响似钟表"滴答"声。正常胎心音为120~160 次/分,头先露时,胎心音在脐下两侧听取;臀先露时,胎心音在脐上两侧听取;横位时,于脐周围听取。

2.骨盆测量

(1)髂棘间径 IS,髂嵴间径 IC;间接推测骨盆入口横径长度。骶耻外径 EC;间接推测骨盆入口前后径长度(最重要经线)、出口横径 TO;耻骨弓角度(图 9-5)。

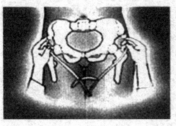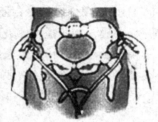

图 9-5　测量髂棘间径

(2)骶耻外径:第 5 腰椎棘突下凹陷处至耻骨联合上缘中点的距离正常值为 18～20 cm(图 9-6)。

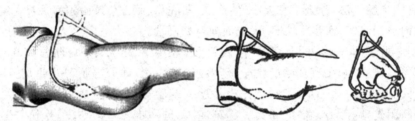

图 9-6　测量骶耻外径

(3)出后矢状径(图 9-7);坐骨结节间径(图 9-8)中点至骶骨尖端的长度,正常值为 8～9 cm。耻骨弓角度,正常值为 90°(图 9-9)。

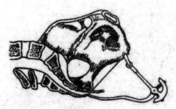

图 9-7　测量骨盆出口后矢状径

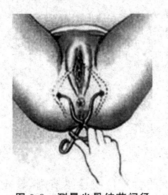

图 9-8　测量坐骨结节间径

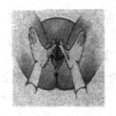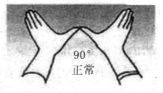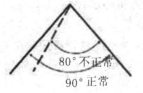

图 9-9　测量耻骨弓角度

（4）盆内测量：骶耻内径 DC（图 9-10）又称对角径，耻骨联合下缘至骶岬上缘中点的距离，正常值为12.5～13 cm，此值减去 1.5～2 cm 即为真结合径。坐骨棘间径 BD（图 9-11）；两坐骨棘间的距离，正常值约为10 cm。坐骨切迹宽度（图 9-12）坐骨棘与骶骨下部间的距离，即骶棘韧带宽度，将伸入阴道内的示指置于韧带上移动，若能容纳 3 横指（5.5～6 cm）为正常，否则属中骨盆狭窄。

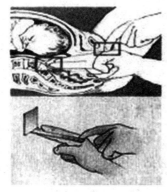

图 9-10　骶耻内径

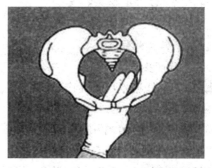

图 9-11　坐骨棘间径

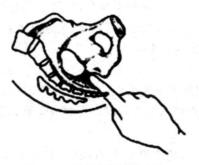

图 9-12　测量坐骨切迹宽度

3.产道检查

确诊早孕时，可行双合诊以了解产道、子宫及附件情况。妊娠最后一个月及临产前，应避免不必要的阴道检查，以免引起感染。

4.肛查

可了解胎先露部、骶骨前面弯曲度、坐骨棘间径、坐骨切迹宽度及骶尾关节活动度。

5.绘制妊娠图

将各项护理评估结果填入妊娠图中，绘成曲线，观察动态变化，以及早发现异常并处理。

(六)社会和心理评估

1.妊娠早期

孕妇对妊娠态度是积极还是消极的,有哪些影响因素及孕妇对妊娠的接受程度。可从这几方面进行评估:孕妇遵循产前指导的能力、筑巢行为;能否主动或在鼓励下谈论妊娠的不适、感受和困惑等。

2.妊娠中晚期

(1)评估孕妇有无异常心理情绪反应,如焦虑、恐惧。

(2)孕妇的社会支持系统,家庭功能评价如丈夫对此次妊娠的态度。

(3)孕妇寻求健康指导的程度、动力。

(七)高危因素评估

1.年龄

年龄<18岁或年龄≥35岁。

2.自身疾病

残疾、遗传性疾病史。

3.异常孕产史

流产、异位妊娠、早产、死产、死胎、难产、畸胎。

4.妊娠并发症

如心脏病、肾脏病、肝脏病、高血压、糖尿病等。

5.妊娠并发症

如妊娠期高血压疾病、前置胎盘、胎盘早剥、羊水异常、胎儿生长受限、过期妊娠、母婴血型不符等。

(八)胎儿状况评估

胎儿在子宫内是一个不断成长、活动的小生命,如何了解这个小生命的生长发育规律、判断是否有宫内缺氧的风险等,有赖于母亲的感觉和一些先进的辅助检查进行综合评估。

对不同妊娠期胎儿宫内监护内容不同。

1.胎儿宫内监护

(1)妊娠早期:妊娠12周内属于早期妊娠,应予行妇科检查确定子宫大小及是否与妊娠周数相符;必要时行B超检查,最早在妊娠第5周时可见到妊娠囊,超声多普勒最早在妊娠第7周时可探测到胎心音。

(2)妊娠中期:妊娠12~28周属于妊娠中期,应予手测宫底高度或尺测耻上子宫长度及腹围,协助判断胎儿大小及是否与妊娠周数相符;B超在不同孕周检查胎头双顶径值,并进行胎心率的监测等。

(3)妊娠晚期:自妊娠28周至分娩前。

手测宫底高度或尺测耻上子宫长度,测量腹围值、胎动计数、胎心监测,B超检查测胎头双顶径值、判定胎位、胎盘位置及胎盘成熟度等。

羊膜镜检查:利用羊膜镜透过完整胎膜,观察妊娠末期或分娩期羊水颜色。正常者见透明淡青色或乳白色,以及胎发、飘浮胎脂片。混有胎粪者,呈黄色、黄绿色甚至深绿色。

胎儿心电图监测:临床上多采用经腹壁的外监护法,对母儿均无损伤,可在不同孕周多次监测。

胎儿电子检测:胎心率监测有胎心率基线及一过性胎心率变化两种。

基线胎心率(BFHR):BFHR是指无宫缩或宫缩间歇期记录的FHR,可从每分钟心搏次数(bpm)及FHR变异两方面估计基线胎心率基线。FHR持续>160次,或<120次,持续10分钟为心动过速或心动过缓。FHR变异包括胎心率变异振幅(正常波动范围为10~25次/分)和胎心率变异频率(1分钟波动次数,正常≥6次)。FHR基线摆动表示胎儿有一定的储备能力,变异消失提示胎儿储备能力丧失。

一过性胎心率变化(PFHR):PFHR是指与子宫收缩有关的FHR变化,分为加速和减速两种。

加速:加速是指子宫收缩后FHR暂时增加15次/分以上,持续时间>15秒,是胎儿良好的表现。

减速:减速是指随宫缩出现的短暂性胎心率减慢,分为3种。①早期减速:特点为发生与宫缩同时开始,宫缩后即恢复正常,下降幅度<50次/分,为宫缩时胎头受压、脑血流量一时减少的表现,不受孕妇体位或吸氧改变。②变异减速:特点是宫缩开始后胎心率不一定减慢,恢复迅速;为子宫收缩时脐带受压兴奋迷走神经所致。③晚期减速:特点是子宫收缩高峰后出现胎心率减慢,但下降缓慢,下降幅度<50次/分,持续时间长,恢复缓慢,为胎儿缺氧的表现,出现时应高度予以重视。

预测胎儿宫内储备能力:包括无应激试验及缩宫素激惹试验。

无应激试验(NST):胎动时应伴有一过性胎心率加快。正常为连续记录20分钟,至少有3次以上胎动伴胎心率加速>15次/分、持续>15秒。异常是指胎动数与胎心率加速数少于前述情况或胎动时无胎心率加速。此法简单、安全,可作为缩宫素激惹试验前的筛选试验。

缩宫素激惹试验(OCT):OCT又称宫缩应激试验(CST),为心缩宫素诱导引起规律性宫缩并用胎儿监护仪记录胎心率变化。若多次宫缩后重复出现晚期减速,FHR变异减少,胎动后无FHR增快为阳性,提示胎盘功能减退。若FHR有变异或胎动后FHR加快,无晚期减速,提示胎盘功能尚佳。本试验在妊娠28~30周后即可进行。若为阴性,1周内无胎儿死亡危险,可在1周后重复。

胎儿生物物理监测:此监测是综合胎心电子监护和B超下观察胎儿呼吸运动、胎动、胎儿肌张力、羊水量等5项指标判断胎儿有无急性或慢性缺氧的一种监护方法。每项指标2分,满分10分,根据得分估计胎儿缺氧情况。

2.胎盘功能检查

胎盘功能检查包括胎盘功能和胎儿胎盘单位功能的检查。

(1)测定孕妇尿雌三醇值:正常值15 mg/24 h尿,10~15 mg/24 h尿为警戒值,<10 mg/24 h尿为危险值。若于妊娠晚期连续多次测得雌三醇值<10 mg/24 h尿,表示胎盘功能低下,也可用孕妇随意尿测得雌激素/肌酐(E/C)比值,以估计胎儿胎盘单位功能。

(2)测定孕妇血清游离雌三醇值:采用放射免疫法。妊娠足月,该值的下限为40 mmol/L。

(3)测定孕妇血清胎盘生乳素(HPL)值:采用放射免疫法。若该值于妊娠足月<4 mg/L,或突然降低50%,提示胎盘功能低下。

(4)测定孕妇血清缩宫素酶值:5 mg/(dL·h)为警戒值,<2.5 mg/(dL·h)为危险值。若测得的数值急剧降低50%时,提示胎盘有急性功能障碍。

(5)缩宫素激惹试验:无应激试验无反应(阴性),缩宫素激惹试验阳性提示胎盘功能减退。

(6)阴道脱落细胞检查:舟状细胞成堆、无表层细胞、嗜酸性粒细胞指数(EI)<10%、致密核

少者,提示胎盘功能良好。

此外,胎动计数、B超进行生物物理相检测,均有实用价值。

3.胎儿成熟度检查

此项检查包括计算胎龄,测子宫长度、腹围,B超测量,还可通过经腹壁羊膜腔穿刺抽取羊水检测。

4.胎儿宫内诊断

(1)胎儿先天畸形的宫内诊断:①B超检查无脑儿、脑积水、脊柱裂、联体儿等;②检测羊水中甲胎蛋白值,诊断开放性神经管异常;③检测羊水中乙酰胆碱酯酶值与甲胎蛋白测定合用,诊断开放性神经管异常的准确度增加;④行羊膜腔内胎儿造影,诊断胎儿体表畸形及泌尿系统、消化系统畸形。

(2)胎儿遗传性疾病的宫内诊断:①妊娠早期取绒毛或妊娠中期(16～20周)抽取羊水行染色体核型分析,了解染色体数目及结构改变;②羊水细胞培养作染色体核型分析;③测定羊水中的酶诊断代谢缺陷病。

四、妊娠期护理诊断

(一)孕妇

1.体液过多

水肿与妊娠子宫压迫下腔静脉或水、钠潴留有关。

2.舒适改变

与妊娠引起早孕反应、腰背痛有关。

3.知识缺乏

缺乏妊娠期保健知识。

(二)胎儿

1.营养失调

营养低于机体需要与母体营养失调或胎盘功能障碍有关;营养高于机体需要与母体摄入过多或激素水平改变有关。

2.有受伤的危险

与遗传、感染、中毒、胎盘功能障碍有关。

五、妊娠期护理措施

(一)一般护理

告知孕妇产前检查的意义和重要性,预约下次产前检查的时间和产前检查内容,检查时携带孕期监护登记卡。一般情况下,妊娠20～36周前,每4周1次;妊娠36周后,每周1次,直至分娩。若属高危孕妇,应酌情增加产前检查次数。

(二)心理护理

妊娠后随着胎儿的发育,子宫逐渐增大,孕妇体形也随之发生改变,这是正常的生理现象,产后体形将逐渐恢复。给孕妇提供心理支持,帮助孕妇消除由体形改变而产生的不良情绪。

(三)症状护理

1.恶心、呕吐

约半数妇女在妊娠6周出现早孕反应,在此期间应避免过饱或空腹,应少量多餐、进食清淡易消化的食物。若妊娠 12 周以后仍继续呕吐,甚至影响孕妇营养时,应考虑妊娠剧吐的可能,须住院治疗,纠正水、电解质紊乱。对偏食者,在不影响饮食平衡的情况下,可不做特殊处理。

2.尿频、尿急

尿频、尿急常发生在妊娠初 3 个月及末 3 个月。孕妇无须减少液体摄入量来缓解症状,有尿意时应及时排空,不可忍住。此现象产后可逐渐消失。

3.白带增多

白带增多于妊娠初 3 个月及末 3 个月明显,是妊娠期正常的生理变化。嘱孕妇排除念珠菌、滴虫、淋菌、衣原体等感染,保持外阴部清洁,每天清洗外阴或经常洗澡,以避免分泌物刺激,严禁阴道冲洗。穿透气性好的棉质内裤,并经常更换,若分泌物过多,可用卫生巾,并经常更换,增加舒适感。

4.水肿

水肿孕妇在妊娠后期易发生下肢水肿,经休息后可消退,属正常。若下肢明显凹陷性水肿或经休息后不消退者,应及时诊治,警惕发生妊娠高血压综合征的发生。嘱孕妇左侧卧位,解除右旋增大的子宫对下腔静脉的压迫,下肢稍垫高,避免长时间站或坐,以免加重水肿的发生。若长时间站立,则两侧下肢应轮流休息,收缩下肢肌肉,以利血液回流。适当限制盐的摄入,但不必限制水分。

5.下肢、外阴静脉曲张及痔疮

应避免长时间的站立、下蹲,睡觉时应取左侧卧位,下肢稍抬高,穿弹力裤或袜,以促进血液回流。

6.便秘

便秘是妊娠期常见的症状之一,尤其是妊娠前即有便秘者。嘱孕妇养成每天定时排便的习惯,多吃水果、蔬菜等含纤维素多的食物,同时增加每天饮水量,注意适当的活动。未经医师允许不可随便使用大便软化剂或轻泻剂。

7.腰背痛

孕期穿平跟鞋,在俯拾或抬举物品时,保持上身直立,弯曲膝部,用两下肢的力量抬起。疼痛严重者,必须卧床休息(硬床垫),局部热敷。产后 6~8 周,腰背痛自然消失,若腰背痛明显者,应及时查找原因,按病因治疗

8.下肢痉挛

发生下肢痉挛时应指导孕妇饮食中添加钙的摄入,避免腿部疲劳、受凉,伸腿时避免脚趾尖伸向前,走路时脚跟先着地。若发生下肢肌肉痉挛,嘱孕妇背屈肢体,或站直前倾,或局部热敷按摩,直至痉挛消失。必要时遵医嘱口服钙剂。

9.仰卧位低血压综合征

嘱孕妇左侧卧位后症状可自然消失,不必紧张。

10.失眠

每天坚持户外活动,如散步,睡前可用梳子梳头,温水洗脚,喝热牛奶帮助入眠。

11.贫血

孕妇应适当增加含铁食物的摄入,如动物肝脏、瘦肉、蛋黄、豆类等。若病情需要补充铁剂时,可用温水或水果汁送服,以促进铁的吸收,且应在餐后 20 分钟服用,以减轻对胃肠道的刺激。向孕妇解释,服用铁剂后大便可能会变黑,或可能导致便秘或轻度腹泻。

六、健康教育

(一)异常症状的判断

孕妇出现下列症状应立即就诊:阴道流血,妊娠 3 个月后仍持续呕吐、寒战、发热、腹痛、头痛、眼花、胸闷、心悸、气短,以及液体突然自阴道流出、胎动计数突然减少等。

(二)营养指导

帮助孕妇制订合理的饮食计划,以满足自身和胎儿的双重需要,并为分娩和哺乳做准备。

(三)清洁和舒适

孕期养成良好的刷牙习惯。怀孕后排汗量增多,要勤淋浴、勤换内衣。孕妇衣着心宽松、柔软、舒适;冷暖适宜;不宜穿紧身衣或袜带,以免影响血液循环和胎儿发育及活动;胸罩的选择宜以舒适、合身、足以支托增大的乳房为标准,以减轻不适感;孕期宜穿轻便舒适的平跟鞋,避免穿高跟鞋,以防腰背痛及身体失平衡。

(四)活动与休息

一般孕妇可坚持工作到 28 周,28 周后可适当减轻工作量,避免长时间站立或重体力劳动。接触放射线或有毒物质的工作人员,妊娠期应予以调离。妊娠期孕妇因身心负荷加重,易感疲惫,需要充足的休息和睡眠,每天应有 8 小时的睡眠,午休 1~2 小时。卧床时宜左侧卧位,以增加胎盘血供。居室内保持安静、空气流通。

(五)胎教

胎教是有目的、有计划地为胎儿的生长发育实施最佳措施。现代科学技术对胎儿的研究发现,胎儿的眼睛能随外界的光亮而活动,触摸其手足可产生收缩反应;外界音响可传入胎儿听觉器官,并能引起心率的改变。因此,有人提出两种胎教方法:①对胎儿进行抚摸训练,激发胎儿的活动积极性;②对胎儿进行音乐训练。

(六)孕期自我监护

胎心音计数和胎动计数是孕妇自我监护胎儿宫内情况的重要手段。教会家庭成员听胎心音,并做记录,不仅可了解胎儿宫内情况,而且可以和谐孕妇与家庭成员之间的亲情关系。①正常的胎心率为 120~160 次/分,胎动时胎心率增快,>160 次/分,若母体发热或因其他异常也可导致胎儿心率加快。持续的胎心音>160 次/分或间歇<100 次/分,都应注意胎儿宫内缺氧情况。②嘱孕妇应注意自己宝宝的胎动规律,从孕 32 周起每天数 3 次胎动并记录下来,每次 1 小时,尽量在每天相同的时段计数,计数时请注意:胎儿连续的活动仅视为一次胎动。一般用这 3 小时的胎动次数之和乘以 3 即为 12 小时总胎动数的估计值,>30 次/12 小时为正常,若 <10 次/12 小时,提示有胎儿缺氧的可能,应及时就诊。

(七)性生活指导

妊娠前 3 个月及末 3 个月,均应避免性生活,以防流产、早产及感染。

(八)分娩先兆的判断

临近预产期的孕妇,若出现阴道血性分泌物或规律宫缩(间歇 5~6 分钟。持续 30 秒)则为临产,应尽快到医院就诊。若阴道突然有大量液体流出,可能是胎膜早破,嘱孕妇平卧,由家属送往医院,以防脐带脱垂而危及胎儿生命。

(周佳乐)

第二节 催产与引产

一、概述

(一)定义

1.催产

催产是指正式临产后因宫缩乏力需用人工及药物等方法,加强宫缩促进产程进展,以减少由于产程延长而导致母儿并发症。催产常用方法包括人工破膜、缩宫素应用、刺激乳头、自然催产法(如活动、变换体位、进食饮水、放松等)。

2.引产

引产是指在自然临产之前通过药物等手段使产程发动,达到分娩的目的,是产科处理高危妊娠常用的手段之一。引产是否成功主要取决于子宫颈(简称宫颈)成熟的程度,但如果应用不得当,将危害母儿健康,因此,应严格掌握引产的指征、规范操作,以减少并发症的发生。促子宫颈成熟的目的是促进宫颈变软、变薄并扩张,降低引产失败率、缩短从引产到分娩的时间。若引产指征明确,但宫颈条件不成熟,应采取促宫颈成熟的方法。

(二)主要作用机制

1.催产

通过输入人工合成缩宫素和/或刺激内源性缩宫素的分泌,增加缩宫素与体内缩宫素受体的结合,达到诱发和增强子宫收缩的目的。

2.引产

通过在子宫颈口放置前列腺素制剂,改变宫颈状态,宫颈变软、变薄并扩张,或通过人工破膜、机械性扩张等,刺激内源性前列腺素释放,诱发宫缩,从而促使产程发动,达到分娩的目的。

(三)原则

严格掌握催产和引产的指征、规范操作,以减少并发症的发生。

二、护理评估

(一)健康史

既往病史、孕产史、分娩史、月经周期及末次月经、本次妊娠经过,查看历次产前检查记录,核对孕周。

(二)生理状况

1.评价宫颈成熟度

目前公认的评估成熟度常用的方法是 Bishop 评分法,包括宫口开大、宫颈管消退、先露位置、宫颈硬度、宫口位置五项指标,满分 13 分,评分≥6 分提示宫颈成熟。评分越高,引产成功率越高。评分小于6分,提示宫颈不成熟,需要促宫颈成熟。

2.产科检查

判断是否临产及产程进展(有规律宫缩及每小时 1 cm 的宫口开大)、判断母儿头盆关系。

3.辅助检查

行胎心监护,了解胎儿宫内状况;行超声检查,了解胎盘功能及胎儿成熟度。

(三)适应证和禁忌证

1.引产的主要指征

(1)延期妊娠(妊娠已达41周仍未临产者)或过期妊娠。

(2)妊娠期高血压疾病:达到一定孕周并具有阴道分娩条件者。

(3)母体合并严重疾病需提前终止妊娠,如严重的糖尿病、高血压、肾病等。

(4)足月妊娠胎膜早破,2小时以上未临产者。

(5)胎儿及其附属物因素,如严重胎儿生长受限(FGR)、死胎及胎儿严重畸形;附属物因素如羊水过少、生化或生物物理监测指标提示胎盘功能不良,但胎儿尚能耐受宫缩者。

2.引产绝对禁忌证

(1)孕妇严重合并症及并发症,不能耐受阴道分娩者或不能阴道分娩者(如心衰竭、重型肝肾疾病、重度子痫前期并发器官功能损害者等)。

(2)子宫手术史,主要是指古典式剖宫产术,未知子宫切口的剖宫产术,穿透子宫内膜的肌瘤剔除术,子宫破裂史等。

(3)完全性及部分性前置胎盘和前置血管。

(4)明显头盆不称,不能经阴道分娩者。

(5)胎位异常,如横位、初产臀位估计经阴道分娩困难者。

(6)宫颈浸润癌。

(7)某些生殖道感染性疾病,如疱疹感染活动期。

(8)未经治疗的获得性人类免疫缺陷病毒感染者。

(9)对引产药物过敏者。

(10)其他:包括生殖道畸形或有手术史,软产道异常,产道阻塞,估计经阴道分娩困难者;严重胎盘功能不良,胎儿不能耐受阴道分娩者;脐带先露或脐带隐性脱垂者。

3.引产相对禁忌证

(1)臀位(符合阴道分娩条件者)。

(2)羊水过多。

(3)双胎或多胎妊娠。

(4)分娩次数≥5次者。

4.催产主要适应证

宫颈成熟的引产,协调性子宫收缩乏力,死胎,无明显头盆不称者。

5.缩宫素应用禁忌证

(1)胎位异常或子宫张力过大,如羊水过多、巨大儿或多胎时避免使用。

(2)多次分娩史(6次以上)避免使用。

(3)瘢痕子宫(既往有古典式剖宫产术史)且胎儿存活者禁用。

6.前列腺素制剂应用禁忌证

(1)孕妇有下列疾病,包括哮喘、青光眼、严重肝肾功能不全、急性盆腔炎、前置胎盘或不明原因阴道流血等。

(2)有急产史或有3次以上足月产史的经产妇。

(3)瘢痕子宫妊娠。

(4)有子宫颈手术史或子宫颈裂伤史。

(5)已临产。

(6)Bishop 评分≥6 分。

(7)胎先露异常。

(8)可疑胎儿窘迫。

(9)正在使用缩宫素。

(10)对地诺前列酮或任何赋形剂成分过敏者。

(四)心理-社会因素

(1)渴望完成分娩,难以忍受缓慢的产程进展,管理"不确定"有困难。

(2)担心孩子在子宫内的情况,又担心催产、引产方法及药物对孩子不好。

(3)害怕疼痛,自感无力应对,担心强烈的子宫收缩会导致子宫破裂。

(4)担心引产不成功,要做剖宫产。

三、护理措施

(一)引产的护理

(1)核对预产期,确定孕周。

(2)查看医师查房记录和辅助检查结果,了解宫颈成熟度、胎儿成熟度、头盆关系、妊娠合并症及并发症的防治方案。

(3)协助完成胎心监护和超声检查,了解胎儿宫内状况。

(4)若胎肺未成熟,遵医嘱,先完成促胎肺成熟治疗后引产。

(5)根据医嘱准备药物。①可控释地诺前列酮栓:是一种可控制释放的前列腺素 E_2 栓剂,含有 10 mg 地诺前列酮,以 0.3 mg/h 的速度缓慢释放,需低温保存。②米索前列醇:是一种人工合成的前列腺素 E_1 制剂,有 100 μg 和 200 μg 2 种片剂。

(6)做好预防并发症的准备,包括阴道助产及剖宫产的人员和设备准备。

(二)用药护理

协助医师完成药物置入,并记录上药时间。

1.可控释地诺前列酮栓促宫颈成熟

(1)方法:外阴消毒后将可控释地诺前列酮栓置于阴道后穹隆深处,并旋转 90°,使栓剂横置于阴道后穹隆,在阴道口外保留 2～3 cm 终止带,以便于取出。

(2)护理:置入普贝生后,嘱孕妇平卧 20～30 分钟,以利栓剂吸水膨胀;2 小时后经复查,栓剂仍在原位,孕妇可下地活动。

2.米索前列醇促宫颈成熟

(1)方法:外阴消毒后将置米索前列醇于阴道后穹隆深处,每次阴道内放药剂量为 25 μg,放药时不要将药物压成碎片。

(2)护理:用药后,密切监测宫缩、胎心率及母儿状况。

3.药物取出指征

出现下列情况,应通知医师评估后取出药物。①规律宫缩,Bishop 评分≥6 分。②自然破膜或行人工破膜术。③子宫收缩过频(每 10 分钟 5 次及以上的宫缩)。④置药 24 小时。⑤有胎儿出现不良状况的证据:胎动减少或消失、胎动过频、电子胎心监护结果分级为Ⅱ类或Ⅲ类。⑥出现不能用其他原因解释的母体不良反应,如恶心、呕吐、腹泻、发热、低血压、心动过速或者阴道流血增多。

(三)催产护理

根据产程评估情况,选择催产方法,并准备相应设备、用具和药品。

(1)选择人工破膜者,按人工破膜操作准备。

(2)选择自然催产法者,提供活动放松、变换体位、进食饮水的支持和指导。

(3)选择应用缩宫素者,则遵医嘱准备药物及溶酶、胎心监护仪,安排专人守护。

(四)用药护理

缩宫素应用。

(1)开放静脉通道:先接入乳酸钠林格液 500 mL(不加缩宫素),行静脉穿刺,按 8 滴/分调节好滴速。

(2)遵医嘱,配置缩宫素:方法是将 2.5 U 缩宫素加入 500 mL 林格液或生理盐水中,充分摇匀,配成0.5%浓度的缩宫素溶液,相当于每毫升液含 5 mU 缩宫素,以每毫升 15 滴计算相当于每滴含缩宫素0.33 mU,从每分钟 8 滴开始。若使用输液泵,起始剂量为 0.5 mL/min。

(3)根据宫缩、胎心情况调整滴速,一般每隔 20 分钟调整 1 次。应用等差法,即从每分钟 8 滴(2.7 mU/min)调整至 16 滴(5.4 mU/min),再增至 24 滴(8.4 mU/min);为安全起见也可从每分钟 8 滴开始,每次增加 4 滴,直至出现有效宫缩(10 分钟内出现 3 次宫缩,每次宫缩持续30~60 秒);最大滴速不得超过 40 滴/分即 13.2 mU/min,如达到最大滴速仍不出现有效宫缩,可增加缩宫素的浓度,但缩宫素的应用量不变。增加浓度的方法是以乳酸钠林格注射液 500 mL中加 5 U 缩宫素变成 1%缩宫素浓度,先将滴速减半,再根据宫缩情况进行调整,增加浓度后,最大增至每分钟 40 滴(26.4 mU),原则上不再增加滴数和缩宫素浓度。

(4)专人守护,密切监测宫缩情况、产程进展及胎心率变化,有条件者建议使用胎儿电子监护仪连续监护。

(五)心理护理

(1)关注孕妇焦虑、紧张程度并分析原因,营造安全舒适的环境,缓解紧张情绪,降低焦虑水平。

(2)向孕产妇及其家人讲解催产和引产的相关知识,做到知情选择。

(3)专人守护,增加信任度和安全感,降低发生风险的可能。

(4)允许家人陪伴,可降低孕产妇焦虑水平。

(六)危急状况处理

若出现宫缩过强/过频(连续两个 10 分钟内都有 6 次或以上宫缩,或者宫缩持续时间超过120 秒)、胎心率变化(>160 次/分或<110 次/分,宫缩过后不恢复)、子宫病理性缩复环、孕产妇呼吸困难等,应进行下述处理。

(1)立即停止使用催产和引产的药物。

(2)立即改变体位呈左侧或右侧卧位;面罩吸氧 10 L/min;静脉输液(不含缩宫素)。

(3)报告责任医师,遵医嘱静脉给予子宫松弛剂,如利托君或 25%硫酸镁等。

(4)立即行阴道检查,了解产程进展,未破膜者给予人工破膜术,观察羊水有无胎粪污染及其程度。

（5）如果胎心率不能恢复正常,进行剖宫产的准备。

（6）如母儿情况、时间及条件允许,可考虑转诊。

四、健康指导

（1）向孕妇及其家人讲解催产和引产的目的、药物和方法选择,让其得到充分知情,理性选择。

（2）讲解催产和引产的注意事项:①不得自行调整缩宫素滴注速度。②未征得医护人员的允许,不得自行改变体位及下床活动。

（3）随时告知临产、产程及母儿状况的信息,增强缩宫引产成功的信心。

（4）孕产妇在催产和引产期间须经照护的医护人员判断,是否符合如下条件:①缩宫素剂量稳定。②孕产妇情况稳定,没有并发症。③胎儿情况稳定,没有窘迫的征象时,才被允许活动、改变体位。

（5）指导孕产妇利用呼吸的方法来放松及减轻宫缩痛。

五、注意事项

（1）严格掌握适应证及禁忌证,杜绝无指征的引产。

（2）催产和引产前,一定要认真阅读病历资料,仔细核对预产期,尽量避免被动、单纯执行医嘱,防止人为的早产和不必要的引产。

（3）严格遵循操作规范,正确选择催产方法,尽量应用自然催产法。

（4）遵医嘱准备和使用药物时,认真核对药物名称、用量、给药途径及方法,确保操作准确无误,不能随意更改和追加药物剂量、浓度及速度。

（5）密切观察母儿情况,包括宫缩强度、频率、持续时间、产程进展及胎心率变化,有条件的医院,应常规进行胎心监护并随时分析监护结果,及时记录。

（6）对于促宫颈成熟引产者,如需加用缩宫素,应该在米索前列醇最后一次放置后 4 小时以上,并阴道检查证实药物已经吸收;普贝生取出至少 30 分钟后方可。

（7）应用米索前列醇者,应留在产房观察,监测宫缩和胎心率,如放置后 6 小时仍无宫缩,在重复使用米索前列醇前应行阴道检查,重新评估宫颈成熟度,了解原放置的药物是否溶化、吸收,如未溶化和吸收者则不宜再放,每天总量不得超过 50 μg,以免药物吸收过多。一旦出现宫缩过频,应立即进行阴道检查,并取出残留药物。

（8）因缩宫素个体敏感度差异极大,应用时应特别注意:①要有专人观察宫缩强度、频率、持续时间及胎心率变化并及时记录,调好宫缩后行胎心监护。破膜后要观察羊水量及有无胎粪污染及其程度。②应从小剂量开始循序增量。③禁止肌内、皮下、穴位注射及鼻黏膜用药。④输液量不宜过大,以防止发生水中毒。⑤警惕变态反应。⑥宫缩过强应及时停用缩宫素,必要时使用宫缩抑制剂。

（9）因缩宫素的应用可能会影响体内激素的平衡和产后子宫收缩,而愉悦的心情会增加内源性缩宫素的分泌,故应创造条件,改变分娩环境,允许产妇家人陪伴,让产妇愉快、舒适、充满自信,保持内源性缩宫素的分泌,尽量少用或不用缩宫素。

（周佳乐）

第三节 自 然 流 产

妊娠不足 28 周、胎儿体重不足 1 000 g 而终止者,称为流产。妊娠 12 周前终止者,称为早期流产;妊娠 12 周至不足 28 周终止者,称为晚期流产。流产分为自然流产和人工流产。自然流产占妊娠总数的 10%~15%,其中早期流产占 80% 以上。

一、病因

自然流产的病因包括胚胎因素、母体因素、免疫功能异常和环境因素。

(一)胚胎因素

染色体异常是早期流产最常见的原因,半数以上与胚胎染色体异常有关。染色体异常包括数目异常和结构异常。除遗传因素外,感染、药物等因素也可引起胚胎染色体异常。若发生流产,多为空孕囊或已退化的胚胎。少数至妊娠足月可能娩出畸形儿,或有代谢及功能缺陷。

(二)母体因素

1.全身性疾病

全身性疾病(如严重感染、高热等疾病)会刺激孕妇的子宫强烈收缩导致流产;引发胎儿缺氧(如严重贫血或心力衰竭)、胎儿死亡(如细菌毒素和某些病毒如巨细胞病毒、单纯疱疹病毒经胎盘进入胎儿血液循环)或胎盘梗死(如孕妇患慢性肾炎或高血压)均可导致流产。

2.生殖器官异常

子宫畸形(如子宫发育不良、双子宫、子宫纵隔等)和子宫肿瘤(如黏膜下肌瘤等),均可影响胚胎着床发育而导致流产。宫颈重度裂伤、宫颈内口松弛引发胎膜早破而发生晚期自然流产。

3.内分泌异常

黄体功能不足、甲状腺功能减退、严重糖尿病血糖未能控制等,均可导致流产。

4.强烈应激与不良习惯

妊娠期无论严重的躯体(如手术、直接撞击腹部、性交过频)或心理(过度紧张、焦虑、恐惧、忧伤等精神创伤)的不良刺激均可导致流产。孕妇过量吸烟、酗酒,过量饮咖啡、二醋吗啡等,均有导致流产的报道。

5.免疫功能异常

胚胎及胎儿属于同种异体移植物。母体对胚胎及胎儿的免疫耐受是胎儿在母体内得以生存的基础。若孕妇于妊娠期间对胎儿免疫耐受降低可致流产。

6.环境因素

过多接触放射线和砷、铅、甲醛、苯、氯丁二烯、氧化乙烯等化学物质,都有可能引起流产。

二、病理

孕 8 周前的早期流产,胚胎多先死亡。随后发生底蜕膜出血并与胚胎绒毛分离、出血,已分离的胚胎组织作为异物有可引起子宫收缩,妊娠物多能完全排出。因这时胎盘绒毛发育不成熟,与子宫蜕膜联系尚不牢固,胚胎绒毛易与底蜕膜分离,出血不多。早期流产时胚胎发育异常,一类是全胚发育异常,即生长结构障碍,包括无胚胎、结节状胚、圆柱状胚和发育阻滞胚;另一类是特殊发育缺陷,以神经管畸形、肢体发育缺陷等最常见。孕 8～12 周时胎盘绒毛发育茂盛,与底蜕膜联系较牢固,流产的妊娠物往往不易完整排出,部分妊娠物滞留在宫腔内,影响子宫收缩,导致出血量较多。孕 12 周以后的晚期流产,胎盘已完全形成,流产时会先出现腹痛,然后排出胎儿、胎盘。胎儿在宫腔内死亡过久,被血块包围,形成血样胎块而引起出血不止;也可因血红蛋白长久被吸收而形成肉样胎块,或胎儿钙化后形成石胎。其他尚可见压缩胎儿、纸样胎儿、浸软胎儿、脐带异常等病理表现。

三、临床表现

主要为停经后阴道流血和腹痛。

(一)孕 12 周前的早期流产

开始时绒毛与蜕膜剥离,血窦开放,出现阴道流血,剥离的胚胎和血液刺激子宫收缩,排出胚胎或胎儿,产生阵发性下腹部疼痛。胚胎或胎儿及其附属物完全排出后,子宫收缩,血窦闭合,出血停止。

(二)孕 12 周后的晚期流产

晚期流产的临床过程与早产和足月产相似,胎儿娩出后胎盘娩出,出血不多。

由此可见,早期流产的临床全过程表现为先出现阴道流血,而后出现腹痛。晚期流产的临床全过程表现为先出现腹痛(阵发性子宫收缩),而后出现阴道流血。

四、临床类型

按自然流产发展的不同阶段,分为以下临床类型。

(一)先兆流产

先兆流产是指妊娠 28 周前先出现少量阴道流血,常为暗红色或血性白带,无妊娠物排出,随后出现阵发性下腹痛或腰背痛。妇科检查可见宫颈口未开,胎膜未破,子宫大小与停经周数相符。经休息及治疗后症状消失,可继续妊娠;若阴道流血量增多或下腹痛加剧,可发展为难免流产。

(二)难免流产

难免流产是指流产不可避免。在先兆流产基础上,阴道流血量增多,阵发性下腹痛加剧,或出现阴道流液(胎膜破裂)。产科检查可见宫颈口已扩张,有时可见胚胎组织或胎囊堵塞于宫颈口内,子宫大小与停经周数基本相符或略小。

(三)不全流产

不全流产是指难免流产继续发展,部分妊娠物排出宫腔,且部分残留于宫腔内或嵌顿于宫颈口处,或胎儿排出后胎盘滞留宫腔或嵌顿于宫颈口,影响子宫收缩,导致大量出血,甚至发生休克。产科检查见宫颈口已扩张,宫颈口有妊娠物堵塞及持续性血液流出,子宫小于停经周数。

(四)完全流产

完全流产是指妊娠物已全部排出,阴道流血逐渐停止,腹痛逐渐消失。产科检查可见宫颈口已关闭,子宫接近正常大小。

自然流产的临床过程简示如下。

$$先兆流产\begin{cases}继续妊娠\\难免流产\begin{cases}不全流产\\完全流产\end{cases}\end{cases}$$

(五)其他特殊情况

流产有以下 3 种特殊情况。

1.稽留流产

稽留流产又称过期流产,指胚胎或胎儿已死亡滞留宫腔内未能及时自然排出者。典型表现为早孕反应消失,有先兆流产症状或无任何症状,子宫不再增大反而缩小。若已到中期妊娠,孕妇腹部不见增大,胎动消失。产科检查可见宫颈口未开,子宫较停经周数小,质地不软,未闻及胎心。

2.复发性流产

复发性流产是指连续自然流产 3 次及 3 次以上者。每次流产多发生于同一妊娠月份,其临床经过与一般流产相同。早期流产常见原因为胚胎染色体异常、免疫功能异常、黄体功能不足、甲状腺功能减退症等。晚期流产常见原因为子宫畸形或发育不良、宫颈内口松弛、子宫肌瘤等。宫颈内口松弛常发生于妊娠中期,胎儿长大,羊水增多,宫腔内压力增加,羊膜囊经宫颈内口突出,宫颈管逐渐缩短、扩张。患者常无自觉症状,一旦胎膜破裂,胎儿立即娩出。

3.流产合并感染

在流产过程中,若阴道流血时间长,有组织残留于宫腔内或非法堕胎,有可能引起宫腔感染,常为厌氧菌及需氧菌混合感染,严重感染可扩展至盆腔、腹腔甚至全身,并发盆腔炎、腹膜炎、败血症及感染性休克。

五、处理

确诊流产后,应根据自然流产的不同类型进行相应处理。

(一)先兆流产

卧床休息,禁性生活,必要时给予对胎儿危害小的镇静剂。黄体功能不足者可肌内注射黄体酮注射液10~20 mg,每天或隔天一次,也可口服维生素 E 保胎治疗;甲状腺功能减退者可口服小剂量甲状腺片。经治疗 2 周,若阴道流血停止,B 超检查提示胚胎存活,可继续妊娠。若临床症状加重。B 超检查发现胚胎发育不良(β-HCG 持续不升或下降),表明流产不可避免,应终止妊娠。此外,应重视心理治疗,使其情绪安定,增强信心。

(二)难免流产

一旦确诊,应尽早使胚胎及胎盘组织完全排出。早期流产应及时行刮宫术,对妊娠物应仔细检查,并送病理检查。晚期流产时,子宫较大,出血较多,可用缩宫素 10~20 U 加于 5％葡萄糖注射液 500 mL 中静脉滴注,促进子宫收缩。当胎儿及胎盘排出后检查是否完全,必要时刮宫以清除宫腔内残留的妊娠物,并给予抗生素预防感染。

(三)不全流产

一经确诊,应尽快行刮宫术或钳刮术,清除宫腔内残留组织。阴道大量出血伴休克者,应同时输血输液,并给予抗生素预防感染。

（四）完全流产

流产症状消失，B超检查证实宫腔内无残留物，若无感染征象，不需特殊处理。

（五）稽留流产

处理较困难，胎盘组织机化，与子宫壁紧密粘连，致使刮宫困难。稽留时间过长可能发生凝血功能障碍，导致弥散性血管内凝血，造成严重出血。处理前应检查血常规、出凝血时间、血小板计数、血纤维蛋白原、凝血酶原时间、凝血块收缩试验及血浆鱼精蛋白副凝试验（3P试验）等，并做好输血准备。子宫＜12孕周者，可行刮宫术，术中肌内注射缩宫素，手术时应特别小心，避免子宫穿孔，一次不能刮净，于5～7天后再次刮宫。子宫＞12孕周者，应静脉滴注缩宫素，促使胎儿、胎盘排出。若出现凝血功能障碍，应尽早使用肝素、纤维蛋白原及输新鲜血、新鲜冷冻血浆等，待凝血功能好转后，再行刮宫。

（六）复发性流产

染色体异常夫妇应于孕前进行遗传咨询，确定是否可以妊娠；女方通过产科检查、子宫输卵管造影及宫腔镜检查明确子宫有无畸形与病变，有无宫颈内口松弛等。宫颈内口松弛者应在妊娠前行宫颈内口修补术，或于孕14～18周行宫颈内口环扎术，术后定期随诊，提前住院，待分娩发动前拆除缝线。若环扎术后有流产征象，治疗失败，应及时拆除缝线，以免造成宫颈撕裂。当原因不明的习惯性流产妇女出现妊娠征兆时，应及时补充维生素E、肌内注射黄体酮注射液10～20 mg，每天1次，或肌内注射绒毛膜促性腺激素（HCG）3 000 U，隔天1次，用药至孕12周时即可停药。应安抚患者情绪并嘱卧床休息、禁性生活。有学者对不明原因的复发流产患者行主动免疫治疗，将丈夫的淋巴细胞在女方前臂内侧或臀部做多点皮内注射，妊娠前注射2～4次，妊娠早期加强免疫1～3次，妊娠成功率达86％以上。

（七）流产合并感染

治疗原则为在控制感染的同时尽快清除宫内残留物。若阴道流血不多，先选用广谱抗生素2～3天，待感染控制后再行刮宫。若阴道流血量多，静脉滴注抗生素及输血的同时，先用卵网钳将宫腔内残留大块组织夹出，使出血减少，切不可用刮匙全面搔刮宫腔，以免造成感染扩散。术后应继续用广谱抗生素，待感染控制后再行彻底刮宫。若已合并感染性休克者，应积极进行抗休克治疗，病情稳定后再行彻底刮宫。若感染严重或有盆腔脓肿形成，应行手术引流，必要时切除子宫。

六、护理

（一）护理评估

1.病史

停经、阴道流血和腹痛是流产孕妇的主要症状。应详细询问患者停经史、早孕反应情绪；阴道流血的持续时间与阴道流血量；有无腹痛，腹痛的部位、性质及程度。此外，还应了解阴道有无水样排液，排液的色、量和有无臭味，以及有无妊娠产物排出等。对于既往病史，应全面了解孕妇在妊娠期间有无全身性疾病、生殖器官疾病、内分泌功能失调及有无接触有害物质等，以识别发生流产的诱因。

2.临床表现

流产孕妇可因出血过多而出现休克，或因出血时间过长、宫腔内有残留组织而发生感染。因此，护士应全面评估孕妇的各项生命体征。判断流产类型，尤其须注意与贫血及感染相关的征象。

各型流产的具体临床表现见表 9-1。

表 9-1　各型流产的临床表现

类型	病史			妇科检查	
	出血量	下腹痛	组织排出	宫颈口	子宫大小
先兆流产	少	无或轻	无	闭	与妊娠周数相符
难免流产	中~多	加剧	无	扩张	相符或略小
不全流产	少~多	减轻	部分排出	扩张或有物堵塞或闭	小于妊娠周数
完全流产	少~无	无	全部排出	闭	正常或略大

流产孕妇的心理状况以焦虑和恐惧为特征。孕妇面对阴道流血往往会不知所措,甚至有过度严重化情绪,同时对胎儿健康的担忧也会直接影响孕妇的情绪反应,孕妇可能会表现伤心、郁闷、烦躁不安等。

3.诊断检查

(1)产科检查:在消毒条件下进行妇科检查,进一步了解宫颈口是否扩张、羊膜是否破裂、行无妊娠产物堵塞于宫颈口内;子宫大小与停经周数是否相符、有无压痛等,并应检查双侧附件有无肿块、增厚及压痛等。

(2)实验室检查:多采用放射免疫方法对绒毛膜促性腺激素(HCG)、胎盘生乳素(HPL)、雌激素和孕激素等进行定量测定,如测定的结果低于正常值,提示有流产可能。

(3)B超检查:超声显像可显示有无胎囊、胎动、胎心等,从而可诊断并鉴别流产及其类型,指导正确处理。

(二)护理诊断

1.有感染的危险

与阴道出血时间过长、宫腔内有残留组织等因素有关。

2.焦虑

与担心胎儿健康等因素有关。

(三)护理目标

(1)出院时护理对象无感染征象。

(2)先兆流产孕妇能积极配合保胎措施,继续妊娠。

(四)护理措施

对于不同类型的流产孕妇,处理原则不同,其护理措施也有差异。护理时在全面评估孕妇身心状况的基础上,综合病史及诊断检查,明确基本处理原则,认真执行医嘱,积极配合医师,为流产孕妇进行诊断,并为之提供相应的护理措施。

1.先兆流产孕妇的护理

先兆流产孕妇需卧床休息,禁止性生活,禁用肥皂水灌肠,以减少各种刺激。护士除了为其提供生活护理外,通常遵医嘱给孕妇适量镇静剂、孕激素等。随时评估孕妇的病情变化,如是否腹痛加重、阴道流血量增多等。此外,由于孕妇的情绪状态也会影响其保胎效果,因此护士还应注意观察孕妇的情绪反应,加强心理护理,从而稳定孕妇情绪,增强保胎信心。护士需向孕妇及家属讲明以上保胎措施的必要性,以取得孕妇及家属的理解和配合。

2.妊娠不能再继续者的护理

护士应积极采取措施,及时采取终止妊娠的措施,协助医师完成手术过程,使妊娠产物完全排出,同时开放静脉,做好输液、输血准备,并严密检测孕妇的体温、血压及脉搏。观察其面色、腹痛、阴道流血及与休克有关的征象。有凝血功能障碍者应予以纠正,然后再行引产或手术。

3.预防感染

护士应检测患者的体温、血常规及阴道流血,以及分泌物的性质、颜色、气味等,并严格执行无菌操作规程,加强会阴部的护理。指导孕妇使用消毒会阴垫,保持会阴部清洁,维持良好的卫生习惯。当护士发现感染征象后应及时报告医师,并按医嘱进行抗感染处理。此外,护士还应嘱患者流产后 1 个月返院复查,确定无禁忌证后,方可开始性生活。

4.协助患者顺利渡过悲伤期

患者由于失去婴儿,往往会出现伤心、悲哀等情绪反应,护士应给予同情和理解,帮助患者及家属接受现实,顺利渡过悲伤期。此外,护士还应与孕妇及其家属共同讨论此次流产的原因,并向他们讲解有关流产的相关知识,帮助他们为再次妊娠做好准备。有习惯性流产史的孕妇在下一次妊娠确诊后卧床休息,加强营养,禁止性生活;补充 B 族维生素、维生素 E、维生素 C 等;治疗期必须超过以往发生流产的妊娠月份。病因明确者,应积极接受对因治疗。黄体功能不足者,按医嘱正确使用黄体酮治疗,以预防流产。子宫畸形者须在妊娠前先进行矫正手术。宫颈内口松弛者应在未妊娠前做宫颈内口松弛修补术。如已妊娠,则可在妊娠 14～16 周时行子宫内口缝扎术。

(五)护理评价

(1)护理对象体温正常,血红蛋白及白细胞数正常,无出血、感染征象。

(2)先兆流产孕妇配合保胎治疗,继续妊娠。

(周佳乐)

第四节 早 产

早产是指妊娠满 28 周至不足 37 周(196～258 天)间分娩者。此时娩出的新生儿称为早产儿,体重为 1 000～2 499 g,各器官发育尚不够健全,出生孕周越小,体重越轻,预后越差。国内早产占分娩总数的 5%～15%。约 15% 早产儿于新生儿期死亡。近年来由于早产儿治疗学及监护手段的进步,其生存率明显提高,伤残率下降,国外学者建议将早产定义时间上限提前到妊娠 20 周。

一、病因

诱发早产的常见原因:①胎膜早破、绒毛膜羊膜炎最常见,30%～40% 早产与此有关;②下生殖道及泌尿道感染,如 B 族溶血性链球菌、沙眼衣原体、支原体感染、急性肾盂肾炎等;③妊娠并发症与合并症,如妊娠期高血压疾病、妊娠期肝内胆汁淤积症、妊娠合并心脏病、慢性肾炎、病毒性肝炎、急性肾盂肾炎、急性阑尾炎、严重贫血、重度营养不良等;④子宫过度膨胀及胎盘因素,如羊水过多、多胎妊娠、前置胎盘、胎盘早剥、胎盘功能减退等;⑤子宫畸形,如纵隔子宫、双角子宫等；⑥宫颈内口松弛；⑦每天吸烟＞10 支，酗酒。

二、临床表现

早产的主要临床表现是子宫收缩，最初为不规则宫缩，常伴有少许阴道流血或血性分泌物，以后可发展为规则宫缩，其过程与足月临产相似，胎膜早破较足月临产多见。宫颈管先逐渐消退，然后扩张。妊娠满 28 周至不足 37 周出现至少 10 分钟一次的规则宫缩，伴宫颈管缩短，可诊断先兆早产。妊娠满 28 周至不足 37 周出现规则宫缩（20 分钟≥4 次，或 60 分钟≥8 次，持续＞30 秒），伴宫颈缩短≥80％，宫颈扩张 1 cm 以上，诊断为早产临产。部分患者可伴有少量阴道流血或阴道流液。以往有晚期流产、早产史及产伤史的孕妇容易发生早产。诊断早产一般并不困难，但应与妊娠晚期出现的生理性子宫收缩相区别。生理性子宫收缩一般不规则、无痛感，且不伴有宫颈管消退和宫口扩张等改变。

三、处理原则

若胎膜未破，胎儿存活，无胎儿窘迫，无严重妊娠并发症及合并症时，应设法抑制宫缩，尽可能延长孕周；若胎膜已破，早产不可避免时，应设法提高早产儿存活率。

四、护理

(一)护理评估

1.病史

详细评估可致早产的高危因素，如孕妇以往有流产、早产史或本次妊娠期有阴道流血史，则发生早产的可能性大，应详细询问并记录患者既往出现的症状及接受治疗的情况。

2.身心诊断

妊娠晚期者子宫收缩规律（20 分钟≥4 次），伴以宫颈管消退≥75％，以及进行性宫颈扩张 2 cm 以上时，可诊断为早产者临产。

早产已不可避免时，孕妇常会不自觉地把一些相关的事情与早产联系起来而产生自责感；由于孕妇对结果的不可预知，恐惧、焦虑、猜测也是早产孕妇常见的情绪反应。

3.辅助检查

通过全身检查及产科检查，结合阴道分泌物的生化指标检测，核实孕周，评估胎儿成熟度、胎方位等；观察产程进展，确定早产的进程。

(二)可能的护理诊断

1.有新生儿受伤的危险

与早产儿发育不成熟有关。

2.焦虑

与担心早产儿预后有关。

(三)预期目标

(1)新生儿不存在因护理不当而产生的并发症。

(2)患者能平静地面对事实，接受治疗及护理。

(四)护理措施

1.预防早产

孕妇良好的身心状况可减少早产的发生,突发的精神创伤也可诱发早产,因此,应做好孕期保健工作,指导孕妇加强营养,保持平静心情。避免诱发宫缩的活动,如抬举重物、性生活等。高危孕妇必须多卧床休息,以左侧卧位为宜,以增加子宫血液循环,改善胎儿供氧,慎做肛查和引导检查等,积极治疗并发症。宫颈内口松弛者应于孕 14～18 周或更早些时间做预防性宫颈环扎术,防止早产的产生。

2.药物治疗的护理

先兆早产的主要治疗为抑制宫缩,与此同时,还要积极控制感染治疗并发症和合并症。护理人员应能明确具体药物的作用和用法,并能识别药物的不良反应,以避免毒性作用的发生,同时,应对患者做相应的健康教育。常用抑制宫缩的药物有以下几类。

(1)β肾上腺素受体激动素:其作用为激动子宫平滑肌β受体,从而抑制宫缩。此类药物的不良反应为心跳加快、血压下降、血糖增高、血钾降低、恶心、出汗、头痛等。常用药物有利托君、沙丁胺醇等。

(2)硫酸镁:镁离子直接作用于肌细胞,使平滑肌松弛,抑制子宫收缩。一般采用 25％硫酸镁 20 mL 加于 5％葡萄糖液 100～250 mL 中,在 30～60 分钟内缓慢静脉滴注,然后用 25％硫酸镁 20～10 mL 加于 5％葡萄糖液 100～250 mL 中,以每小时 1～2 g 的速度缓慢静脉滴注,直至宫缩停止。

(3)钙通道阻滞剂:阻滞钙离子进入细胞而抑制宫缩。常采用硝苯地平 5～10 mg,舌下含服,每天 3 次。用药时必须密切注意孕妇及血压的变化,若合并使用硫酸镁时更应慎重。

(4)前列腺素合成酶抑制剂:前列腺素有刺激子宫收缩和软化宫颈的作用,其抑制剂则有减少前列腺素合成的作用,从而抑制宫缩。常用药物有吲哚美辛及阿司匹林等,但此类药物可抑制胎儿前列腺素的合成和释放,使胎儿体内前列腺素减少,而前列腺素有维持胎儿动脉导管开放的作用,缺乏时导管可能过早关闭而致胎儿血液循环障碍。因此,临床已较少应用,必要时仅能短期(不超过 1 周)服用。

3.预防新生儿并发症的发生

在保胎过程中,应每天行胎心监护,教会患者自数胎动,有异常时及时采用应对措施。在分娩前按医嘱给孕妇糖皮质激素(如地塞米松、倍他米松等),可促胎肺成熟,是避免发生新生儿呼吸窘迫综合征的有效步骤。

4.为分娩做准备

如早产已不可避免,应尽早决定合理分娩的方式,如臀位、横位。估计胎儿成熟度低而产程又需较长时间者,可选用剖宫产术结束分娩;经阴道分娩者,应考虑使用产钳和会阴切开术以缩短产程,从而减少分娩过程中对胎头的压迫。同时,充分做好早产儿保暖和复苏的准备,临产后慎用镇静剂,避免发生新生儿呼吸抑制的情况;产程中应给孕妇吸氧;新生儿出生后,立即结扎脐带,防止过多母血进入胎儿循环,造成循环系统负荷过载。

5.为孕妇提供心理支持

安排时间与孕妇进行开放式的讨论,让患者了解早产的发生并非她的过错,有时甚至是无缘由的;也要避免为减轻孕妇的愧疚感而给予过乐观的保证。由于早产是出乎意料的,孕妇多没有精神和物质准备,对产程的孤独无助感尤为敏感,因此,丈夫、家人和护士在身旁提供支持比足月分娩更显重要,并能帮助孕妇重建自尊,以良好的心态承担早产儿母亲的角色。

(五)护理评价

(1)患者能积极配合医护措施。

(2)母婴顺利经历全过程。

(马敏艳)

第五节　胎儿窘迫

胎儿窘迫是指孕妇、胎儿、胎盘等各种原因引起的胎儿宫内缺氧,影响胎儿健康甚至危及生命。胎儿窘迫是一种综合征,主要发生在临产过程;也可发生在妊娠后期。发生在临产过程中者,可以是妊娠后期的延续和加重。

一、病因

胎儿窘迫的病因涉及多方面,可归纳为三大类。

(一)母体因素

妊娠妇女患有高血压疾病、慢性肾炎、妊娠高血压综合征、重度贫血、心脏病、肺源性心脏病、高热、吸烟、产前出血性疾病和创伤、急产或子宫不协调性收缩、缩宫素使用不当、产程延长、子宫过度膨胀、胎膜早破等;或者产妇长期仰卧位,镇静药、麻醉药使用不当等。

(二)胎儿因素

胎儿心血管系统功能障碍、胎儿畸形,如严重的先天性心血管疾病、母婴血型不合引起的胎儿溶血、胎儿贫血、胎儿宫内感染等。

(三)脐带、胎盘因素

脐带因素有长度异常、缠绕、打结、扭转、狭窄、血肿、帆状附着;胎盘因素有植入异常、形状异常、发育障碍、循环障碍等。

二、病理生理

胎儿窘迫的基本病理生理变化是缺血、缺氧引起的一系列变化。缺氧早期或者一过性缺氧时,机体主要通过减少胎盘和自身耗氧量代偿,胎儿则通过减少对肾与下肢血供等方式来保证心脑血流量,不产生严重的代偿障碍及器官损害。缺氧严重则可引起严重的并发症。缺氧初期通过自主神经反射兴奋交感神经,使肾上腺儿茶酚胺及皮质醇分泌增多,引起血压上升及心率加快。此时胎儿的大脑、肾上腺、心脏及胎盘血流增加,而肾、肺、消化系统等血流减少,出现羊水减少、胎儿发育迟缓等。若缺氧继续加重,则转为兴奋迷走神经,血管扩张,有效循环血量减少,主要器官的功能由于血流不能保证而受损,于是胎心率减慢。缺氧继续发展下去可引起严重的器官功能损害,尤其可以引起缺血缺氧性脑病甚至胎死宫内。此过程基本是低氧血症至缺氧,然后至代谢性酸中毒,主要表现为胎动减少、羊水少、胎心监护基线变异差、出现晚期减速甚至呼吸抑制。由于缺氧时肠蠕动加快,肛门括约肌松弛引起胎粪排出。此过程可以形成恶性循环,更加重母体及胎儿的危险。不同原因引起的胎儿窘迫表现过程可以不完全一致,所以应加强监护、积极评价、及时发现高危征象并积极处理。

三、临床表现

胎儿窘迫的主要表现为胎心音改变、胎动异常及羊水胎粪污染或羊水过少,严重者胎动消失。根据其临床表现,胎儿窘迫可以分为急性胎儿窘迫和慢性胎儿窘迫。急性胎儿窘迫多发生在分娩期,主要表现为胎心率加快或减慢;缩宫素激惹试验(OCT)等出现频繁的晚期减速或变异减速;羊水胎粪污染和胎儿头皮血 pH 下降,出现酸中毒。羊水胎粪污染可以分为三度:Ⅰ度羊水呈浅绿色;Ⅱ度羊水呈黄绿色,浑浊;Ⅲ度羊水呈棕黄色,稠厚。慢性胎儿窘迫发生在妊娠末期,常延续至临产并加重,主要表现为胎动减少或消失、无应激试验(NST)基线平直、胎儿发育受限、胎盘功能减退、羊水胎粪污染等。

四、处理原则

急性胎儿窘迫者,应积极寻找原因并给予及时纠正。若宫颈未完全扩张、胎儿窘迫情况不严重者,给予吸氧,嘱产妇左侧卧位;若胎心率变为正常,可继续观察;若宫口开全、胎先露部已达坐骨棘平面以下 3 cm 者,应尽快助产经阴道娩出胎儿;若因缩宫素使宫缩过强造成胎心率减慢者,应立即停止使用,继续观察,病情紧迫或经上述处理无效者立即剖宫产结束分娩。慢性胎儿窘迫者,应根据妊娠周、胎儿成熟度和窘迫程度决定处理方案。首先应指导妊娠妇女采取左侧卧位,间断吸氧,积极治疗各种并发症或并发症,密切监护病情变化。若无法改善,则应在促使胎儿成熟后迅速终止妊娠。

五、护理评估

(一)健康史
了解妊娠妇女的年龄、生育史、内科疾病史(如高血压疾病、慢性肾炎、心脏病等);本次妊娠经过,如妊娠高血压综合征、胎膜早破、子宫过度膨胀(如羊水过多和多胎妊娠);分娩经过,如产程延长(特别是第二产程延长)、缩宫素使用不当。了解有无胎儿畸形、胎盘功能的情况。

(二)身心状况
胎儿窘迫时,妊娠妇女自感胎动增加或停止。在窘迫的早期可表现为胎动过频(每 24 小时大于20 次);若缺氧未纠正或加重,则胎动转弱且次数减少,进而消失。胎儿轻微或慢性缺氧时,胎心率加快(>160 次/分);若长时间或严重缺氧,则会使胎心率减慢。若胎心率<100 次/分则提示胎儿危险。胎儿窘迫时主要评估羊水量和性状。

孕产妇夫妇因为胎儿的生命遭遇危险而产生焦虑,对需要用手术结束分娩产生犹豫、无助感。对于胎儿不幸死亡的孕产妇夫妇,其感情上受到强烈的创伤,通常会经历否认、愤怒、抑郁、接受的过程。

(三)辅助检查
1.胎盘功能检查

出现胎儿窘迫的妊娠妇女一般 24 小时尿 E_3 值急骤减少 30%～40%,或于妊娠末期连续多次测定在每 24 小时 10 mg 以下。

2.胎心监测

胎动时胎心率加速不明显,基线变异率<3 次/分,出现晚期减速、变异减速等。

3.胎儿头皮血血气分析

pH<7.20。

六、护理诊断

(一)气体交换受损(胎儿)

与胎盘子宫的血流改变、血流中断(脐带受压)或血流速度减慢(子宫-胎盘功能不良)有关。

(二)焦虑

与胎儿宫内窘迫有关。

(三)预期性悲哀

与胎儿可能死亡有关。

七、护理目标

(1)胎儿情况改善,胎心率在120~160次/分。

(2)妊娠妇女能运用有效的应对机制控制焦虑。

(3)产妇能够接受胎儿死亡的现实。

八、护理措施

(1)妊娠妇女左侧卧位,间断吸氧;严密监测胎心变化,一般每15分钟听1次胎心或进行胎心监护,注意胎心变化。

(2)为手术者做好术前准备,如宫口开全、胎先露部已达坐骨棘平面以下3 cm者,应尽快阴道助产娩出胎儿。

(3)做好新生儿抢救和复苏的准备。

(4)心理护理。①向孕产妇提供相关信息,包括医疗措施的目的、操作过程、预期结果及孕产妇需做的配合;将真实情况告知孕产妇,有助于减轻其焦虑,也可帮助产妇面对现实。必要时陪伴产妇,对产妇的疑虑给予适当的解释。②对于胎儿不幸死亡的父母亲,护理人员可安排一个远离其他婴儿和产妇的单人房间,陪伴他们或安排家人陪伴他们,勿让其独处;鼓励其诉说悲伤,接纳其哭泣及抑郁的情绪,陪伴在旁提供支持及关怀;若他们愿意,护理人员可让他们看看死婴并同意他们为死产婴儿做一些事情,包括沐浴、更衣、命名、拍照或举行丧礼,但事先应向他们描述死婴的情况,使之有心理准备。解除"否认"的态度而进入下一个阶段,提供足印卡、床头卡等作为纪念,帮助他们使用适合自己的压力应对技巧和方法。

九、护理评价

(1)胎儿情况改善,胎心率在120~160次/分。

(2)妊娠妇女能运用有效的应对机制来控制焦虑,叙述心理和生理上的感受。

(3)产妇能够接受胎儿死亡的现实。

(郑　方)

第六节　羊水栓塞

羊水栓塞(AFE)是指在分娩过程中,羊水突然进入母体血液循环而引起的急性肺栓塞、休克和弥散性血管内凝血、肾衰竭和猝死的严重分娩并发症。其起病急、病情凶险,是造成孕产妇死亡的重要原因之一,发生于足月分娩者死亡率高达70%～80%;也可发生在妊娠早、中期的流产,但病情较轻,死亡率较低。

一、病因

羊水栓塞是由污染羊水中的有形物质(胎儿毳毛、角化上皮、胎脂、胎粪)进入母体血液循环引起。通常有以下几个原因。

(1)羊膜腔内压力增高(子宫收缩过强),胎膜与宫颈壁分离或宫颈口扩张引起宫颈黏膜损伤时,静脉血窦开放,羊水进入母体血液循环。

(2)宫颈裂伤、子宫破裂、前置胎盘、胎盘早剥或剖宫产术中羊水通过病理性开放的子宫血窦进入母体血液循环。

(3)羊膜腔穿刺或钳刮术时子宫壁损伤处静脉窦也可以成为羊水进入母体通道。

二、病理生理

近年来研究认为,羊水栓塞主要是变态反应。羊水进入母体循环后,通过阻塞肺小血管,引起变态反应而导致凝血机制异常,使机体发生一系列的病理生理变化。

(一)肺动脉高压

羊水内的有形物质,如胎儿毳毛、胎脂、胎粪、角化上皮细胞等直接形成栓子。一方面,羊水的有形物质激活凝血系统,使小血管内形成广泛的血栓而阻塞肺小血管,反射性引起迷走神经兴奋,使肺小血管痉挛加重。另一方面,羊水内有形物质经肺动脉进入肺循环,阻塞小血管,引起肺内小支气管痉挛,支气管内分泌物增加,使肺通气、换气量减少,反射性地引起肺小血管痉挛,肺小管阻塞而引起肺动脉压增高,导致急性右心衰竭,继而发生呼吸和循环功能衰竭、休克,甚至死亡。

(二)过敏性休克

羊水中有形物质成为致敏原,作用于母体,引起变态反应所导致的过敏性休克,多在羊水栓塞后立即出现血压骤降甚至消失,以及有心、肺衰竭的表现。

(三)弥散性血管内凝血

妊娠时母体血液呈高凝状态。羊水中含有大量促凝物质可激活母体凝血系统,进入母血液循环后,在血管内产生大量的微血栓,消耗大量的凝血因子和纤维蛋白原,从而导致弥散性血管内凝血。同时纤维蛋白原下降时,可激活纤溶系统,由于大量凝血物质的消耗和纤溶系统的激活,产妇血液系统由高凝状态转变为纤溶亢进,血液不凝固,极易发生严重的产后出血及失血性休克。

(四)急性肾衰竭

由于休克和弥散性血管内凝血,导致肾脏急剧缺血,进一步发生肾衰竭。

三、临床表现

(一)症状

羊水栓塞起病急骤、来势凶险,多发生于分娩过程中,尤其发生在胎儿娩出前后的短时间内。临床经过可分为以下 3 个阶段。

1.急性休克期

在分娩过程中,尤其是刚破膜不久,产妇突感寒战、烦躁不安、气急、恶心、呕吐等先兆症状,继而出现呛咳、呼吸困难、发绀、抽搐、昏迷,迅速出现循环衰竭,进入休克或昏迷状态。病情严重者仅在数分钟内死亡。

2.出血期

患者渡过呼吸、循环衰竭和休克而进入凝血功能障碍阶段,表现为难以控制的大量出血,血液不凝,身体其他部位出血如切口渗血、全身皮肤黏膜出血、血尿、消化道大出血或肾脏出血,产妇可死于出血性休克。

3.急性肾衰竭

后期存活的患者出现少尿、无尿和尿毒症的症状,主要为循环功能衰竭引起的肾脏缺血,弥散性血管内凝血早期形成的血栓堵塞肾内小血管,引起肾脏缺血、缺氧,导致肾脏器质性损害。

(二)体征

心率增快,血压骤降,肺部听诊可闻及湿啰音。全身皮肤黏膜有出血点及瘀斑,阴道流血不止,切口渗血不凝。

四、处理原则

及时处理,立即抢救,抗过敏,纠正呼吸、循环系统衰竭和改善低氧血症,抗休克,防止弥散性血管内凝血和肾衰竭的发生。

五、护理

(一)护理评估

1.病史

评估发生羊水栓塞临床表现的各种诱因,有无胎膜早破或人工破膜,前置胎盘或胎盘早剥,宫缩过强或强直性宫缩,中期妊娠引产或钳刮术,羊膜腔穿刺术等病史。

2.身心状况

胎膜破裂后,胎儿娩出后或手术中产妇突然出现寒战、呛咳、气急、烦躁不安、尖叫、呼吸困难、发绀、抽搐、出血不凝、不明原因休克等症状和体征,血压下降或消失,应考虑为羊水栓塞,立即进行抢救。

3.辅助检查

(1)血涂片查找羊水有形物质:采集下腔静脉血,镜检见到羊水有形成分可确诊。

(2)床旁胸部 X 线片:可见肺部双侧弥漫性点状、片状浸润影,沿肺门分布,伴轻度肺不张和右心扩大。

(3)床旁心电图或心脏彩色多普勒超声检查:提示心房、心室扩大,ST 段下降。

(4)若患者死亡,行尸检时,可见肺水肿、肺泡出血。心内血液查到有羊水有形物质,肺小动脉或毛细血管有羊水有形成分栓塞,子宫或阔韧带血管内查到羊水有形物质。

(二)护理诊断

(1)气体交换受损:与肺血管阻力增加、肺动脉高压、肺水肿有关。

(2)组织灌注无效:与弥散性血管内凝血及失血有关。

(3)有胎儿窘迫的危险:与羊水栓塞、母体血液循环受阻有关。

(三)护理目标

(1)实施抢救后,患者胸闷、气急、呼吸困难等症状有所改善。

(2)患者心率、血压恢复正常,出血量减少,肾功能恢复正常。

(3)新生儿无生命危险。

(四)护理措施

1.羊水栓塞的预防

加强产前检查,及时注意有无诱发因素,及时发现前置胎盘、胎盘早剥等并发症并予以积极处理。严密观察产程进展情况,正确掌握缩宫素的使用方法,防止宫缩过强。严格掌握人工破膜的指征和时间,宜在宫缩间歇期行人工破膜术,破口要小,并注意控制羊水流出的速度。

2.配合医师,并积极抢救患者

(1)吸氧:最初阶段是纠正缺氧。给予患者半卧位,加压给氧,必要时给予气管插管或者气管切开,减轻肺水肿,改善脑缺氧。

(2)抗过敏:根据医嘱,尽快给予大剂量肾上腺糖皮质激素抗过敏、解除痉挛,保护细胞。可予地塞米松 20～40 mg,静脉推注,以后根据病情可静脉滴注维持。氢化可的松 100～200 mg 加入 5%～10%葡萄糖注射液 50～100 mL,快速静脉滴注,后予 300～800 mg 加入 5%葡萄糖注射液 250～500 mL,静脉滴注,日用上限可达 500～1 000 mg。

(3)缓解肺动脉高压:解痉药物能改善肺血流灌注,预防右心衰竭所致的呼吸循环衰竭。第一,使用盐酸罂粟碱,30～90 mg 加入 25%葡萄糖注射液 20 mL 缓慢推注,能松弛平滑肌,扩张冠状动脉、肺和脑动脉,降低小血管阻力。与阿托品合用扩张小动脉效果更佳。第二,使用阿托品,阿托品能阻断迷走神经反射所导致的肺血管和支气管痉挛。1 mg 阿托品加入 10%～25%葡萄糖注射液 10 mL,每 15～30 分钟静脉推注1 次,直至症状缓解,微循环改善为止。第三,使用氨茶碱,氨茶碱具有松弛支气管平滑肌、解除肺血管痉挛的作用,250 mg 氨茶碱加入 25%葡萄糖注射液 20 mL,缓慢推注。第四,酚妥拉明为 α 肾上腺素能抑制剂,能解除肺血管痉挛,降低肺动脉阻力,消除肺动脉高压。可用 5～10 mg 加入 10%葡萄糖注射液100 mL,静脉滴注。

(4)抗休克。①补充血容量、使用升压药物:扩容常使用右旋糖酐-40 静脉滴注,并且补充新鲜的血液和血浆。在抢救过程中,监测中心静脉压,了解心脏负荷情况,并据此调节输液量和输液速度。升压药物可用多巴胺 20 mg 加入 5%葡萄糖溶液 250 mL 静脉滴注,随时根据血压调节滴速。②纠正酸中毒:根据血氧分析和血清电解质结果,判断是否存在酸中毒。一旦发现,5%碳酸氢钠 250 mL 静脉滴注。及时可纠正休克和代谢失调,并根据血清电解质,及时纠正电解质紊乱。③纠正心力衰竭(简称心衰)消除肺水肿:使用毛花苷 C 或毒毛花苷 K 静脉滴注,同时使用呋塞米静脉推注,有利于消除肺水肿,防止急性肾衰竭。

(5)防治弥散性血管内凝血:弥散性血管内凝血阶段应早期抗凝,补充凝血因子,及时输注新鲜血液和血浆、纤维蛋白原等;应用肝素,尤其在羊水栓塞时其血液呈高凝状态时短期内使用。用药过程中监测出凝血时间,如使用肝素过量(凝血时间>30 分钟),则出现出血倾向,如伤口渗血、血肿、阴道流血不止等,可用鱼精蛋白对抗。

弥散性血管内凝血晚期纤溶时期,抗纤溶可使用氨基己酸、氨甲苯酸、氨甲环酸抑制纤溶激活酶,使纤溶酶原不被激活,从而抑制纤维蛋白溶解。抗纤溶的同时补充纤维蛋白原和凝血因子,防止大出血。

(6)预防肾衰竭:抢救的同时注意尿量,如补足血容量后仍然少尿或无尿,需要及时使用呋塞米等利尿剂,预防与治疗肾衰竭。

(7)预防感染:使用肾毒性较小的抗生素防止感染。

(8)产科处理:第一产程发病的产妇应立即考虑行剖宫产终止妊娠,去除病因。第二产程发病者,及时行阴道助产结束分娩,并且密切观察出血量、出凝血时间等,如果发生产后出血不止,应及时配合医师,做好子宫切除术的准备。

3.提供心理支持

如果在发病抢救过程中,产妇神志清醒,应给予产妇鼓励,安抚其紧张和恐惧的心理,使其配合医师抢救;对于家属要表示理解和抚慰,向家属解释产妇的病情,争取家属的支持和配合。在产妇病情稳定的情况下,可允许家属探视并且陪伴产妇,同时,病情稳定的康复期,可与产妇和家属一起制订康复计划,适时地给予相应的健康教育。

(郑 方)

第七节 子宫破裂

子宫破裂是指在分娩期或妊娠晚期子宫体部或子宫下段发生破裂。它是产科严重的并发症,若不及时诊治,可随时威胁母儿生命。

根据子宫破裂发生的时间可分为妊娠期破裂和分娩期破裂;根据子宫破裂发生的部位可分为子宫体部破裂和子宫下段破裂;根据子宫破裂发生的程度可分为完全性破裂和不完全性破裂。完全破裂是指子宫壁的全层破裂,导致宫腔内容物进入腹腔,破裂常发生于子宫下段。不完全破裂是指子宫内膜、肌层部分或全部破裂,而浆膜层完整,常发生于子宫下段,宫腔与腹腔不相通,而往往在破裂侧进入阔韧带之间,形成阔韧带血肿。

一、病因

(一)梗阻性难产

它是引起子宫破裂最常见的原因。骨盆狭窄、头盆不称、软产道阻塞(发育畸形、瘢痕或肿瘤等)、胎位异常(肩先露、额先露)、胎儿异常(巨大胎儿、胎儿畸形)等,均可以导致胎先露部下降受阻,子宫上段为克服产道阻力而强烈收缩,使子宫下段过分伸展变薄超过最大限度,而发生子宫破裂。

(二)瘢痕子宫

剖宫产、子宫修补术、子宫肌瘤剔除术等都会使术后子宫肌壁留有瘢痕,于妊娠晚期或者临产后因子宫收缩牵拉及宫腔内压力增高而致子宫瘢痕破裂。宫体部瘢痕多于妊娠晚期发生自发破裂,多为完全破裂;子宫下段瘢痕破裂多发生于临产后,为不完全破裂。前次手术后伴感染或愈合不良者,发生子宫破裂概率更大。

(三)宫缩剂使用不当

分娩前肌内注射缩宫素或过量静脉滴注缩宫素,使用前列腺素栓剂及其他子宫收缩药物使用不当,均可导致子宫收缩过强,造成子宫破裂。多产、高龄、子宫畸形或发育不良、多次刮宫史、宫腔感染等都会增加子宫破裂的概率。

(四)手术创伤

多发生于不适当或粗暴的阴道助产手术,如宫颈口未开全时行产钳或臀牵引术,强行剥离植入性胎盘或严重粘连胎盘;行毁胎术、穿颅术时,器械、胎儿骨片伤及子宫等情况均可导致子宫破裂。

二、临床表现

子宫破裂多发生于分娩期,通常是个逐渐发展的过程,可分为先兆子宫破裂和子宫破裂两个阶段。其症状与破裂发生的时间、部位、范围、出血量、胎儿及子宫肌肉收缩情况有关。

(一)先兆子宫破裂

子宫病理性缩复环形成、下腹部压痛、胎心率异常、血尿,是先兆子宫破裂的四大主要表现。

1.症状

常见于产程长、有梗阻性难产因素的产妇。产妇通常在临产过程中,当宫缩愈强。但胎儿下降受阻,产妇表现为烦躁不安、疼痛难忍、下腹部拒按、呼吸急促、脉搏加快,同时膀胱受压充血,出现排尿困难及血尿。

2.体征

因胎先露部下降受阻,子宫收缩过强,子宫体部肌肉增厚变短,子宫下段肌肉变薄拉长,在两者间形成环状凹陷,称为病理性缩复环;可见该环逐渐上升至脐平或脐上,压痛明显(图9-13)。因子宫收缩过强过频,胎儿可能触不清,胎心率先加快后减慢或听不清,胎动频繁。

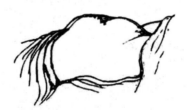

图 9-13　病理性缩复环

(二)子宫破裂

1.症状

产妇突感下腹部撕裂样剧痛,子宫收缩停止,腹部稍感舒适。后因血液、羊水进入腹腔,出现全腹持续性疼痛,伴有面色苍白、冷汗淋漓、脉搏细速、呼吸急促等现象。

2.体征

产妇全腹压痛、反跳痛,腹壁下可扪及胎体,子宫位于侧方,胎心胎动消失。阴道出血可见鲜血流出,下降中的胎儿先露部消失,扩张的宫颈口回缩,部分产妇可扪及子宫下段裂口及宫颈。若为子宫不完全破裂者,上述体征不明显,仅在不全破裂处有压痛、腹痛;若破裂口累及两侧子宫血管,可致急性大出血或形成阔韧带内血肿,查体时可在子宫一侧扪及逐渐增大且有压痛的包块。

三、处理原则

(一)先兆子宫破裂

立即抑制宫缩,使用麻醉药物或者肌内注射哌替啶,即刻行剖宫产终止妊娠。

(二)子宫破裂

在输血、输液、吸氧等抢救休克的同时,无论胎儿是否存活,都尽快做好剖宫产的准备,进行手术治疗。根据产妇全身状况、破裂的部位和程度、破裂的时间、有无感染征象等决定手术方法。

四、护理

(一)护理评估

1.病史

收集产妇既往有无与子宫破裂相关的病史,如子宫手术瘢痕、剖宫产史;此次妊娠有无出现高危因素,如胎位不正、头盆不称等;临产期间有无滥用缩宫素。

2.身心状况

评估产妇目前的临床表现和生命体征、情绪变化。如宫缩的强度、间隔时间、腹部疼痛的性质,有无排尿困难、有无血尿、有无出现病理性缩复环,同时监测胎儿宫内情况,了解有无出现胎儿窘迫征象。产妇精神状态有无烦躁不安、恐惧、焦虑、衰竭等现象。

3.辅助检查

(1)腹部检查:可了解产妇腹部疼痛的部位和体征,从而判断子宫破裂的阶段。

(2)实验室检查:血常规检查可了解有无白细胞计数升高、血红蛋白下降等感染、出血征象;同时尿常规检查可了解有无肉眼血尿。

(3)超声检查:可协助发现子宫破裂的部位和胎儿的位置。

(二)护理诊断

1.疼痛

与产妇出现强直行宫缩、子宫破裂有关。

2.组织灌注无效

与子宫破裂后出血量多有关。

3.预感性悲哀

与担心自身预后和胎儿可能死亡有关。

(三)护理目标

(1)及时补充血容量,产妇低血容量予以纠正。

(2)能够抑制强直性子宫收缩,产妇疼痛略有缓解。

(3)产妇情绪能够得到安抚和平稳。

(四)护理措施

1.预防子宫破裂

向孕产妇宣教,做好计划生育工作,避免多次人工流产,减少多产。认真做好产前检查,如有瘢痕子宫、产道异常者提前入院待产。正确处理产程,严密观察产程进展,尽早发现先兆子宫破裂的征象并进行及时处理。严格掌握使用缩宫素的指征和禁忌证,避免滥用,滴注缩宫素时应有专人看护并记录,从小剂量起,逐渐增加,严防发生过强宫缩。

2.先兆子宫破裂的护理

密切观察产程进展,注意胎儿心率变化。待产时,如果宫缩过强过频,下腹部压痛明显,或出现病理性缩复环时,及时报告医师,停止缩宫素等一切操作,严密监测产妇生命体征,根据医嘱使用抑制宫缩药物。

3.子宫破裂的护理

迅速开放静脉通路,短时间内补充液体、输血,补足血容量,同时吸氧、保暖,纠正酸中毒,进行抗休克处理,根据医嘱做好手术前各项准备,严密监测产妇生命体征、24 小时出入量,各种实验室检查结果,评估出血量,根据医嘱使用抗生素防止感染。

4.心理支持

协助医师根据产妇的情况,向产妇及其家属解释病情治疗计划,取得家属的支持和产妇的配合。如果出现胎儿死亡的产妇,要努力开解其悲伤的情绪,鼓励其说出内心感受,为其提供安静的环境,同时给予关心和生活上的护理,努力帮助其接受现实,调整情绪,为产妇提供相应的产褥期休养计划,做好关于其康复的各种宣教。

(郑　方)

第八节　产后出血

产后出血是指胎儿娩出后 24 小时内出血量超过 500 mL 者。产后出血是分娩期的严重并发症,是产妇死亡的重要原因之一,在我国居产妇死亡原因首位。

一、病因

(1)子宫收缩乏力:是产后出血最常见的原因。

(2)胎盘因素:分为胎盘滞留、胎盘粘连、胎盘部分残留。

(3)软产道裂伤:分娩过程中软产道裂伤。

(4)凝血机制障碍:任何原因的凝血功能异常均可引起产后出血。

二、临床表现

(一)阴道多量流血

胎儿娩出后立即发生阴道流血,色鲜红,应考虑软产道裂伤;胎儿娩出后数分钟出现阴道流血,色暗红,应考虑胎盘因素;胎盘娩出后阴道流血较多,应考虑子宫收缩乏力或胎盘、胎膜残留;胎儿娩出后阴道持续流血且血液不凝,应考虑凝血功能障碍。

(二)休克症状

患者出现面色苍白、出冷汗、心慌、头晕、怕冷、寒战、打哈欠、表情淡漠、呼吸急促,甚至烦躁不安。

(三)出血量评估

正确评估出血量,常采用的方法包括称重法、面积法、容积法。

三、辅助检查

(1)血常规:了解患者红细胞和血红蛋白情况。

(2)弥散性血管内凝血监测:判断出、凝血时间,凝血酶原时间及纤维蛋白原测定等结果。

四、治疗

针对出血原因,迅速止血,补充血容量,纠正失血性休克,防治感染。

五、护理措施

(一)预防分娩期产后出血

1.第一产程

密切关注产程进展、防止产程延长,保证产妇基本需要,避免产妇衰竭状态,保证休息。

2.第二产程

应严格无菌操作,指导患者正确使用腹压,并适时适度地会阴侧切,胎头胎肩娩出要慢,胎肩娩出后立即肌内注射或静脉滴注缩宫素,以加强子宫收缩,减少产后出血。

3.第三产程

避免用力牵拉脐带、按摩、挤压子宫,胎盘娩出后应检查胎盘胎膜是否完整,检查胎盘母体面和胎儿面,判断有无缺损,检查软产道包括宫颈、阴道、外阴等部位有无损伤。

(二)产褥期的护理

1.观察病情

观察生命体征变化,重点观察血压与脉搏变化。评估产妇阴道流血情况,正确评估出血量。触摸子宫硬度及宫底高度,判断子宫收缩状态,检查周身皮肤有无出血倾向,及时反馈医师,并做好护理记录。产后密切观察两小时,嘱患者及时排空膀胱,尽早哺乳。

2.抢救休克

准备抢救所需物品、药品、器械;针对不同原因出血给予相应措施;保持静脉通路的畅通,做好输血、急救准备工作;注意保持患者平卧、吸氧、保暖,严密观察并记录;监测生命体征变化,观察尿量及色;观察子宫收缩情况,有无压痛等;遵医嘱应用抗生素。失血量较多体液不足时,应遵医嘱给予补液、输血,补充血容量;合理调整输液速度,纠正休克状态。

3.处理不同原因产后出血

子宫收缩不良,导尿排空膀胱后可使用宫缩剂、按摩子宫、宫内填塞纱布条或结扎盆腔血管等方法达到止血目的;胎盘因素,应采取及时取出,必要时做好刮宫准备,胎盘粘连应行钳刮术和清宫术,若剥离困难疑有胎盘植入,切忌强行剥离并做好子宫切除术前准备;软产道损伤,应逐层缝合裂伤处,彻底止血,软产道血肿应切开血肿后缝合,同时注意止血并补充血容量;凝血功能异常,应尽快补充新鲜血、血小板和凝血酶原复合物。

4.提供健康知识

做好饮食指导,进营养丰富易消化,含铁蛋白丰富的食物,少量多餐;指导产妇适量活动的自我保健技巧;明确产后复查时间、目的和意义,使产妇能按时接受检查,及时发现问题,调整产后指导方案使产妇尽快恢复健康;进行避孕指导,合理避孕,产后 42 天,禁止盆浴和性生活。

5.预防感染

密切关注体温变化,评估患者恶露颜色、气味、量,会阴护理每天两次,保持外阴清洁。定时观察子宫复旧情况,并及时做好记录。

(郑　方)

第九节　产　褥　感　染

产褥感染是指分娩时及产褥期生殖道受病原体感染,引起局部和全身的炎性变化。发病率为1‰～7.2‰,是产妇死亡的四大原因之一。产褥病率是指分娩24小时以后的10天内用口表每天测量4次,体温有2次达到或超过38℃。可见产褥感染与产褥病率的含义不同。虽然造成产褥病率的原因以产褥感染为主,但也包括产后生殖道以外的其他感染与发热,如泌尿系统感染、乳腺炎、上呼吸道感染等。

一、病因

(一)感染来源

1.自身感染

正常孕妇生殖道或其他部位的病原体,当出现感染诱因时使机体抵抗力低下而致病。孕妇生殖道病原体不仅可以导致产褥感染,而且在孕期即可通过胎盘、胎膜、羊水间接感染胎儿,并导致流产、早产、死胎、胎膜早破等。有些病原体造成的感染,在孕期只表现出阴道炎、宫颈炎等局部症状,常常不被患者重视,而在产后机体抵抗力低下时发病。

2.外来感染

由被污染的衣物、用具、各种手术器械、物品等接触患者后引起感染,常常与无菌操作不严格有关。产后住院期间探视者、陪伴者的不洁护理和接触,是引起产褥感染极其重要的来源,也是极容易被疏忽的感染因素,应引起产科医师、医院管理者的高度重视。

(二)感染病原体

引起产褥感染的病原体种类较多,较常见者有链球菌、大肠埃希菌、厌氧菌等,其中内源性需氧菌和厌氧菌混合感染的发生有逐渐增高的趋势。需氧性链球菌是外源性感染的主要致病菌,有极强的致病力、毒力和播散力,可致严重的产褥感染。大肠埃希菌属包括大肠埃希菌及其相关的革兰阴性杆菌、变形杆菌等,也为外源性感染的主要致病菌之一,也是菌血症和感染性休克最常见的病原体。在阴道、尿道、会阴周围均有寄生,平常不致病,产褥期机体抵抗力低下时可迅速增生而发病。厌氧性链球菌存在于正常阴道中,当产道损伤、机体抵抗力下降,可迅速大量繁殖,并与大肠埃希菌混合感染,其分泌物异常恶臭。

(三)感染诱因

1.一般诱因

机体对入侵的病原体的反应,取决于病原体的种类、数量、毒力及机体自身的免疫力。女性生殖器官具有一定的防御功能,任何削弱产妇生殖道和全身防御功能的因素均有利于病原体的入侵与繁殖,如贫血、营养不良和各种慢性疾病(如肝功能不良、妊娠合并心脏病、糖尿病等),以及临近预产期前性交、羊膜腔感染。

2.与分娩相关的诱因

(1)胎膜早破:完整的胎膜对病原体的入侵起着有效的屏障作用,胎膜破裂导致阴道内病原体上行性感染,是病原体进入宫腔并进一步入侵输卵管、盆腔、腹腔的主要原因。

(2)产程延长、滞产、多次反复的肛查和阴道检查增加了病原体入侵机会。

(3)剖宫产操作中无菌措施不严格、子宫切口缝合不当,导致子宫内膜炎的发生率为阴道分娩的20倍,并伴随严重的腹壁切口感染,尤以分枝杆菌所致者为甚。

(4)产程中宫内仪器使用不当或使用次数过多、使用时间过长,如宫内胎儿心电监护、胎儿头皮血采集等,将阴道及宫颈的病原体直接带入宫腔而感染。宫内监护超过 8 小时者,产褥病率可达 71%。

(5)各种产科手术操作(产钳助产、胎头吸引术、臀牵引等),以及产道损伤、产前产后出血、宫腔填塞纱布、产道异物、胎盘残留等,均为产褥感染的诱因。

二、分型及临床表现

发热、腹痛和异常恶露是最主要的临床表现。由于机体抵抗力不同,炎症反应程度、范围和部位的不同,临床表现有所不同。根据感染发生的部位可将产褥感染分为以下几种类型。

(一)急性外阴、阴道、宫颈炎

此常因分娩时会阴损伤或手术产、孕前有外阴阴道炎者而诱发,表现为局部灼热、坠痛、肿胀,炎性分泌物刺激尿道可出现尿痛、尿频、尿急。会阴切口或裂伤处缝线嵌入肿胀组织内,针孔流脓。阴道与宫颈感染者其黏膜充血、水肿、溃疡、化脓,日久可致阴道粘连甚至闭锁。病变局限者,一般体温不超过 38 ℃,病情发展可向上或宫旁组织,导致盆腔结缔组织炎。

(二)剖宫产腹部切口、子宫切口感染

剖宫产术后腹部切口的感染多发生于术后 3～5 天,局部红肿、触痛。组织侵入有明显硬结,并有混浊液体渗出,伴有脂肪液化者其渗出液可呈黄色浮油状,严重患者组织坏死,切口部分或全层裂开,伴有体温明显升高,超过 38 ℃。Soper 报道剖宫产术后的持续发热主要为腹部切口的感染,尤其是普通抗生素治疗无效者。

据报道,3.97%的剖宫产术患者有切口感染、愈合不良,常见的原因有合并糖尿病、妊娠期高血压疾病、贫血等。剖宫产术后子宫切口感染者则表现为持续发热,早期低热多见,伴有阴道出血增多,甚至晚期产后大出血,子宫切口缝合过紧过密是其因素之一。妇检子宫复旧不良、子宫切口处压痛明显,B超检查显示子宫切口处隆起呈混合性包块,边界模糊,可伴有宫腔积液(血),彩色多普勒超声检查显示有子宫动脉血流阻力异常。

(三)急性子宫内膜炎、子宫肌炎

此为产褥感染最常见的类型,由病原体经胎盘剥离而侵犯至蜕膜所致者为子宫内膜炎,侵及子宫肌层者为子宫肌炎,两者常互相伴随。临床表现为产后 3 天开始出现低热,下腹疼痛及压痛,恶露增多且有异味,如早期不能控制,病情加重,出现寒战、高热、头痛、心率加快、白细胞及中性粒细胞增高,有时因下腹部压痛不明显及恶露不一定多而容易误诊。Figucroa 报道急性子宫内膜炎的患者 100%有发热,61.6%其恶露有恶臭,60%的患者子宫压痛明显。最常培养分离出的病原体主要有溶血性葡萄球菌、大肠埃希菌、链球菌等。当炎症波及子宫肌壁时,恶露反而减少,异味也明显减轻,容易误认为病情好转。感染逐渐发展可于肌壁间形成多发性小脓肿,B超

检查显示子宫增大复旧不良、肌层回声不均,并可见小液性暗区,边界不清。如继续发展。可导致败血症甚至死亡。

(四)急性盆腔结缔组织炎、急性输卵管炎

此多继发于子宫内膜炎或宫颈深度裂伤,病原体通过淋巴道或血行侵及宫旁组织,并延及输卵管及其系膜。临床表现主要为一侧或双侧下腹持续性剧痛,妇检或肛查可触及宫旁组织增厚或有边界不清的实质性包块,压痛明显,常常伴有寒战和高热。炎症可在子宫直肠聚积聚形成盆腔脓肿,如脓肿破溃则向上播散至腹腔。如侵及整个盆腔,使整个盆腔增厚呈巨大包块状,不能辨别其内各器官,整个盆腔似乎被冻结,称为"冰冻骨盆"。

(五)急性盆腔腹膜炎、弥漫性腹膜炎

炎症扩散至子宫浆膜层,形成盆腔腹膜炎,继续发展为弥漫性腹膜炎,出现高热、寒战、恶心、呕吐、腹胀、下腹剧痛等症状,体检时下腹明显压痛、反跳痛。产妇因产后腹壁松弛,腹肌紧张多不明显。腹膜炎性渗出及纤维素沉积可引起肠粘连,常在直肠子宫陷凹形成局限性脓肿,刺激肠管和膀胱导致腹泻、里急后重及排尿异常。病情不能彻底控制者可发展为慢性盆腔炎。

(六)血栓性静脉炎

细菌分泌的肝素酶分解肝素导致高凝状态,加之炎症造成的血流淤滞静脉脉壁损伤,尤其是厌氧菌和类杆菌造成的感染极易导致血栓性静脉炎。可累及卵巢静脉、子宫静脉、髂内静脉、髂总静脉及下腔静脉,病变常为单侧性,患者多在产后1~2周,继子宫内膜炎之后出现寒战、高热、反复发作,持续数周,不易与盆腔结缔组织炎鉴别。下肢血栓性静脉炎者,病变多位于一侧股静脉和腘静脉及大隐静脉,表现为弛张热、下肢持续性疼痛、局部静脉压痛或触及硬索状包块,血液循环受阻,下肢水肿,皮肤发白,称为股白肿;可通过彩色多普勒超声血流显像检测确诊。

(七)脓毒血症及败血症

病情加剧则细菌进入血液循环引起脓毒血症、败血症,尤其是当感染血栓脱落时,可致肺、脑、肾脓肿或栓塞死亡。

三、治疗

治疗原则是抗感染,辅以整体护理、局部病灶处理、手术或中药治疗。

(一)支持疗法

纠正贫血与电解质紊乱,增强免疫力。半卧位以利脓液流于陶氏腔,使之局限化。进食高蛋白、易消化的食物,多饮水,补充维生素,纠正贫血和水、电解质紊乱。发热者以物理退热方法为主,高热者酌情给予50~100 mg双氯芬酸栓塞肛门退热,一般不使用安替比林退热,以免体温不升。重症患者应少量多次输新鲜血或血浆、清蛋白,以提高机体免疫力。

(二)清除宫腔残留物

有宫腔残留者,应予以清宫,对外阴或腹壁切口感染者可采用物理治疗,如红外线或超短波局部照射,有脓肿者应切开引流,盆腔脓肿者行阴道后穹隆穿刺或切肿引流,并取分泌物培养及药物敏感试验。严重的子宫感染,经积极的抗感染治疗无效,病情继续扩展恶化者,尤其是出现败血症、脓毒血症者,应果断及时地行子宫全切术或子宫次全切除术,以清除感染源,拯救患者的生命。

(三)抗生素的应用

应注意需氧菌与厌氧菌及耐药菌株的问题。感染严重者,首选广谱高效抗生素,如青霉素、氨苄阿林、头孢类或喹诺酮类抗生素等,必要时进行细菌培养及药物敏感试验,并应用相应的有效抗生素;可短期加用肾上腺糖皮质激素,提高机体应激能力。

(四)活血化瘀

血栓性静脉炎者,产后在抗感染的同时,加用肝素 48~72 小时,即肝素 50 mg 加 5% 葡萄糖溶液静脉滴注,6~8 小时一次,体温下降后改为每天 2 次,维持 4~7 天,并口服双香豆素、双嘧达莫等。也可用活血化瘀中药及溶栓类药物治疗。若化脓性血栓不断扩散,可考虑结扎卵巢静脉、髂内静脉等,或切开病变静脉直接取栓。

四、护理

(一)护理评估

1.病史

认真进行全身及局部体检,注意有无引起感染的诱因,排除可致产褥病率的其他因素或切口感染等,查血尿常规、C 反应蛋白(CRP)、红细胞沉降率(ESR)则有助于早期诊断。

2.身心状况

通过全身检查,三合诊或双合诊检查,有时可触到增粗的输卵管或盆腔脓肿包块,辅助检查如 B 超、彩色超声多普勒、CT、磁共振等检测手段能对产褥感染形成的炎性包块、脓肿及静脉血栓作出定位及定性诊断。

3.辅助检查

病原体的鉴定对产褥感染诊断与治疗非常重要,方法有以下几点。

(1)病原体培养:常规消毒阴道与宫颈后,用棉拭子通过宫颈管,取宫腔分泌物或脓液进行需氧菌和厌氧菌的双重培养。

(2)分泌物涂片检查:若需氧培养结果为阴性,而涂片中出现大量细菌,应疑厌氧菌感染。

(3)病原体抗原和特异抗体检查:已有许多商品药盒问世,可快速检测。

(二)护理诊断

(1)疼痛:与产褥感染有关。

(2)体温过高:与伤口、宫内等感染有关。

(3)焦虑:与自身疾病有关。

(三)护理目标

(1)产妇疼痛减轻,体温正常。

(2)产妇感染得到控制,舒适感增加。

(3)产妇焦虑减轻或消失,能积极配合治疗。

(四)护理措施

(1)卧床休息:取半卧位,有利于恶露的排出及炎症的局限。

(2)注意观察子宫复旧情况:给予宫缩剂即缩宫素,促使子宫收缩,及时排出恶露。

(3)饮食:增强营养,提高机体抵抗力,高热量、高蛋白、高维生素、易消化饮食。产后 3 天内不能吃过于油腻、汤太多的食物。饮食中必须含足量的蛋白质、矿物质及维生素。少食或不食辛辣刺激性食物。保持精神愉快,心情舒畅,避免精神刺激。

(4)体温升高的护理:严密观察体温、脉搏,每 4 小时测量 1 次,体温在 39 ℃ 以上者,可采取物理降温(冰帽、温水、酒精擦洗),鼓励患者多饮水。

(5)食欲缺乏者:可静脉补液,注意纠正酸中毒,纠正电解质紊乱,必要时输血。

(6)保持会阴部清洁、干燥:每天消毒、擦洗外阴 2 次;会阴水肿严重者,可用 50%硫酸镁湿热敷;会阴伤口感染扩创引流者,每天用消毒液换药或酌情坐浴;盆腔脓肿切开者,注意引流通畅。

(7)抗感染治疗:使用大剂量的抗生素。应用抗生素的原则是早用、快速、足量;对于严重的病例要采取联合用药(氨苄霉素、庆大霉素、卡那霉素、甲硝唑等);必要时取分泌物做药物敏感试验。

(8)下肢血栓性静脉炎:卧床休息,局部保暖并给予热敷,以促进血液循环而减轻肿胀,注意抬高患肢,防栓子脱落栓塞肺部。急性期过后,指导和帮助患者逐渐增加活动。

(9)做好患者的口腔、乳房护理感染患者实施床边隔离,尤其是患者使用的便盆要严格隔离,防止交叉感染;及时消毒患者用物,产妇出院后应严格消毒所用物品。

(五)护理评价

(1)产妇疼痛减轻,体温正常。

(2)产妇感染得到控制,舒适感增加。

(3)产妇焦虑减轻或消失,积极配合治疗。

(郑 方)

第十节 妊娠合并贫血

一、概述

妊娠合并贫血是妊娠期常见的并发症。当红细胞计数$<3.5\times10^{12}$/L,或血红蛋白<100 g/L,或血细胞比容在 0.30 以下时,可诊断为妊娠合并贫血。其中以缺铁性贫血最常见,其次是由于叶酸或维生素 B_{12} 缺乏引起的巨幼红细胞性贫血。

(一)贫血对妊娠的影响

轻度贫血一般影响不大,但中、重度贫血可降低孕妇的抵抗力,对出血的耐受力降低,分娩及剖宫产手术风险增高,严重可导致贫血性心脏病、产后出血、失血性休克、产褥感染等并发症,危及孕产妇生命,还可导致子宫缺血,影响胎儿的正常发育,胎儿可出现子宫内发育迟缓、窘迫、死胎、早产、新生儿窒息等。

(二)妊娠对贫血的影响

妊娠期会出现生理性贫血;因胎儿对铁剂的需求量增加,贫血会加重。

二、护理评估

(一)健康史

(1)孕前有无月经过多、寄生虫病或消化道疾病等慢性失血史。

(2)有无妊娠呕吐或慢性腹泻、双胎、铁剂吸收不良、偏食等导致营养不良和缺铁病史。

(二)身体状况

1.症状评估

了解孕妇有无面色苍白、头晕、眼花、耳鸣、心慌、气短、乏力、食欲缺乏、腹胀等贫血症状;了解有无手趾及脚趾麻木、健忘、表情淡漠、易出血、易感染等特殊症状。

2.护理检查

可见皮肤黏膜苍白、指甲脆薄、毛发干燥、口腔炎及舌炎等。

3.辅助检查

(1)血常规检查:缺铁性贫血为小细胞低色素性贫血;巨幼红细胞性贫血呈大细胞性贫血;再生障碍性贫血以全血细胞减少为特征。

(2)血清铁浓度测定:血清铁$<6.5\ \mu mol/L$。

(3)叶酸、维生素 B_{12} 测定:血清叶酸$<6.8\ nmol/L$ 或红细胞叶酸$<227\ nmol/L$。

(4)骨髓检查:缺铁性贫血示红细胞系增生,分类见中、晚幼红细胞增多,含铁血黄素及铁颗粒减少或消失;巨幼红细胞性贫血骨髓红细胞系明显增生,可见典型的巨幼红细胞;再生障碍性贫血示多部位增生减低,有核细胞少。

(三)心理-社会状况

孕妇因担心胎儿及自身健康而焦虑。

(四)处理要点

积极纠正贫血,预防感染,防止胎儿生长受限、胎儿宫内窘迫及产后出血等并发症发生。

三、护理问题

(一)知识缺乏

与缺乏妊娠合并贫血的保健知识及服用铁剂相关的知识有关。

(二)活动无耐力

与贫血引起的疲倦有关。

(三)有胎儿受伤的危险

与母体贫血,供应胎儿氧及营养物质不足有关。

四、护理措施

(一)一般护理

(1)合理安排活动与休息,避免因头晕、乏力而发生摔倒等意外;加强孕期营养,补充高铁、高蛋白质、高维生素 C 的食物。

(2)住院期间加强口腔、外阴、尿道的卫生清洁;接生过程严格无菌操作,产后做好会阴护理,按医嘱给予抗生素预防感染。

(二)病情观察

观察治疗后症状改善情况,注意体温变化及胎动、胎心变化,有异常及时报告处理。

(三)对症护理

1.补充铁剂

硫酸亚铁 0.3 g,每天 3 次,同时服维生素 C 300 mg 或 10% 稀盐酸 0.5～2 mL 促进铁吸收,宜饭后服用。

2.补充叶酸

巨幼红细胞性贫血者可每天口服叶酸 15 mg,同服维生素 B_{12} 至贫血改善。

3.输血

多数患者无须输血,若血红蛋白$<60\ g/L$,需剖宫产及再生障碍性贫血患者可少量、多次输

浓缩红细胞或新鲜全血,输液速度宜慢。

4.产科处理

如果胎儿情况良好,宜选择经阴道分娩,分娩时应尽量减少出血,防止产程延长、产妇疲乏,必要时可行阴道助产以缩短第二产程。产后应用宫缩剂防止产后出血,并给予广谱抗生素预防感染。此外,贫血极严重或有其他并发症者不宜哺乳。

(四)心理护理

告知孕妇,贫血是可以改善的,只要积极治疗可防止胎儿损伤,减少思想顾虑,缓解不安情绪。

(五)健康指导

(1)孕前应积极治疗失血性疾病,如月经过多、寄生虫病等。

(2)注意孕期营养,多吃木耳、紫菜、动物肝脏、豆制品等含铁丰富的食物,12周起应适当补充铁剂,服铁剂时禁忌饮浓茶;抗酸药物影响铁剂效果,应避免服用。

(3)定期产检,发现贫血及时纠正。

妊娠合并症是妊娠期常见的疾病,妊娠与这些内、外科疾病相互影响,严重者甚至引起孕产妇和新生儿死亡,所以在妊娠期要加强相关疾病的筛查及诊断,及时治疗,必要时终止妊娠;而分娩期则要根据产妇的病情严重程度选择适宜的分娩方式,加强产程的监护,减少产时及产后出血,预防产褥感染。新生儿应及早检查,及时治疗。

(郑 方)

第十一节 妊娠合并肾脏疾病

一、急性肾盂肾炎

妊娠合并肾脏疾病中最常见的是急性肾盂肾炎,其发病率为 1‰～2‰。病变常为双侧,若发病于单侧,则以右侧最多见。若治疗不及时、不彻底,可以反复发作致慢性肾盂肾炎。引起肾盂肾炎的细菌 80% 以上为革兰阴性杆菌,其中多数为大肠埃希菌。感染途径 85% 以上为上行性,少数通过淋巴或血行感染。

(一)妊娠期肾盂肾炎的患病因素

妊娠期,雌激素的作用使输尿管、肾盂、肾盏及膀胱肌层增厚,孕激素则使平滑肌松弛,输尿管扩张,蠕动减弱,尿流缓慢。若尿液在肾盂、输尿管及膀胱内潴留,易导致细菌繁殖而感染。由于结肠右曲与右侧肾脏之间有较多淋巴管相连,妊娠后肠蠕动缓慢,为细菌侵入泌尿系统提供了有利条件。妊娠期增大的子宫向上推移膀胱,易造成排尿不畅或尿潴留;子宫向右旋压迫盆腔入口处输尿管,形成机械性梗阻,尿液流通不畅,故右侧肾盂肾炎发病率高。

妊娠期尿液中葡萄糖、氨基酸及水溶性维生素等营养物质增多,有利于细菌生长。另外,女性尿道短,尿道口接近肛门,易被细菌污染。此外,妊娠期抵抗力降低和免疫性肾损害也是炎症发生的诱因。

(二)肾盂肾炎对妊娠的影响

妊娠早期急性肾盂肾炎若有高热,可引起流产或胎儿神经管发育缺陷,无脑儿的发病率明显增加。妊娠期急性肾盂肾炎有3%可能发生中毒性休克,引起早产、死胎。

(三)临床表现

妊娠合并肾盂肾炎常发生在妊娠中后期或产褥期;起病急骤,突然出现寒战、高热(体温常达39～40 ℃,也可低热)、头痛、全身酸痛、无力、食欲减退、恶心、呕吐等症状;单侧或双侧腰痛或肾区不适;常有尿频、尿急、尿痛等膀胱刺激征。检查肾区有压痛及叩击痛。可有脓尿或血尿。但也有7%的孕妇为无症状性菌尿,又称隐匿性泌尿系统感染,即有真性菌尿而无尿路感染的症状,若不治疗20%～40%将发展为急性肾盂肾炎。

(四)诊断

根据临床表现,血液中白细胞和中性粒细胞增高,尿常规检查发现白细胞显著增加,有白细胞管型,尿细菌学检查阳性,确诊并不困难。

(五)治疗原则

一旦确诊应立即住院治疗。治疗原则是抗感染及保持尿液通畅。

1.急性期

应卧床休息,采用健侧卧位,以减少子宫对输尿管的压迫,使尿液引流通畅。多饮水,每天不少于3 000 mL,保持24小时尿量在2 000 mL以上。

2.抗感染治疗

最好根据中段尿培养及药物敏感试验选择抗生素。选用抗革兰阴性杆菌,对胎儿无不良影响,肾毒性较小的抗生素,如氨苄西林、头孢菌素类药物,不宜用氯霉素、四环素、氟喹诺酮类,慎用氨基糖苷类等。此外,还可给予清热、泻火、利水、通淋为主的中药,如八珍汤加减等。

(六)护理问题

1.体温过高

体温过高与细菌感染有关。

2.排尿障碍

排尿障碍与泌尿系统感染有关,表现为尿频、尿急、尿痛。

3.知识缺乏

缺乏妊娠期预防尿路感染的卫生知识。

(七)潜在并发症

1.感染性休克

感染性休克与严重感染引起败血症有关,可表现为体温不升、低血压等。

2.贫血及血小板计数减少

贫血及血小板计数减少与大肠埃希菌内毒素所含脂多糖破坏红细胞有关。

3.慢性肾炎

慢性肾炎与急性肾炎治疗不彻底、反复发作有关。

(八)护理处理

1.妊娠期

(1)加强卫生宣教,指导孕妇注意个人卫生,勤换内衣裤,每天清洗外阴、肛周皮肤。便后用纸应自前向后,避免肠道细菌污染外阴,减少感染机会。

(2)注意加强营养,防止贫血,增强机体抵抗力。

(3)加强产前检查,重视孕期监护,常规检查尿常规,向孕妇及其家属强调妊娠期泌尿系统感染的危害,对无症状细菌尿也必须坚持治疗,否则易发展成急性肾盂肾炎。同时对已存在的其他感染病灶要积极治疗。

(4)确诊后需入院治疗。急性发作期应卧床休息,尽量勿站立或坐直,保持心情舒畅,减少焦虑,以缓解尿路刺激征;尽量多饮水、勤排尿,以不断冲洗尿路,减少细菌在尿路停留。指导患者进行膀胱区按摩或热敷,以减少局部痉挛,减轻疼痛。给清淡、营养、易消化的食物,促进大便通畅,避免肠道细菌侵入输尿管而引起感染。高热者补充水分,用冰敷、酒精擦浴等物理降温,或遵医嘱用药,注意观察体温、尿液变化,有无腰痛加剧等。

(5)遵医嘱使用肾毒性小、对孕妇和胎儿无影响的抗生素,向孕妇及其家属讲解彻底治疗的重要性。急性肾盂肾炎经治疗体温虽降至正常,但尿中细菌未清除,不能急于停药,须经尿培养三次阴性后方可停药。

(6)注意胎心音变化及有无子宫收缩,教会孕妇自数胎动,急性期要警惕流产、早产、胎膜早破、胎死宫内等意外。

2.分娩期

(1)减轻孕妇心理负担,为孕妇提供安静、清洁、舒适的环境,指导孕妇注意外阴清洁,增加会阴清洗次数。

(2)定时测生命体征,严密观察产程进展,注意胎心音变化。

(3)尽量减少阴道检查次数,避免不必要的导尿操作,若必须进行阴道检查或导尿操作,应严格遵守无菌操作规程,避免将细菌带入阴道或尿道口,造成上行性感染。

3.产褥期

(1)加强产后护理,鼓励产妇产后 2~4 小时排尿,避免尿潴留。

(2)保持外阴清洁,每天外阴消毒至少 2 次,指导产妇垫消毒会阴垫,穿干净内裤,防止细菌滋长。

(3)指导产妇加强营养,增强抗病能力。对无症状菌尿或炎症未彻底治愈者,严格遵医嘱治疗。

二、慢性肾小球肾炎

慢性肾小球肾炎简称慢性肾炎,是一组以血尿、蛋白尿、高血压和水肿为临床表现的肾小球疾病。慢性肾炎可由于急性肾炎治疗不彻底转变而来,也有无急性肾炎病史,一经发现即为慢性阶段。肾穿刺活检发现妊娠并有高血压的患者中,20%有慢性肾脏的病变。

(一)妊娠对慢性肾炎的影响

(1)妊娠期随着血容量的增加,肾血流量和肾小球的滤过率相应增加,孕中期肾血流量比非孕期增加 30%~50%,但孕期尿素氮及肌酐的产生不变,故孕期血尿素氮及肌酐的含量相对下降。非孕期血清尿素氮正常值上限为 4.64 mmol/L,四个月后为 3.21 mmol/L;血清肌酐非孕期正常值上限为 61.88 μmol/L,孕期为 44.2~53.04 μmol/L。因此,孕妇有轻度肾功能损害时,血清尿素氮和肌酐仍然可以在正常范围,影响病情判断。

(2)妊娠能使已有的慢性肾炎加重,肾功能轻度异常的患者,产后即恢复正常。由于妊娠期血液处于高凝状态,多种凝血因子增加,纤维蛋白原增加,而纤溶活性反而降低,使机体易发生纤维蛋白沉积和新月体的形成。如果并发高血压疾病,则使肾血管痉挛,肾血流量减少,这些都加重了肾脏受损,导致肾衰竭。严重肾功能异常者,妊娠后肾功能急剧恶化,产后很难恢复到妊娠前状况。

(二)慢性肾炎对妊娠的影响

慢性肾炎对母儿的影响根据病变程度、病程长短及有无并发症和合并症而定。病变早期病情轻,仅有蛋白尿,无高血压,血清肌酐不超过 132.6 μmol/L,则对母儿影响较小;但慢性肾炎病程长,病情重者,由于胎盘绒毛血管有纤维素样物质沉积,母体螺旋动脉硬化,胎盘供血不足,母儿物质交换受阻,影响胎儿宫内发育,另外由于肾脏病变使蛋白漏出,母体血浆蛋白低,也影响胎儿宫内发育,造成宫内发育受限,甚至胎死宫内。慢性肾炎由于血管病变易发生高血压疾病、氮质血症,使肾功能进一步恶化,使流产、死胎、死产的发生率增加,围产儿死亡率增加。

(三)临床表现

慢性肾炎一般病程较长,临床表现各不相同,差异较大。早期可无症状,仅出现轻度蛋白尿和镜下血尿。随着病变加重出现水肿、高血压、贫血,部分出现大量蛋白尿和肉眼血尿,甚至出现肾功能不全,自觉症状可有头痛、心悸、夜尿多等。

(四)诊断

根据既往有慢性肾炎病史、临床表现,尿液化验中有蛋白、管型及红细胞,血液检查血浆蛋白低、清蛋白/球蛋白(A/G)倒置,尿素氮增高,可诊断。但即使无肾炎病史,若妊娠 20 周以前出现水肿、蛋白尿、高血压,也应考虑慢性肾炎;若在妊娠晚期则易与妊娠期高血压疾病混淆。

(五)处理原则

(1)非孕期根据病情确定是否妊娠,对有蛋白尿,血压高于 20/13.3 kPa(150/100 mmHg),或有氮质血症者不宜妊娠。由于妊娠合并严重慢性肾炎使孕妇肾脏负担加重,引起高血压,大多数中途流产或成为死胎,故已妊娠者,应及时终止妊娠。

(2)妊娠期轻症患者,绝大多数妊娠、分娩经过顺利,胎儿预后良好,可考虑继续妊娠。继续妊娠者按高危妊娠处理,提前住院,并同内科医师协同全面监护母儿情况;积极防治妊娠期高血压疾病,密切观察肾功能改变,若治疗过程中病情恶化,应及时终止妊娠。若孕妇病情稳定,胎儿生长良好,可于妊娠 38 周终止妊娠。但若胎盘功能减退,则应早期适时终止妊娠。

(六)护理问题

1.体液过多

体液过多与肾小球滤过率下降导致水、钠潴留等有关。

2.焦虑

焦虑与预后不良有关。

3.营养不良

营养不良与疾病致蛋白丢失有关。

(七)潜在并发症

1.有宫内发育迟缓、死胎的危险

有宫内发育迟缓、死胎的危险与胎盘功能减退、合并妊娠期高血压疾病等有关。

2.慢性肾衰竭

慢性肾衰竭与妊娠使疾病发展有关。

3.胎盘早剥

胎盘早剥与母体动脉硬化,引起胎盘毛细血管缺血坏死或破裂出血有关。

4.妊娠期高血压疾病

妊娠期高血压疾病与慢性肾炎血管病变有关。

(八)护理处理

1.妊娠期

(1)指导孕妇保证充足的休息。加强营养,低盐或无盐饮食,注意补充蛋白质和维生素,注意既满足妊娠需要而又不增加肾脏负担。

(2)加强孕期监护,严密观察病情变化,定期测体重、血压,协助医师定期监测血、尿常规、血清肌酐和尿素氮,了解肾功能受损程度。

(3)密切观察胎儿生长发育及宫内情况,指导孕妇数胎动,注意胎心音变化,定期测定血或尿雌三醇、胎心监护及B超等,以了解胎盘功能并进行胎儿生物物理评分。

(4)注意观察有无早产征象,有无腹痛、阴道流血、胎动异常等胎盘早剥征象,有无头痛、头晕、胸闷、恶心及视物模糊等先兆子痫征象。如有异常,及时与医师联系,并做好积极治疗准备。

(5)对血压过高、水肿严重者,遵医嘱给降压、利尿剂物;临产前后选择无肾毒性抗生素预防感染。

2.分娩期

专人陪护,减少孕妇焦虑,指导取左侧卧位,以改善胎盘血液循环,保证胎儿营养物质及氧气的供给。密切观察血压、胎心音和产程进展,积极防治胎盘早剥、子痫等并发症。积极做好各项抢救准备工作,如吸氧、注射降压、镇静药物等,进行急症剖宫产术前准备,为婴儿备好暖箱,做好复苏抢救、气管插管、给药等准备,做预防和抢救产后出血的准备。

3.产褥期

配合医师积极治疗肾脏疾病,以减缓病情恶化,定期检查肾功能变化及血压,指导避孕措施,必要时行绝育术。

(郑 方)

第十二节 妊娠合并泌尿道结石

妊娠合并泌尿道结石偶有见到,多以上尿路结石(肾与输尿管结石)为主。妊娠并不增加泌尿道结石的发生率,但妊娠期一旦合并泌尿道结石,处理上较非孕期困难。

一、妊娠与泌尿道结石的相互影响

一般认为,妊娠对泌尿道结石的病程并无多大影响,妊娠使输尿管受到机械性挤压,同时有泌尿道结石者,泌尿道感染的发生率明显增高,且感染不容易控制。需要联合用药或用药时间较长。如果出现急性尿路梗阻或剧烈绞痛,可使孕妇发生流产或早产。这种情况较为罕见。

二、临床表现及诊断

妊娠合并泌尿道结石的临床表现与非孕期基本相同,随结石形成的部位、形状、结石大小、是否合并梗阻或感染而异。由于结石的某些症状与有些产科并发症类似,并且妊娠期检测手段相对受限,增加了诊断上的难度。

上尿路结石,典型的症状为疼痛及血尿。疼痛常位于肋脊角、腰部或上腹部,可向下腹部、腹股沟、大腿内侧、阴唇放射,多为间歇性钝痛,也可呈绞痛发作。发作时常伴肉眼血尿或镜下血尿,偶尔血尿为无痛性。合并尿路感染时,可出现发热。下尿路结石,可表现为膀胱区疼痛、尿流突然中断和血尿,并发感染时可出现尿路刺激症状。当结石在肾与输尿管交汇部或向下移动时,可出现肾绞痛,患者疼痛难忍,大汗淋漓,辗转不安,呻吟不止,恶心呕吐,疼痛可沿侧腹部向下放射。

有泌尿道结石病史的孕妇,出现典型症状时,诊断比较容易。但是,在妊娠期,行腹部平片和静脉肾盂造影检查应慎重。多数需要结合临床表现、超声波及实验室检查作出判断。需与卵巢囊肿蒂扭转、巧克力囊肿破裂、胎盘早剥及早产引起的疼痛相鉴别,右侧肾绞痛还需与急性阑尾炎、胆囊炎、胆石症引起的疼痛相鉴别。

三、治疗

多饮水,保持日尿量在 2 000～3 000 mL,配合利尿、解痉药物,可促使小结石排出。肾绞痛发作时可给予哌替啶 50 mg,或与异丙嗪 25 mg 并进行肌内注射,症状无好转时每 4 小时重复注射一次。吗啡 10 mg 和阿托品 0.5 mg 联合肌内注射。硝苯地平 10 mg 每天 4 次或疼痛时即刻舌下含服也有很好的止痛效果。

超声波体外碎石是一种有效、安全、无创伤的治疗肾结石的方法,必要时可以使用。急性梗阻或剧烈绞痛上述治疗无效时,需要外科手术取石。无论采取哪种治疗方法,均应加强胎儿监护,注意防止早产,减少或避免应用对胎儿有不良影响的药物。

四、护理问题

(一)疼痛
与结石刺激引起的炎症、损伤及平滑肌痉挛有关。

(二)有感染的危险
与结石引起梗阻、尿液淤积和侵入性操作有关。

(三)体液不足
与呕吐、恶心和手术失血过多有关。

(四)知识缺乏
缺乏有关病因和预防复发的知识。

五、潜在的并发症

(一)出血
碎石或手术后可出现伤口渗血,表现为血尿,注意止血补血。

(二)感染
孕期由于内分泌激素和尿路受压引起泌尿系统平滑肌松弛,输尿道蠕动减慢易引起感染,另与结石引起梗阻、尿液淤积和侵入性操作有关。抗感染治疗,补足液体;高热不退应根据培养加药敏使用抗生素。

(三)休克
如为出血性休克,应输血补液抗休克,活动性出血应及时止血。感染性休克应加强抗感染和维持循环稳定。

六、护理处理

(一)肾绞痛的护理
发作期间应卧床休息,遵医嘱立即药物治疗及补液。

(二)促进排石
鼓励患者大量饮水,在病情允许的情况下,改变体位,以增强患者代谢,促进结石排出。

(三)病情观察
观察尿液内是否有结石排出,每次排尿于玻璃瓶内或金属瓶内,可看到或听到结石的排出。尿白细胞增多者,体温高或血白细胞计数增多者,需予以敏感抗生素,以控制感染。

七、健康教育

根据结石成分、代谢状态及流行病学因素,坚持长期预防,对延迟或减少结石复发十分重要。

(一)大量饮水
以增加尿量,稀释尿液,可减少尿中晶体沉积。成人保证每天尿量在 2 000 mL 以上,尤其是睡前及半夜饮水效果更好。

(二)解除局部因素
尽早解除尿路梗阻、感染、异物等因素,可减少结石形成。

(三)饮食指导
根据结石成分调节饮食。含钙结石者应食用含纤维丰富的食物,限制含钙、草酸成分多的食物,避免大量摄入动物蛋白、精制糖和动物脂肪。浓茶、菠菜、番茄、土豆、莴笋等含草酸量高。牛奶、奶制品、豆制品、巧克力、坚果含钙量高。尿酸结石者不宜食含嘌呤高的食物,如动物内脏。

(四)药物预防
根据结石成分,血、尿钙磷、尿酸、胱氨酸和尿 pH,采用药物降低有害成分,碱化尿液,预防结石复发。维生素 B_6 有助于减少尿中草酸含量,氧化镁可增加尿中草酸溶解度。枸橼酸钾、碳酸氢钠等可使尿 pH 保持在 6.5～7,对尿酸和胱氨酸结石有预防意义。口服氯化铵使尿液酸化,有利于防止感染性结石的生长。

(五)复诊
治疗后定期行尿液化验、B 超检查,观察有无复发,残余结石情况。若出现腰痛、血尿等症状,及时就诊。定期行产前检查。

(郑　方)

第十三节　妊娠合并甲状腺疾病

一、甲状腺功能亢进症

甲状腺功能亢进症是指由甲状腺腺体产生过多甲状腺激素而引起的一组临床综合征。90%妊娠期甲状腺功能亢进患者为 Graves 病。妊娠合并甲状腺功能亢进的发生率国内报道为

0.1%~0.2%,国外为 0.05%~0.2%,为妊娠合并内分泌疾病的第二位,仅次于糖尿病。

(一)妊娠对甲状腺功能亢进的影响

妊娠期由于胎盘产生绒毛膜促性腺激素及绒毛膜促甲状腺激素的作用使甲状腺体积增大,合成和分泌甲状腺激素增加。妊娠早期可表现出甲状腺功能亢进或原有甲状腺功能亢进加重。妊娠中、晚期由于雌激素增加肝脏合成甲状腺结合球蛋白(TBG)并延长其半衰期,导致与 TBG 结合的总甲状腺激素水平升高,而游离的激素无明显变化,促甲状腺激素(TSH)分泌受到抑制,使病情可能有所缓解。但严重甲状腺功能亢进患者可因分娩、剖宫产、劳累、产后出血、感染等使病情加重,甚至诱发甲状腺功能亢进危象。产后由于免疫抑制作用的解除,甲状腺功能亢进的病情也会一时性加重。由于正常妊娠妇女多有高代谢状态,如怕热、多汗、食欲强、乏力、心率增加等,使妊娠合并甲状腺功能亢进的诊断较非孕期困难。

(二)甲状腺功能亢进对妊娠的影响

轻症或经治疗能控制的甲状腺功能亢进对妊娠影响通常不大。重症或经治疗控制不理想的甲状腺功能亢进,由于甲状腺激素分泌过多,流产、早产的发生率增高,妊娠期高血压疾病、心力衰竭、产时子宫收缩乏力、产后感染等发生率也增加。甲状腺功能亢进对胎儿的影响与疾病的严重程度并不相关,但伴有高甲状腺刺激性免疫球蛋白(TSI)的孕妇,由于 TSI 容易通过胎盘,刺激胎儿甲状腺,使胎儿患甲状腺功能亢进的概率增加,也可引起宫内发育迟缓、胎儿心动过速、水肿或胎儿甲状腺肿,甚至胎死宫内、早产、死产等。如果母亲服用抗甲状腺药物,药物通过胎盘进入胎儿体内,可引起胎儿甲状腺功能减退。伴有甲状腺肿大的胎儿可因分娩困难,或出现呼吸不通畅,导致新生儿窒息。

(三)诊断

1.病史

多数甲状腺功能亢进的孕妇孕前就有甲状腺疾病的现病史或既往史,诊断已经明确。

2.临床表现

轻症甲状腺功能亢进或妊娠期首次发生的甲状腺功能亢进,与正常妊娠时的代谢变化相似,如多汗、怕热、食欲亢进、心动过速等,也有恶心呕吐、体重下降等,两者易混淆。但甲状腺功能亢进孕妇易出现妊娠剧吐,妊娠中期恶心、呕吐症状持续存在且没有减轻。重度甲状腺功能亢进或甲状腺危象可能导致严重的高血压、充血性心力衰竭和精神心理状态的改变等,其症状类似重度子痫前期。因此,任何重度子痫前期的患者,如出现子宫小于孕周、发热、腹泻或其他不能解释的心动过速等不典型症状,应考虑甲状腺功能亢进的可能。

临床上可提供作为诊断依据的症状和体征有心悸,休息时心率超过 100 次/分,进食增加而孕妇体重不按孕周增加,脉压>6.7 kPa(50 mmHg),怕热多汗,皮肤潮红,皮温增高,突眼,手震颤,腹泻,甲状腺增大。

3.辅助检查

(1)妊娠合并甲状腺功能亢进患者基础代谢率>+30%,血清 TT_4、TT_3、FT_3、FT_4 均明显增高,TSH 明显降低。

(2)B 超:检查胎儿发育、胎儿甲状腺大小等。

(3)超声心动图或胎儿电子监护:了解胎心音变化。

(四)治疗原则

(1)甲状腺功能亢进病情未控制时不宜怀孕。孕前积极药物治疗,待停药或药物控制病情稳定1~3年后怀孕。服用放射性碘治疗期间不宜怀孕。

（2）孕期治疗原则是控制甲状腺功能亢进的发展,使孕妇安全通过妊娠和分娩。甲状腺功能亢进不是终止妊娠的适应证,但若伴有甲状腺功能亢进性心脏病、高血压等严重并发症,需考虑终止妊娠。病情轻者尽量少用抗甲状腺药物,给予适量镇静剂,卧床休息。病情重者仍给予抗甲状腺药物,妊娠中、晚期甲状腺药物用量不可过大。尽量争取经阴道分娩,注意缩短产程。引产、临产、剖宫产前积极做好准备,使用抗甲状腺药,适当应用镇静剂,以防诱发甲状腺功能亢进危象。产后宜加大抗甲状腺药物剂量,防止甲状腺功能亢进复发。

（五）护理问题

1.营养失调

营养失调与代谢率增加导致代谢需求大于摄入及缺乏合理饮食有关。

2.活动无耐力

活动无耐力与蛋白质分解、肌无力、甲状腺功能亢进性心脏病等有关。

3.知识缺乏

缺乏药物治疗知识和自我护理知识。

（六）潜在并发症

1.甲状腺危象

（1）相关因素:与临产、分娩、手术、产后出血、感染等有关。

（2）临床表现:表现为原有甲状腺功能亢进症状加重,体温高达39 ℃以上,心率>140 次/分,呼吸急促,大汗淋漓,烦躁不安,厌食,恶心,呕吐,腹泻,常伴有心房颤动或扑动。若处理不及时,可引起孕产妇死亡。

（3）护理措施。护理中注意配合医师积极抢救:①高热时物理或药物降温,必要时人工冬眠。②遵医嘱用药:首选丙硫氧嘧啶(PTU),负荷量300~600 mg,口服或经鼻饲管注入或直肠灌注。以后150~300 mg,6 小时1 次。也可在给PTU后1~3 小时给碘化钠溶液0.5~1.0 g 静脉滴注,或复方碘溶液3 mL口服,12 小时1 次。③每天地塞米松8 mg 或泼尼松60 mg 分次给药。④普萘洛尔静脉滴注,开始剂量1 mg/min,持续心电监护下,可增加至10 mg,如患者耐受,可继续给40~60 mg 口服,每6 小时1 次。⑤吸氧,补充营养素,控制水、电解质平衡紊乱,积极控制感染。⑥充分做好剖宫产术前准备,甲状腺功能亢进危象控制后及时终止妊娠。

（4）健康指导:告知患者及家属甲状腺功能亢进危象的诱因,及时就诊。指导患者不食含碘丰富的食物与药物。保证充足的睡眠,避免剧烈运动,避免感染、严重的精神刺激、创伤等。强调按医嘱按时用药,并注意不良反应的观察。

2.宫内发育迟缓

宫内发育迟缓与甲状腺功能亢进孕妇代谢亢进,不能为胎儿提供足够营养而影响胎儿生长发育有关。

3.胎儿甲状腺功能减退

胎儿甲状腺功能减退与孕妇使用抗甲状腺药物有关。

（七）护理处理

1.非孕期

甲状腺功能亢进病情不稳定,即使怀孕也易引起流产、早产、宫内发育迟缓、死胎等,甲状腺功能亢进药物对胎儿也有一定影响。故非孕期指导孕妇积极进行甲状腺功能亢进的治疗,尽量等待疾病痊愈后再妊娠。

2.妊娠期

甲状腺功能亢进病情稳定的已怀孕妇女,应加强孕期监护,与内分泌科医师协同管理,服用无致畸危险、通过胎盘量少的抗甲状腺药物,并及时调整药物用量,以减少胎儿甲减的危险。

(1)加强产前检查:定期检查孕妇血压、体重、宫高、腹围的变化,每1～2个月进行一次B超检查,观察胎儿的生长发育和甲状腺大小、骨骼及胎儿体重。定期检查孕妇甲状腺功能,监测胎盘功能等。及早发现妊娠期高血压疾病和宫内发育迟缓。

(2)心理护理:稳定孕妇情绪,注意休息,避免体力劳动。指导配合医师治疗,避免感染、精神刺激和情绪波动,以防甲状腺功能亢进危象的发生。

(3)饮食护理:加强营养,保证每天足够的能量,多食高蛋白、高维生素饮食,不宜食含碘丰富的食物或药物。出汗多时多饮水,忌烟、酒、咖啡、浓茶。必要时静脉补充营养素。

(4)加强监护:宜左侧卧位,指导孕妇学会自计胎动,防胎死宫内。注意先兆早产征象,如有异常及时就诊。妊娠晚期37～38周入院,注意防止胎儿宫内窘迫,每周进行胎心监护,孕妇检查心电图,了解是否有心脏损害。

(5)药物治疗护理:一般情况下,如果母亲 FT_4 水平增高 2.5 倍以上,则应考虑治疗。由于胎儿甲状腺能浓集碘,破坏正在发育阶段的胎儿甲状腺,故妊娠期禁用放射性碘治疗。PTU 是孕期甲状腺功能亢进治疗的首选用药。PTU 与蛋白亲和力较高,可以减少药物向胎儿体内转运,阻断 T_4 向 T_3 转换,能快速缓解症状。PTU 的初始用量为每 8 小时 100 mg,用药期间每 2 周检查一次 FT_4,当 FT_4 水平开始下降时,应将剂量减半,以后每 2～4 周按此方法减一次,控制 FT_4 水平稳定在正常范围的上 1/3。多数孕妇在孕晚期仅需小剂量的 PTU,也有的到 32～36 周就可以停药,如果甲状腺功能亢进复发,又可以重新开始用药。经用 PTU 治疗 FT_4 没有变化时,则应加量,最大剂量为 600 mg/d,如果仍没有效果,则考虑药物耐受,治疗失败。用药期间密切观察病情的变化,如脉搏、脉压、震颤、食欲及精神改变等。注意药物的不良反应,如药疹、瘙痒、药热、粒细胞减少、肝功能异常等。

(6)妊娠期甲状腺功能亢进手术治疗护理:妊娠期尽量避免甲状腺手术,但对药物不能控制甲状腺功能亢进症状,或疑有恶变者,待妊娠 16～20 周可考虑甲状腺部分切除术,做好术前准备和术后护理,积极防治流产。

3.分娩期

甲状腺功能亢进孕妇一般宫缩较强,胎儿偏小,产程较短,故尽量争取经阴道分娩,病情重者或有产科指征者可考虑剖宫产;注意预防甲状腺危象;临产后应用抗生素预防感染。第一产程,注意心理护理,减轻孕妇焦虑、恐惧的心理,减轻疼痛,吸氧,注意补充能量,鼓励进食,适当输液。每 2～4 小时测体温、脉搏、呼吸1次,注意胎心监护。第二产程尽量缩短,防止孕妇过度疲劳,必要时行会阴侧切、胎头吸引或产钳助产。第三产程注意预防产后出血;积极配合儿科医师进行新生儿复苏;留脐血进行甲状腺功能、TSH 等各项检查。

4.产褥期

注意检查新生儿甲状腺大小,有无杂音,是否有甲状腺功能亢进或甲减的症状和体征。产后母亲甲状腺功能亢进有加重的可能;另外在妊娠早期治疗过的妊娠合并甲状腺功能亢进患者,产后复发率高于 75%,因此产褥期应严密观察病情变化,指导产妇注意休息,防止感染,继续用药治疗,产后 1 个月复查甲状腺功能。由于产后服 PTU 者乳汁含量少,故可以哺乳;但服甲硫咪

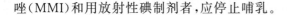

唑(MMI)和用放射性碘制剂者,应停止哺乳。

二、甲状腺功能减退症

甲状腺功能减退症简称甲减,是由多种原因所致低甲状腺激素血症或甲状腺激素抵抗而引起的全身性低代谢综合征。甲减合并妊娠有四种类型,即地方性缺碘所致呆小症、散发性先天甲状腺功能减退症、慢性淋巴性甲状腺炎(桥本病)和甲状腺手术或放疗后所致甲减。其中慢性淋巴性甲状腺炎在甲减合并妊娠中占比例较大。由于甲减妇女常无排卵,易不孕,故合并妊娠较少见。

(一)妊娠对甲减的影响

妊娠期母体血容量增加,致使碘稀释;肾血流量增加,肾小球滤过率增加,导致排碘量增加,使血清中无机碘浓度下降,形成所谓的"碘饥饿"。正常孕妇,由于甲状腺处于应激状态,能分泌足量的甲状腺素,使甲状腺功能维持正常水平。甲状腺功能欠佳的孕妇,由于甲状腺自身免疫现象或存在碘缺乏,可以出现亚临床甚至明显的甲减。抗甲状腺抗体阳性的甲减患者由于孕期抗甲状腺抗体滴度下降,症状改善,而产后可能会出现反弹,病情由原来的亚临床状态转为临床阶段。早孕期由于 HCG 诱导 T_4 合成和对 TSH 的抑制,所以早孕期的甲减难以诊断。

(二)甲减对妊娠的影响

严重的甲减常引起不孕,妊娠后常引起流产、早产、胎死宫内和低体重儿的出生。由于甲状腺功能减退人群中高血压患病率显著增高,致使妊娠妇女发生妊娠期高血压疾病、胎盘早剥、胎儿窘迫的危险性明显增加。孕妇甲状腺功能减退可显著影响胎儿的神经系统发育,形成胎儿先天性甲减,存活的新生儿如果继续缺碘,将影响智力和体力的发育;但严重的甲减孕期经合理治疗也能分娩正常后代。

(三)诊断

1.病史

有发生甲减的病因存在,如地方性缺碘、甲状腺缺如、甲状腺功能不全、甲状腺手术或自身免疫病家族史等。对有月经不调、反复性流产或不良孕产史者,如胎死宫内、宫内发育迟缓、早产、围产儿死亡病史者,应进行甲状腺功能及 TSH 检查。

2.临床表现

病程呈慢性经过,无突然显著的临床表现。孕期常呈亚临床型,易漏诊,主要通过实验室检查获得明确诊断。其主要表现有乏力、易疲劳、怕冷、食欲不佳、反应迟钝、记忆力减退、水肿、便秘等,表情淡漠,面色苍白,皮肤干燥、粗糙、脱屑、增厚,面部、眼睑、手部皮肤水肿,头发稀疏,眉毛外 1/3 脱落;下肢黏液性水肿,非凹陷性。严重者可有体温低、心脏扩大、心包积液、心动过速、腱反射迟钝等。先天性甲减治疗较晚的患者,身材矮小。慢性淋巴细胞性甲状腺炎者,甲状腺肿大,质地偏韧,光滑或呈结节状。

3.辅助检查

(1)实验室化验:甲减的患者 $30\% \sim 40\%$ 有贫血,血红蛋白和红细胞常降低。血清 TT_4、TT_3、FT_3、FT_4 均降低,TSH$>$10 $\mu U/mL$ 诊断为原发性甲减。缺碘地区检查 24 小时尿碘排出量。桥本病患者血清抗甲状腺抗体增高。

(2)B超检查:了解胎儿的发育等。

(四)处理原则

甲减患者以经治疗使甲状腺激素水平达正常后再怀孕为佳。一旦甲减患者怀孕,经明确诊断后,应立即治疗,并要求妊娠全过程使甲状腺激素水平维持在正常范围。补充足量的甲状腺激素,常用甲状腺片。缺碘地区适当补充碘剂,防止胎儿甲减。

(五)护理问题

1.便秘

便秘与代谢率减低及体力活动减少有关。

2.活动无耐力

活动无耐力与机体代谢率降低、体重过低有关。

(六)潜在并发症

1.妊娠期高血压疾病

妊娠期高血压疾病与甲减引起心排血量下降,外周血管阻力增加或抗甲状腺抗体在肾小球及胎盘产生免疫复合物沉积有关。

2.黏液性水肿性昏迷

黏液性水肿性昏迷与甲减未纠正,病情加重有关。

(七)护理处理

1.妊娠期

在妊娠早期协助医师通过病史和体格检查,仔细检查有无潜在的甲减。指导孕妇加强营养,注意休息,勿过度劳累。定期做产前检查,注意体重、腹围、宫高增长情况,并应用 B 超监测胎儿生长发育情况,以防宫内发育迟缓。加强胎心监测,防止胎儿窘迫的发生。指导孕妇遵医嘱合理用药,通常孕前有甲减的孕妇,妊娠期需增加剂量,应根据甲状腺功能和 TSH 升高情况,调整甲状腺片的用量,一般每天 30~100 mg。避免孕早期停药,以免引起流产和早产。孕 37 周收住院,每周行 NST 检查,不必在预产期前终止妊娠。甲减孕妇易发生过期妊娠,以不超过 41 周终止妊娠为宜。

2.分娩期

加强心理护理。临产后,鼓励产妇进食,给予吸氧,注意胎心监护。先天性甲减孕妇在第二产程往往腹肌力量不足,不能很好使用腹压,造成宫缩乏力,必要时应行助产术,并做好新生儿复苏准备。第三产程时应防止产后出血及产后感染。留脐血以备化验甲状腺功能和 TSH 水平,孕妇有桥本病者新生儿化验抗甲状腺抗体。

3.产褥期

产褥期是甲状腺功能快速动态变化时期。如果患者没有症状且近期没有调整剂量,则可在产后6周复查 TSH。因甲状腺片基本不通过乳汁,故产后可以哺乳。新生儿注意保暖,注意先天性甲减表现和低血糖,一周后新生儿复查甲状腺功能和 TSH。

(郑　方)

第十四节 妊娠合并心脏病

一、概述

妊娠合并心脏病是严重的妊娠合并症,在我国孕产妇死因中居第二位。妊娠期、分娩期及产褥期均可使心脏病者的心脏负担加重而诱发心力衰竭,是造成孕产妇死亡的主要原因之一,因此产科工作者必须高度重视。目前,先天性心脏病居妊娠合并心脏病原因的首位,其次是风湿性心脏病。

(一)妊娠期、分娩期及产褥期对心脏病的影响

1.妊娠期

妊娠期孕妇血容量自孕 6～8 周逐渐增加,至孕 32～34 周达高峰,比非孕期增加 30%～45%,随着血容量增加,心排血量增加,心率加快,心脏负担加重。妊娠晚期,子宫增大,膈肌上升,使心脏向左上方移位,致大血管扭曲,心脏负担进一步加重。

2.分娩期

此期心脏负担最重。第一产程:宫缩一次,有 250～500 mL 血液被挤至体循环,回心血量增加,心脏负担增加。第二产程:宫缩强度进一步加强,加之产妇屏气用力,腹肌及骨骼肌收缩,使肺循环压力及腹压增加,内脏血液大量涌向心脏,此期心脏负担最重。第三产程:胎儿娩出后,腹压骤减,大量血液向内脏血管灌注,回心血量骤减;胎儿、胎盘娩出后,子宫迅速缩小,胎盘循环停止,子宫血窦内大量的血液进入体循环,回心血量骤增,造成血流动力学急剧改变,使心脏负担加重,诱发心脏病孕妇出现心力衰竭。

3.产褥期

产后 3 天内仍是心脏负担较重时期,除宫缩使部分血液进入体循环外,妊娠期产妇组织内潴留的液体也回到体循环,使血容量再度增加,诱发心力衰竭。

由此可知,妊娠 32～34 周、分娩期及产褥期的最初 3 天内,心脏负担加重,是心脏病孕妇最易发生心力衰竭的危险时期,应加强监护。

(二)心脏病对妊娠的影响

心脏病不影响受孕,但较重的心脏病患者妊娠后心功能恶化,易致流产、早产、死胎、胎儿生长受限、胎儿宫内窘迫及新生儿窒息发生率明显增高,围产儿死亡率是正常妊娠的 2～3 倍。

二、护理评估

(一)健康史

(1)妊娠前有无心脏病和风湿热的病史,既往心脏病的治疗经过及心功能状态等。

(2)有无劳力性呼吸困难、夜间端坐呼吸、咯血、胸闷、胸痛等心功能异常的症状。

(3)了解有无妊娠期高血压疾病、重度贫血、上呼吸道感染等诱发心力衰竭的因素。

(二)身体状况

1.症状评估

心脏病孕妇心功能分级如下。

(1)Ⅰ级:一般体力活动不受限制。

(2)Ⅱ级:一般体力活动稍受限制,活动后心悸、轻度气短,休息时无症状。

(3)Ⅲ级:一般体力活动显著受限制,休息时无不适,轻微日常工作即感不适、心悸、呼吸困难或既往有心力衰竭史者。

(4)Ⅳ级:一般体力活动严重受限制,不能进行任何活动,休息时仍有心悸、呼吸困难等心力衰竭表现。

早期心力衰竭表现:①轻微活动后出现胸闷、心悸、气短;②休息时心率每分钟超过110次,呼吸每分钟超过20次;③夜间常因胸闷而坐起呼吸或到窗口呼吸新鲜空气;④肺底部出现少量持续性湿啰音,咳嗽后不消失。

2.护理检查

可有以下体征:①Ⅱ级或Ⅲ级以上收缩期杂音;②舒张期杂音;③严重心律失常;④心脏扩大。

3.辅助检查

(1)心电图:心电图提示心律失常或心肌损害。

(2)X线检查:显示心脏扩大,个别心腔扩大。

(3)超声心动图检查:显示心肌肥厚、瓣膜运动异常、心内结构畸形。

(4)产科B超检查:了解胎儿的大体情况及生物物理评分。

(5)胎儿电子监护仪:预测子宫内胎儿储备能力,评估胎儿健康。

(三)心理-社会状况

患者常因担心妊娠期间病情加重影响胎儿发育,而感到紧张、恐惧不安,也担心自己无法承受妊娠和分娩带来的风险而出现生命危险。分娩时,恐惧、害怕、宫缩痛及缺氧,使患者烦躁不安,不易与医护合作。

(四)处理要点

根据心功能分级确定是否能妊娠,不宜妊娠者应及时终止妊娠;可妊娠者需加强妊娠期检查及监测。妊娠晚期提前选择适宜的分娩方式,心功能较好、胎位正常、子宫颈条件良好者可行阴道分娩;而心功能分级Ⅲ~Ⅳ级、胎儿偏大、产道异常或有其他并发症者应选择剖宫产。产褥期注意休息及预防感染,心功能Ⅲ级以上者不宜哺乳。

三、护理问题

(一)焦虑

与担心母儿安危有关。

(二)自理能力缺陷

与心功能不全需卧床休息有关。

(三)活动无耐力

与心排血量下降有关。

(四)潜在并发症

心力衰竭、感染或洋地黄中毒。

四、护理措施

(一)一般护理

(1)列入高危妊娠门诊,加强产前检查,及时了解心脏功能及胎儿情况,发现心力衰竭立即入院治疗。

(2)休息:每天保证至少10小时睡眠时间,采取左侧卧位或半卧位。

(3)饮食:高蛋白质、高维生素、低盐、低脂饮食,多吃水果和蔬菜,预防便秘,每周体重增长不超过0.5 kg。

(4)预防心力衰竭:除加强上述各项护理外,还要预防和及时治疗感染、贫血、妊娠期高血压疾病等影响心功能的因素。

(二)病情观察

监测心率、呼吸、液体出入量及胎动计数,如有发热、心悸、气促、咳嗽、水肿等不适及时报告医师。

(三)对症护理

1.妊娠期

(1)终止妊娠:心功能Ⅲ～Ⅳ级不宜妊娠者,应于孕12周前行人工流产;妊娠12周以上者在控制心力衰竭的基础上行引产术;妊娠已达28周以上者,引产风险太大,应在内科生配合下严密监护,积极防治心力衰竭,使之度过妊娠期与分娩期。

(2)心力衰竭防治:注意休息,营养科学合理。妊娠早期不主张预防性使用洋地黄,早期心力衰竭者可给予地高辛治疗以减少药物的毒性反应;而妊娠晚期治疗原则是待心力衰竭控制后及早剖宫产结束妊娠,挽救生命。

2.分娩期

(1)分娩方式的选择:心功能Ⅲ～Ⅳ级且有产科指征者,宜选择剖宫产,术时上半身抬高30°,以防出现仰卧位低血压综合征;不宜再妊娠者,同时行输卵管结扎术。心功能Ⅰ～Ⅱ级且胎儿不大且胎位正常、子宫颈条件好者,可在严密监护下经阴道试产。

(2)第一产程:专人护理,积极与产妇沟通,消除紧张情绪;指导患者深呼吸或按摩腹部以减轻因宫缩引起的腹部不适;充分休息,保存体力,适当镇静;注意控制输液速度,避免增加心脏负担;监测母儿情况及产程进展,做好剖宫术前准备。

(3)第二产程:避免屏气用力,会阴侧切下行阴道助产,缩短第二产程。

(4)第三产程:胎儿娩出后,产妇腹部用沙袋加压,防止腹压骤降,诱发心力衰竭;应用缩宫素防止产后出血,但禁用麦角新碱,因其可升高静脉压诱发心力衰竭;必要时输血、输液。

3.产褥期

产后3天仍是发生心力衰竭的危险期,要求产妇充分卧床休息1～2周;心功能Ⅲ～Ⅳ级者不宜哺乳,及时回乳并指导家属人工喂养;常规应用抗生素至产后1周。

(四)心理护理

加强心理安慰,避免孕妇情绪紧张和过度激动,保持平稳豁达心情。

(五)健康指导

(1)心功能达Ⅲ级或以上、有心力衰竭史者不宜妊娠,指导选择有效避孕方法或绝育。

(2)按产妇心功能情况的不同,帮助制订家庭康复计划,指导婴儿的喂养及护理。教会产妇心功能自我监护方法。

（3）出院后注意休息，保持情绪稳定，避免过度劳累。

（郑　方）

第十五节　妊娠合并糖尿病

妊娠合并糖尿病属高危妊娠，对母儿均有较大危害。可分为妊娠期糖尿病与妊娠合并糖尿病，妊娠期糖尿病是指在妊娠期首次发现或发生的糖代谢异常，该类占妊娠合并糖尿病的80%以上，占妊娠总数的1‰～5‰，在产后大部分可以恢复，但仍有约33.3%的病例5～10年后转为糖尿病。妊娠合并糖尿病是指在原有糖尿病的基础上并合妊娠，或妊娠前为隐性糖尿病、妊娠后发展为糖尿病。妊娠对糖尿病和糖尿病对妊娠及母儿的影响都很大。

一、护理评估

（一）病史

评估糖尿病病史及糖尿病家族史，有无复杂性外阴阴道假丝酵母病、不明原因反复流产、死胎、巨大儿或分娩足月新生儿呼吸窘迫综合征儿史、胎儿畸形、新生儿死亡等不良孕产史等；本次妊娠经过、病情控制及目前用药情况；有无胎儿偏大或羊水过多等潜在高危因素。同时，注意评估有无肾、心血管系统及视网膜病变等合并症情况。

（二）身心状况

1.症状与体征

评估孕妇有无糖代谢紊乱综合征，即三多一少症状（多饮、多食、多尿、体重下降），重症者症状明显。孕妇有无皮肤瘙痒，尤其外阴瘙痒。因高血糖可导致眼房水，晶体渗透压改变而引起眼屈光改变，患病孕妇可出现视力模糊。评估糖尿病孕妇有无产科并发症，如低血糖、高血糖、妊娠期高血压疾病、酮症酸中毒、感染等。确定胎儿宫内发育情况，注意有无巨大儿或胎儿生长受限。分娩期重点评估孕妇有无低血糖及酮症酸中毒症状，如心悸、出汗、面色苍白、饥饿感或出现恶心、呕吐、视力模糊、呼吸快且有烂苹果味等。评估静脉输液的性质与速度。监测产程的进展、子宫收缩、胎心音、母体生命体征等有无异常。产褥期主要评估有无低血糖或高血糖症状，有无产后出血及感染征兆，评估新生儿状况。

2.妊娠合并糖尿病分期

根据糖尿病的发病年龄、病程、是否存在血管合并症、器官受累等情况进行分期，有助于估计病情的严重程度及预后。

（1）A级：妊娠期出现或发现的糖尿病。

（2）B级：显性糖尿病，20岁以后发病，病程小于10年，无血管病变。

（3）C级：发病年龄在10～19岁，或病程达10～19年，无血管病变。

（4）D级：10岁以前发病，或病程≥20年，或者合并单纯性视网膜病。

（5）F级：糖尿病肾病。

（6）R级：有增生性视网膜病变。

(7)H级:糖尿病性心脏病。

此外,根据母体血糖控制情况进一步将妊娠期糖尿病(GDM)分为 A_1 与 A_2 两级,如下。① A_1 级:空腹血糖(FBG)<5.8 mmol/L,经饮食控制,餐后 2 小时血糖<6.7 mmol/L。A_1 级 GDM 母儿合并症较少,产后糖代谢异常多能恢复正常。② A_2 级:经饮食控制,FBG≥5.8 mmol/L,餐后 2 小时血糖≥6.7 mmol/L,妊娠期需加用胰岛素控制血糖。A_2 级 GDM 母儿合并症较多,胎儿畸形发生率增加。

3.心理社会评估

由于糖尿病疾病的特殊性,应评估孕妇及家人对疾病知识的了解程度,认知态度,有无焦虑、恐惧心理,社会及家庭支持系统是否完善等。

(三)诊断检查

1.血糖测定

两次或两次以上空腹血糖>5.8 mmol/L。

2.糖筛查试验

用于 GDM 筛查,建议孕妇于妊娠 24~28 周进行。方法:葡萄糖 50 g 溶于 200 mL 水中,5 分钟内口服完,服后 1 小时测血糖≥7.8 mmol/L(140 mg/dL)为糖筛查异常;如血糖≥11.2 mmol/L的孕妇,则 GDM 可能性大。对糖筛查异常的孕妇需进一步查空腹血糖,如异常即可确诊,如正常需进行葡萄糖耐量试验。

3.OGTT(75 g 糖耐量试验)

禁食 12 小时后,口服葡萄糖 75 g。血糖值诊断标准为:空腹 5.6 mmol/L,1 小时 10.3 mmol/L,2 小时 8.6 mmol/L,3 小时 6.7 mmol/L,若其中有 2 项或 2 项以上达到或超过正常值者,即可诊断为 GDM;如 1 项高于正常值,则诊断为糖耐量异常。

4.其他

肝肾功能检查,24 小时尿蛋白定量,尿酮体及眼底等相关检查。

二、护理诊断

(一)营养失调:高于机体需要量

其与摄入超过新陈代谢的需要量有关。

(二)焦虑

其与担心婴儿安危有关。

(三)有感染的危险

其与糖尿病白细胞多种功能缺陷,杀菌作用明显降低有关。

三、护理目标

(1)护理对象妊娠、分娩经过顺利,母婴健康。

(2)孕妇能列举有效的血糖控制方法,保持良好的自我照顾能力。

(3)出院时,产妇不存在感染的征象。

四、护理措施

(一)一般护理

糖尿病孕妇的饮食控制是治疗护理的关键,每天热量以 150 kJ/kg(36 kcal/kg)为宜,其中蛋白质 12%~20%(1.5 g/kg~2 g/kg),碳水化合物 40%~50%,脂肪 30%~35%,并补充维生素、铁、钙,但要限制含糖多的薯类、水果。多吃蔬菜和豆制品,使血糖维持在 6.11~7.77 mmol/L 水平,以孕妇无饥饿感为理想。在分娩期应尽量鼓励进食,保证热量供应,预防低血糖。在产后轻型糖尿病的产妇,应根据以上原则多加汤类食品,以促进催乳。适当的运动可降低血糖,提高对胰岛素的敏感性,保持体重不至过重,有利于控制血糖和正常分娩,运动方式可选择极轻度运动(如散步)和轻度运动(中速步行),每天至少 1 次,每次 20~40 分钟。产后可做产后保健操。因糖尿病致白细胞多种功能缺陷、抵抗力下降,应注意预防感染,生活环境要清洁、舒适、空气清新、温度适宜,衣着适时调节,预防感冒和上呼吸道感染,注意口腔卫生,尤其产后要加强卫生宣教,改变传统的不能刷牙的习惯,预防口腔感染。糖尿病因尿糖的刺激,易引发外阴炎、阴道炎及泌尿系统感染,故应每天清洗外阴,保持清洁、干燥,以达到预防感染的目的。重型糖尿病产妇不宜哺乳,应给予回奶,在回奶过程中要做好乳房护理,预防乳腺炎。

(二)病情观察

在妊娠期定期进行产前检查,监护胎儿生长发育,通过 B 超检查及时发现畸形及巨大儿,教会孕妇自我监护,学会数胎动的方法,如发现胎动异常应及时到医院做胎心监护,了解胎盘功能,预防胎死宫内。对孕妇定期查尿糖、血糖以了解病情,分娩期要严密观察产程进展,因糖尿病可致宫缩乏力,导致产程延长,消耗更多的能量。应注意生命体征变化,如出现头晕、全身出冷汗、脉搏加速,提示可能发生低血糖或酮症酸中毒,应通知医师进行处理。产程延长可导致胎儿窘迫,要严密观察胎心,必要时连续进行电子监护,如出现胎心晚期减速,提示胎儿窘迫,应通知医师采取结束分娩的措施。宫缩乏力是产后出血的重要原因,胎儿娩出后应观察产后出血的情况。在产褥期要观察体温变化和恶露的量、颜色、气味、腹痛,以早发现产后感染。如采取剖宫产、会阴切开应观察刀口愈合情况,如有红肿,阴道极易受念珠菌感染,如出现充血、奇痒、分泌物增多,可能为真菌或其他细菌感染,应通知医师处理。

(三)对症护理

妊娠合并糖尿病的孕、产妇,重症者心情紧张,担心巨大儿发生难产,惧怕剖宫产,害怕产程进展不顺利及产后发生并发症等,针对这种心理状态,应耐心给产妇讲解糖尿病的有关知识和目前对本病的治疗水平,使孕妇对分娩充满信心,以愉快的心情接受分娩。糖尿病孕、产妇往往出现多吃、多尿症状,有时有饥饿感,要向产妇说明控制饮食的重要性,使其主动与医护人员配合,接受饮食疗法。如发生外阴炎、阴道炎,产妇外阴痛、痒,应保持外阴清洁,根据不同的菌种感染给予不同的药物治疗,外阴清洗后局部涂以药膏,可适当加止痒剂,垫以柔软的会阴垫,保护皮肤不受损伤。

(四)治疗护理

(1)糖尿病的治疗基础是饮食控制。

(2)药物治疗不选用磺脲类及双胍类降糖药,因其能通过胎盘引起胎儿畸形或导致胎儿低血糖死亡。常选用胰岛素治疗,因不通过胎盘,对胎儿无影响,应用胰岛素的过程中,应遵医嘱给予准确计量,如出现面色苍白、出汗、心悸、颤抖、有饥饿感以致昏迷等,应立即通知医师,并查尿糖、血糖、尿酮体,以确定是否发生低血糖或酮症酸中毒。可立即口服葡萄糖水或静脉注射葡萄糖 $40 \sim 60$ mL,如为酮症酸中毒则应遵医嘱给予胰岛素治疗,目前主张小剂量疗法,首次剂量为 0.2 U/(kg·g)静脉滴注,至酸中毒纠正后改皮下注射。分娩后由于抗胰岛素激素迅速下降,故产后 24 小时内胰岛素用量应减少至原用量的一半,第 2 天以后约为 2/3 原用量。

(3)在分娩过程中要严格执行无菌技术,并用广谱抗生素预防感染,胎儿前肩娩出后立即注射缩宫素,预防产后出血。

(4)妊娠 35 周即应住院严密监护,在结束分娩前应促进胎儿肺成熟,即每天静脉滴注地塞米松 $10 \sim 20$ mg,连用 2 天,以减少新生儿呼吸困难综合征。新生儿出生后极易发生低血糖,故新生儿出生后 30 分钟开始服 25%葡萄糖,一般 6 小时血糖恢复正常。若一般状态差,应按医嘱给 25%葡萄糖液静脉滴注。

(5)有剖宫产指征者一般选择在 $36 \sim 38$ 周终止妊娠,应做好术前准备。

五、评价

(1)妊娠期糖尿病孕、产妇,产后应定期到医院检查尿糖、血糖,在内分泌科医师的指导下继续观察或治疗,以预防 $5 \sim 10$ 年发展为糖尿病。

(2)妊娠合并糖尿病者分娩后,可在医师的指导下继续药物治疗,严格控制饮食,运用运动疗法,产褥期坚持产后保健操,产褥期后应加大运动量,以控制体重。

(3)学会自我检查尿糖的方法,以控制病情发展。要做好避孕,重型者不宜再次妊娠。

（郑　方）

第十章 康复科护理

第一节 经皮冠脉介入术围手术期康复护理

一、概述

经皮冠脉介入术是介入性治疗,对急性心肌梗死而言,支架是救命的最佳措施,它可以使心肌血管再造,改善心肌再灌注,挽救生命。随着心脏介入治疗的发展,术后生存质量和冠状动脉再狭窄成为临床研究的热门课题。经皮冠脉介入术仅是治疗的开始,经皮冠脉介入术术后还要规范的管理。

经皮冠脉介入术是最重要的血运重建手段,开创了缺血性心脏病治疗的新纪元,最大限度地挽救了患者生命,改善了预后。国外有文献表明,规律康复运动者发生冠脉再狭窄的程度低于不运动者,国内实验研究和临床观察均表明了康复医学对冠脉再通有积极意义。

二、基础知识

(一)定义

经皮冠脉介入术是指采用经皮穿刺技术送入球囊导管或其他相关器械,解除冠状动脉狭窄或梗阻,重建冠状动脉血流的技术。冠脉内支架置入术主要是通过介入手术,把支架送入心脏的血管,把它打开撑起,解除心脏血管的狭窄。

(二)病因

1.病因

冠状动脉发生动脉粥样硬化病变。

2.诱因

传统的冠心病危险因素有吸烟、血脂异常、高血压、糖尿病、肥胖、精神应激、缺乏运动、心血管病家族史。冠心病的发生、发展不是孤立的,而是多因素协同作用的结果。冠心病的危险因素很多,有可控与不可控危险因素,而且可控与不可控危险因素间也存在着内在联系。

(三)术前临床主要症状

典型胸痛:因体力活动、情绪激动等诱发,突感心前区疼痛,多为发作性绞痛或压榨痛,从心前区放射至左肩、左臂、无名指、小指,休息或含服硝酸甘油可缓解。部分患者症状不典型,可表现为以胃肠道症状为主。

1.心绞痛型

表现为胸骨后的压榨感和闷胀感,伴随明显的焦虑,持续 3～5 分钟,常发散到左侧臂部、肩部、下颌、咽喉部、背部,也可放射至右臂。

2.心肌梗死型

梗死发生前一周左右常有前驱症状,表现为静息和轻微体力活动时发作的心绞痛,伴有明显的不适和疲惫。

3.无症状性心肌缺血型

很多患者有广泛的冠状动脉阻塞却没有感到过心绞痛,甚至有些患者在心肌梗死时也没感到心绞痛等临床主要症状。

三、康复治疗

多项国内外研究表明经皮冠脉介入术术后风险依然存在,经皮冠脉介入术不能逆转或减缓冠脉粥样硬化的进程;支架术后有再狭窄、术后血栓形成、心力衰竭、心律失常、猝死等风险。为此,术后当天就可以开展康复治疗、康复护理。

(1)经皮冠脉介入术及支架术后无出血、血管闭塞、严重心律失常、心力衰竭、心绞痛症状均可进行康复训练。

(2)根据评估结果划分低、中、高运动强度组。运动强度规定为运动训练心率范围,取患者运动试验中达到最大心率的 75％～85％,或用自觉劳累程度的 Borg 评分从 11～16,即从"有点用力"到"用力"。

(3)制订个性化的低、中、高强度训练方案。

(4)训练内容有主动运动、步行、踏车、活动平板等。

(5)对症治疗。

四、康复护理策略

(一)康复护理评定

1.一般情况评定

(1)基本指标:身高、体重、BMI、腰围、腰臀比、体脂含量。

(2)危险因素评定:评定是否有高血压、高脂血症、吸烟、肥胖、糖尿病、精神神经因素及家族遗传史、年龄、性别等。

2.专科评定

(1)心肺功能评定、心肺功能分级、心脏超声。

(2)6 分钟步行试验。

(3)运动负荷试验。

3.心理社会功能评定

评定患者的抑郁、焦虑情况,家族史等

(二)围手术期康复护理

1.术前康复护理

(1)健康教育:告知疾病的危险因素,避免危险因素重要性,术后康复的意义。

(2)心理护理:向患者解释手术的过程,嘱其保证充足的睡眠,避免焦虑紧张情绪。

(3)局部护理:根据手术部位选择桡动脉或股动脉,术前清洁双上肢前臂,尤其是手腕部的皮肤以及双下肢大腿部位的皮肤,同时在左侧上肢或者下肢留置套管针。手术前应对患者进行Allen试验,确定患者尺动脉的血液回流供应。术前在患者的双侧足背动脉搏动最强点做好标记,方便做术后对比。

(4)预康复训练:术前指导患者进行呼吸和咳嗽训练;指导术后手指操训练;讲解术后康复的程序,指导运动方法。

(5)饮食准备:饮食避免过饱,进清淡易消化食物。

2.术后康复护理

(1)一般常规护理:观察生命体征,观察穿刺部位有无渗血、血肿,观察肢端循环情况、前臂肿胀、硬结情况;鼓励患者多饮水,一般术后 6~8 小时饮水量为 1 000~2 000 mL,术后 4~6 小时内尿量应达到 1 000~2 000 mL。

(2)桡、股动脉穿刺术后康复护理:①桡动脉穿刺术后指导患者避免用力握拳、支撑床面等用力动作,手指可进行适当活动,指导术后手指操训练。②股动脉穿刺部位用:弹力绷带加压 12 小时以上,保持术侧下肢伸直并制动,可活动双上肢及健侧下肢。动脉鞘管拔出后 6 小时可以进行术侧翻身、坐起、下床。③观察患者下肢循环情况,如双侧足背动脉搏动,双侧腿围、皮温、颜色等。定期为患者进行腓肠肌的按摩,指导患者踝泵训练,防止下肢静脉血栓的形成。

3.疼痛护理

麻醉作用消失后,开始出现切口疼痛,在术后 24 小时内最剧烈,2~3 天后逐渐减轻。剧烈的疼痛可影响各器官的正常生理功能和休息,故需关心患者,并给予相应的处理和护理。

(1)评定和了解疼痛程度,采用口述疼痛分级评定法、数字疼痛评分法、视觉模拟疼痛评分法等。

(2)观察患者疼痛的时间、部位、性质和规律;鼓励患者表达疼痛的感受,简单解释切口疼痛的规律。

(3)遵医嘱给予镇静药、镇痛药;满足患者对舒适的要求,如协助变换体位,减少压迫等。

(4)指导患者运用正确的非药物镇痛法,减轻机体对疼痛的敏感性,如分散注意力。

4.康复护理训练(行股动脉穿刺的患者)

(1)第一阶段:术后 1 天。主要康复运动内容为床上被动活动和主动活动。包括四肢关节的屈曲伸展、按摩和远端小关节等活动。穿刺侧下肢避免较大幅度的活动,协助患者床边站立 5~10 分钟。

(2)第二阶段:为术后 2~5 天。进行以步行为主的康复训练。在卧床期后,从床边短时间短距离步行开始,遵循由低强度到高强度、由短时间到长时间的训练原则。步行距离由 25 米开始逐渐增加至 800 米。

(3)第三阶段:为术后 5~7 天。仍以步行为主要康复训练内容,逐渐加大步行的距离和速度,并结合上、下楼梯等训练。

(三)常见并发症的预防与处理

1.心律失常的预防与处理

术后严密监测心电图和血压动态变化。严重心律紊乱是经皮冠脉介入术术后死亡的重要原因,而持续心电监护对预防和早期发现一些并发症至关重要。经皮冠脉介入术术后须在冠心病重症监护室监护系统下进行连续心电监测和记录。严密观察有无频发期前收缩、室性心动过速、心室颤动、房室传导阻滞等;有无 T 波和 ST 段心肌缺血性改变及心肌再梗死的表现。经皮冠脉介入术术后易发生低血压,密切观察血压动态的变化。

2.急性血管闭塞的预防与处理

急性血管闭塞是最严重最常见的并发症,发生率高达 4%～12%。

(1)严密观察:①心绞痛症状和心电图表现:及时发现异常变化,同时予以止痛、镇静治疗。②血压变化:急性血管闭塞常可引起严重低血压,若发现血压下降要及时查明原因。③周围血管栓塞的表现:血栓脱落造成的周围血管栓塞常会出现神志及瞳孔改变(脑梗死)或不明原因的相关部位剧烈疼痛。一旦出现血压下降、心绞痛复发或心电图 ST 段改变等急性血管闭塞表现,应立即配合医师对症处理。

(2)冠脉急性闭塞处理:①冠脉内注射硝酸甘油 200～300 μg 或硝普钠 100 μg,以解除痉挛。②再次经皮冠脉介入术对较直血管段可用大 0.5 mm 的球囊或灌注球囊以低压力、长时间加压扩张使血管再通,有血栓形成时亦可酌情冠脉内溶栓治疗。冠脉内支架是急性闭塞血管再通并保持通畅的有效措施。③血流动力学不稳定时需使用主动脉内球囊反搏。再次扩张或置入支架不成功时酌情行急诊旁路手术治疗。

3.出血的预防与处理

(1)严格监测凝血酶原时间,出现异常情况及时处理。

(2)观察有无穿刺部位活动性血肿形成,皮肤或输液穿刺部位瘀斑,牙龈出血等低凝状态的表现。

(3)观察尿液颜色、大便颜色、血压、意识、瞳孔等的改变,尽早发现出血并发症,及时采取有效的治疗措施。

4.冠状动脉夹层预防与处理

在经皮冠脉介入术中,如形成严重冠脉夹层,一般先用球囊以低压力[2～4 atm(1 atm＝101.325 kPa)]长时间(数分钟)进行再次扩张。球囊扩张无效的冠脉夹层,考虑放置冠脉内支架;对于较长夹层、夹层累及重要分支以及多支血管病变的患者,放置冠脉支架难以奏效时,尽早进行冠状动脉搭桥术。

5.血栓预防与处理

多发生于内膜夹层或痉挛之后,对可疑血栓形成者,应使用高压(≥12 atm)扩张,术后加用血小板受体拮抗剂,应用氯吡格雷及阿司匹林可降低急性、亚急性血栓发生率。应用超声消融术裂解血栓。同时早期开展经皮冠脉介入术术后康复程序,运动康复预防血栓形成。

(四)健康教育与随访

1.健康教育

(1)按照"五大处方"来调整生活方式,健康饮食,控制总量,避免饮食过咸。

(2)坚持康复训练,每周至少 3 次,每次半小时以上的有氧训练,劳逸结合,要戒烟,限酒。

(3)药物处方:在医师的指导下按时服药,不自行停药或增减剂量,预防并发症。

(4)指导患者认识术后康复治疗的重要性;鼓励患者主动积极参与康复治疗、康复训练。指导患者出院后定期复查,按照康复运动处方坚持康复运动。

(5)指导患者认识高危因素,了解控制高血压、高血脂、肥胖、糖尿病及戒烟的重要性;术后能建立健康生活习惯,积极预防及控制动脉粥样硬化。

(6)定期复查,保证血压、血糖、血脂、心率都要达标,这样才能有助于血管的长期疏通。

2.定期随访

(1)建立经皮冠脉介入术术后随访制,规范经皮冠脉介入术术后的患者管理。制订规范化随访流程并结合中心信息数字化收集整理,建立健全经皮冠脉介入术术后患者的随访档案,并定期进行术后随访。

(2)根据患者需求,制订随访康复护理处方,经皮冠脉介入术后随访时间可以是1、3、6个月,1年及之后的每1年,并指导和督促患者完成五大处方。

(3)随访内容的设定:①了解患者症状及预后,如有无心绞痛再发、心功能不全、再发心肌梗死、出血、再住院、死亡等心脏不良事件。②了解药物依从性。③了解生活方式的改善情况,采用生活质量评分表评估饮食结构、运动情况、戒烟限酒、体重控制情况、心理因素等。④血液检测指标,三大常规、生化系列等。⑤临床检查指标,静息心电图检查、心肺运动功能评定等内容。

五、康复护理技术

(一)了解介入路径

(1)股动脉路径股动脉比较粗大,穿刺成功率高。缺点是术后卧床时间长,穿刺相关并发症发生率较高,如出血、血肿、假性动脉瘤、动静脉瘘和腹膜后血肿等。

(2)桡动脉路径术后压迫时间短,无需卧床,患者不适感较股动脉路径轻,而且并发症较少,因此逐渐成为目前经皮冠脉介入术治疗的首选路径。

(二)康复运动技术

(1)心电、血压监测技术。

(2)有氧耐力训练、抗阻力量训练、柔韧性训练和平衡性训练等技术。

(三)相关心肺康复护理操

太极拳、八段锦、养生气功等中医传统康复方法有利于心血管病患者康复。

(徐　玲)

第二节　吞咽障碍康复护理

一、概述

很多疾病与吞咽有关,有文献报道 $51\% \sim 73\%$ 的卒中患者有吞咽困难;也有报道卒中患者吞咽困难的发生率为 $30\% \sim 50\%$ 。 50% 的卒中患者会发生吞咽困难,部分患者吞咽困难2周左右可以自行恢复。但是约 10% 的患者不能自行缓解,而且吞咽困难可造成各种并发症,如肺炎,脱水,营养不良等,这些并发症可直接或间接地影响患者的远期预后和生活质量,因此,吞咽困难的训练十分重要。

二、基础知识

(一)定义

吞咽障碍是由于下颌、双唇、舌、软腭、咽喉、食管口括约肌或食管功能受损所致的进食或饮水吞咽时的下咽困难。

(二)病因及病理生理变化

1.器质性吞咽障碍

相关器官解剖结构异常改变引发此类吞咽障碍主要是由于口、咽、喉、食管等解剖结构异常，吞咽通道及邻近器官的炎症、肿瘤、外伤等引起的吞咽障碍。

2.功能性吞咽障碍

无器官解剖结构改变的中枢神经系统疾病、颅神经病变、神经肌肉接头疾病、肌肉疾病等。

(三)吞咽障碍的分期

1.认知期

认识摄取食物的硬度、一口量、温度、味道，进而决定进食速度和食量。

2.准备期

准备期是指摄入食物至完成咀嚼。

3.口腔期

口腔期是将食物送至咽部的过程。

4.咽期

咽期吞咽的启动标志着吞咽反射的开始，吞咽反射一旦开始，就会继续，直到全部动作完成。

5.食管期

在吞咽的食管期，食团通过食管上1/3处平滑肌和横纹肌的收缩产生的蠕动波，以及食管下2/3平滑肌的收缩送入胃内，该期不受吞咽中枢控制。

(四)临床表现及并发症

1.常见的临床表现

流涎；食物从口角漏出；饮水呛咳；咳嗽；哽噎；吞咽延迟；进食费力，声音嘶哑，进食量少；食物反流，食物滞留在口腔和咽部；误吸及喉结构上抬幅度不足等临床表现。

2.吞咽障碍并发症

肺炎、营养不良和脱水等。

三、康复治疗

康复治疗可分为不用食物、针对功能障碍的间接训练(基础训练)和使用食物同时并用体位、食物形态等补偿手段的直接训练(摄食训练)。

1.基础训练

(1)口腔周围肌肉训练，包括口唇闭锁训练、下颌开合训练、舌部运动训练。

(2)颈部放松，前后左右放松颈部，或颈左右旋转、提肩沉肩。

(3)寒冷刺激法。

2.摄食训练

基础训练后开始摄食训练。

（1）体位：让患者取躯干屈曲 30°仰卧位，头部前屈，用枕垫起偏瘫侧肩部。

（2）食物形态：食物形态应本着先易后难原则来选择，同时要兼顾食物的色、香、味及温度等。

（3）每次摄食一口量：一口量正常人为 20 mL 左右，一口量过多，食物会从口中漏出或引起咽部食物残留导致误咽；过少，则会因刺激强度不够，难以诱发吞咽反射。

（4）其他：配合针灸、高压氧、吞咽障碍康复体操、心理康复等。

3.管饲饮食

管饲饮食能保障营养水分供给，避免误吸。

4.经皮内镜下胃造瘘术

在内镜的协助下，经腹部放置胃造瘘管，以达到进行胃肠道营养的目的。

5.经口进食

代偿性训练，电刺激治疗，环咽肌痉挛（失弛缓症）球囊导管扩张术。

四、康复护理策略

（一）康复护理评定

1.一般情况评定

（1）包括询问病史、症状评定、体格检查、实验室检查。①询问病史有无中枢神经系统损伤疾病史，用药史。②症状评定：神经系统原发疾病症状及治疗后症状。

（2）体格检查评定患者的意识、气道功能、吞咽功能、言语交流、肢体活动、营养状况、日常活动能力等。

2.专科评定

（1）主诉吞咽困难：吞咽器官的感觉、运动、反射、结构的体格检查。

（2）试验性吞咽：令患者吞咽不同量及黏度的食物，通常包括水、稠糊状、固体这三种黏度的食物，观察吞咽过程。

（3）常用筛查方法。①反复唾液吞咽试验：反复唾液吞咽试验是一种评定吞咽反射的诱发功能的方法。结果判断：观察 30 秒内患者吞咽的次数和喉上抬的幅度，年龄≥80 岁，吞咽次数≥3 次、喉上下移动＞2 cm，属于正常；年龄≥50 岁，＜80 岁，吞咽次数≥5 次、喉上下移动＞2 cm，属于正常。②饮水试验：通过少量饮水筛查患者有无吞咽障碍，可以观察到患者饮水的情况，而且可以作为能否进行吞咽造影检查的筛选标准。③染料测试：对于气管切开患者，可以利用蓝色/绿色食用染料测试，是筛查有无误吸的一种方法。④进食评定问卷调查（EAT-10）：当分界值为 1，EAT-10 总分≥1 时灵敏度和阴性预测值最佳，能够较好地预测急性期脑卒中患者吞咽障碍、吞咽能力受损、渗透和误吸。

（4）常用的吞咽功能评定方法（根据患者情况选择合适的评定方法）①容积黏度测试（V-VST）：尝试给患者不同黏稠度及不同容积的食物，观察患者吞咽的情况。适用于所有怀疑患有吞咽障碍的患者以及容易发生吞咽问题的患者。②多伦多床旁吞咽筛查试验（TOR-BSST）：要求在患者清醒、能在支撑下坐直，并能执行简单指令的情况下进行舌的活动、咽部敏感度、发声困难（饮水试验之前、之后）、Kidd 50 mL 吞水试验。③吞咽功能性交流测试评分（FCM）：FCM 能敏感地反映出经口进食和鼻饲管进食之间的变化，治疗师根据临床检查结果来确定吞咽功能是否受损。④改良床边吞咽评定：改良曼恩吞咽能力评定量表（MMASA）可应用于所有急性卒中患者。

（5）营养风险筛查评定：采用营养风险筛查量表，评分由疾病状态、营养状态和年龄 3 部分构成。评分≥3 分即可判定患者存在营养风险；评分＜3 分的患者应于一周后进行复筛。

（6）管道滑脱高危因素评定：为了实施有效的护理安全管理，防止导管滑脱，对带管入院或新置入管道的患者，均要进行管道滑脱高危因素评定，以后根据病情定期评定，直至导管拔除。

3.心理及社会评定

评定患者和家属的心理情况，有无焦虑、恐惧，评定家庭经济及社会关系，对疾病知识的掌握程度以及对康复的期望值，患者的生活环境等。

（二）康复护理策略

1.口腔护理

口腔护理可以保持口腔处于一种舒适、洁净、湿润及没有感染的状态，能够降低医院获得性肺炎的发生，提高吞咽障碍患者的吞咽功能。

（1）口腔评定：口腔、牙齿、义齿；讲话、咀嚼、吞咽的能力。

（2）口腔护理用具：常用的口腔护理用具包括牙刷、泡沫棉签、牙膏、牙线、漱口水、唾液替代品。

2.呼吸功能训练

指导患者采用腹式呼吸、缩唇呼吸训练、主动循环呼吸训练，提高呼吸系统的反应性，达到排出分泌物、预防误吸的目的。适用于吞咽功能障碍伴呼吸肌功能减退，呼吸动作不协调，气道廓清能力下降的患者。禁用于临床病情不稳定、感染尚未被控制的患者。

3.饮食护理

（1）应用管饲：肠道内营养制剂的浓度不宜过高，能量密度以 1 kcal/mL 为宜，最好用等渗液。

（2）经口进食患者营养分配：①根据患者的实际体重确定能量供给量；②适量碳水化合物；③适宜脂肪及胆固醇；④适宜蛋白质；⑤补充足量矿物质、维生素。⑥控制钠盐；⑦液体的供给量根据患者胃肠道及心肾功能酌情调整，常规冬季宜 1 000～1 500 mL，夏季 1 500～2 000 mL。

（3）肠内营养患者的营养分配：可用匀浆膳、整蛋白膳配方或其他营养制剂。按标准体重供给能量，按低盐、低脂、高维生素、高纤维合理搭配膳食。

（三）常见并发症预防与处理

1.食物反流、误吸并发症处理

（1）误吸评定：①内镜检查，纤维和/或电子鼻咽喉内镜检查可直接观察咳嗽、屏气、发音时咽部结构的运动情况，进而判断是否存在误吸。②超声检查，无创伤、方便、范围广，对误吸的评定有辅助作用。③压力监测，食管测压是检查食管运动功能，用于诊断食管动力障碍性疾病及研究食管生理。④分泌物检测，胃蛋白酶测定及 pH 测定。⑤标准吞咽功能评定量表（SSA），操作简单，可快速准确识别误吸风险。

（2）误吸的预防：关键在预防其发生。①术前，严格禁水、禁食。②胃肠减压，虽不能将胃完全清空，但可减少胃内的积气及存液。③术前 1 小时应用抗酸剂，使胃 pH 上升；即使误吸，危害可以减轻。

（3）误吸的处理：发现误吸先查口咽，如见异物，立即消除。①迅速将患者头转向一侧。②如吸引器不便于拿取，应立即用示指裹以毛巾或布块，甚至衣角，伸指入口，快速掏过后咽壁，感知异物所在，即予以掏除，直至掏净为止。③如有吸引器，立即用粗吸引皮管直接吸引。④随即做间断正压呼吸,先用纯氧,如误吸时间较长,可行呼气末正压通气,使肺泡重张。

2.窒息的处理

推荐首选海姆立克急救法。手法操作要点:冲击吸入异物者的腹部及膈肌下的软组织,以此产生向上的压力,进而挤压肺部的残留气体形成向上的气流,使堵在气管中的异物向外冲击。

(四)健康指导和随访

患者住院期间,护士结合患者和家属的具体情况进行个体化的吞咽障碍健康教育。指导患者代偿进食方法和如何处理判断及处理误吸,教育患者保持口腔卫生并讲解吞咽障碍的基本知识,教患者配合吞咽障碍的筛查和评定,进行吞咽功能训练宣教,摄食训练健康教育、误吸的一般急救等相关知识、并发症及出院指导。

五、常见康复护理技术

(一)管饲护理技术

对于短期肠内营养的患者,可采用鼻胃管饲。

1.留置管饲的护理

对于因昏迷、认知功能障碍或吞咽障碍不能经口摄食,在24～48小时开始早期肠内营养,需要营养支持治疗的患者首选肠内营养。可以经口摄食但每天能量摄入不足目标量的60%,也应给予管饲。

2.胃造瘘的护理

对于短期(<4周)肠内营养患者首选鼻胃管喂养,不耐受鼻胃管喂养或有反流和误吸高风险患者选择鼻肠管喂养。长期(>4周)肠内营养患者在有条件的情况下,选择经皮内镜下胃造口喂养。

3.间歇性管饲的护理

间歇管饲是指不将导管留置于胃内,仅在需要补充营养时,将导管经口或鼻插入食管或胃内,进食结束后即拔除。

4.拔管指征

吞咽障碍患者鼻胃管拔管参考指征如下:病情稳定,饮水试验或 V-VST 试验基本正常;意识清楚并有一定的认知功能;进食训练中每餐可进食 200 mL 以上,连续 3 天无不适;行常规体位或体位代偿下仪器检查未见严重误吸、重度口咽腔滞留的患者。

(二)经口进食管理技术

1.餐具的选择

(1)患者抓握能力较差时,应选用匙面小、难以粘上食物、柄长或柄粗、边缘钝的匙羹,便于患者稳定握持餐具。

(2)如患者用一只手舀碗里的食物有困难,碗底可加用防滑垫,预防患者碰翻碗具。

(3)可用杯口不接触鼻子的杯子,这样患者不用费力伸展颈部就可以饮用。

(4)在吸口或注射器上加上吸管等,慎重调整一口量。

2.食物的性状与调配

容易吞咽的食物应符合以下要求:①密度均匀;②黏性适当;③不易松散;④稠的食物比稀的安全;⑤兼顾食物的色、香、味及温度等。

3.进食体位的选择

能坐着不要躺着,能在餐桌上进餐不在床边;不能取坐位的患者至少取躯干 30°仰卧位,头部前屈,喂食者位于健侧。餐后保持姿势,进食后不能立即躺下,让患者在舒适的坐位或半坐卧位休息 30～40 分钟。

4.进食姿势的选择

改变进食姿势可改善或消除吞咽误吸症状。①头部旋转:适用于单侧咽部麻痹的患者。②侧方吞咽:适用于一侧舌肌和咽肌麻痹患者。③低头吞咽:适用于咽期吞咽启动迟缓患者。④从仰头到点头吞咽:适用于舌根部后推运动不足患者。⑤头部后仰:适用于食团口内运送慢(舌的后推力差)的患者。⑥空吞咽与交互吞咽:适用于咽收缩无力患者。

5.进食一口量及进食速度

一口量即最适于吞咽的每次摄食入口量。一般先以少量试之(流质 1～4 mL),然后酌情增加。为减少误吸的危险,应调整合适的进食速度,前一口吞咽完成后再进食下一口,避免两次食物重叠入口的现象。

6.进食观察

神志不清、疲倦或不合作者切勿喂食。有假牙的患者,进食时应戴上后再进食。刚经口进食期间,记录 24 小时入量,如不足及时补充,如补液、鼻饲等。

(三)球囊导管扩张技术

球囊导管扩张术治疗目的在于诱发吞咽动作,训练吞咽动作的协调性,强化吞咽肌群的力量,刺激咽喉部及环咽肌的感觉,扩大环咽肌直径。按照导管通过的途径分为经鼻导管球囊扩张和经口导管球囊扩张,按应用手法分为主动扩张和被动扩张。

1.适应证和禁忌证

(1)适应证:适用于脑干损伤(如脑干梗死、脑干出血、脑干脑炎、脑干外伤等)导致的环咽肌失弛缓、鼻咽癌放疗后产生的环咽肌良性狭窄,包括环咽肌完全不开放或开放不完全,吞咽时序性紊乱等。

(2)禁忌证:严重认知障碍、患有严重的心脏病、高血压、呼吸功能衰竭、放疗水肿期、鼻咽部黏膜破损或结构不完整等。

2.操作流程

(1)经吞咽造影检查确诊环咽肌失弛缓的患者。

(2)了解病情及辅助检查。

(3)工作人员准备:一般由 2 人合作完成此项治疗操作(经鼻)。

(4)扩张前物品准备:所需物品有球囊导管,注射器,记号笔,碗,纱布。

(5)经鼻扩张需要在扩张前进行表面麻醉鼻腔,可用棉签蘸 1‰丁卡因插入鼻孔以行局部麻醉。

(6)检查球囊导管的完整性。

(7)插管:经口腔或经鼻腔插管,使导管球囊置于环咽肌下缘,确认导管球囊在环咽肌下方。

(8)扩张基数测定:向球囊内注水 3～6 mL,逐级回抽球囊内的水,缓慢向上牵拉导管致球囊能轻松地滑出患者的环咽肌处。

(9)扩张包括主动扩张和被动扩张。

(10)扩张后,可给予地塞米松＋α-糜蛋白酶＋庆大霉素进行雾化吸入,防止黏膜水肿,减少黏液分泌。

3.终止扩张治疗标准

吞咽动作引出,吞咽功能改善,进食改善,可经口进食满足身体所需。主动扩张:一般注水容积量不等,吞咽功能改善,即可终止扩张治疗。被动扩张:一般注水容积达 10 mL 并顺利通过环咽肌时或吞咽功能改善,终止扩张治疗。

4.操作注意

操作时应注意以下事项:①观察患者的生命体征和血氧饱和度。②插管困难时不宜强行插管。③经鼻腔注意保护鼻黏膜。④提拉时注意患者不良反应。

（徐　玲）

第三节　冠心病康复护理

一、概述

冠状动脉粥样硬化性心脏病是指冠状动脉粥样硬化使血管狭窄或阻塞,和/或因冠状动脉功能性改变(痉挛)导致心肌缺血缺氧或坏死而引起的心脏病,简称冠心病。

冠心病康复是指综合采用主动积极的身体、心理、行为和社会活动的训练与再训练,帮助患者缓解症状,改善心血管功能,在生理、心理、社会、职业和娱乐等方面达到理想状态,提高生活质量。在进行冠心病康复治疗的同时强调积极干预冠心病危险因素,阻止或延缓疾病的发展过程,降低疾病再次发作的危险。

二、临床知识

(一)定义

冠状动脉粥样硬化性心脏病是冠状动脉血管发生动脉粥样硬化病变而引起血管腔狭窄或阻塞,造成心肌缺血、缺氧、组织坏死。

(二)病因

1.病因

冠状动脉血管发生动脉粥样硬化病变。

2.危险因素

高血压、吸烟、血脂异常、糖尿病、肥胖、体力活动不足、不合理膳食、代谢综合征、大气污染等。

冠心病可归因于 12 种常见的、可改变的危险因素。①4 种代谢危险因素:高血压、糖尿病、腹型肥胖和高血脂;②4 种行为危险因素:吸烟、饮酒、饮食因素和身体活动因素;③4 种其他危险因素:受教育程度低、抑郁、握力低和家庭空气污染。

冠心病的发生、发展不是孤立的,而是多因素协同作用的结果。冠心病的危险因素很多,可控与不可控的危险因素间也存在着内在联系。

（三）冠心病分型

根据冠状动脉病变的部位、范围、血管堵塞程度，以及心肌供血不足的发展速度、范围和程度不同，世界卫生组织将其分为5种临床类型：无症状型心肌缺血、心绞痛型冠心病、心肌梗死型冠心病、缺血型心肌病、猝死型冠心病。

（四）临床症状

冠心病在早期无特异性症状，在初期诊断中也很容易与其他心肌疾病混淆。随着病情的恶化，冠心病常伴随心绞痛、心肌梗死、心肌缺血、心力衰竭和猝死。

（1）无症状性心肌缺血患者虽无症状，但静息、动态时或负荷试验心电图有 ST 段压低、T 波降低、变平或倒置等心肌缺血的客观证据；或心肌灌注不足的核素心肌显像表现。

（2）心绞痛是由于心肌暂时性缺血而引起的一种发作性的胸骨后或胸骨略偏左处，或在剑突下的压榨性、闷胀性或窒息性疼痛和不适感。并可放射至左肩或上臂内侧，可达无名指和小指，疼痛可持续 1～5 分钟，休息或含服硝酸甘油可缓解。

（3）心肌梗死是因冠状动脉闭塞、血流中断，使部分心肌因严重而持久的缺血发生坏死，临床上常出现较心绞痛更为严重和持久的胸痛，硝酸甘油不能缓解，多伴有发热、恶心、呕吐等症状，常并发心律失常、心力衰竭和休克等。

（4）缺血性心肌病表现为心脏增大、心力衰竭和心律失常，为长期心肌缺血或坏死导致心肌纤维化而引起。部分患者原有心绞痛发作，以后由于病变广泛，心肌广泛纤维化，心绞痛逐渐减少到消失，却出现心力衰竭的表现，如气紧、水肿、乏力等，还有各种心律失常，表现为心悸。还有部分患者从来没有心绞痛，而直接表现为心力衰竭和心律失常。

（5）猝死是指突然和出乎意料的死亡。世界卫生组织将发病后 6 小时内死亡者定义为猝死，多数学者主张为 1 小时，但也有人将发病后 24 小时内死亡也列为猝死。心源性猝死中冠心病猝死最常见，急性心肌缺血造成局部电生理紊乱引起暂时的严重心律失常，可使心脏突然停搏而引起猝死。

三、康复治疗

（一）康复治疗分期

根据冠心病康复治疗的特征及五大处方，将康复治疗分为三期。

Ⅰ期：指急性心肌梗死或急性冠脉综合征住院期康复，一般时间为 3～7 天。

Ⅱ期：指患者出院开始，至病情稳定性完全建立为止，时间为 5～6 周。由于急性阶段缩短，Ⅱ期的时间也趋向于逐步缩短。

Ⅲ期：指病情处于较长期稳定状态，或Ⅱ期过程结束的冠心病患者，包括陈旧性心肌梗死、稳定型心绞痛及隐性冠心病。康复疗程一般为 2～3 个月，自我锻炼应该持续终身。有人将终身维持的锻炼列为第Ⅳ期。

（二）康复治疗

1．Ⅰ期（医院康复）

本期指急性心肌梗死或急性冠脉综合征住院期康复。时间 3～7 天。

（1）康复目标：低水平运动试验阴性，可以按正常节奏连续行走 100～200 米或上下 1～2 层楼而无症状和体征。运动能力达到 2～3 METs（代谢当量），METs 通常以安静、坐位时的能量消耗为基础，表达各种活动时相对能量代谢水平，1 MET 相当于 3.5 mL/(kg·min)。能够适应家庭生活。患者理解冠心病的危险因素及注意事项,在心理上适应疾病的发作和处理生活中的相关问题。

(2)治疗方案:以循序渐进地增加活动量为原则,生命体征一旦稳定,无并发症时即可开始。要根据患者的自我感觉,尽量进行可以耐受的日常活动。此期康复一般在心脏科进行。

(3)适应证:患者生命体征稳定,安静状态下心率<每分钟 110 次,无明显心绞痛;无新发的心力衰竭现象;无心律失常。

(4)运动反应:心脏康复可以继续进行的指标包括,①合适的心率增加,比安静时每分钟增加 5～20 次;②合适的血压增加,比安静时增加 1.3～2.7 kPa(10～20 mmHg),若血压收缩压下降 1.3 kPa(10 mmHg)要注意;下降 2.7 kPa(20 mmHg)必须停止,此时说明左室或者左主干存在问题;③心电监护未见心律失常和 ST 段的改变;④无心血管症状,如心悸、气促、过度疲劳;无心力衰竭、严重心律失常和心源性休克,血压基本正常,体温正常。

2.Ⅱ期(康复中心、家庭康复)

本期指患者出院开始,至病情稳定性完全建立为止。时间 5～6 周。适应证:患者病情稳定,运动能力达到 3 METs 以上,家庭活动时无显著症状和体征。

(1)康复目标:逐步恢复一般日常生活活动能力,包括轻度家务劳动、娱乐活动等。运动能力达到 4～6 METs,提高生活质量。对体力活动没有更高要求的患者可停留在此期。此期在康复中心或患者家庭完成。

(2)治疗方案:通过评估给合适的运动处方。可进行提高心肺功能的运动、体力耐力训练、医疗体操、气功、家庭卫生、厨房活动、园艺活动或在邻近区域购物,活动强度为 40%～50%最大心率,自觉劳累程度为 13～15 METs。一般活动均需医护监测;较大强度活动时可用远程心电图监护系统监测,无并发症的患者可在家属帮助下逐步过渡到无监护活动。

3.Ⅲ期(社区康复)

本期指病情处于较长期稳定状态,或Ⅱ期过程结束的患者,包括陈旧性心肌梗死、稳定型心绞痛及隐性冠心病。康复疗程一般为 2～3 个月,自我锻炼应该持续终身。适应证:临床病情长期稳定者。

(1)康复目标:巩固Ⅱ期康复成果,控制危险因素,改善或提高体力活动能力和心血管功能,恢复发病前的生活和工作。此期可以在康复中心完成,也可以在社区进行。

(2)治疗方案:全面康复方案包括有氧训练、循环抗阻训练、柔韧性训练、医疗体操、作业训练、放松性训练、行为治疗、心理治疗等。在整体方案中,有氧训练是最重要的核心。

(3)性功能障碍及康复:Ⅲ期康复应该将恢复性生活作为目标(除非患者没有需求)。判断患者是否可以进行性生活的简易试验:①上二层楼试验(同时做心电监测),通常性生活中心脏射血量约比安静时高 50%,这和快速上二层楼的心血管反应相似。②观察患者能否完成 5～6 METs 的活动,因为采用放松体位的性生活最高能耗为 4～5 METs。在恢复性生活前应该经过充分的康复训练,并得到经治医师的认可。

四、康复护理策略

(一)康复护理评定

1.一般情况评定

(1)一般身体状况:身高、体重、BMI、腰围、腰臀比、体脂含量。

（2）危险因素：评定是否有高血压、高脂血症、吸烟、肥胖、糖尿病、精神神经因素及家族遗传史、年龄、性别等。

2.专科评定

（1）心肺功能评定、心肺功能分级、心脏超声、运动负荷试验。

（2）6分钟步行试验。

（3）疼痛、营养评定。

3.心理社会功能评定

（1）焦虑自评量表、抑郁自评量表、汉密尔顿抑郁量表等评定患者是否存在焦虑、抑郁等不良情绪。

（2）睡眠质量评定，采用匹兹堡睡眠质量指数量表评定患者的睡眠情况。

（3）家庭情况评定，包括家族史、遗传史。

（二）康复护理策略

冠心病康复治疗及康复护理，遵循心脏康复五大处方，各期康复护理策略如下。

1.Ⅰ期康复护理策略

（1）患者早期病情评定：包括病史、体格检查、冠心病危险因素的评定、心理社会功能评定以及心肺功能的专项评定、行为类型的康复评定等。

（2）健康知识教育：对患者进行疾病知识教育，了解冠心病的发病特点、注意事项和防止复发的方法。进行养成良好生活习惯的教育，如保持大便通畅，低盐规律饮食，保持良好的生活习惯等。

（3）"双心"护理：患者急性发病后会出现焦虑和恐惧感，做好心理评定和心理康复护理。

（4）早期康复运动：运动治疗前需综合评定，运动方案须循序渐进。①床上活动：在床上做四肢各关节的主、被动活动，逐渐增加活动量，完成日常生活活动。②坐位训练：从被动运动开始，逐步过渡到床上坐位，坐位双脚悬吊在床边。③步行训练：从床边站立开始，再床边步行，病房内行走，走廊行走。步行距离从100～800米逐渐增加。④上下楼：开始缓慢上楼，上一台阶可稍休息片刻，以不出现不良反应为负荷。

（5）运动康复监测指导：早期康复运动和日常生活活动自理必须在心电和血压监护下进行，运动量宜控制在较静息心率每分钟增加20次左右，同时患者感觉不明显费力。

2.Ⅱ期康复护理策略

Ⅱ期指自患者出院至出院后一年内，按照心脏康复的五大处方进行康复护理。

（1）药物处方：是心脏康复五大处方的基石。药物处方应重视"三性"，即有效性、安全性和依从性的管理。①与患者有效的沟通治疗的方法、药物的性质、作用、可能的不良反应。②注意心血管用药与运动反应之间的关系。③观察心血管药物的作用及不良反应。④应用洋地黄类药物要测脉搏，指导患者使用硝酸甘油注意事项及药物保管。

（2）运动处方：运动处方是患者康复安全有效的保障。运动处方包括四大部分，即运动强度、运动频率、运动时间和运动类型。根据评定，强调以安全性为原则，制订个性化运动处方，运动治疗必须长期坚持。

常见运动项目：有氧运动、抗阻运动、柔韧性训练、平衡训练。常见的运动方式有走步、跑步、骑车、游泳，固定踏车、平板等。建议强度为最大运动强度的50%～80%，每次运动时间为20～40分钟，运动频率3～5次/周。

运动程序包括三个步骤,每次训练都必须包括准备、训练和结束活动。第一步:准备活动,即热身运动,目的是预热,即让肌肉、关节、韧带和心血管系统逐步适应训练期的运动应激。一般采用医疗体操、太极拳等,持续5~10分钟。第二步:训练阶段,包含有氧运动、抗阻运动、柔韧性运动、平衡功能等各种运动训练。其中有氧运动是基础,抗阻运动和柔韧性运动是补充。持续15~40分钟。第三步:结束活动,让高度兴奋的心血管应激逐步降低,适应运动停止后血流动力学改变。运动方式可以与训练方式相同,但强度逐步减小,持续5~10分钟。

运动监测注意事项:①要教会患者自己数脉搏,在运动后即刻数脉搏。②只在感觉良好时运动。感冒或发热症状和体征消失2天以上再恢复运动。③注意周围环境对运动反应的影响,避免在寒冷、炎热气温时剧烈运动;穿戴宽松、舒适、透气的衣服和鞋,上坡时要减慢速度,饭后不做剧烈运动。④定期检查和修正运动处方,避免过度训练。药物治疗发生变化时,要注意相应调整运动方案。⑤警惕状态,运动时如发现心绞痛或其他症状,应停止运动。⑥训练必须持之以恒。⑦避免在运动后即刻用热水洗澡,应在休息15分钟后,并控制水温在40 ℃以下。

(3)生活方式指导:指导患者养成良好的生活习惯,避免危险因素,预防冠心病复发、进展。①饮食清淡少盐,可选禽肉,增加鱼类摄入。②增加日常蔬菜、水果和奶制品摄入,增加钾、钙、镁摄入。③限酒:严格控制饮酒量,白酒不超过50 mL/d,或葡萄酒250 mL/d,或啤酒750 mL/d。④戒烟:戒烟评定与教育,根据患者《吸烟者尼古丁依赖检验量表(FTND)》测评结果,采取适当方式开展戒烟教育。⑤指导患者控制和减少诱发因素:合理安排日常活动,劳逸结合,保证充足的睡眠,控制并减轻体重。

(4)营养处方:膳食治疗是预防和治疗心血管疾病的基石。①总能量摄入与身体活动要平衡:保持健康体重,即BMI<24.0 kg/m²。②低脂肪、低饱和脂肪膳食:膳食中脂肪提供的能量不超过总能量的30%。③减少反式脂肪酸的摄入,控制其不超过总能量的1%。④足量摄入新鲜蔬菜(400~500 g/d)和水果(200~400 g/d)。

(5)心理处方。①增强健康知识:通过床边宣讲、视频、讲座或健康宣传手册等方式使患者和家属学习心血管疾病的病因、发展过程、症状、并发症、治疗方法及预防措施,从而使其深入了解疾病,积极配合治疗。②不合理认知的分析及合理替代:鼓励患者找出自身不良行为或导致不良情绪的事件,纠正不合理认知和行为方式,建立健康的合理认知及生活方式。③良好的社会支持环境:使家属积极配合,主动关心患者,配合做好支持性心理治疗。④通过心理疏导认识高危因素,控制高血压、高血脂、肥胖、糖尿病及戒烟,积极预防及控制动脉粥样硬化。

3.Ⅲ期康复护理策略

Ⅲ期康复指出院后一年以上的社区家庭心脏康复阶段。

(1)康复疗程一般为2~3个月,自我训练应该持续终身。

(2)社区或家庭康复期做好延伸康复护理。

(3)在患者的院外康复期,根据患者自身情况的不同,应对患者有不同的运动指导和运动监护。同时加强对疾病各种危险因素的控制。

(4)最常用的运动方式有行走、慢跑、骑自行车、游泳等。计划约需12周时间,可安全完成7~8 METs。

(三)常见并发症的预防与处理

1.心力衰竭

以左心衰竭比较常见,表现为活动耐力下降,劳力性呼吸困难,甚至出现急性左心衰竭发作,也有可能表现为全心衰竭,有双下肢水肿,颈静脉怒张,肝大,胸腔积液样改变。

(1)预防:①早期针对冠心病的危险因素进行健康教育,如吸烟、肥胖、高血压、血脂异常和糖尿病等进行积极的有针对性的教育和指导。②按心脏康复五个处方,针对病情分Ⅰ、Ⅱ、Ⅲ期进行冠心病的康复治疗和护理指导,改善心功能,预防冠心病并发症的发生。

(2)对患者进行整体治疗,包括药物、非药物、营养、康复、心理、社会支持等各方面,并且长期随访,从而显著提高治疗效果,改善预后,降低心力衰竭住院风险。

急性期评定:①生活质量的评定:采用明尼苏达心力衰竭生活质量量表和堪萨斯城心肌病患者生活质量量表;②营养、睡眠、心理、戒烟的评定;③液体潴留程度评定。

急性心力衰竭的患者病情不稳定,需卧床休息,一切以减轻心脏负担为主,期间不做运动康复,优化用药方案,适当进行呼吸锻炼,保持低盐饮食,加强能量补给,少量多餐,控制饮水量,保持大便通畅,监测每天体重及潜在的病情恶化。

稳定期评定:①心肺功能评定(心肺运动试验、超声心动图、动态心排量评定);②运动能力的评定(活动能力、肌力、平衡能力、步行速度、柔韧性测定、日常生活活动评定)。

运动康复。①活动部位:四肢及核心肌群。活动强度为心率每分钟100~120次为宜;热身运动可做呼吸操,松弛运动可做哑铃上举、花生球运动。②呼吸锻炼。③对疼痛、睡眠、心理干预。④营养:根据营养评定结果对症给予营养干预,指导患者进食高蛋白、高热量、高纤维素、低盐、低脂、易消化的饮食,同时注意监测血糖和血脂的情况。

合理使用药物是改善心力衰竭患者预后的重要措施。优化药物治疗,做好药物处方治疗的康复护理。

2.急性心肌梗死

临床表现有持久的胸骨后剧烈疼痛、发热、白细胞计数和血清心肌坏死标志物增高以及心电图进行性改变。

(1)预防:①从生活方式和饮食做起,主要目的就是控制血压、血脂、血糖,降低心脑血管疾病复发的风险,减少并发症的发生。②保持愉快的心情,良好睡眠,合理饮食,戒烟戒酒,避免重体力劳动或者是突然的用力,饱餐后不宜运动。③坚持锻炼身体,做一些适度的有氧运动,切勿剧烈运动;坚持长期服药,减少并发症的发生。

(2)处理:①对于急性ST段抬高型心肌梗死患者,早期治疗的关键在于开通梗死相关血管,尽可能挽救濒死心肌,降低患者急性期的死亡风险并改善长期预后。②做好经皮冠脉介入术围手术期康复护理。

(四)健康教育与随访

1.康复健康教育内容

(1)冠心病防治教育:冠心病患者的二级预防即为恢复期的防治重点,应该从饮食、运动、用药、危险因素控制等进行综合性防治,对已发生的冠心病患者,预防的目的就是改善症状,防止进展、复发。

(2)改变生活方式:合理膳食,控制体重,适当运动,戒烟,减轻精神压力。养成良好的生活习惯,保证充足睡眠,注意劳逸结合,量力而行,不过于劳累。

(3)避免诱发因素:告知患者及家属过劳、情绪激动、饱餐、寒冷刺激等都是心绞痛发作的诱因,应注意尽量避免。

(4)病情自我监测:指导患者及家属心绞痛发作时的缓解方法,胸痛发作时应立即停止活动或舌下含服硝酸甘油。如服用硝酸甘油不缓解,或心绞痛发作比以往频繁,程度加重,疼痛时间延长,应立即到医院就诊,警惕心肌梗死的发生。不典型心绞痛发作时可能表现为牙痛、上腹痛等,为防止误诊,可先按心绞痛发作处理并及时就医。

(5)用药指导:指导患者出院后遵医嘱服药,不要擅自增减药量,自我监测药物不良反应。外出时随身携带硝酸甘油以备急需。

2.定期随访

(1)定期复查:告知患者定期复查,复查心电图、血糖、血脂等。

(2)建立冠心病随访制度,制订规范化随访流程,建立患者的随访档案,并定期进行随访。

五、常用康复护理技术

(一)呼吸训练技术

1.腹式呼吸

(1)吸气:采取仰卧或舒适的坐姿,一手放在肚脐处,放松全身,先自然呼吸,然后吸气,最大限度地向外扩张腹部,使腹部鼓起,胸部保持不动。

(2)呼气:向内收缩腹部,把所有废气从肺部呼出去。吸气和呼气时间比为 1∶2。

2.缩唇呼吸

(1)舌尖轻顶上颚,用鼻子慢慢吸气,让气体从鼻孔吸入,由 1 默数到 3。

(2)舌尖自然放松,嘴唇撅起如"吹口哨"状,使气体轻轻吹出,由 1 默数到 6,维持呼气时间是吸气时间的 2 倍。腹式呼吸结合缩唇呼吸,每天练习 3~4 次,每次 15~30 分钟。

3.双手置上腹呼吸

通过加大膈肌运动,诱导腹式呼吸,改善肺通气和异常呼吸。

(1)患者坐位或仰卧位,双腿屈膝,放松腹部、胸部和肩部。

(2)双手分别置于左右上腹,吸气时腹部缓缓隆起,双手加压作对抗练习;呼气时腹部下陷,两手随之下沉,在呼气末稍用力加压,以增加腹内压,使横膈进一步抬高。

(3)缩唇呼气,双手随腹部下沉稍加压,使膈肌最大程度上抬,收紧腹部肌肉。每次 5~10 分钟,每天 2~3 次。

(二)6 分钟步行试验

1.适应证

6 分钟步行试验可综合评定慢性疾病患者运动能力,主要适用于以下疾病。

(1)慢性肺部疾病:肺移植、肺切除、肺减容术、肺的康复、慢性阻塞性肺疾病、肺囊性纤维化。

(2)心血管疾病:肺循环高压、心力衰竭、周围血管疾病、纤维肌痛、老年患者、心力衰竭、特发性肺动脉高压。

2.禁忌证

(1)绝对禁忌证:1 个月内有不稳定型心绞痛或心肌梗死。

(2)相对禁忌证:包括静息状态心率超过每分钟 120 次,收缩压超过 24.0 kPa(180 mmHg),舒张压超过 13.3 kPa(100 mmHg)。

3.操作准备

(1)试验场地准备:室内封闭走廊,少有人走动。地面平直坚硬,在长 30 米的走廊上,每 3 米做一个标记,折返点放置锥形路标,在地上标出条带状起始线,标记每圈的起始。

（2）设备与物品准备：6分钟步行试验测试系统或计时器和圈数计数器、氧气源（如需要）、血压计、简易呼吸器、除颤仪、记录表、便于推动的椅子、标记折返点的标志物、心电血压监护仪。

（3）患者准备：①穿舒适的衣服和合适的鞋子。②晨间和午后进行试验的患者试验前可少量进餐。③试验前2小时内患者不要做剧烈运动，试验前不应进行热身活动。④患者应继续应用原有的治疗；可使用日常的行走工具（如拐杖等）。

（4）试验方法：①患者在试验前10分钟到达地点，患者在场地附近就坐休息，患者无禁忌证，确认患者是否符合试验时着装。测量血压、脉搏、血氧饱和度，填写工作表的第一部分。②让患者站立，应用Borg呼吸困难指数评分对其基础状态下的呼吸困难情况进行评估。③指导患者完成6分钟步行距离测试。

（5）6分钟步行试验：＞450米为轻度心力衰竭，300～450米为中度心力衰竭，150～300米为重度心力衰竭，＜150米为极重度心力衰竭。

（三）有氧运动训练技术

（1）平板运动训练技术是一种主动运动，通过改变运动时的速度和坡度逐级增加运动负荷量，进行有氧耐力训练，从而增加心肌的耗氧量，提高患者心肺功能。

（2）平衡性训练是人体基本活动的能力之一，平衡性训练可以提高平衡能力有效提高日常活动能力，降低跌倒风险。常用训练方法有徒手、平衡垫、器械等，根据由易到难的原则，个体化进行。

（四）柔韧性训练技术

柔韧性训练的主要作用是拉伸肌肉和韧带。虽然对心血管疾病无直接治疗作用，但可以缓解情绪、增加关节活动度、预防腰背痛发生。推荐颈部、上肢、躯干、下肢拉伸各2组，建议强度为有拉伸感觉而无明显疼痛，每次持续时间15～30秒，总时间10分钟左右，鼓励每天进行。

（五）相关心肺康复护理操

包括八段锦、哑铃、弹力带、握力器、徒手操、三位呼吸操等，指导患者训练及掌握。

1.训练前准备

（1）对患者进行一般情况和体适能评定，了解患者年龄、疾病、诊断、功能障碍，并进行运动风险评定。

（2）根据心脏康复医师开出的运动处方，做好患者运动训练的准备工作，包括平板运动、运动强度、运动时间及运动频率等。

（3）备好抢救设备及药品，配备监护设备，随时监测患者动态心电图、血压、血氧饱和度等变化。

2.训练程序

准备运动、运动训练、整理运动。

（六）运动训练安全问题

（1）进行评定或训练运动前须备好抢救车、急救物品等应急物品。

（2）停止运动指标：①有明显呼吸困难或乏力，运动中呼吸频率＞每分钟40次。②脉压＜1.3 kPa（10 mmHg），运动加量时血压下降＞1.3 kPa（10 mmHg）。③大汗、脸色苍白或意识不清。④运动中室上性或室性期前收缩增加。⑤肺啰音增加；第二心音亢进。

（3）具备心肺复苏术的能力，需要时应保证相关的抢救人员到场。

（徐　玲）

第四节 慢性阻塞性肺疾病康复护理

一、概述

慢性阻塞性肺疾病是一种可以预防、治疗的疾病，以不完全可逆的气流受限为特点。气流受限常呈进行性加重，且多与肺部对有害颗粒或气体、主要是吸烟的异常炎症反应有关。虽然慢性阻塞性肺疾病累及肺，但也可以引起显著的全身效应。

二、基础知识

(一)定义

阻塞性肺气肿简称肺气肿，是由于吸烟、感染、大气污染等因素的刺激，引起终末细支气管远端(呼吸细支气管、肺泡管、肺泡囊和肺泡)的气道弹性减退，过度膨胀、充气和容积增大，并伴有气道壁的破坏。

(二)病因

(1)吸烟是慢性阻塞性肺疾病的主要危险因素。

(2)职业粉尘和化学刺激。

(3)环境污染。

(4)感染：病原体感染是慢性阻塞性肺疾病发生发展与急性加重的重要因素之一。

(5)蛋白酶-抗蛋白酶失衡。

(6)其他：自主神经功能失调、营养不良、肺生长发育不良、社会经济状况等。

(三)临床主要症状

1.慢性咳嗽、咳痰

起初呈间歇性，晨起较重，白天较轻，睡眠时有阵咳或咳痰。咳痰为白色黏痰或浆液性泡沫痰，偶带血丝。急性发作期痰量增多，可出现脓性痰。少数患者咳嗽不伴咳痰。也有部分患者虽有明显气流受限但无咳嗽症状。

2.气短或呼吸困难

早期仅于劳力时出现，后逐渐加重，以致日常活动甚至休息时也感气短。部分患者，特别是重度患者或急性加重时可出现喘息及哮鸣音。

三、康复治疗

(一)急性期

抗炎、平喘治疗。

(二)稳定期

(1)物理疗法：可采用休养疗法，有效咳嗽训练、胸部叩击和体位引流促进排痰，缩唇呼吸、腹式呼吸等呼吸方式管理，提高呼吸效率。

(2)运动训练：运动训练是改善运动耐力最有效的方法，是肺康复的核心内容。包括运动前评估、运动方式、运动强度、运动的编排、运动频率、运动周期和训练效果的维持、提高运动训练效果的方法等。

（3）日常生活能力的训练：日常生活动作的训练，挖掘患者潜能，增加其独立生活能力。

（4）精神和心理的康复。

（5）工作能力的锻炼和职业康复。

四、康复护理策略

（一）康复护理评定

早期对患者的肺功能、临床症状及功能状况等进行评定，及早介入康复护理，才能改善患者状况及避免并发症的发生。慢性阻塞性肺疾病患者的康复评定包括患者一般状况评定、专科评定及心理社会评定。

1.一般情况评定

（1）患者一般资料：如性别、年龄、患病史、用药史、治疗史及心电图、胸部 X 线、CT 检查等。

（2）营养状况评定：①采用主观全面评定量表进行营养风险评定，包括患者自评表和医务人员评定表两部分，总分 0～1 分为 A 级，提示营养良好；2～8 分为 B 级，提示可疑或中度营养不良；≥9 分为 C 级，提示重度营养不良。②慢性阻塞性肺疾病诊治指南将 BMI＜21 定为需进行营养干预的指标，18.5～21 为轻度营养不良，15～18.4 为中度营养不良，＜15 为重度营养不良。

2.专科评定

（1）肺功能评定：常用指标包括用力肺活量（FVC）、1 秒用力呼气容积（FEV1）和 FEV1/FVC。

（2）运动耐受能力评定：①6 分钟步行试验。②穿梭步行试验。③日常生活活动能力评定，Barthel 指数评定是国际康复医学界常用方法，Barthel 指数 40 分以上者康复治疗效益最大。④肌力评定。

（3）呼吸状况评定：Borg 呼吸困难评分表，主要用于评估患者呼吸困难或疲劳程度；mMRC 呼吸困难指数；ATS 呼吸困难评分等。

（4）衰弱评定：Fried 衰弱标准是判定慢性阻塞性肺疾病患者是否存在衰弱的常用指标。

（5）生存质量评定：常用问卷包括圣乔治呼吸问卷、慢性阻塞性肺疾病评定测试问卷。

3.心理社会评定

（1）心理健康状况评定：采用焦虑自评量表、抑郁自评量表、汉密尔顿抑郁量表等评定患者是否存在焦虑、抑郁等不良情绪。

（2）睡眠质量评定：用匹兹堡睡眠质量指数量表评定患者最近 1 个月睡眠质量情况。通过睡眠日记进行主观评定。

（二）康复护理策略

1.一般康复护理策略

（1）环境维护：保持室内空气流通，维持适宜的室内温湿度（温度 18～20 ℃，湿度 50％～60％），并注意保暖。

（2）姿势修正：患者采取舒适的体位（取坐位或半卧位），急性加重期宜采取身体前倾位。

（3）保证体液容量：督促患者多饮水，补充体内水分，以利于呼吸道痰液的稀释和排出。

（4）氧疗：一般采取鼻导管 1～2 L/min 低流量氧气持续吸入法，每天坚持 15 小时以上。运动吸氧能改善运动时产生的乳酸中毒,条件许可的患者尽可能在活动时应用携带式氧气筒。

2.急性呼吸道感染康复护理策略

(1)病情观察:密切观察患者咳嗽咳痰情况,观察患者痰液的量、颜色、性状及痰液黏稠度。根据情况留取痰标本。

(2)用药及观察:用药过程中要注意观察药物疗效及不良反应。

(3)促进排痰,减轻呼吸道感染:胸部物理治疗作为呼吸道廓清技术的经典方法在临床广泛应用。可采取雾化吸入、翻身拍背、体位引流、胸部振动、有效咳嗽训练、主动呼吸循环技术等,促进痰液排出。必要时也可使用气道廓清仪器,清除气道分泌物。

3.康复护理策略

(1)呼吸训练:慢性阻塞性肺疾病患者需要增加呼吸频率来代偿呼吸困难,这种代偿多依赖胸式呼吸,而胸式呼吸效能低,患者易疲劳。指导患者进行缩唇呼吸、膈式或腹式呼吸、腹部加压呼吸及吸气阻力器的使用等呼吸训练,可以加强胸、膈呼吸肌的肌力与耐力,改善呼吸功能。每天训练3~4次,每次重复8~10次。建议在疾病恢复期或出院前进行训练。

(2)排痰训练:包括体位引流、胸部叩击、胸部振动及直接咳嗽。目的是促进呼吸道分泌物排出,降低气流阻力,预防支气管、肺部感染。对于无力咳出黏稠痰液、意识不清或排痰困难者可机械吸痰。

(3)全身训练:稳定期患者可进行放松训练、步行训练、四肢及躯干肌力训练、日常生活活动训练等,运动强度以患者未出现不适为宜。对于卧床期患者则主要进行主被动训练、循环抗阻训练等。为保持训练效果,患者应坚持终身训练。

4.心理康复护理

慢性阻塞性肺疾病患者焦虑、沮丧、不能正确对待疾病可进一步加重残障程度,因此心理及行为干预非常必要。应给予安静舒适的环境,提供其所需要的信息,鼓励患者缓慢深呼吸、放松全身肌肉,分散患者注意力。调动患者的社会支持系统,给予关心与支持;鼓励其参与自身康复计划制订等。

5.营养康复

慢性阻塞性肺疾病患者的营养康复是药物治疗、呼吸康复的基础条件。饮食营养调配以高蛋白、高脂肪、低碳水化合物为原则。

6.改善睡眠

采取促进睡眠的方法,如睡前听音乐、看报纸、喝牛奶等。如患者仍无法入睡,可遵医嘱合理使用助眠药物。

(三)常见并发症预防与处理

1.心血管疾病

心血管疾病包括慢性肺源性心脏病、缺血性心脏病、心力衰竭等。

(1)预防:预防和控制感染、心律失常、心力衰竭等;缓解期去除诱因,避免疾病进展。

(2)处理:①休息与活动,在心肺功能失代偿期应卧床休息,代偿期鼓励患者量力而为、循序渐进地活动,以不产生疲劳为度。②病情观察,观察患者生命体征及意识状态,有无呼吸困难,是否出现下肢水肿,颈静脉怒张等右心衰竭的症状。③饮食护理,给予高纤维素、易消化的清淡饮食,避免高糖饮食,以免引起痰液黏稠加重呼吸困难。④用药护理,应用排钾利尿剂要注意补钾;使用洋地黄类药物要注意观察药物毒性反应;应用血管扩张药,注意观察患者的心率及血压情况。

2.呼吸衰竭

(1)预防:①减少能量消耗,解除支气管痉挛,消除支气管黏膜水肿,减少支气管分泌物,降低气道阻力,减少能量消耗。②改善营养状况,增强营养,给予患者高热量、高蛋白质及各种维生素的摄入量。③坚持呼吸训练,增强呼吸肌的运动功能。

(2)处理:①保持呼吸道通畅,及时清除痰液,按医嘱应用支气管扩张剂,如氨茶碱等。②对病情重或昏迷患者气管插管或气管切开,使用人工机械呼吸器。③氧疗,Ⅱ型呼吸衰竭患者应给予低浓度(<35%)持续吸氧,Ⅰ型呼吸衰竭则给予较高浓度(>35%)吸氧。④按医嘱使用抗生素控制呼吸道感染;使用呼吸兴奋剂(如尼可刹米、洛贝林等)。

3.骨质疏松(预防重于治疗)

(1)预防:①控制炎症反应,全身性炎症可使稳定期慢性阻塞性肺疾病患者出现低骨密度现象。②积极治疗原发病。③戒烟限酒。④坚持运动,缺乏运动易加速骨质疏松症的发生发展。⑤改变饮食结构,避免酸性物质摄入过量,如肉类、糖等。

(2)处理:①运动训练,坚持有氧运动有助于骨量的维持。要注意预防跌倒。②饮食治疗,足量的钙、维生素D、维生素C以及蛋白质等食物的摄入。③药物治疗,按医嘱用药并做好用药观察。

(四)健康教育与随访

1.避免劳累

急性期患者以休息为主,稳定期患者可进行适当活动,但要以不感到疲劳,不加重症状为宜。

2、坚持氧疗

告知患者家庭氧疗及运动氧疗的重要性及目的。呼吸困难伴低氧血症者需坚持长期家庭氧疗。

3.远离危险

告知患者戒烟限酒、避免刺激性有害气体的吸入,注意保暖,预防感冒。

4.营养指导

饮食应保证有足够蛋白质及食物纤维素,鼓励少量多餐,少食辛辣刺激及产气食物,保证水、电解质正常摄取和维持。

5.康复指导

制订康复锻炼计划,包括呼吸训练、步行、慢跑等,以提高患者的肺功能及运动耐力。教会患者和家属依据呼吸困难与活动之间的关系,合理安排工作和生活。

6.心理指导

指导患者以积极的心态对待疾病,向患者说明良好心理状态的重要性,鼓励其培养新的兴趣爱好。动员患者的社会支持系统,使其心理上得以慰藉。

7.正确用药

向患者说明坚持用药的重要性和必要性,注意观察药物的疗效和不良反应。

8.良好睡眠

养成良好的睡眠习惯,入睡困难者可于睡前喝牛奶、听音乐,以促进睡眠。仍无法改善睡眠时,可遵医嘱合理使用促睡眠药物。

9.出院随访

随访内容主要包括饮食、睡眠、用药、康复训练情况。告知患者定期到医院进行肺功能检测,以了解肺功能状况。如病情急性加重应及时到医院就诊。

五、康复护理技术

(一)放松训练

可采取卧、坐、站立位,指导患者放松全身肌肉,对于肌紧张部位可节律性摆动或转动以利于该部肌群的放松。放松练习有利于气急、气短症状的缓解。

(二)呼吸训练

1.缩唇呼吸

通过缩唇形成的微弱阻力来延长呼气时间,增加气道阻力,延缓气道塌陷。吸气与呼气时间比为 1:2 或 1:3。

2.膈式或腹式呼吸

患者可采取立位、平卧位或半卧位。与缩唇呼吸相配合,吸气时,膈肌最大程度下降,腹部凸出;呼气时膈肌松弛、腹肌收缩腹部下降,推动肺部气体排出。

3.腹部加压呼吸

可在卧位或坐位进行,患者用一只手按压在上腹部,呼气时腹部下沉,此时该手再稍加压用力,以使进一步增高腹内压,迫使膈肌上抬。吸气时,上腹部对抗该手的压力,将腹部徐徐隆起。

(三)排痰技术

1.体位引流

体位引流是依靠重力作用促使各肺叶或肺段气道分泌物的引流排出。适用于神志清楚体力较好,分泌物较多的患者。每天做 2～3 次,总治疗时间 30～45 分钟。宜在早晨清醒后或饭后 1～2 小时做体位引流。

2.胸部叩击振动

将手掌微曲呈碗口状沿支气管的走向叩击患者胸壁,叩拍力可通过胸壁传至气道将支气管壁上的分泌物松解而易于咳出。高龄或皮肤易破损者可用薄毛巾或其他保护物包盖在叩拍部位以保护皮肤。

3.有效咳嗽训练

取坐位,双足着地,身体前倾,双手抱枕。深吸气→关闭喉头(增加气道内压力)→收缩腹肌(增加腹压抬高膈肌)→固定胸廓不使其扩张(提高胸腔内压)→肺泡内压力明显增高时→声门打开→痰液随喷出气流排出。

4.主动呼吸循环技术

患者可取站立或坐立位,流程:呼吸控制→胸廓扩张→呼吸控制→用力呼气,达到促进分泌物从体内排出目的。

(四)呼吸肌训练技术

1.吸气肌训练

采用口径可以调节的吸气管,在患者可以接受的前提下,逐步将吸气阻力增大。开始训练时每次 3～5 分钟,每天 3～5 次,以后训练时间可增加为每次 20～30 分钟,以增加吸气耐力。

2.呼气训练

可采取腹部加压呼吸法、吹蜡烛法、吹瓶法、呼吸训练器等进行呼气肌训练。

（五）胸廓松动技术

胸廓松动技术包括胸腔松动术、上胸部松动技胸肌术，可使牵张、上胸部及肩关节松动，促进呼吸系统整体功能的提高，激发呼吸肌群进行有效运动。

（六）全身训练

稳定期患者可进行有氧户外运动，主要包括步行、慢跑、骑自行车、中医传统健身气功等方式。

1.上肢训练

上肢肩胛部很多肌群既是上肢活动肌群，又是辅助呼吸肌群，如胸大肌、胸小肌、背阔肌、前锯肌、斜方肌等。慢性阻塞性肺疾病患者在上肢活动时，这些肌群减少了对胸廓的辅助活动而易于产生气促。可以进行上肢负重训练，例如提重物训练等，每活动 1～2 分钟，休息 2～3 分钟，每天 1～2 次，以出现轻微呼吸急促及上臂疲劳为度。

2.下肢训练

下肢训练可明显增加慢性阻塞性肺疾病患者的活动耐量，减轻呼吸困难症状，改善精神状态。慢性阻塞性肺疾病卧床期患者，下肢肌力减退，活动受限，下肢训练则主要进行力量训练，以及循环抗阻训练。可下地行走的患者主要进行快走、划船、骑车、登山等有氧运动，运动训练频率 2～5 次/周，到靶强度运动时间为 10～45 分钟，疗程 4～10 周。

（七）呼吸操

稳定期患者可进行呼吸操练习，包括深呼吸与扩胸、弯腰、下蹲和四肢活动等相结合的各种体操运动，锻炼时，量力而行，以不产生呼吸困难为度。

（八）体外膈肌起搏

体外膈肌起搏器可通过脉冲电流刺激膈神经，改善膈肌循环，增加膈肌能量及收缩力，消除膈肌疲劳、扩大胸廓容量、增加潮气量、降低呼吸肌紧张度，从而改善肺通气功能。需强调：训练强度以心率、呼吸频率变化为参考，一般心率控制在比静息状态每分钟增加 10～20 次，最高不超过每分钟 130 次，呼吸频率控制在不超过每分钟 30 次。

（徐　玲）

第五节　脑卒中康复护理

一、概述

脑血管疾病的发病率、病死率和致残率很高，它与恶性肿瘤、心脏疾病是导致全球人口死亡的三大疾病。根据新近的流行病学资料，我国脑血管疾病在人口死因中居第二位，仅次于恶性肿瘤。脑卒中病后一周，73%～86%患者有偏瘫，71%～77%有行动困难，47%不能独坐，75%左右不同程度地丧失劳动能力，40%重度致残。在我国目前需要和正在进行康复的患者中，脑卒中患者占有相当大的比例。

随着科学技术和医疗服务水平的不断提高，脑卒中的致死率呈现逐渐下降的趋势，同时，由于发病率的逐年增高，脑卒中的致残率亦呈现逐年增高的趋势，因而产生了大量需要进行康复的残疾人。脑卒中的康复开展最早,也是目前研究最多的领域,早期康复介入已成为共识。

二、临床基础

(一)定义

脑卒中又称脑血管意外,是指由于各种原因引起的急性脑血液循环障碍导致的持续性(超过24小时)、局限性或弥漫性脑功能缺损。根据脑卒中的病理机制和过程分为两类:缺血性脑卒中(血栓形成性脑梗死、脑栓塞,统称脑梗死),出血性脑卒中(脑实质内出血、蛛网膜下腔出血)。

(二)病因

1.血管壁病变

高血压脑小动脉硬化,脑动脉粥样硬化,血管先天发育异常,遗传性疾病等导致的血管壁病变。

2.血流动力学因素

高血压或低血压,血容量改变。

3.血液成分异常

高血黏度,血小板减少或功能异常,凝血或纤溶系统功能障碍。

(三)临床主要症状

1.感觉和运动功能障碍

表现为偏身感觉(浅感觉和深感觉)障碍,一侧视野缺失(偏盲)和偏身运动障碍。

2.交流功能障碍

表现为失语、构音障碍等。

3.认知功能障碍

表现为记忆力障碍、注意力障碍、思维能力障碍、失认等。

4.心理障碍

表现为焦虑、抑郁等。

5.其他功能障碍

如吞咽困难、二便失禁、性功能障碍等。

三、康复治疗

脑卒中的康复应从急性期开始,只要不妨碍治疗,康复训练开始得越早,功能恢复可能性越大,预后越好。一般认为康复治疗开始的时间应为患者生命体征稳定,神经病学症状不再发展后48小时可开始,一边尽可能地减轻失用(包括健侧)。

(一)康复治疗

脑卒中康复治疗包括偏瘫肢体综合训练、平衡功能训练、手功能训练、言语功能训练、吞咽功能训练、作业治疗、理疗等。

(二)康复训练的原则

(1)选择合适的早期康复时机。

(2)康复治疗计划建立在康复评定的基础上,由康复治疗小组共同制订,并在治疗方案实施过程中逐步修正和完善。

(3)康复治疗贯穿于脑卒中治疗的全过程,循序渐进。

（4）康复治疗要有患者的主动参与和家属的积极配合,并与日常生活和健康教育相结合。

（5）采用综合康复治疗,包括物理治疗、作业治疗、言语治疗、心理治疗、传统康复治疗和康复工程等方法。

（三）康复训练

1.软瘫期的康复训练

软瘫期是指发病 1～3 周（脑出血 2～3 周,脑梗死 1 周左右）,患者意识清楚或有轻度意识障碍,生命体征平稳,但患肢肌力、肌张力均很低,腱反射也低。目的是预防并发症以及继发性损害,同时为下一步功能训练做准备。一般每 2 小时更换一次体位,保持抗痉挛体位,以预防压疮、肺部感染及痉挛模式的发生。

2.痉挛期的康复训练

一般在软瘫期 2～3 周开始,肢体开始出现痉挛并逐渐加重。这是疾病发展的规律,一般持续 3 个月左右。此期的康复目标是通过抗痉挛的姿势和体位来预防痉挛模式和控制异常的运动模式,促进分离运动的出现。

3.恢复期的康复训练

恢复期早期患侧肢体和躯干肌还没有足够的平衡能力,因此,坐起后常不能保持良好的稳定状态。帮助患者坐稳的关键是先进行坐位耐力训练、站立训练、步行训练、改善手功能训练等。

四、康复护理策略

（一）康复评定

1.脑损害严重程度评定

（1）意识状态评定使用格拉斯哥昏迷量表。

（2）脑卒中患者临床神经功能缺损程度评分。其评分为 0～45 分,0～15 分为轻度神经功能缺损,16～30 分为中度神经功能缺损,31～45 分为重度神经功能缺损。

（3）美国国立卫生研究院卒中量表得分低说明神经功能损害程度重,得分高说明神经功能损害程度轻。

2.运动功能评定

运动功能评定主要是肌力、关节活动度、肌张力、痉挛、步态分析、平衡功能等的评定,常用的有运动功能评定表、简化 Fugl-Meyer 法、Bobath 方法等。

3.平衡功能评定法

（1）三级平衡检测法:Ⅰ级平衡是指在静态不借助外力的条件下,患者可以保持坐位或站立位平衡;Ⅱ级平衡是指在支撑面不动（坐位或站立位）条件下,患者的身体某个或几个部位运动时可以保持平衡;Ⅲ级平衡是指患者在有外力作用或外来干扰的条件下,仍可以保持坐位或站立位平衡。

（2）伯格平衡量表:共有 14 项检测内容,每项 0～4 分,满分 56 分,得分高表明平衡功能好,得分低表明平衡功能差。＜40 分应注意防跌倒风险。

4.言语功能评定

通过交流、观察、使用通用的量表以及仪器检查等方法。

6.感觉评定

感觉评定包括痛温觉、触觉、运动觉、位置觉、实体觉、图形。

7.认知功能评定

简易精神状态检查、蒙特利尔认知评定量表、长谷川痴呆量表和韦氏成人智力量表进行认知功能评定。

8.心理评定

使用汉密尔顿焦虑量表和抑郁量表。

9.日常生活活动能力评定

改良 Barthel 指数、功能独立性测量等。

10.生存质量评定

生活满意度量表、生存质量测定量表和生活质量量表等。脑卒中影响量表、生存质量指数脑卒中版本和脑卒中生存质量测量量表等。

(二)康复护理策略

1.抗痉挛体位护理

脑卒中急性期卧床患者抗痉挛体位摆放是脑卒中康复护理的基础和早期康复介入的重要方面，能够使患者偏瘫后的关节相对稳定，预防患者出现上肢屈肌、下肢伸肌的痉挛情况，还可以辅助预防患者出现病理性运动模式。

抗痉挛体位摆放应该贯穿在偏瘫后的各个时期，注意定时改变体位，一般每 2 小时体位变换 1 次，鼓励患侧卧位，该体位增加了患肢的感觉刺激，并使整个患肢被拉长，从而减少痉挛并且能让健手自由活动；适当采取健侧卧位；尽量避免仰卧位，因为仰卧位受颈紧张反射和迷路反射的影响，会加重异常的运动模式和引起骶尾部、足跟部压力性损伤。

2.床上体位转移护理

床上体位转移护理包括被动体位转移、辅助体位转移和主动体位转移等方式，训练应该按照完全被动、辅助和完全主动的顺序进行。体位转移的训练内容包括患者床上侧面移动、前后方向移动、被动健侧翻身、患侧翻身起坐训练、辅助和主动翻身起坐训练、床上搭桥训练以及床上到轮椅、轮椅到床上的转移训练等。床上体位转移技术的实施要注意转移过程的安全性问题，在身体条件允许的前提下，应尽早离床。

3.步行训练

从床上体位转移到下床站立、步行训练、助行器训练、轮椅代步训练，让患者能躺着进院，走着出院，回归家庭社会。

4.膀胱和直肠功能障碍的护理

(1)膀胱功能评定：确定膀胱功能障碍的类型和严重程度，评定应获取卒中发病前的泌尿系统病史，对尿失禁或尿潴留的患者通过膀胱扫描或排尿后间歇性导尿记录容量来评定残余尿量以及对尿意和排空感的认知意识进行评定。

(2)急性卒中患者在入院后 24 小时内拔除留置导尿管。

(3)对于尿潴留患者制订个性化饮水排尿计划，采取间歇性导尿。

(4)尿失禁患者采用个性化的结构化管理策略，包括膀胱再训练、定时提示排尿、盆底运动、间歇性导尿、抗胆碱能药物治疗和/或改变环境或生活方式。

(5)肠道功能评定：对大便硬度、排便频率、时间以及发病前的肠道治疗史进行评定。

(6)对大便失禁的患者提供肠道护理计划，包括均衡饮食，良好的液体摄入，体育锻炼和定期计划的排便。便秘计划排便可包括使用口服泻药、栓剂或灌肠剂、腹部按摩等。

5.呼吸道护理

（1）当患者血氧饱和度＜95％时，需要给予患者吸氧，改善肺通气功能。

（2）睡眠呼吸障碍在脑卒中患者可达70％～95％。轻度睡眠呼吸障碍患者夜间可采用侧卧位，低流量吸氧改善通气状况；中、重度睡眠呼吸障碍患者夜间可予气道正压通气改善通气状况。

（3）对气管切开的患者，一方面做好气管切开的基础护理，另一方面加强呼吸功能训练，防止胃食管反流和误吸，缩短机械通气时间、封管时间，尽早拔出气管套管。

6.心理护理

卒中后情绪障碍可发生于脑卒中后各时期，显著增加脑卒中患者的病死率、致残率和认知功能障碍，降低患者的生活质量。推荐对所有脑卒中患者进行标准的抑郁和焦虑筛查，应注意观察卒中后情绪障碍，在患者的全面评价中应涵盖心理史，包括患者病前性格特点、心理疾病、病前社会地位及相关社会支持情况，减少并消除心理障碍的相关症状和体征。

7.饮食护理

（1）脑卒中伴吞咽障碍患者尽早进行营养风险筛查。对于总评分＞3分者，需请营养师进行更准确的营养评定，以便确定营养不良的原因，根据评定结果制订干预计划。

（2）饮食营养干预途径的选择：①早期昏迷、认知功能障碍或吞咽障碍不能经口摄食的患者，应予以管饲喂养。②口服营养补充。③吞咽功能障碍患者经评估，进行吞咽功能训练。

（三）常见并发症预防与处理

1.肩痛、肩关节半脱位、肩手综合征

早期采取抗痉挛体位摆放。

（1）坐位：坐位有利于躯干伸展，坐位时躯干与地面垂直，躯干左右对称，将患肢放于前方桌面上或用枕头托起，避免患肢脱垂、腕和手指关节屈曲，指导患者双手交叉，用健侧手握住患侧手，使患侧的腕关节保持背屈、拇指外展位，抑制上肢痉挛，防止肩关节半脱位进一步加重。

（2）立位：三角巾及吊带固定在颈部，减轻肩关节的负荷，防止因重力作用导致肩关节半脱位加重，但患者达到Brunnst关节活动度运动功能恢复二期后，不再使用肩肘吊带或三角绷带。如患者使用上臂肩吊带，则不受肌张力变化影响。

（3）变换体位：变换体位时，不可拖拉患肢，搬动患者时注意保护肩关节。患者由坐位到立位转换过程中，指导患者双手交叉，双上肢尽量前伸，双下肢同时负重站立，护士或家属在患者前方给予协助，注意避免在患侧协助，防止肩部损伤。

（4）护肩装置使用：当偏瘫上肢处于软瘫期或2横指（及以上）的肩关节半脱位患者，安全起见可适时使用肩吊带。

（5）负重训练：患侧肩关节负重可引起肩关节周围肌肉兴奋，产生收缩，同时刺激肩关节的压力感受器，使关节周围肌肉紧张度增加，肌张力增高。

（6）主动被动训练：Bobath握手可以抑制上肢曲肌痉挛，使肩关节保持有效的活动，防止肩关节粘连。指导或协助患者Bobath握手，但肩关节前屈不宜超过90°，活动范围以不引起肩关节疼痛为宜。

2.压力性损伤

（1）患者入院24小时内应进行系统的全身皮肤评定。可采用压疮危险因素评估推荐量表（Braden量表）。

（2）营养支持：对压疮高危患者进行营养评定，联合营养师提供营养支持。

3.深静脉血栓和骨质疏松

脑卒中患者因存在长期卧床、肢体功能障碍等危险因素,是深静脉血栓形成和骨质疏松的高危人群。

(四)健康教育与随访

1.健康教育

(1)评定患者的病情、功能障碍程度、健康知识的认知水平及患者和家属对健康知识的需求。根据评定结果与患者和家属共同制订个性化的健康宣教计划。

(2)相关疾病介绍:根据患者及家属的对疾病的理解程度和患者文化水平、性格等不同,采取患者可接受的方式进行健康指导,促使患者及家属共同参与到患者的生活改善中,发挥患者家庭支持系统的重要性。

(3)饮食指导:改变脑卒中患者高盐、高脂肪食物及吸烟、酗酒等不良习惯。

(4)体位管理指导:向脑卒中偏瘫患者及家属讲解正确体位摆放可有效避免肌肉挛缩、肩关节半脱位、足下垂、压疮、肺部感染及泌尿系统感染等并发症发生,也可促使血液循环通畅,尽快康复。指导并监督患者及家属抗痉挛体位的摆放,包括仰卧位、健侧卧位、患侧卧位、床上坐位和轮椅坐位。

2.出院后随访

(1)微信平台和电话随访:对饮食情况、二便情况、延续训练项目、有无并发症发生等进行随访并记录。指导患者避免脑卒中诱因的发生,以预防二次卒中的发生。微信平台和电话随访可提高患者的依从性、充分调动患者康复训练的积极性、提高患者的安全意识及提高护患信任度与满意度。

(2)家庭访视:结合患者家庭经济条件和实际环境情况,指导患者家属进行家庭环境的改造。包括:①轮椅的正确选择。②将室内的台阶、门槛及障碍物进行清除,保证房间内地面的平整。③做好防滑处理。④调整坐便器的高度,并在坐便器旁设置好扶手。⑤调整洗手池、水龙头的高度,也可根据患者使用轮椅的情况,将洗手池设置成轮椅可进入的款式。⑥房间内各类把手进行高度、方向的调整,调整至患者方便使用的程度等。并随时对患者提出的问题进行解答与指导。

五、常见康复护理技术

(一)抗痉挛体位摆放技术

抗痉挛体位摆放的主要目的是预防或减轻痉挛和畸形的出现、保持躯干和肢体功能状态、预防并发症及继发性损害的发生。抗痉挛体位摆放技术主要包括患侧卧位、健侧卧位及仰卧位。患侧卧位是最佳体位,尽量少采取仰卧位。

(二)床上运动与体位转移

床上运动与体位转移的主要目的是协助瘫痪患者独立地完成各项日常生活活动,从而提高其生存质量。床上运动与体位转移主要包括床上翻身、床上坐起、床上移动及床椅转移,转移过程中要注意保护患者的患肢及患者的安全,注意患者的主观反应。

(三)日常生活活动能力训练

日常生活活动能力训练的主要目的是改善患者进食、穿衣、修饰等日常生活活动能力,提高生活质量以促进患者早日回归社会。日常生活活动能力训练主要包括进食指导训练、穿脱衣裤鞋袜及修饰训练(梳头、洗脸、口腔卫生)等,训练过程中要注意保护患者的安全。

（四）吞咽功能障碍训练技术

吞咽功能障碍训练主要包括筛查、食物性状调配、口腔护理、经口进食训练及导管球囊扩张术。经口进食训练中,侧方吞咽可除去梨状隐窝部的残留食物;空吞咽与交替吞咽可除去残留食物防止误吸;用力吞咽可帮助食物推进通过咽腔,减少残留;点头样吞咽可除去会厌谷残留的食物;低头吞咽可避免食物溢漏入喉前庭,更有利于保护气道。

（五）辅助器具应用技术

（1）轮椅的应用主要包括轮椅的选择、轮椅的正确坐姿及轮椅的转移技术。

（2）手杖的应用主要包括手杖的选择、使用手杖的姿势及手杖的步行训练。①手杖的选择:患者取立正姿势,肘关节屈曲 20°～30°,腕部皮肤横纹至地面的距离或者是股骨大转子至地面的距离的即为手杖高度。②使用手杖姿势:使用手杖的时候双肩保持水平,健侧手握持。

训练过程中要注意周围环境安全,当患者具有一定的平衡功能或是较好地掌握了三点步行后,可进行两点步行训练。

（徐　玲）

第六节　颅脑外伤康复护理

一、概述

我国颅脑外伤发病率已超过 100/10 万人口,重型颅脑外伤的病死率和致残率居高不下,总病死率高达 30%～50%。大部分生存下来的颅脑外伤患者,常常遗留不同程度的神经功能障碍,如意识、运动、语言、认知等,给患者及其家庭带来痛苦和沉重的负担。因此,应早期开展颅脑外伤患者的康复训练,使患者的功能得到最大限度的恢复。

二、基础知识

（一）定义

颅脑外伤又称为外伤性脑损伤,是指头部受到钝器或锐器作用后出现的脑部功能改变,如思维混乱、意识水平的改变、癫痫发作、昏迷、局部感觉或运动神经功能的缺失,幸存者常伴有不同类型和程度的功能障碍。

康复护理的早期介入能有效提高患者的意识水平、神经功能状态和躯体运动功能,最大限度地改善患者的生活质量。

（二）病因

颅脑外伤常见原因包括交通事故、跌倒、高空坠落、暴力打击、体育运动等,跌倒和交通事故分别是婴幼儿、老年人和中青年人群发生颅脑创伤的最常见原因。

（三）颅脑外伤分类

（1）颅脑外伤根据损伤机制可分为原发性损伤和继发性损伤。

（2）根据硬膜是否完整可分为开放性损伤和闭合性损伤。

（3）根据病程可分为急性、亚急性和慢性损伤。

(4)根据损伤部位可分为硬膜外血肿、硬膜下血肿、颅内血肿等。

(5)颅脑外伤的严重程度分型主要根据格拉斯哥昏迷量表(GCS)进行分型。GCS包括睁眼反应(E)、言语反应(V)和肢体运动(M)3个维度,分数越低表明损伤程度越严重,12～14分为轻度损伤,9～11分为中度损伤,3～8分为重度损伤。

(四)临床表现

(1)颅脑外伤急性期并发症:颅脑外伤患者急性期容易发生昏迷、肺部感染、泌尿系统感染、压力性损伤、关节挛缩、肌肉萎缩、深静脉血栓形成、营养失调等。

(2)颅脑外伤恢复期和后遗症期并发症:患者进入恢复期后不同程度的功能障碍逐渐凸显,如精神障碍、认知障碍、言语交流障碍、吞咽障碍、运动感觉障碍、外伤性癫痫、神经源性膀胱、神经源性肠道、日常生活活动障碍等。

(3)严重的颅脑外伤恢复后常遗留有偏瘫、失语、记忆缺失、感知及认知功能等方面的后遗症。部分特重型颅脑外伤呈持续性植物状态(或称迁延性昏迷),甚至死亡。

三、康复治疗

(一)康复治疗措施

(1)建立相应的康复治疗组:由护士、治疗师和医师共同组成。

(2)制订合理的康复计划:根据病情和功能状况制订康复治疗计划并实施。

(3)心理康复:尽快消除患者和家属的消极情绪,取得患者和家属高度配合。

(4)预防性康复:皮肤保护、预防挛缩、鼓励活动。

(5)综合康复:对移动、持物、自身照顾、认知、交流、社会适应、精神稳定、娱乐和工作等日常生活的需求牵涉到的基本方面进行指导和训练。

(6)遵循早期介入、综合治疗、循序渐进、个别对待、持之以恒的康复治疗原则。

(二)康复治疗

功能锻炼、整体康复和重返社会是颅脑外伤康复治疗的三大主要任务。由于颅脑外伤的类型、并发症和后遗症较多,康复治疗具有复杂、繁重和需时较长等特点。因此,康复治疗必须贯穿整个颅脑外伤治疗过程。

(1)加强颅脑外伤初期的处理,尽早采取措施避免发生严重的脑缺血、缺氧,严密监测颅内压和血气值,及时排除颅内血肿,控制脑水肿,降低颅内压,防止一切可能发生的并发症,使病情尽快趋于稳定,防止持续性植物状态的发生。

(2)及时给予促神经营养和代谢活化剂或苏醒剂,改善脑组织代谢,促进神经细胞功能恢复,可静脉输注三磷腺苷、辅酶A、谷氨酸、核苷酸、吡拉西坦等。

(3)为改善脑血液供应和提高氧含量,行高压氧治疗,并维持营养支持;为防止关节变形和肌肉萎缩,应有计划地摆放体位、定期翻身、进行关节活动度训练,预防感染、失水、便秘、尿潴留及压疮等并发症。

(4)运动功能障碍的康复运动功能训练要循序渐进,对肢体瘫痪的患者,在康复早期即开始做关节的被动运动,以后应尽早协助患者下床活动,先借助平衡木练习站立、转身,后逐渐借助拐杖或助行器练习行走。

(5)言语障碍的言语功能训练,要仔细倾听,善于猜测询问,为患者提供诉说熟悉的人或事的机会,并鼓励家属多与患者交流。

（6）认知功能障碍训练,包括记忆力训练,注意力训练,感知力训练,解决问题能力的训练等。

四、康复护理策略

颅脑外伤属于最常见的严重致残性神经系统疾病,早期易发生各种并发症,恢复期存在多种功能障碍,其康复是一个艰巨而漫长的过程。

(一)康复护理评定

1.一般情况评定

一般情况评定包括询问病史、症状评定、体格检查等。

（1）询问病史:询问有无中枢神经系统损伤疾病史,如交通事故、跌倒、高空坠落、暴力打击、体育运动受伤等;询问患者用药史、生活史,了解患者的生活环境等。

（2）症状评定:神经系统症状(神经系统原发疾病症状及治疗后症状),合并其他器官损伤症状等。

（3）体格检查:评定患者的意识、精神状态、气道功能、吞咽功能、言语交流、肢体活动、关节活动度、躯体感觉、皮肤、营养状况、膀胱管理方式、排便情况、日常活动能力等。

2.专科评定

（1）神经功能量表评定:格拉斯哥昏迷指数、格拉斯哥预后分级、Fugl-Meyer 评分、改良 Rankin 量表。

（2）神经电生理评定:脑电图、肌电图、脑干诱发电位、体感诱发电位。

（3）功能性磁共振成像评定。

3.心理及社会评定

神经-心理测验;汉密尔顿焦虑量表;焦虑自评量;汉密尔顿抑郁量表。

(二)康复护理策略流程

颅脑外伤的类型、并发症和后遗症较多,需要康复护理早期介入,以减少并发症和后遗症,为今后的康复创造良好条件。

随着对颅脑外伤患者从救治模式向早期康复模式的转变,进行早期、科学化、规范化、系统化的康复护理管理对改善颅脑外伤患者预后显得尤为重要。康复护理人员应与多学科的康复团队紧密协作,减少患者并发症和后遗症,帮助患者早日康复,提高生活质量,尽早重返社会与家庭。

(三)康复护理及并发症预防策略

1.急性期康复护理及并发症预防策略

颅脑外伤者急性期由于病情不稳定,除维持患者生命体征平稳和急危重症的临床护理外,早期康复护理干预是预防和降低突发事件和并发症发生的有力保障。

（1）昏迷:重型颅脑外伤者长期昏迷发生率为 0.52%~7.33%,主要与损伤严重程度、年龄、手术时机、是否早期启动康复治疗、颅内血肿、脑干反射消失、缺氧、低血压、颅内压增高或脑灌注压下降等因素有关。早期康复护理促醒措施介入能有效改善昏迷患者结局。

入院 24 小时内对患者的意识障碍程度进行康复护理评定。应用格拉斯哥昏迷指数、格拉斯哥预后分级;电生理学评定,推荐脑电图;影像学评定,可用正电子发射型计算机断层现象和功能性磁共振。

促醒治疗:87.5%的昏迷患者经过 1 个月科学诊疗联合早期促醒治疗后能有效促进苏醒。
①听觉刺激:进行各项护理操作时将患者视为正常人,呼唤患者姓名并以鼓励、询问的语言进行

交流;播放患者熟悉和喜爱的音乐、广播节目。②触觉刺激:对患者的四肢和躯干进行拍打、按摩;家属探视时按照头部、胸部、手臂、腹部、腿部的顺序依次进行亲情抚触。③运动刺激:做好体位管理,每2小时为患者进行翻身拍背,病情稳定时推荐维持坐姿,在康复治疗师的指导下进行肢体功能训练。

根据营养师的建议改变摄入食物和液体的性状及总量,满足营养需求。

病情不平稳、每天输液量>800 mL时可留置导尿,但应尽早拔除尿管,有条件时尽早介入神经源性膀胱管理。

每天早餐后30分钟进行腹部按摩,根据营养师建议调整饮食结构中的膳食纤维量,注意保护肛周皮肤。

病情允许情况下抬高床头30°,在康复治疗师或康复护士的指导下进行肢体的被动运动,预防压力性损伤、深静脉血栓、肺部感染、肌肉萎缩等长期卧床引起的并发症。早日离床。

(2)急性期康复护理并发症预防策略

肺部感染:肺部感染是颅脑外伤患者发生医院感染的最常见类型,主要与意识障碍和呼吸功能障碍并存造成的自主咳嗽、排痰功能差,气道内分泌物排出不畅有关,肺部感染的发生严重影响患者的肺通气和换气功能,甚至成为致死因素。

制订以目标为导向的个体化肺部康复护理方案能有效预防肺部感染。①入院24小时内对患者的呼吸功能进行康复护理评定,包括呼吸频率、血氧饱和度、咳嗽、咳痰、人工气道、吞咽功能等。②正确的体位管理:病情平稳状态下维持30°以上半卧位是预防肺部感染简单有效的措施。③规范气道管理:当患者血氧饱和度<95%、心率变化率达到基础心率的7.75%、呼吸频率增加17.65%、气道内可见分泌物、肺部听诊呼吸音加粗时进行吸痰。气管切开者,进行气管切开护理。④有效咳嗽训练:是预防肺部感染最有效的方式。刺激被动咳嗽,鼓励自主咳嗽。⑤吞咽功能评定,尽早展开吞咽功能训练。

泌尿系统感染:颅脑外伤患者泌尿系统感染占8.9%。常见诱发因素包括膀胱排空不完全、留置尿管、间歇导尿操作不规范、饮水量不足等。规范的膀胱管理能有效预防泌尿系统感染。留置尿管是造成泌尿系统感染的最常见原因之一,应尽早拔除尿管,行尿流动力学检查和残余尿量监测,采用无菌间歇导尿。

压力性损伤:颅脑外伤患者是压力性损伤的高危人群,与长期处于昏迷和肢体障碍状态制动有关,常见风险因素包括灌注及氧合不足、营养状态较差、皮肤湿度增加、感觉障碍等。大部分的压力性损伤是可以预防的,压力性损伤风险评定是降低压力性损伤发生的关键。

关节挛缩和肌肉萎缩:关节挛缩和肌肉萎缩是颅脑外伤患者长期卧床制动导致的废用综合征,最终遗留运动功能障碍,严重影响患者的生活质量。个体化的早期康复护理介入能有效改善患者的运动功能。①入院后24小时内评定患者的关节活动度、肌力、肌张力等状态。②早期正确抗痉挛体位摆放。避免和减少加重痉挛的不当处理和刺激。③对每个关节行重复被动运动,依据患者病情逐渐增加主动参与成分。④推荐在康复治疗师指导下使用标准的强制性运动疗法。⑤早期功能锻炼时配合使用各种固定性肢体矫形器,可预防由于肌力不平衡引起的屈指、拇指内收等畸形。⑥在营养师的指导下制订个体化营养治疗计划。

深静脉血栓形成:重症患者深静脉血栓形成发生率高达19%~42%,颅脑外伤患者因存在手术、严重创伤、休克、长期卧床、肢体功能障碍等危险因素,是深静脉血栓形成的高危人群,血栓脱落继发肺栓塞是导致重症患者病情恶化甚至死亡的一个重要原因。大部分的深静脉血栓是可以预防的。

营养失调：颅脑外伤患者常存在意识障碍、吞咽功能障碍、急性应激反应、激素分泌及内脏功能失衡等代谢紊乱，如果不及时进行营养管理，患者可因营养不良导致免疫功能下降、感染、脏器功能障碍甚至死亡。制订个体化的营养康复护理方案是维持患者营养均衡的关键环节。入院24小时内参考营养风险筛查表并结合患者的临床指标、疾病状态、胃肠道功能和误吸风险等进行综合营养评定和过程动态评价，制订个体化营养处方。

2.恢复期功能障碍康复护理策略

进入恢复期后，主要是促进患者功能的改善，发挥患者的最大主观能动性，积极参与训练，使其最大限度康复，增强患者独立性，维持自尊感，提高生活质量，尽快回归社会和家庭。

（1）精神障碍：精神障碍是颅脑外伤最严重的并发症之一，若早期得不到积极有效的治疗，可能转变为长期或终身损害。早期康复护理介入能有效改善患者精神状态，提高生活质量。①入院24小时内对患者进行康复护理评定，包括认知功能、情绪、家庭支持等。②确保安全是精神障碍康复护理的首要原则。保持地面平整、干燥，光线明亮，使用病床防护栏，热水瓶专柜放置，室内禁止摆放刀、剪等锐器。③合理用药是精神障碍患者的主要治疗方式，结合患者的年龄、性别、健康状态等每天动态评定药物的作用与药物不良反应。④以鼓励、暗示、诱导的方式协助或督促患者自我照顾，如进食、如厕和料理个人卫生等。采用愉快因子刺激疗法改善患者负性情绪，避免激发精神症状的各种因素。⑤颅脑损伤越重，精神障碍症状持续时间越长，重视与患者及家属的沟通，将患者病情、预后、约束带使用、跌倒和伤人等情况及时与家属沟通，取得理解与配合。⑥午睡、夜间、饭前、交接班前后加强防范，以防走失、坠楼、自杀等意外发生。⑦病情稳定时鼓励患者在家属陪同下下床活动，主动参与社会交往。

（2）认知障碍：70%～80%的颅脑外伤患者存在认知功能障碍，认知功能障碍是造成患者后期生活无法自理、走失、受伤等的主要原因。康复团队应尽早对患者进行认知康复训练，对改善患者认知功能十分重要。①入院24小时内使用简易智能状态检查表和蒙特利尔认知评定表对患者进行全面的认知功能评定。②从简单发音开始，有意识地与患者进行字、词的认识表述及简单对话训练，根据训练结果逐渐加大难度。③在家属的参与下，对患者进行空间、时间、季节、物品、环境等认知强化辨认。④指导患者回忆往事，循序渐进地加大重要事件及亲友同事等的认知范围，适时给予提示、纠正、赏识及肯定。⑤根据患者病情，进行亲人关系、自然现象、空间概念、数字分类、是非辨别及自我认知等训练。⑥训练患者对事物的异同、范围限度、人际亲疏以及言行判断与扩展等的感知能力，视伤情给予同步强化。⑦播放患者熟悉喜爱的歌曲，指导家属对患者肢体进行不定时接触安抚。

（3）言语交流障碍：25%的颅脑外伤患者出现不同程度的言语交流障碍，伤后无法交流或交流不畅给患者心理造成很大的创伤，早期康复护理干预有助于最大限度地恢复交流能力，同时防止习得性废用或不适当的代偿行为。①治疗前对患者进行标准的失语症筛查和交流能力检查，判断患者是否存在失语症和交流障碍，如有此类表现，需要评估其类型及程度。②为患者营造一个合适的语言环境，安静整洁，训练时限制无关人员进出，减少患者不必要的紧张，安排无言语障碍病友同室，增加交流机会。③缩唇呼吸有利于控制发音和音量，推荐在饭前或饭后1小时进行。④在言语治疗师的指导下进行个体化言语康复训练，指导患者做唇舌训练、发音训练、听理解训练、口语表达训练及书写训练等，对于言语障碍较重的患者辅以肢体语言、交流板等代偿方式。⑤当患者拒绝交流、出现暴躁、焦虑情绪时，给予心理疏导，同时对患者的微小进步进行鼓励、表扬,帮助患者重拾对治疗和生活的信心,必要时转介给心理治疗师。⑥指导患者在日常生活活动中学习和运用各种交流技术是言语训练的主要方面。指导家属帮助患者在日常生活中学习语言,将每天日常生活中经常出现的动作告诉患者,并帮助其学习、复述对应的词语,如吃饭、饮水等。

(4)吞咽障碍:颅脑外伤患者吞咽障碍发生率为30%~73%,患者常因进食困难而引起水、电解质及营养物质摄入不足,吞咽功能受损是导致颅脑创伤患者发生呛咳、肺部感染、窒息甚至死亡的主要原因。尽早进行吞咽障碍筛查和正确的饮食技巧指导,改善患者吞咽功能,满足患者营养需求。

(5)运动感觉障碍:颅脑外伤患者常遗留躯体运动障碍和偏身感觉障碍,严重影响患者躯体的协调、平衡及运动功能,感觉的丧失和迟钝还易造成烫伤、创伤和感染等系列不安全事件。早期康复护理介入有利于改善患者的运动感觉功能。①入院24小时内对患者的肌力、肌张力、关节活动度以及全面的感觉功能进行评定。②早期抗痉挛体位摆放:仰卧位易引起紧张式颈反射和迷路反射,维持时间<1小时;患侧卧位可促进本体感觉输入,减轻患侧躯体痉挛,以60°~80°倾斜为佳,维持时间<2小时;健侧卧位有利于患侧血液循环,维持时间<2小时;半卧位易引起紧张性颈反射,颅脑外伤后偏瘫患者不建议采取半卧位,提倡早期由卧位-坐位过渡。③使用棉签、冷热毛巾交替擦敷或实物触摸筛选等方法训练触觉、温度觉等浅感觉功能,通过肢体轻拍、叩打、触摸、冰敷刺激等方法进行深感觉障碍的感觉运动训练。④指导患者按由上到下、由近到远、左右两侧的顺序做上肢、下肢各关节被动运动,辅以挤压和负重训练。生命体征平稳后,可循序渐进进行床上主动运动,包括Bobath握手、桥式运动等。⑤当患肢肌力达到Ⅲ~Ⅳ级,坐位能持续30分钟时缓慢进行躯干俯仰、侧屈运动,配合上肢以锻炼坐位的平衡功能。当下肢肌力达Ⅳ级以上方可训练行走,初始步行可在平行杠内进行迈步训练,再过渡到辅助下行走、扶拐行走,直至独立行走。⑥日常生活与训练中要注意防烫伤/灼伤、冻伤,防刮擦伤、碰伤、拉伤或扭伤或骨折等。

(6)外伤性癫痫:外伤性癫痫是颅脑外伤后的严重并发症,发病率高达20%~50%,准确迅速地抢救是防止癫痫发作进一步损害脑功能、引起其他并发症的重要环节。①准备好抢救物品,出现先兆症状立即停止活动,平卧,头偏向一侧,保持呼吸道通畅。②实施安全性保护,置于单间,避免和减少诱发癫痫发作的各种因素。③清理呼吸道分泌物,2~4 L/min氧气吸入,必要时吸痰,维持血氧饱和度>96%。④遵医嘱建立2条以上输液通路,严格控制输液速度。⑤禁食,使用开口器,防止舌咬伤、误吸。⑥详细记录癫痫发作过程、发作时间、持续时间、抽搐开始部位、向哪一侧扩展,发作后有无肢体瘫痪、意识改变、瞳孔变化、大小便失禁、患者有无受伤,如舌咬伤、肌肉拉伤、关节脱位、骨折等。⑦癫痫患者多需长期甚至终身服药,但擅自停药、减药、换药及拒服的比例高达67%,患者与家属共同参与、个体化规范的长程管理能使患者达到最好的治疗效果。

(7)神经源性膀胱:神经源性膀胱是颅脑外伤后常见的并发症,发生率高达36%。进行规范的早期膀胱管理能有效改善患者的排尿和储尿功能,促进膀胱功能恢复。①入院24小时内通过询问病史、症状评定、体格检查、实验室检查及专科评定对患者进行康复护理评定。②早期处理以留置导尿为主,包括经尿道留置导尿和耻骨上膀胱造瘘,以预防膀胱过度储尿和感染。病情稳定后尽早拔除尿管,开展膀胱训练、间隙导尿。

(8)神经源性肠道:2.2%~15.0%的颅脑外伤患者存在神经源性肠道的困扰,主要与肠道失中枢神经支配造成感觉运动障碍,结肠活动和肛门直肠功能发生紊乱有关,表现为便秘、大便失禁等肠道并发症。制订个体化的早期肠道康复护理方案是促进正常肠道功能恢复的重要环节。①入院 24 小时内对患者的大便性状、排便习惯、有无使用促进排便药物进行评定。②根据营养师建议调整膳食结构,定时、定质、定量,多食纤维素较多的食物。③建立定时排便习惯,根据餐后胃结肠蠕动反射最强的特点,排便安排在早餐或晚餐后。保持每天同一时间排便,坚持每天坐位 15 分钟左右,联合提肛运动和排便动作。

(9)日常生活活动障碍:颅脑外伤患者由于运动功能、认知功能、感觉功能、言语功能等多种功能障碍并存,常导致衣、食、住、行、个人卫生以及居家独立、工作独立障碍。早期介入日常生活活动能力训练能有效改善患者预后,使其得以顺利回归社会和再就业。①使用健手洗手、洗脸,借助患手被动搓洗。②进食训练:选择适当的碗、筷子、吸管等,将必需品放在便于取用的位置。③穿脱衣训练:穿衣时先穿患侧再穿健侧,脱衣时先脱健侧,再脱患侧。④进行洗漱、梳头、如厕、沐浴等个人卫生活动自理训练。

五、常见康复护理技术

颅脑外伤患者常见康复护理技术,详见脑卒中康复护理。

(徐　玲)

第七节　脊髓损伤康复护理

一、概述

脊髓损伤是一种引起患者生活方式变化的严重疾病,很多患者因此生活不能自理,需要有人照料,如护理不当,还会发生压疮、泌尿系统感染、呼吸系统感染等严重并发症。现代医学在脊髓损伤的药物治疗、手术治疗、康复治疗方面有重大进展。在脊柱脊髓损伤患者的诊治过程中,脊髓损伤康复就显得尤为重要,脊髓损伤康复能够使患者在尽可能短的时间内,用较少的治疗费用,得到最大限度的功能恢复,提高患者的生活质量、减轻家庭、社会负担,为患者回归社会奠定基础。

二、基础知识

(一)定义

1.脊髓损伤

脊髓损伤指由各种原因导致椎管内神经结构(包括脊髓和神经根)及其功能的损害,出现损伤水平及以下脊髓功能(运动、感觉、反射等)障碍。

2.二次创伤

由于创伤导致脊柱损伤,脊柱出现不稳定,在不规范的搬运、急救和治疗操作过程中,局部的脊髓、神经根因再次受到机械力的作用,导致脊髓神经功能障碍加重。

3.鞍区保留

鞍区保留指查体发现最低段鞍区存在感觉或运动功能(即 $S_{4\sim5}$ 存在轻触觉或针刺觉,或存在直肠深压觉,或存在肛门括约肌自主收缩)。

4.感觉平面

脊髓损伤后,根据身体两侧具有正常感觉功能的最低脊髓节段(该脊髓节段对应皮节的轻触觉和针刺觉正常)确定。身体左、右侧平面可以不一致。

5.运动平面

脊髓损伤后,根据身体两侧具有正常运动功能的最低脊髓节段(该脊髓节段对应肌节的力量大于或等于 3 级,其上脊髓节段对应肌节肌力正常)确定。身体左、右侧平面可以不一致。

6.四肢瘫

四肢瘫指颈段脊髓损伤造成的神经功能障碍,引起双上肢、双下肢和躯干的部分或完全的运动、感觉功能障碍。

7.截瘫

截瘫指胸段、腰段或骶段脊髓损伤引起的神经功能障碍,造成躯干和下肢部分或完全的运动、感觉功能障碍。

(二)病因

1.创伤性

(1)脊髓损伤最常见的原因是脊柱骨折或骨折脱位,多是由于交通事故和高处坠落伤造成。小儿脊柱活动度过大、切割伤、刺伤也会导致脊髓损伤。

(2)由于脊髓的移位或碎骨片突入于椎管内,使脊髓直接受到冲击而损伤;另外其他部位的损伤传至脊柱,造成脊柱骨折或脱位,出现脊髓损伤。

2.非创伤性

(1)血管性:动脉炎、脊髓血栓性静脉炎、动静脉畸形。

(2)感染性:吉兰-巴雷综合征、横贯性脊髓炎、脊髓前角灰质炎。

(3)退行性:脊柱肌肉萎缩、肌萎缩性侧索硬化、脊髓空洞症。

(4)肿瘤:①原发性,脑(脊)膜瘤、神经胶质瘤、神经纤维瘤、多发性骨髓瘤等;②继发性,继发于肺癌、前列腺癌等,以及其他不明原因型脊髓损伤。

(三)脊髓损伤分类

1.完全性脊髓损伤

最低骶髓节段($S_{4\sim5}$)感觉和运动功能丧失(即没有骶残留)。完全性脊髓损伤应在脊髓休克结束后确定,脊髓损伤 48 小时后仍表现为脊髓休克,检查确认鞍区无感觉和运动功能,按完全性脊髓损伤诊断。

2.不完全性脊髓损伤

脊髓损伤后,损伤平面以下的最低位骶段仍有运动或感觉功能存留前脊髓损伤综合征,即肛门黏膜皮肤连接处和深部肛门有感觉,或肛门外括约肌有自主收缩。临床主要表现为损伤平面以下不同程度的运动和温痛觉障碍,而本体感觉存在。

3.脊髓损伤残损分级

根据 ASIA 残损指数分级。

A 级:完全性损害。骶段无感觉或运动功能。

B 级:不完全性损害。神经平面以下包括骶段($S_{4\sim5}$)有感觉功能,但无运动功能。

C 级:不完全性损害。神经平面以下有运动功能,大部分关键肌肌力<3 级。

D级：不完全性损害。神经平面以下有运动功能，大部分关键肌肌力≥3级。

E级：正常。感觉和运动功能正常。但肌肉张力增高。

(四)临床症状

根据损伤的部位(颈段脊髓损伤、胸腰段脊髓损伤)、程度(完全性脊髓损害和不完全性脊髓损伤)和并发症不同，脊髓损伤的临床症状也不同。脊髓损伤的主要临床特征是脊髓休克、运动和感觉障碍、体温控制障碍、痉挛、排便功能障碍、性功能障碍等。

1.中央束综合征

常见于颈脊髓血管损伤，造成上肢障碍比下肢明显。

2.半切综合征

常见于刀伤或颈椎间盘突出等，表现为损伤同侧肢体位置觉、运动觉和两点分辨觉等本体感觉和运动丧失，对侧痛温觉丧失。

3.前束综合征

外伤、缺血常见，为脊髓前部损伤，表现为损伤平面以下运动和痛温觉丧失，自主运动和痛觉消失，而本体感觉存在。

4.后束综合征

脊髓后部损伤，多见于椎板骨折患者，表现为损伤平面以下运动和痛温觉存在，而本体感觉丧失。

5.脊髓圆锥综合征

主要为脊髓骶段圆锥损伤，两下肢多无明显的运动功能障碍，存在肛门与会阴部有鞍区感觉障碍，性功能障碍；大小便功能障碍，肛门等反射消失。

6.马尾综合征

马尾综合征为椎管内腰骶神经根损伤，引起膀胱、肠道、下肢反射消失，感觉和运动障碍为弛缓型瘫痪，一般没有明确的神经平面。不能调节支配区域的功能。

7.脊髓震荡

脊髓震荡为暂时性和可逆性脊髓或马尾神经生理功能丧失，脊髓功能丧失是由于短时间压力波所致。脊髓并没有机械性压迫，也没有解剖上的损害。缓慢的恢复过程提示反应性脊髓水肿的消退。此型患者可见反射亢进但没有肌肉痉挛。

8.脊髓休克

脊髓休克指脊髓受到外力作用后短时间内损伤平面以下的脊髓神经功能完全消失。持续时间一般为数小时至数周，偶有数月之久。

三、康复治疗

(一)脊髓损伤康复目标

每个患者的康复目标都有所不同。最有效的康复路线取决于：损伤的类型(疾病或创伤，颈段、胸段或腰段)，患者的现有功能水平，患者的需求和个体化目标，患者的社会经济学和环境状态。

(1)完全性脊髓损伤患者的康复目标为维持残存功能，并学会如何在以后的生活中防止并发症，以及如何适应新的生活方式。

(2)不完全性脊髓损伤患者康复目标的设定则需针对其想要重获的功能，因为对他们而言，部分功能的恢复更有可能。

(3)短期目标应根据患者的现有情况每周制订1次。长期目标的制订则需参照评定结束后患者的主观愿望,每2周评价1次,如果没有达到目标,就要继续治疗或调整原定目标。

(二)脊髓损伤功能训练

1.训练计划

动作训练应尽早开始。伤后尚不能去训练室时,应在床边开始进行动作训练。动作训练要达到的目标,在伤后与回归社会之前的内容有所不同。

2.关节活动范围的训练

(1)急性期关节活动范围的训练:急性期以维持伤前正常的关节活动范围为目标,此时瘫痪为弛缓性,缓慢活动关节。

(2)离床期关节活动范围的训练:离床期为经内固定及治疗脊柱骨折部位已经稳定,允许坐起的时期。

(3)回归社会准备期关节活动范围的训练:患者即将出院,出院后的健康管理由患者自己完成,指导患者进行关节活动范围的训练。

3.肌力增强训练

肌力增强训练如同关节活动范围训练,按照各个时期进行。

(1)急性期肌力增强训练:此时的训练在于预防卧床期间产生的肌力下降。训练时以不引起疼痛为准,行等长运动及左右对称性运动。

(2)离床期肌力增强训练:积极进行肌力强化训练。胸腰髓损伤者使用铁哑铃等行逐渐增强训练,颈髓损伤者用重锤、滑轮、橡皮带,或康复治疗师的徒手阻力法,坐位训练及支撑动作,反复进行动作训练,以达到肌力的增强。

(3)回归社会准备期的肌力增强训练:患者生活能自理,应进行一对一各种运动训练,以提高肌力及耐力。

4.翻身、支撑、起坐、坐位移动训练

(1)翻身动作训练:不抓物品的翻身方法,即交叉两下肢→施行肘伸展双上肢向翻身相反方向水平旋转→肘伸展双下肢努力向翻身方向摆动,旋转→继上身而旋转骨盆,完成翻身。

(2)支撑动作训练:上肢要有充分的肌力,尤其肩胛带周围的肌力是必需的。支撑动作是预防压疮和自己变换姿势和位置的基本动作。

(3)起坐动作训练。①截瘫患者起坐动作的训练:仰卧位将头抬起。头颈部屈曲的同时肩部伸展与内收使肘呈支撑位。用单侧肘移动身体并伸展对侧肘。手撑在后方承重,另一侧肘亦伸展,用两手支撑。②截瘫者翻身起坐的训练:利用反作用进行动作,准备向翻身相反方向摆动上肢。上肢用大力气向翻身侧摆动并翻身。用翻身侧的肘支撑身体,然后在躯体转动时以对侧的手支撑。③四肢瘫痪者的坐位训练:从将头抬起30°开始,如有不适就立即回到仰卧位。轮椅坐位训练为得到稳定性,及避免直立性低血压,多使用高靠背轮椅。④四肢瘫者起坐训练:抓住几根绳的起坐方法和抓住床栏的起坐方法。

(4)移动与转移动作训练:坐位移动;轮椅与床间的转移;轮椅与垫子及地面间的转移。

(5)坐位平衡训练:截瘫者在无靠背的情况下能保持轮椅的坐位平衡;四肢瘫者要调整轮椅坐垫及靠背的角度与高度,以得到稳定姿势的坐位。

5.步行训练

步行训练、站立训练,对于心理、生理、职业、休闲等均有益。

(三)辅助器具康复训练

1.颈髓损伤

根据患者功能情况选配高靠背轮椅或普通轮椅,上颈髓损伤可选配电动轮椅。多数患者需要辅助器具协助其进食、穿衣、打电话、书写等,坐便器、洗澡椅可根据情况选用。

2.$T_{1\sim4}$脊髓损伤

常规配置普通轮椅、坐便器、洗澡椅、拾物器。多数患者夜间需要踝足矫形器维持足部功能位。

3.$T_5\sim S_2$脊髓损伤

大部分患者可通过截瘫步行矫形器或膝踝足矫形器配合步行架、拐杖、腰围等进行功能性步行,夜间使用踝足矫形器维持足部功能位。常规配置普通轮椅,坐便器、洗澡椅可根据情况选用。

4.S_3及以下脊髓损伤

多数患者用踝足矫形器、四脚拐或手杖等可独立步行,但部分患者仍需要轮椅、坐便器、洗澡椅。

四、康复护理策略

(一)康复护理评定

1.一般情况评定

(1)病史及体格检查,确定损伤平面。

(2)实验室检查:血常规、尿常规、生化指标等。

(3)影像学检查:X线、CT、MRI、骨密度等。

2.专科评定

(1)感觉功能:浅感觉、深感觉及复合感觉的评定,注意左右侧上下肢对比。

(2)运动功能:肌力(徒手肌力检查)、关节活动度(主、被动关节活动度)、肌张力,可使用改良Ashworth量表。

(3)反射检查:深反射、病理反射。

(4)平衡功能检查:坐位、站立位的静态及动态平衡功能。

(5)呼吸功能:肺功能检查。

(6)日常生活自理能力评分:如改良Barthel指数或功能独立性测量量表。

(7)工具性日常生活活动评分。

3.心理社会评定

使用《国际功能、残疾和健康分类》检查表(简称ICF检查表),按照3个水平(身体水平、个体水平和社会水平)进行评定。

(1)身体水平,包括身体结构和身体功能。①身体结构评定:脊髓损伤的部位评定;评定与运动有关的结构如头、颈、肩、四肢、躯干、皮肤结构;损伤部位大小(如脊椎的CT测量和脊髓MRI的检查结果)。②身体功能:脊髓损伤主要损伤神经肌肉功能和运动相关功能、消化、代谢和分泌功能、泌尿生殖功能、感觉功能、精神功能、发声功能等。

(2)个体水平和社会水平主要评定患者从事一般任务和要求、活动、自理、家庭生活、主要生活领域和社区、社会和公民生活的能力。

(3)背景性因素。①环境因素:包括个人用品和技术、自然环境和对环境的人为改变、支持和相互联系、态度、服务、体制和政策。②个人因素:年龄、性别、受教育程度、信仰等。

(二)康复护理策略

1.急性不稳定期(伤后 2～4 周)康复护理策略

(1)抗痉挛体位的摆放:各种原因所致的肢体瘫痪性疾病的急性期,因生命体征不平稳、瘫痪肢体不能活动或肢体制动等原因,患者被迫卧床。为了防止压疮,预防肢体挛缩,维持良好血液循环,应正确摆放肢体位置。四肢瘫的患者,肩关节应处于外展位,肘关节伸直,前臂外旋,腕背伸、拇指外展背伸、手指微屈,踝关节保持垂直。

(2)体位管理:患者肢体运动功能障碍,急性期卧床时的正确体位和体位变换对预防压疮、预防肢体挛缩和畸形、减少痉挛和保持关节活动度有重要的意义。①正确的体位:仰卧位下肢,髋关节伸直轻度外展,膝关节伸直位,踝关节背伸位(应用足垫枕),足趾伸展位。侧卧位下肢,髋关节、膝关节屈曲,踝关节背伸足趾伸直位。仰卧位上肢,肩关节外展、肘关节伸直、前臂旋后位。侧卧位上肢,下侧肩关节前屈,肘关节屈曲,上侧肩、肘关节伸直位,手及前臂中立位。俯卧位上肢,肩关节外展、肘关节屈曲、手前臂旋前位防止各骨突部位发生压疮,骨突处应用枕垫。②体位变换:是防止压疮、关节挛缩的重要环节。定时变换体位,每 2 小时变换 1 次。轴向翻身,脊柱不稳定或刚刚稳定时,必须注意维持脊柱的稳定,急性期应做轴向翻身,不要将患者在床上拖动以防止皮肤擦伤。每次体位变换时,应检查患者骨突处的皮肤情况,使床单平整、清洁。

(3)常见并发症预防与处理。

呼吸系统:颈椎损伤患者出现呼吸肌瘫痪,咳嗽咳痰无力;肺部感染、肺不张。

预防与处理:①插管患者根据痰液的形状选择湿化方式,充分吸痰。②非插管患者应指导有效咳嗽、排痰,保持呼吸道通畅。③胸部物理治疗与呼吸治疗。④病情稳定,抬高床头,训练由半卧位到床上坐位。⑤呼吸训练先从缓慢、放松的膈式呼吸开始,用手法将一定阻力施于患者膈肌之上,或在患者上腹部放置沙袋等,锻炼呼吸肌的负荷能力。

神经源性膀胱:急性期大部分患者出现膀胱排空障碍,表现为尿潴留。

预防与处理:①评定与讨论膀胱护理方案。②急性期生命体征不平稳,大量输液治疗,应常规留置尿管开放引流膀胱。一旦病情平稳输液量减少,可采取间歇导尿术,配合个体化饮水计划进行排尿训练。③急性期推荐采用无菌间歇导尿。④患者及家属教育与培训。

神经源性肠道:脊髓损伤后神经源性肠道分为上运动神经源性肠道和下运动神经源性肠道。

预防与处理:①评定病史、腹部检查、肛门直肠检查、辅助检查、认知、下肢内收肌痉挛状况。②建议每天膳食纤维含量从 15 g 开始。③保持大便性状最佳状态需要液体量的摄入。④每天需要有合适的运动量。⑤利用胃-结肠反射,宜在进餐后 30 分钟排便,并且要结合患者以前的排便习惯时间,尽量保证每天同一时间完成。⑥尽量选择坐位,无法坐位者取左侧卧位。⑦排便的辅助措施:腹部按摩每天 10～15 分钟,促进肠道蠕动;直肠刺激(涂上润滑油戴上手套的手指进入直肠,沿着肠壁缓慢地旋转手指),刺激 1 分钟,休息 2 分钟,直到肠道完成排空;肛门牵张(肛门紧张无法自主松弛的患者,指导患者戴手套的手指润滑后插入肛门,围绕肛门缓慢地旋转并牵张,按 6 点、9 点、12 点、3 点方向牵张),时间 15～20 秒,刺激重复约 2 分钟。⑧盆底肌训练(适用于骶部感觉与运动保留的患者),通过盆底肌肉的训练来提高盆底肌肉的协调、力量;必要时手工排便和使用药物如缓泻剂、大便软化剂等。

(4)全关节训练:对瘫痪肢体的关节每天应进行 1～2 次的被动运动,每次每个关节应至少活动 20 次,防止关节挛缩、畸形。急性不稳定期不进行脊柱的旋转、屈曲、伸展等运动。急性期训练应佩戴围领、腰围等保护性支具。

（5）肌力增强训练:脊髓损伤患者为了应用轮椅、拐杖或自助器,在卧床或坐位时均要重视并协助患者进行肩带肌的训练、上肢支撑力训练及握力训练。

肌力Ⅰ级时,给予辅助运动;肌力Ⅱ～Ⅲ级时,可进行较大范围的辅助运动、主动运动及器械性运动,肌力逐渐恢复,可逐步减小辅助力量;肌力达Ⅲ～Ⅳ级时,可进行抗阻力运动。

（6）心理康复:脊髓损伤在精神上给患者带来了难以描述的痛苦,为患者提供心理康复护理时,应根据患者的具体情况采取相应的措施,以渐进的方式处理患者在心理调试过程中出现的心理问题,协助患者重返社会。①帮助患者寻求社会支持。②组织集体活动,将病情相似的患者组织到一起接受康复治疗,患者在心理上有共性,存在共同的问题,可以互相敞开心扉,相互交流各自的感受,互相支持。有助于患者克服孤独感,恢复和培养社会交往能力。③指导患者进行放松活动,常用的放松活动有深呼吸、冥想、全身肌肉松弛和音乐疗法等。心理康复治疗旨在帮助患者加强在心理社会方面的适应,包括在悲伤的时候提供必需的社会支持和帮助,重塑自身形象,形成新的生活方式和对世界的认识,重新设计未来的计划,帮助患者在社会中找到自己的位置。

2.急性稳定期(伤后4～12周)康复护理策略

在持续上述训练的基础上,增加以下内容。

（1）四肢瘫患者:①站立训练,可通过电动起立床、辅助器具和治疗师的帮助进行站立训练。②体位变换与移动训练。③日常生活能力训练,包括洗漱、进食等。活动时需要考虑使用颈围,避免颈部活动。

（2）截瘫患者:在四肢瘫训练项目基础上增加辅助站立和残存肌力训练,日常生活活动训练。对于脊柱稳定性良好,或者增加坚强的外固定,并在严密监护的情况下,可在治疗师指导下开始借助重心移动式步行矫形器、膝踝足矫形器或踝足矫形器等进行步行训练。

3.恢复期(伤后12周以后)康复护理策略

（1）各类型脊髓损伤在继续急性稳定期康复内容基础上,加强步行能力、轮椅能力和日常生活活动能力的训练,加强心理康复以及以回归家庭、回归社会为目的的各种教育、培训。

（2）强化康复:适当增加康复训练时间。患者除在物理治疗(PT)、作业治疗(OT)训练室内的定时训练外(2～3 h/d),还必须在病区康复训练室或病室内进行附加训练,复习和强化OT、PT训练室内的训练内容。由护士组织实施,指导和保障康复训练的正确实施和防止意外损伤或并发症的发生。

（3）评定及再训练:定期召开工作组会诊,评定疗效,调整康复内容。脊髓损伤患者不是一个被动的接受者,而是一个积极主动的参加者。家属和患者在护士的指导协助下自己进行日常生活活动训练和PT、OT训练,学习间歇导尿和自我护理。使患者、家属掌握脊髓损伤的基本知识和康复的基本原则,掌握间歇导尿、翻身、转移、移乘等康复基本技术。

（4）安全管理:康复训练应由易到难、循序渐进、持之以恒,逐渐从被动运动过渡到主动,从替代护理过渡到自我护理的模式。护士全程参与患者的安全管理和教育,防止意外损伤。

（三）常见并发症预防与处理

1.关节挛缩预防与处理

（1）预防关节挛缩:关节挛缩是指关节周围的皮肤、肌肉、肌腱、韧带等病变所致的运动障碍,表现为关节僵硬或活动范围受限。①关节被动活动:对所有关节都要进行全关节活动范围内的被动活动,每个关节可活动3～5次,每天1～2次。②肢体功能位的保持:使用各种支具将患者关节置于活动范围中间的位置,可以使挛缩保持在最低限度。

(2)受伤或手术后正确的肢体功能位摆放,避免不当刺激和损伤。①通过手术或矫形器使脊柱稳定,对肌张力较高的肌肉进行反复多次的牵伸,关节活动,减少挛缩的发生。②瘫痪上肢的休息位,夹板有助于防止挛缩和增加舒适度。利用辅具如踝足支具可预防踝关节挛缩。

2.异位骨化预防与处理

异位骨化是指在肌肉骨骼系统之外出现的骨形成,表现为周围软组织肿胀不退,拍片有新骨形成,部分患者关节活动范围受限,严重者造成关节强直。

(1)早期进行关节被动活动时要注意动作轻柔,不可采用暴力,以免损伤肌肉或关节。

(2)对异位骨化的患者不但不能进行被动活动,而且关节主动活动也只能限制在无痛的范围内,同时配合理疗与药物,以阻止或减弱异位骨化的发展。

(3)需要进行异位骨化切除术的患者在术前进行心理护理,同时预防感染,术后进行生命体征的监测、切口引流观察及伤口护理,以及系统性康复训练。

(4)给患者翻身等护理时应注意观察关节周围有无红、肿、痛等表现。

3.压力性损伤预防与处理

(1)压力性损伤的评定:对压力性损伤的临床分期、分型、分度进行评定。

(2)压力性损伤的预防:①2 小时翻身 1 次,翻身时防止剪切力造成的皮肤损害,避免在床上直接拖拉患者,翻身时使臀部皮肤受到过度牵拉会造成臀沟(肛门后上侧)皮肤受剪力损伤而形成压疮(裂口),及时处理受压部位的发红、肿胀、起泡,使用软枕、海绵垫将身体容易受压的部位托起。注意保持床面平整、干燥,保护骨突部位,在受压部位加适当的软垫。②使用各种类型的气垫床。③坐位不超过 30～60 分钟,每 15～30 分钟要有 15 秒重量转移的时间,不能独立完成重量转移的患者,需他人协助进行。④膀胱、肠道训练以减少尿失禁、大便失禁或大便稀含有未消化的食物,对皮肤的损害。⑤保持皮肤清洁卫生、干燥,避免皮肤过度暴露,经常洗澡,勤换内衣、床单,服装宜宽松肥大,避免过紧,防止皮肤过于干燥,寒冷时注意皮肤保暖。⑥肥胖者要减肥,控制体重;增加活动、运动。⑦假肢、支具、鞋、拐杖、轮椅等使用不当均可造成压疮,使用时注意观察,以确认安全使用的时间。使用假肢、轮椅期间减压,缓解皮肤的压力。

(3)压疮的处理。①压疮创面处理:外用敷料可以保护伤口免受污染、吸收渗出液、填充坏死腔缺损、减轻水肿,并且可为伤口愈合提供适宜环境。湿-干敷料,每 6～8 小时更换 1 次;湿-半干敷料,每 2～4 小时更换 1 次,对组织的损伤小;伤口使用过氧化氢溶液和生理盐水冲洗,不要用棉球擦洗,以免损伤新生皮肤和肉芽组织。渗出液较多的伤口多次换药,不能使干纱布完全浸湿,应及时更换。②分泌物较少时可每天更换敷料 1 次,一旦肉芽长出,则换药间隔时间逐渐延长,由每天 1 次到每 3 天 1 次或每周 1 次,过度换敷料反而使伤口不愈合;深的伤口愈合,要扩大伤口,充分引流;在分泌物减少后其底部引流条不能压力过大,而留有生长肉芽余地,而外面伤口要压紧,防止形成无效腔。③感染处理:一般不需要全身使用抗生素。个别患者严重感染,有全身症状,应做伤口细菌培养和药敏试验,选用适合的抗生素控制感染。感染创面可采用碘伏敷料或稀释的次氯酸盐治疗,局部不使用抗菌药物,以免影响肉芽组织生长。④补充足够的营养:营养评估,根据营养处方,提高患者的食欲,增加营养。⑤对Ⅲ、Ⅳ度压疮面积较大,难以保守治疗的,宜手术治疗。

4.疼痛处理与预防

(1)疼痛评定法:视觉模拟评分法;疼痛数字评分法。

(2)预防与处理:①休息、避免不正确的姿势。②通过理疗、热疗、按摩缓解肌肉痉挛性疼痛。

③根据疼痛程度遵医嘱给药,观察用药效果。脊髓损伤后疼痛患者先用非阿片类药物,无效时再考虑阿片类药物,宜联合用药,从单种药和小剂量开始。④物理治疗及行为心理治疗等;传统的中医疗法如针灸和静气功对镇痛也有良好效果。⑤心理治疗:所有慢性疼痛均有一定的精神因素,放松术、催眠术、暗示术、生物反馈气功等均有助于治疗

5.自主神经反射障碍预防与处理

常见于损伤平面为 T_6 及以上的脊髓损伤患者。各种有害刺激均可诱发自主神经反射障碍,最常见的有害刺激来自膀胱和肠道。以突发恶性高血压为特点,伴或不伴有搏动性头痛、大量出汗、面色潮红、心动过缓、畏寒、焦虑等症状和体征。更严重甚至致命的症状可能包括心律失常、癫痫发作、颅内出血、肺水肿和心肌梗死。预防与处理措施如下。

(1)嘱患者迅速坐起,松解一切可能引起卡压的衣物或仪器设备,每 2~3 分钟检测血压脉搏 1 次。

(2)从泌尿系统开始,检查一切可能引起自主神经过反射的原因;无尿管者应迅速为患者插入并留置尿管,有尿管者,应检查尿管是否通畅。

(3)若血压仍高,应考虑直肠问题,必要时应用甘油灌肠剂灌肠排便;给患者口服起效迅速且作用时间短的抗高血压药,常用硝苯地平 10 mg 口服,不推荐舌下含服;如果患者症状经上述治疗后仍无明显缓解,应送入监护室应用药物控制血压,并继续查找可能的导致血压升高的其他原因。

6.泌尿系统感染预防与处理

(1)通过治疗达到下述目标:低压膀胱,保持一定的膀胱容量(低压者 600 mL,高压者 350~450 mL),并适当排空。

(2)保持或改善膀胱功能,控制或消除感染,保持无泌尿系统感染。

(3)留置导尿:急救阶段及脊髓休克早期,患者需静脉输液且出现尿潴留而需要留置导尿管持续膀胱引流。病情稳定停止输液,即可开始间隙导尿、膀胱训练。

(4)泌尿系统感染时,留置导尿。定期更换导尿管和尿袋,保持尿道口清洁。多饮水,保持排尿通畅,增加导尿次数;禁止饮用咖啡等刺激性强的饮料。

(5)出现发热、寒战、恶心、头痛、痉挛加重、不正常的疼痛或烧灼感、自主神经过反射等症状,尿常规白细胞增高,泌尿系统感染,根据药敏试验结果选用敏感抗生素并调整用量。

(6)保证足够的饮水,集尿袋注意排空,每周应更换导尿管,选择柔软的导尿管。

(四)健康教育与随访

1.患者及家属健康教育

脊髓损伤可造成终身残疾,但患者不能终身住院治疗。因此患者及家属需要通过康复指导来掌握康复的基本知识、方法、技能,学会自我管理,是回归家庭和社会的重要途径。

2.对照顾者进行康复技能的指导

对照顾者进行康复技能的指导包括疾病的相关知识、康复训练项目、心理护理、日常生活活动的护理技巧等内容。

(1)自我观察的教育:脊髓损伤患者感觉障碍部位皮肤出现问题不易发现,应教会患者每天自我观察,及早发现,如受压部位皮肤的颜色、大小便失禁对皮肤刺激、尿道和肛门周围皮肤是否正常等。

(2)预防泌尿系统感染教育:指导患者和家属掌握间歇性导尿技术(自我饮水计划制订和调

整、导尿频次和时机、导尿管选择）；排尿日志的记录；尿液混浊和沉淀物较多时需处理,发现尿路出血、梗阻等问题及时向医师和护士求助。在间歇导尿术开始阶段,检查尿常规每周 1 次,无感染者,延长至每 2～4 周 1 次。

（3）学会自我护理：教会患者及家属在住院期间由"替代护理"到自我护理的过渡。培养患者养成良好的卫生习惯,掌握家居环境要求。指导患者遵医嘱按要求服药。指导患者掌握排尿、排便护理方法,并同患者及家属一起,制订长期的康复计划。

（4）心理调适：教会患者培养良好的心理素质,正确对待自身疾病,充分利用残存功能区代偿致残部分的功能,尽最大努力去独立完成各种生活活动,成为一个身残志坚对社会有用的人。

（5）饮食调节：制订合理的膳食计划,保证维生素、纤维素、钙及各种营养物质的合理摄入。

（6）功能重建的教育：主要围绕功能锻炼和恢复自理能力两方面,下肢截瘫的患者指导在床上练习自己搬动下肢翻身,练习起坐及坐稳。①坐位练习：穿脱衣服、鞋子,双上肢撑起躯干。②站立练习：扶床站立,带支具站立站稳、行走,不带支具站立站稳,从轮椅与床上之间的活动。③在轮椅上完成生活需要的动作,如洗漱、进食、如厕、洗澡等。

3.随访

脊髓损伤患者会伴随残疾生活终身,依靠医院及残联、社会,建立随访系统,成立"脊髓患者中途之家",给患者提供交流、沟通、活动、训练的组织平台。

（1）配合社会康复和职业康复部门,帮助患者改善家庭和工作环境设施,协助患者做好回归社会的准备。

（2）随访：有电话随访、门诊随访、家庭访视、网络平台、社区指导等方式。

（3）随访内容：包括大小便管理、并发症预防、功能训练、心理护理、日常生活活动指导、饮食指导、用药指导、家居环境改造等。

五、常用康复护理技术

（1）有效咳嗽技术：缓慢深吸气,短暂闭气,关闭声门,增加胸内压;迅速打开声门,用力收腹将气体排出,同时引起咳嗽。

（2）呼吸训练技术：腹式呼吸,抗阻吐气,呼吸肌训练。

（3）坐位训练的技术：长坐位和端坐位训练,坐位静态平衡训练,躯干向前、后、左、右及旋转活动时的动态平衡训练。

（4）转移训练技术：包括帮助转移和独立转移训练,是脊髓损伤患者必须掌握的技能。①床-轮椅转移：由床上移动到轮椅或由轮椅移动到床。②坐-站转移：从坐位转移到站立位。患者应该首先具备 1 级或 2 级站立平衡能力才可以进行坐-站转移训练。

（5）轮椅使用训练：轮椅的选择,轮椅转移,轮椅的推动。

（6）假肢、矫形器、辅助器具使用选择和保养,穿戴技术训练。

（7）自我间歇性导尿技术：饮水计划,排尿日志,导尿管选择,无接触式导尿技术,清洁导尿技术。

（徐 玲）

第八节 四肢骨折康复护理

一、概述

四肢骨折常伴随肌肉、肌腱、韧带、血管、神经、滑膜及皮肤损伤,直接导致关节周围组织和关节内粘连,肌肉、肌腱挛缩,骨化性肌炎,而遗留肿胀、疼痛、功能障碍。骨折后为保证良好的伤口愈合,保持或恢复运动功能,必须做到良好复位和持续的固定,包括内固定和外固定,而固定必定造成肢体各组织失用性变化,包括肌肉萎缩、关节挛缩、瘢痕粘连形成,可导致肢体功能障碍,直接导致患者日常生活自理能力下降或丧失。

二、基础知识

(一)定义

骨折是指骨或骨小梁的完整性和连续性发生断离。造成骨折的因素有许多,外伤最为多见,因受伤方式不同而造成的骨折部位、形式、程度也不一样,往往伴有肌肉、肌腱、神经、韧带的损伤。

(二)分类

骨折可分为稳定性骨折和不稳定性骨折、闭合性骨折和开放性骨折、外伤性骨折和病理性骨折、完全性骨折和不完全性骨折。

(三)病因

病因包括直接暴力,间接暴力和积累性劳损。

(四)临床表现

全身表现为休克、发热等,局部表现为疼痛、肿胀、畸形、异常活动、骨擦音或骨擦感。不同部位的骨折又具有不同的临床表现。

三、康复治疗

骨折的康复治疗贯穿于骨折治疗的全过程,康复治疗的原则:①运动治疗一定要在骨折复位及固定牢靠后进行。②具体措施应根据骨折愈合的过程来实施,并及时调整。骨折的康复治疗要因人而异,并与手术医师密切合作,熟悉手术过程及内固定物的性质及应用。

骨折的愈合可分为6期:撞击期、诱导期、炎症期、软骨痂期、硬骨痂期及重建期。根据骨折的过程,康复治疗可分为早期和恢复期两个阶段。

(一)早期(骨折固定期)

骨折的治疗有手法复位、手术复位、手术置内固定复位等。术后均需石膏、夹板固定。

1.被动运动

当肢体不能随意活动时,可进行按摩和关节的被动活动。按摩损伤部位较远的肢体,以助消肿和缓解肌肉痉挛,为主动活动做准备。活动肢体要充分放松,置于舒适的自然位,并固定近端关节以免产生替代动作。

2.主动运动

一般在固定后2～3天开始,如尺桡骨双骨折伤后第1天可嘱患者做握拳、伸拳、屈伸拇指、对指、对掌等练习活动,由患者自主完成,是功能训练的主要方式,既有增强和恢复肌力的作用,也可防止关节僵硬。

3.患肢抬高

能有效消除水肿,减轻疼痛。

4.物理因子治疗

直流电、超声波、低中频电疗能改善血液循环,消炎、消肿、减轻疼痛。

(二)恢复期(骨折愈合期)

1.恢复关节活动度

主动运动,助力和被动运动,关节松动术。

2.恢复肌力

可采用水疗,助力运动(沙袋,哑铃),弹性训练带。

3.物理治疗

蜡疗,中频电疗,超声波等。

4.恢复日常生活活动能力及工作能力

可采用作业疗法和职业训练。

四、康复护理策略

(一)康复评定

1.一般情况评估

一般情况评估包括全身及局部状况,患者的生命体征、局部疼痛、皮肤颜色、肢体肿胀等方面的评估。

2.专科评定

(1)疼痛评定:视觉模拟评分等。

(2)感觉功能评定:包括浅感觉、深感觉及复合感觉评定。

(3)关节活动度评定:了解四肢关节及脊柱的活动范围。

(4)各关节功能评定量表:Harris髋关节评分。

(5)肌肉力量评定:徒手肌力检查,等速肌力测试等。

(6)步态评定:徒手步态检查、步态分析系统。

(7)日常生活活动能力评定:Barthel指数、日常生活活动功能评定量表、功能独立性评定量表。

(8)平衡功能检查:伯格平衡量表、平衡评定仪。

3.心理及社会评估

评估焦虑、恐惧等心理状况,家庭经济及社会关系,对疾病知识的掌握程度以及对康复的期望值等。

(二)康复护理策略

1.早期康复

纤维骨痂形成期(第0～4周)。

（1）急性期（术后 48 小时内）：康复目标是消除肿胀，缓解疼痛，预防并发症。康复内容包括保护患肢、局部制动、冰敷、加压包扎和抬高患肢。训练的主要形式是伤肢肌肉的等长收缩。非损伤部位开展早期康复，预防继发性功能障碍。

（2）亚急性期（术后 48 小时至 4 周）：康复目标是逐步恢复关节活动范围、增加肌力训练、重建神经-肌肉控制及心肺功能。康复内容包括患肢抬高，保持正确的体位；等长收缩训练；受伤部位远侧及邻近关节的活动范围训练；物理治疗可选用脉冲电磁疗、低强度脉冲超声、电刺激治疗。

2.中期康复

骨痂形成期（第 5～12 周）：康复目标是消除残存肿胀，软化和牵伸挛缩的纤维组织，增加关节活动范围和肌力，恢复肌肉的协调性。主要康复内容如下。

（1）继续加大关节活动度训练，直至恢复全关节活动范围。

（2）骨折愈合后关节出现伸直或屈曲挛缩，可做伸直或屈曲牵引。在患者可忍受的范围内由治疗师进行持续被动终末牵伸。

（3）继续进行肌力和耐力训练，等长肌肉练习可逐步过渡到抗阻练习（由手术医师判定骨折完全愈合后开始），提高肌肉锻炼强度。

（4）临床诊断骨折愈合后，可进行所有肌群渐进性抗阻练习。并加强有氧耐力训练，鼓励进行日常生活活动、工作和娱乐活动。

3.后期康复骨折愈合期（第 12 周以后）

康复目标是全功能活动范围；全功能性肌力和耐力；正常参与所有功能活动、工作和休闲。

（1）关节活动范围：除继续以前的锻炼，关节松动术可采用三级、四级松动技术。肘、腕、手部及踝关节周围骨折术后僵硬患者，佩戴动态或静态渐进支具可增加关节活动范围。关节出现挛缩和僵硬，可做恢复性的关节牵引，也可在患者可耐受范围内由治疗师进行持续被动终末牵伸。

（2）继续前期训练，避免肌肉疲劳。

（3）全身有氧耐力训练，恢复身体体能。

（4）本体感觉神经肌肉强化。

（5）功能恢复：鼓励进行日常生活活动、工作和娱乐活动。

（三）常见骨折康复护理策略

1.上肢骨折

上肢的主要功能是手的劳动，腕、肘、肩的功能均是为手的劳动做辅助。上肢各关节的复杂链接，各肌群的力量，高度的灵敏性和协调性以及整个上肢的长度，都使手的功能得以充分发挥。所以，上肢创伤后康复治疗的目的是恢复上肢各关节的活动范围，增强肌力，改善上肢的协调性和灵活性，从而恢复日常生活活动能力和工作能力。

（1）锁骨骨折：成人无移位骨折可用三角巾悬吊，有移位的骨折需手法复位，"8"字绷带固定。固定后即可逐步进行功能训练，开始可做腕、手部各关节的功能活动以及肘屈伸、前臂内外旋等主动训练，逐渐增大活动幅度和力量。第 2 周可进行被动或助力的肩外展、旋转运动。第 3 周可在仰卧位，头与双肘支撑，做挺胸训练。去除外固定后，患肢可用颈腕悬吊带挂在胸前，先做肩关节前后、内外的摆动训练。1 周后，开始做肩关节各方向的主动运动。第 2 周增加肩外展和后伸的主动牵伸。第 3 周可进行肩前屈及内外旋的主动牵伸，逐步恢复肩关节的正常功能。

（2）肱骨骨折：早期宜抬高患肢，多做握拳、屈伸手指及耸肩活动。2～3 周后，患肢可在三角巾胸前悬吊带支持下做摆动训练，肘屈或伸的等长肌肉收缩训练及前臂内外旋活动。在训练过程中要随时注意检查骨折对位、对线情况,若断端出现分离,应及时矫正。去除外固定后,逐渐增加主动活动的幅度,增加肩、肘关节各个方向的活动,加强恢复肩带肌力的训练。

(3)肱骨髁上骨折:早期进行手指及腕关节的屈伸活动。1周后增加肩部主动训练及外展练习,并逐渐增大运动幅度,对腕、手部肌肉进行抗阻训练。早期,伸展型肱骨髁上骨折可开始做肱二头肌、旋前圆肌静力抗阻练习。骨折愈合后进行必要的关节活动度练习,做全面的肩和肘屈伸,前臂旋转练习。外固定去除后,开始恢复肘关节屈伸及前臂内、外旋活动范围的主动训练。

(4)尺桡骨干骨折:术后1周内主要进行手指及腕关节屈伸活动,在健肢帮助下活动肩关节。从第2周开始,患肢可做肩关节主动活动训练及手指抗阻训练。3周后进行肱二头肌腱反射、肱三头肌等长收缩训练,做肩关节各方向运动训练。4周后可做肘关节主动运动训练。约8周后拍片证实骨折愈合,去除外固定,进行前臂内外旋主动训练、助力训练,逐渐恢复前臂旋转功能。

(5)桡骨远端骨折:复位固定后即可行手部主动活动训练,肩部悬吊位摆动训练。肿胀减轻后,开始做肩、肘关节主动运动。4~6周后去除外固定,进行腕关节及前臂旋转活动训练。

2.下肢骨折

下肢的主要功能是负重和步行。卧床期间每天进行床上运动,包括未受伤肢体的主动及抗阻力运动、适当的腹背肌练习和深呼吸锻炼,以防止持续卧床引起的全身并发症。常用的训练方法:①踝泵运动。②足跟滑动,双下肢交替进行,每分钟15~20次,持续3~5分钟。

(1)股骨颈骨折:近年来多主张对股骨颈骨折采用手术治疗,特别是人工髋关节置换术,术后早期活动是预防下肢深静脉血栓形成的有效措施,术后当天应指导患者进行腓肠肌被动挤压活动,每次挤压30次,每2小时进行1次。拔除负压引流管后可进行关节持续被动活动练习。至术后1周左右,关节持续被动活动练习最大活动角度在90°以上。

(2)股骨干骨折:股骨干骨折内固定术后,第1天即可开始肌肉被动、主动等长练习,20次为1组,每天练习2~3组。术后第3天,疼痛反应减轻后,开始床上足跟滑动练习。术后5~6天可扶双拐或助行器患肢不负重行走。术后2~3周逐渐负重,根据患者耐受程度而定。术后2个月左右可进展至单手杖完全负重行走。

(3)胫腓骨干骨折:术后当天开始足、踝、髋的主动活动练习,股四头肌、胫前肌、腓肠肌的等长练习。膝关节保持中立位,防止旋转。术后3~5天,可佩戴外固定物做直腿抬高练习;术后1周,增加踝屈曲和内、外翻抗阻练习,并且增大踝屈伸活动度的功能牵引,同时开始下肢部分负重的站立和步行练习。

(4)踝关节骨折:固定第2周起可加大踝关节主动屈伸活动度练习,但应禁止做旋转及内外翻运动。3周后开始扶双拐部分负重活动,4~5周后解除固定,逐渐增加负重,并做踝关节主动、被动活动练习,及踝部肌力练习。骨折愈合后,可训练患者站在底面为球面形的平衡板上做平衡练习,积极恢复平衡反射,有助于预防踝反复扭伤。

(四)常见并发症预防与处理

1.压力性损伤

使用气垫床,协助患者每2小时抬臀、拱胸1次;床单位保持平整、清洁干燥;使用减压贴或涂润肤品到骶尾部及骨隆突等长期受压部位。加强基础护理,监测血糖、清蛋白;避免局部压力、剪切力、摩擦力。

2.深静脉血栓形成

根据静脉栓塞危险度评分选择预防措施。包括基本预防、物理预防和药物预防。

(1)术后早期康复训练,下肢外展中立位,每2小时改变体位;指导患者在床上进行股四头肌肉的等长收缩练习;抬高患肢,促进静脉血液向心回流。指导下肢主动与被动运动,向心性按摩,麻醉消失后,行足趾、足踝关节的背伸、跖屈、旋转运动。

(2)采用足底静脉泵或间歇充气加压装置及梯度压力弹力袜等。保护静脉,避免静脉壁的损伤。

(3)静脉血栓危险度Caprini评分≥5分,遵医嘱给予抗凝药物如低分子肝素;强调多模式镇痛,确保早期康复训练。采用综合措施预防静脉深静脉血栓。

3.肺部感染

因骨折后患者长期卧床,特别是年老体弱或伴有基础疾病的患者,一旦感染可危及生命。应尽早指导患者进行深呼吸、有效咳嗽、叩背、雾化吸入等,保持呼吸道通畅;床上进行主动、被动运动,鼓励尽早下床活动。

4.骨筋膜隔室综合征

由骨、骨间膜、肌间隔和深筋膜组成的骨筋膜室内肌肉和神经因急性缺血而引起的一系列病理改变。主要为不同程度的肌肉坏死和神经受损,从而引起相应的症状和体征。多见于前臂掌侧和小腿。当骨筋膜隔室内压力增高,不及时诊断和处理可迅速发展为骨筋膜隔室综合征,引起坏死甚至坏疽,造成肢体残疾,同时可伴有大量毒素进入血液循环,造成休克、心律不齐、急性肾衰竭。故应及时发现骨筋膜隔室综合征并早期减压处理。

5.肿胀和疼痛护理

骨折后期,部分患者通常会出现损伤部位肢体肿胀和疼痛,特别是下肢骨折的患者,在短时间内难以消除,给患者的生活带来痛苦和不便。可采用抬高患肢、肌肉静力收缩、使用压力手套及压力袜、温水浸泡、中药浸泡、中药外敷、局部贴止痛膏药,局部冰敷、按摩等方法消除肿胀和疼痛。同时要观察患肢血运,注意皮肤颜色、温度、感觉、疼痛治疗后的改变情况。如患者经康复治疗返回病房患肢持续肿胀、麻木、剧痛、皮肤颜色变暗,及时报告医师做出处理。

(五)健康教育与随访

1.饮食

进食高蛋白,高热量,高维生素,钙质丰富的食物。老年人常伴有骨质疏松,骨折后也易引起失用性骨质疏松,宜进食高钙饮食,补充维生素D和钙剂,接受专业的骨质疏松用药。

2.活动注意事项

(1)活动中禁止冲击性或暴力性牵拉,以免导致新的损伤。

(2)被动活动应在无痛或微痛的范围内进行,若有明显的或持续的疼痛均表明有损伤,并可放射性引起肌肉痉挛,不利于功能训练。

(3)功能训练应循序渐进,活动范围由小到大,次数由少到多,时间由短到长,强度由弱到强,训练以不感到很疲劳、骨折部位无疼痛为度。

3.指导自我病情观察

患者自我病情观察重点是观察远端皮肤有无发绀、发凉、有无疼痛和感觉异常等,肢体石膏管型应露出指(趾)端,抬高患肢,观察血运情况,保持石膏清洁。皮牵引后注意血运、神经功能、足下垂等情况,尽早发现潜在的并发症,及时就诊。

4.随访时间及指征

出院后 1 个月、3 个月、6 个月需随访复查 X 线片,了解骨折愈合情况。如行内固定术,半年至一年复查后取出内固定物。如出现以下情况须随时复查:患肢肿痛,肢体畸形或功能障碍、出血、末梢血运差、肢端麻木等。

五、常用康复护理技术

(一)体位摆放

股骨骨折术后,取平卧位,下肢稍外展,两腿中间放一软枕,患肢不宜抬高。上、下肢骨折应尽量抬高患肢、置于功能位,其中上肢骨折抬高至心脏水平。

(二)功能训练指导

功能训练指导是指康复护士对患者回病房后所进行的各种康复锻炼进行督促、指导,以强化康复训练效果,提高与改善患者的功能障碍。包括关节活动度训练指导、肌力训练指导、平衡训练指导、放松训练指导、步行能力训练指导。

(三)日常生活活动训练

采用作业治疗和职业前训练,改善运动技能,训练手的功能、下肢步行能力,增强体能,生活自理,从而恢复及工作能力。

(四)物理治疗

科学地使用物理治疗能有效地控制感染、消除肿胀、促进创面修复、软化瘢痕。

1.早期康复选用的物理治疗方法

非金属内固定者采用短波、紫外线照射神经反射区或健侧相应部位、直流电疗、低频脉冲磁疗、沿与骨折线垂直方向按摩器振动治疗等促进骨折愈合。

2.晚期康复选用的物理治疗方法

(1)红外线、蜡疗可作为手法治疗前的辅助治疗,可促进血液循环软化纤维瘢痕组织。

(2)音频电、超声波疗法可软化瘢痕、松解粘连。

(3)局部按摩对促进血液循环、松解粘连有较好作用。

(五)矫形器、辅具使用

上肢矫形器主要有肩肘腕手矫形器、肘腕手矫形器、腕手矫形器、手矫形器;下肢矫形器包括髋膝踝足矫形器、膝矫形器、膝踝足矫形器、踝足矫形器、足矫形器。上肢矫形器根据功能分为固定性和功能性两大类。上肢矫形器主要用于补偿失去的肌力,扶持麻痹的肢体,保持或固定肢体与功能位,提供牵引力以防痉挛,预防或矫正畸形。下肢的矫形器主要用于支撑体重,辅助或替代肢体功能,限制下肢关节不必要的活动,保持下肢稳定,改善站立和步行时姿势,预防和矫正畸形。矫形器及辅助用具均应在专业人员指导下使用,使用过程中注意检查皮肤有无受压及血运情况,避免日晒高温以免变形等。护士应认真宣教辅助器具的使用注意事项和保养方法。另外,还可指导患者在治疗外的时间借助沙包、哑铃、椅凳、训练带等简易器械进行自我功能训练。

(徐 玲)

第九节 老年人跌倒康复护理

一、概述

近年来,我国人口结构老年化趋势已日益显现。跌倒是老年人损伤和死亡的重要原因之一,是老年人最常见的问题。实施"健康中国"战略,积极应对人口老龄化,加快老龄事业和产业发展,是国家完善国民健康的政策。提高老年人的生活质量,加强对老年人的安全管理,是康复护理工作者主要职责之一。

二、基础知识

(一)定义

跌倒是指因某些风险因素导致个体突发的、无意识的改变体位,身体失去平衡,跌落在地上或者更低的平面上。按照国际疾病分类(ICD-10),跌倒包括从一个平面至另一个平面的跌落和同一平面的跌倒两类。

(二)危险因素

1.内在危险因素

内在危险因素体现了老年人跌倒的易感性,包括老年人退行性变的生理因素、病理因素、药物因素、心理因素等。

(1)生理因素:随着年龄的增长,老年人的生理功能减退造成步态稳定性下降和平衡功能受损是引发跌倒的主要原因,老年人听、视、触、前庭及本体感觉系统、骨骼肌肉和中枢神经系统退化使跌倒的危险性增加。

(2)病理因素:病理因素使老年人跌倒的风险增加,而患有多种慢性疾病者发生跌倒的危险性更高。尤其是阿尔茨海默病患者或精神病者。某些循环系统、呼吸系统、神经系统、泌尿生殖系统、运动系统、分泌与代谢系统或眼科方面的疾病也是危险因素。

(3)药物因素:是否服药、药物的剂量以及复方药都可能引起跌倒。如精神类、抗高血压类、降糖类等药物可以影响人的神智、精神、视觉、步态、平衡等方面而引起跌倒。

(4)心理因素:沮丧、焦虑可能会削弱老年人的注意力,导致对周边环境危险因素的感知力减弱,反应能力下降,增加跌倒的机会。跌倒可反复发生,既往跌倒使行动受到限制,影响步态与平衡能力而大大增加跌倒发生的风险。

2.外在危险因素

(1)环境因素:室内照明不足,不合适的家具高度和摆放位置,日常用品摆放不当,光滑的室内地面,卫生间没有扶栏、把手、湿滑等都可能增加跌倒的危险。室外环境中的路面不平、灯光昏暗、路面湿滑、雨雪天气、拥挤等都可能引起老年人跌倒。不合适的鞋子和行走辅助工具的使用也会使跌倒的危险性增加。

(2)社会因素:室外环境的安全设计与管理,是否独居以及与社会的交往和联系程度,老年人的教育、收入与医疗保健水平都会影响居家老年人跌倒的发生率。

(三)分级

跌倒伤害指个体跌倒后造成不同程度的伤害甚至死亡。其对个体造成的影响,根据美国护理质量指标国家数据库做出的分级定义。①无:没有伤害。②严重度1级(轻度):不需或只需稍微治疗与观察的伤害程度,如擦伤、挫伤、不需缝合的皮肤小撕裂伤等。③严重度2级(中度):需要冰敷、包扎、缝合或夹板等医疗或护理处置与观察的伤害程度,如扭伤、大或深的撕裂伤、皮肤撕破或小挫伤等。④严重度3级(重度):需要医疗处置及会诊的伤害程度,如骨折、意识丧失、精神或身体状态改变等。⑤死亡:因跌倒产生的持续性损伤而导致死亡。

三、康复治疗

1.运动疗法

运动疗法是一种应用人体生物力学活动的治疗方法。运动可以使全身供氧增加,心肌应激增加,平衡功能提高。运动疗法最终的目标是帮助患者建立正常或接近正常的生理功能。常用的运动疗法包括有氧训练、增强肌力的方法、改善关节活动范围和增强耐力等。

(1)根据患者训练方式分为主动运动疗法和被动运动疗法。

(2)临床多用肌力练习、关节活动度练习、有氧训练及其他如放松训练、牵张训练、呼吸训练、平衡训练、协调训练等,预防老年人跌倒。

(3)运动疗法掌握的原则:因人而异,量力而行;因时而异,四季有别;因地制宜,就地取材;循序渐进,规律持久。

2.假肢和矫形器

某些老人需要借助假肢来补偿功能的不足,或靠某些支具或辅助器具来弥补其生活能力的不足。肢体的缺陷需要电子、机械等材料和工艺设计制作假肢、矫形支具、导盲杖等各种特殊辅助具、轮椅等,并进行专门的训练、使其正确应用。

3.助行器

常见的助行器分为功能型和固定型两种。

(1)功能型助行器:如手杖、拐杖、步行器等。

(2)固定型助行器:如轮椅分为普通轮椅、特型轮椅、电动轮椅,平衡训练仪等。主要适用于不能用下肢行走的患者。

4.练习

针对老人易跌倒的特点宜在改变体位时较缓慢地注意平衡练习和各关节柔软性练习、增强下肢肌力练习和行走等有氧运动练习等。这些练习还可提高心肺功能。

四、康复护理策略

(一)康复护理评定

1.跌倒风险筛查

首先进行初步筛查,采用以下简易问题。①在过去的1年里是否发生2次及以上的跌倒。②是否有步行或平衡困难。③是否存在明显的跌倒因素。如有一项回答为是,则对老年人进行多因素跌倒风险评定。若回答全部为否,再询问其过去1年里是否发生过1次跌倒,若发生过跌倒,则应进行步态和平衡能力测试。

2.跌倒多因素风险评定

(1)多因素跌倒风险评定包括病史评定、体格检查、功能评定和环境评定。病史是老年人跌倒风险的重要部分,详细评定老年人的跌倒史、药物史、疾病史相关危险因素,特别是多重用药、精神类药物用药情况,从而全面了解老年人的身体状态。

(2)体格检查包括运用影像学方法进行的中枢神经与周围神经功能检查、肌肉骨骼系统检查、心血管系统检查及视觉系统检查,特别是不要忽视老年人足部的检查。

(3)功能评定主要包括肌力、平衡、步态、认知、日常生活活动能力及心理环境评定,评定居家环境、社区环境与住院环境中是否存在不合理的楼梯、扶手、照明或台阶等设计,另外需评定个人穿着衣鞋情况,还需依据患者的实际情况选用合适的评定方法。①家庭危险因素评定工具:用于评定环境中的危险因素。②计时起立行走测试:用于评定平衡功能(嘱测试对象从坐位起立,向前行走 1 米,从起立行走开始计时,界定时间为 13.5 秒,该测试的敏感性为 30%～89%,特异性为 56%～100%)。③平衡试验:不同于其他活动和平衡功能测试,其敏感性和特异性优于定向行走和计时起立行走测试,其中最有效的筛查风险条目是"从地板上捡拾物品"。此外,姿势稳定性评定也可用于测试是否有跌倒风险。④平衡功能评定通常采用三种方法。观察法:观察能否在坐位、站位及活动时保持平衡,此方法应用简单,可用于粗略筛选。量表法:主要采用 Berg 平衡量表。平衡测试仪:包括静态平衡测试和动态平衡测试。⑤居家跌倒风险筛查量表:用于社区老年人居家跌倒风险的评定。该量表采用 2 级评分法,各条目分值 0～1 分,总分范围 0～25 分,得分越低表示居家跌倒风险越大。⑥住院患者跌倒风险评定工具,包括 Morse 评定量表,老年住院患者托马斯跌倒风险评定工具;Hendrieh Ⅱ跌倒风险评定模型。

(二)康复护理策略

1.跌倒知识健康指导

指导患者将常用物品置放于患者易于拿取的范围内,排除环境障碍物,知晓所服药品作用及注意事项,正确执行起床"三步曲",即醒后不要马上起床,平躺 30 秒待大脑清醒,坐起 30 秒,站立 30 秒无眩晕身体感觉稳定后再行走。如出现头晕、下肢无力,立即就地坐下或立即卧床。如厕时有人陪同协助,防止跌倒。糖尿病史者,要携带饼干或糖块等,以防头晕跌倒。

2.选择合适的衣物

包括穿着合适的衣服、鞋子,选择适当的辅助工具,保持健康乐观的心理状态。切勿赤脚,着硬底鞋,慎穿拖鞋,建议老年人穿合适、防滑的平底鞋,如足部有问题需及时诊治。

3.调整生活方式

老年人转身、转头、转换体位时动作一定要慢,放慢起身、下床的速度,走路保持步态平稳,尽量慢走;使用交通工具时,应等车辆停稳后再上下;避免走过陡的楼梯或台阶;避免携带沉重物品;避免去人多及湿滑的地方;如厕时尽可能使用扶手,避免睡前饮水过多以致夜间多次起床,晚上床旁尽量放置小便器;避免登高取物;避免在他人看不到的地方独自活动,卫生间如厕不要拴住门锁。

4.规律的体育锻炼

要使运动锻炼成为每天生活的一部分。参加运动前应进行健康和体质评定。以后定期进行医学检查和随访。运动锻炼可以体现在每天生活的各种体力活动中。

(1)运动量应以体能和健康状态为基础,避免剧烈运动与长时间运动,量力而行,循序渐进,根据身体情况科学选择卧位、坐位、原地或移动锻炼。

（2）每次锻炼前后有轻柔活动热身和放松，提倡有组织的集体运动锻炼，运动时间于下午和傍晚为宜。适合老年人的运动包括太极拳、散步、八段锦、跳舞等。运动要适度，循序渐进，持之以恒。

5.合理用药与饮食

老年人跌倒是多因素交互的结果，药物可引起其意识、精神、视觉、步态、平衡等方面出现异常而导致跌倒。可能引起跌倒的药物主要包括作用于中枢神经系统的药物、心血管类药物、降糖药等。另外，多重用药也是引起跌倒的重要原因。由于大多数老年人患有2种以上慢性病，常需服用多种药物，很多药物可以影响人的精神、视觉、步态和平衡等。

（1）护理人员对老年人用药进行审慎的评定，做好安全用药指导。

（2）对于有高跌倒风险的社区居家老年人、体内维生素D水平低下的老年人、长期居住在养老院和护理机构的老年人应适当补充维生素D和钙。

6.选择适当的辅具

使用长度合适、底部面积较大的助行工具。将拐杖、助行器、轮椅及经常使用的物件等放在触手可及的位置。有视、听及其他感知障碍的老年人应佩戴视力补偿设施、助听器及其他补偿设施。

7.改善居住环境

对环境进行评定并去除居住和生活环境中的危险因素。

（1）如保持室内灯光明亮，设置无障碍通道、保持地面干燥、减少浴缸的使用改用冲淋，卫生间设置扶手、防滑垫、干湿分开，安装座椅、座厕按照老年人的身高设置适合的高度、边上安装扶手等。

（2）室内的台阶和门槛可设置显目的提醒标识，将室内所有小地毯拿走，或使用双面胶带固定，防止小地毯滑动，尽量避免东西随处摆放，电线要收好或固定在角落，不要将杂物放在经常行走的通道上。

（3）病房内将病床的高度设置为最低位，并固定脚轮的刹车，床头安装壁灯和呼叫信号灯。病房光线明亮，无障碍物。意识不清或躁动不安者，应加床栏，并有家属陪伴。

（三）老年人跌倒后的处理

1.指导老年人跌倒后的处理

（1）如果是背部先着地，应弯曲双腿，挪动臀部到放有毯子或垫子的椅子或床铺旁，然后使自己较舒适地平躺，盖好毯子，保持体温，如有可能要向他人寻求帮助。

（2）休息片刻，等体力准备充分后，尽力使自己向椅子的方向翻转身体，变成俯卧位。

（3）双手支撑地面，抬起臀部，弯曲膝关节，然后尽力使自己面向椅子跪立，双手扶住椅面。以椅子为支撑，尽力站起来。

（4）休息片刻，部分恢复体力后，打电话寻求帮助——最重要的就是报告自己跌倒了。

2.老年人跌倒后的现场处理

（1）老年人跌倒有伤害并伴有昏迷时的处理措施。①有外伤、出血，立即止血、包扎。②有呕吐，将头偏向一侧，并清理口、鼻腔呕吐物，保证呼吸道通畅。③有抽搐，移至平整软地面或身体下垫软物，防止碰、擦伤，必要时牙间垫较硬物，防止舌咬伤，不要硬掰抽搐的肢体，防止肌肉、骨骼损伤。④如呼吸、心跳停止，应立即按照心肺复苏术等急救措施进行紧急救治。⑤如需搬动，保证平稳，尽量平卧。

（2）老年人跌倒有伤害但神志清楚时的处理措施：①询问老年人跌倒情况及对跌倒过程是否有记忆,如不能记起跌倒过程,可能为晕厥或脑血管意外,应立即护送老年人到医院诊治或拨打急救电话。②询问是否有剧烈头痛或口角歪斜、言语不利、手脚无力等提示脑卒中的情况,如有,立即扶起老年人可能加重脑出血或脑缺血,使病情加重,应立即拨打急救电话。③有外伤、出血,立即止血、包扎,并护送老年人到医院进一步处理。④查看有无肢体疼痛、畸形、关节异常、肢体位置异常等提示骨折情形,如无相关专业知识,不要随便搬动,以免加重病情,应立即拨打急救电话,送医院做进一步检查。⑤查询有无腰、背部疼痛,双腿活动或感觉异常及大小便失禁等提示腰椎损害情形,如无相关专业知识,不要随便搬动,以免加重病情,应立即拨打急救电话。⑥如老年人试图自行站起,可协助老人缓慢起立,坐、卧休息并观察,确认无碍后方可离开。如需搬动,保证平稳,尽量平卧休息。⑦发生跌倒均应在家庭成员陪同下到医院诊治,查找跌倒危险因素,评定跌倒风险,制订防止再次跌倒的防范措施。

（3）老年人跌倒无伤害的处理措施：①再次评定老年人的生活环境,查找跌倒危险因素,制订防范措施及方案。②再次做好跌倒预防的健康教育。

五、老年人跌倒常用康复护理技术

美国老年医学会和英国老年医学会的《老年人跌倒预防临床实践指南》指出,肌力、步态及平衡功能训练可以减少老年人跌倒概率。结合老年个体不同的跌倒风险,鼓励其进行预防性的身体训练。

（一）认知训练与认知行为干预

老年人失去平衡跌倒与认知注意力功能减退直接相关。60岁以后人体的认知能力明显衰退,但可通过学习和锻炼来延缓认知减退的过程。指南推荐的老年人认知功能训练包括注意力警觉、注意力维持、注意力分配、记忆力、执行功能训练等,且建议老年人一次只做一件事以保持注意力集中。

（二）肌力训练

适宜的力量训练可以缓解老年人的肌肉流失,改善肌肉功能,提高平衡能力,进而对预防和缓解骨质疏松及老年人跌倒有很大作用。

1.肌力训练

肌力训练包括有氧耐力训练、等速肌力训练和抗阻肌力训练。训练的主要形式有步行、骑车、慢跑、太极运动等,其中太极拳是目前改善虚弱老年人运动的有效手段。

2.抗阻训练

抗阻训练是指借助弹力带、渐进增加重量的杠铃,以及各种重量训练器械的设备练习,如举重练习、腿部推举运动、双杠臂屈伸等。

3.等速训练

可以提供人体单关节的力量训练,并能定量测试关节肌力,根据情况可转介医疗团队借助仪器进行等速训练。

（三）平衡训练

平衡训练主要训练重心维持和重心转移。静态和动态平衡练习可用于改善社区居家老人的平衡功能。平衡练习包括打太极拳、踏步练习、变换步行方向、舞步和接球。如坐、起立、直立、单脚扶墙站立、行走步态、起立和行走、串行和列行步列。同时需进行躯体本体感觉训练、视本体训练、视觉补偿训练及前庭功能训练,可以借助医疗设备进行。太极拳能够改善老年人的平衡功能、柔韧性及关节灵活性,同时能够消除心理疲劳、保持情绪开朗,有效改善抑郁。

(四)步态功能训练

步态是指人行走时所呈现的姿态和动作。步态与平衡的障碍随着年龄的增长而逐渐凸显。步态训练时推荐进行纠正异常步态的训练。

(1)简易步态训练法:嘱患者身体站直,双眼向前看,起步时足尖尽量抬高,先足跟再足尖着地,患者每一步都要按照迈步→停止动作→获得平衡→再迈步的过程进行,如有需要,个别患者脚前方放置高 10~15 cm 的障碍物,以帮助跨越障碍物训练。

(2)在训练过程中,随时纠正患者的不良行走姿态如抬步低、向一边倾斜等,有条件时在场地的两端设镜子,帮助老年人自我纠正。

(3)其他干预措施:可进行跑步机训练、运动治疗、计步器训练、平衡训练、声音反馈、使用辅助设备(如矫形器、拐杖,或散步、精神疾病治疗和心理治疗等),需根据老年个体身体情况酌定选用。长期下肢肌肉阻力训练,能够使参与的中老年人从中受益,明显改善步态功能,提高步幅及行进速度,显著改善跨越障碍能力等。

(徐 玲)

第十节 老年骨质疏松症康复护理

一、概述

随着我国人口老龄化程度的日益加重,老年骨质疏松症已成为严重影响老年人群健康的慢性疾病之一。老年骨质疏松症是原发性骨质疏松症的一种,与年龄有关,65 岁以上女性和 70 岁以上男性人群较多见,与性别无关。骨质疏松症已成为我国面临的重要公共卫生问题。

二、基础知识

(一)定义

世界卫生组织指出,骨质疏松症是一种以骨量下降、骨组织微结构损坏,导致骨脆性增加、易发生骨折为特征的全身性骨病。骨质疏松症分为原发性骨质疏松症和继发性骨质疏松症两大类。

(二)病因

老年骨质疏松症的病理特征是骨矿含量下降,骨微细结构破坏,表现为骨小梁变细、骨小梁数量减少、骨小梁间隙增宽。其发病因素和发病机制是多方面的,增龄造成的器官功能减退是主要因素。除内分泌因素外,多种细胞因子也影响骨代谢,降低成骨活性。钙和维生素 D 的摄入不足,皮肤中维生素 D,原向维生素 D 的转化不足,肾功减退,维生素 D 的羟化不足。骨髓间充质干细胞成骨分化能力下降。肌肉衰退,对骨骼的应力刺激减少,对骨代谢调节障碍。凡此种种,都影响骨代谢,使成骨不足,破骨有余,骨丢失,骨结构损害,形成骨质疏松。

（三）临床主要症状

疼痛、身体缩短、脊柱变形、骨折是骨质疏松症常见症状,轻症患者常无任何临床表现。

1.疼痛

疼痛是骨质疏松症最常见、最主要的症状,包括肌肉疼痛和骨痛。以酸痛、胀痛、钝痛、深部痛为主。当出现骨折时可引起急性剧痛。以腰背部疼痛最多见,疼痛范围是以脊柱为中心向两侧扩散,体位改变可减轻或加重疼痛。仰卧或短时的坐位可以减轻疼痛,久坐、久立、久卧、扭转身体、前屈和后伸时会加重疼痛。其他部位也可出现疼痛,如骨盆、臀部、骶尾部、膝踝部、足跖等部位的疼痛或顽固性的足跟痛,较重的患者可出现全身疼痛。

2.身材缩短、脊柱变形

身材缩短与脊柱变形(以驼背为主)是原发性骨质疏松症最常见的体征。发生骨质疏松症时,椎体骨小梁首先遭到破坏,骨小梁数量、形态、结构的病理改变使骨强度明显下降,在反复负荷的作用下而出现细微骨折致椎体压缩。

3.骨折

骨量丢失 20% 以上易发生骨折,老年性骨质疏松的骨折通常发生在椎体和髋部。骨折在骨质疏松症中不仅常见,有时甚至是骨质疏松症患者的首诊原因。骨的重建和修复失去代偿和平衡,使骨强度下降,脆性增加,这是骨折的病理基础,也是骨质疏松症患者容易发生骨折的内在因素。摔倒则是骨质疏松症骨折的主要外部因素。

三、康复治疗

康复治疗对骨质疏松症的治疗作用在于发挥肌肉质量对骨质代谢所起的调节促进作用;纠正这类患者常见的驼背畸形;通过康复治疗,防止或减少由于肌力不足而导致的跌倒;对已经发生的骨折进行及时的康复治疗;改善症状,增强全身体力,提高生活质量等。

（一）药物治疗

1.钙制剂

如果饮食摄入钙量不足,可补充钙剂。中国营养学会推荐成人每天钙摄入量为 800 mg,绝经后女性和老人可增至 1 000 mg。目前临床常用的药物种类繁多,主要有骨吸收抑制剂、雷诺昔芬、鲑鱼降钙素。

2.维生素 D

维生素 D 不足在我国普遍存在,口服维生素 D 作为一种补充疗法,常需较长时间应用。

（二）物理治疗

1.日光浴

太阳中含有大量的中、长波紫外线,其穿透深度为 0.1～1 mm,可以达到表皮深层、毛细血管、神经末梢和部分真皮毛细血管层。

2.紫外线照射法

紫外线照射治疗骨质疏松症是一种病因治疗,贵在长期坚持,治疗不但有利于骨密度增加,同时也可缓解骨质疏松症的疼痛症状。

3.物理因子治疗

磁疗、高频、蜡疗、水疗。具有较好的止痛效果。

(三)运动疗法

运动疗法是骨质疏松症一项主要的预防和治疗措施,能增强肌肉力量,预防骨量丢失。运动时可引起体内激素分泌改变,可促进物质和能量代谢,同时骨钙的代谢同样也受运动的影响。

1.增强肌力练习

提高肌肉质量的最佳康复治疗方法为增强骨力练习。

2.纠正畸形的练习

骨质疏松症患者常出现驼背畸形,可以做背伸肌肌力练习,以增强背伸肌对脊椎的保护并分散脊椎所承受过多的应力,而且可以牵伸挛缩,缓解部分症状。在日常生活中注意保持正确的姿势,对疼痛明显者应适当止痛。

3.骨折的康复治疗

对于脊椎骨折的患者首先应卧床休息并给予必要的止痛药物,卧床休息 2 周后做翻身和背肌增强练习。骨折愈合后即可进行腕屈伸和前臂旋转活动练习,1～2 周后增加腕掌支撑练习。

(四)支具、矫形器技术

骨质疏松最常出现的问题是骨折,因此在治疗中应用康复工程原理,为患者制作适合的支具、矫形器和保护器,是固定制动、减重助行、缓解疼痛、矫正畸形、预防骨折发生、配合治疗顺利进行的重要措施之一。

四、康复护理策略

(一)康复护理评定

1.一般情况评定

一般情况评定包括患者年龄、临床表现、全面病史采集、体格检查、骨密度检测、影像学检查及必要的生化测定。

2.专科评定

(1)日常活动能力评定:骨质疏松症会对患者的日常活动带来严重影响,日常生活活动能力评定量表常用 Barthel 指数量表。

(2)疼痛评定:应用较为广泛的是视觉模拟评分法和数字评分法。

(3)运动功能评定:评定肌力、关节活动度。

(4)平衡功能评定:平衡功能下降是跌倒最为主要的原因。

(5)骨折风险评定:骨折风险因子工具包括患者年龄、性别、既往骨折史、股骨颈或全髋骨密度、低体质指数、口服糖皮质激素治疗、继发性骨质疏松、父母骨折史、正在吸烟及过量饮酒等。

3.心理及社会功能评定

(1)心理功能评定:常用的评定量表有焦虑自评量表、汉密尔顿焦虑量表、抑郁自评量表、汉密尔顿抑郁量表等。

(2)社会功能的评定:常用评定量表为社会功能缺陷量表。

(二)康复护理策略

1.心理护理

通常情况下,任何疾病均会产生一定的不适感。老年患者受到年龄的影响,身体各项功能正逐渐下降,身体的耐受力也会受到影响,由于这种疾病会对患者的正常生活产生一定影响,患者在接受治疗时会产生较多的疑惑。针对此种情况,护理人员应当让患者充分了解到产生骨质疏松的原因和病情发展因素,从而指导患者进行有效的预防、治疗以及康复等综合性措施,增强患者战胜疾病的信心,促使患者能够积极配合临床的各项诊疗活动。

2.生活护理

(1)饮食干预:骨质疏松症患者饮食需要均衡。适量进食蛋白质及含钙丰富的食物,蔬菜和水果。同时忌辛辣、过咸及过甜等食品。

(2)安全护理:老年人有行动不便等障碍,且骨质疏松症的并发症最严重的就是骨折,故要特别预防跌倒等安全措施。所以室内要光线充足,地面要整洁、干爽,切勿堆放杂物。外出锻炼或活动时要有人陪护,防止发生意外。

3.运动康复护理

患者在康复期间,实行渐进抗阻练习,对促进骨质疏松逐渐恢复具有重要的影响。运动应当坚持,有规律、有计划性地展开运动。

(三)常见并发症预防与处理

1.骨质疏松性骨折

骨质疏松症最严重的后果是骨质疏松性骨折,一般多发生于60～79岁的老年人,发病特点有骨折时所受的外力小、骨折部位多发、致畸率和病死率高、愈合率较低以及治疗费用高的特点。好发部位依次为桡骨远端、椎体、髋部等部位。

2.骨折后的处理

骨质疏松性骨折的治疗包括外科治疗和抗骨质疏松治疗。骨折的外科治疗包括骨折复位(闭合或切开),固定(外固定或内固定),功能锻炼与功能康复等三阶段。急性期由于卧床制动使骨量加速丢失,宜采用抑制骨吸收制剂。此外必要的钙剂、维生素D的补充(食物、钙制剂),日光照射,户外活动和耗氧性的功能锻炼,都是有意义的综合性防治措施。

3.骨质疏松性骨折的预防

(1)跌倒风险评定:跌倒往往预示着骨质疏松性骨折的发生。跌倒指数是采用Tetrax平衡测试系统测量患者的平衡功能,通过评定软件综合分析后预测患者的跌倒风险。

(2)根据测试结果,积极开展老年人跌倒的干预,有助于降低跌倒的发生,减轻跌倒所致伤害的严重程度。

(四)健康教育与随访

1.合理膳食

饮食指导是防治老年性骨质疏松的基础,注重饮食合理搭配,摄入含丰富钙磷和维生素D的食物。钙是一个较为特殊的营养因素,不但可以对骨质疏松起到预防和治疗的作用,还可对骨量的峰值起到维持作用。尽量减少饮用可乐、浓茶、浓咖啡及含碳酸饮料,忌高盐、高脂饮食。

2.戒烟限酒

应戒除烟酒嗜好,因酒精引起的肝脏损害可抑制钙与维生素D的摄取,还抑制维生素D的活化,酒精还有直接抗成骨细胞的作用。吸烟会加速矿骨质的吸收,女性吸烟者的停经年龄较早,常易发生厌食和肺功能受限。此外,吸烟可加速雌激素灭活和分解。

3.加强锻炼

机械负荷可以增加骨转换率,刺激成骨细胞生物活性,增加骨的重建和骨量的积累。

(1)锻炼方式有跑步、步行、跳绳及负重锻炼,每天运动30～40分型,每周坚持4天以上。但应循序渐进,逐渐加力,不超过耐受力的原则。

(2)生活要有规律,并保证足够的休息和睡眠,指导患者定期进行户外活动,坚持体育锻炼的同时,适当增加光照,促进皮肤维生素D的合成和钙磷的吸收,增加骨矿含量。

4.安全指导

加强安全防范指导,如上厕所、洗澡、起床等站稳后移步,上下楼梯、乘坐公共汽车时使用扶手,地板不要过湿,穿舒适而防滑的鞋,少去公众场所以减少碰撞。对步态不稳、下肢肌力较差的老年人备拐杖辅助,避免老人在雨天、下雪天外出,改善照明以减少危险因素,不要干重体力活动。不举重物,下蹲时腹背要挺直,防止跌倒、摔伤、磕碰和病理性骨折的发生。

五、常用康复护理技术

不同的运动对老年人骨质疏松症产生不同的影响。治疗性运动包括有氧运动、抗阻运动等类型,可以提高骨强度及肌肉力量,改善平衡功能,预防跌倒和骨折。

1.有氧运动

老年人在进行有氧运动时要注意呼气及吸气的平衡,可以根据自身的最大心率(220-年龄)来制订相应的运动处方,出现胸闷头晕等症状应立即停止运动。

2.抗阻运动

骨骼能通过外部压力来改变其形状和大小,强迫身体去对抗地心引力,有助于强化骨骼。在进行抗阻运动时,应根据老年人个人的最大可承受重量逐渐增加训练力量,遵守循序渐进原则。

3.柔韧性运动

柔韧性运动视控制关节的肌肉情况而定,随着年龄增长,关节的活动度逐渐减小,患骨质疏松症的老年人可能会导致脊柱变形及驼背的情况出现。柔韧性运动训练可以调节患者的呼吸节奏和方式,建议柔韧性运动训练联合有氧运动和抗阻运动实施。

4.运动强度

对于老年人骨质疏松症运动强度的设定,要考虑到骨质情况、年龄、身体疾病等因素。并根据其自身的RM值及摄氧量来确定。在运动中应避免过多的暴发性、力量性练习和憋气动作,运动强度应从小逐渐加大,循序渐进。

5.运动疗法

运动联合药物对老年人增加骨密度有效。在运动期间加强饮食营养,尤其注意钙的补充。必要时应在医师的指导下适量补充药物。

(徐　玲)

第十一节　心理康复护理

康复心理学是一门研究康复领域中有关心理问题的学科。它是与康复医学同时出现的一门医学心理学的分支学科,也是康复医学和心理学的交叉学科,把心理学的系统知识应用于康复学的各个方面,主要研究伤、病、残者的心理现象,特别是心理因素对残疾的发生、发展和转归的作用等。康复心理学作为一门独立的学科越来越被人们所重视,它伴随康复医学而产生,随着社会的发展和残疾人事业的需要而在不断充实和发展。

康复护理是康复医学的重要组成部分,而心理康复护理又是康复护理的一个分支,面对由于不同原因所造成的心理疾病,心理康复护理者根据心理康复医疗计划要求,将康复心理学的基本理论应用于临床实践,与其他康复专业人员共同协作,对这类患者实施特殊的心理调试和护理,使患者摆脱心理困扰,提高生活质量,重新回归社会。

一、焦虑心理康复护理

(一)概述

患者由于身体功能障碍、功能减退,无法适应社会生活,导致日常生活活动独立性下降,使其人际活动受限,因此他们感到孤独、无助,表现为全身不适、失眠、无助感和对情境的模糊感。高度焦虑不仅可以增加生理和心理上的痛苦,还会对康复产生不利的影响。

(二)常用康复护理技术

1.认知行为疗法(CBT)

认知行为疗法是治疗焦虑症最具经验支持的心理疗法,它包含认知疗法和行为疗法,两者既可独立实施,亦可结合起来进行。

(1)认知疗法:这种心理疗法是以认知论为理论基础发展而成的一类心理治疗方法的总称,20世纪60～70年代才得以迅速发展。它强调认知过程在决定行为中的重要作用,认为人类一切有目的的行为和一般情绪都由认知发动和维持,认知上的歪曲与局限,则导致情绪紊乱与适应不良。常用的治疗方法有理性情绪疗法、贝克认知疗法、自我指导训练、应对技巧训练、隐匿示范、问题解决技术。

(2)行为疗法:又称行为矫正疗法,其种类繁多,但基本原则和治疗过程有以下相同点:①了解患者适应不良与异常行为或疾病产生的原因。②确定患者适应不良与行为异常的主要症状表现,确定治疗目标。③向患者说明治疗的目的和方法,使者树立治愈疾病的信心。常见的行为疗法有:系统脱敏法、厌恶条件法、操作治疗、标记奖励、冲击疗法、阳性强化法、自我控制法、示范和群体心理治疗等。

2.精神分析疗法

精神分析疗法(又称心理分析法)是由弗洛伊德创立的。具体做法:让患者身心完全放松,鼓励其畅所欲言地谈出想到的任何事情,然后由治疗者加以分析和解释,直到治疗者和患者都认为找到病根为止。弗洛伊德认为导致精神性疾病的主要原因是本能欲望被阻抑在无意识中,得不到发泄。常用技术包括自由联想、梦的解析、阻抗的解释以及对移情的解释,通常完成一次分析需要几个月。

3.运动疗法

大量的研究证明,运动可以缓解焦虑,特别是适度的有氧运动,比如快走、慢跑、太极、交谊舞等。运动的治疗作用有:可以让焦虑者的心思集中到另一件事上。能缓解肌肉紧张,能产生有镇静作用的化学反应,焦虑者可以根据自己的身体情况参考以下方式进行运动:

(1)选择运动项目:根据自己的喜好和兴趣来运动,易于让自己坚持下去。

(2)掌握好运动强度:中等强度的体育运动,即最高心率的60%～75%,能够改善其情绪。

(3)把握好运动时间:中等强度的运动,每次20～30分钟。

(4)安排好运动频率:每周进行3～5次的锻炼,间歇进行,可以取得最佳的心理效果。

4.音乐疗法

现代研究已证实音乐疗法能改善患者的焦虑情绪,增强主动性,提高社交功能。焦虑者可以根据以下原则进行。

(1)根据不同情绪状态选择相应的音乐,比如用催眠的音乐使自己安静,再用可以唤起焦虑同感的音乐,使患者在音乐意境中找到问题所在,最后根据患者的病情、欣赏水平,用合适、轻慢的音乐进行干预。

(2)根据不同时间段选择不同的音乐,早上或上午,采用轻松活泼的音乐,可以使患者有一个好的精神。晚上用平和安静的音乐,利于休息和睡眠。

(3)注意治疗环境的选择,比如老年音乐治疗室,可以摆放古色古香的家具、盆栽植物,主要播放老歌、红歌等歌曲;中青年音乐治疗室则多播放流行音乐。

5.放松疗法

(1)放松:在任何克服焦虑的计划中,放松都是最基本的。研究证实,深度放松的好处如下。①生理上减缓心率、减慢呼吸、降低血压、降低骨骼肌紧张度。②减少广泛性焦虑。③防止压力累积。④提高精力水平和工作效率。⑤提高注意力和记忆力。⑥减少失眠和缓解疲劳。⑦防止和/或减少因恐惧或焦虑引起的相关病症,例如高度紧张、偏头痛、头痛、哮喘、溃疡等。⑧增强自信,减少自责;⑨提高感觉的有效性。放松疗法的形式有腹式呼吸、平缓呼吸、渐进式肌肉放松训练、冥想、瑜伽等。

(2)渐进式:以肌肉放松疗法为例,通过对肌肉进行反复收缩、放松的循环对照训练,使个体掌握主动松弛过程,目的是诱导人体进入松弛状态。实施方法如下。①先使肌肉紧张,保持5～7秒,注意感受肌肉紧张时所产生的感觉,紧接着很快地使紧张的肌肉彻底放松,持续15秒左右,并细心体察放松时肌肉有什么感觉。②当使一部分肌肉进行一张一弛的训练时,尽量使其他肌肉保持放松。③按照下列部位的顺序进行紧张和放松练习:优势的手、前臂和肱二头肌,非优势的手、前臂和肱二头肌,前额,眼,颈和咽喉部,肩背部(双臂向前、向后、耸肩),胸,上下腹,臀部,大腿,小腿(脚尖向上、脚尖向下),脚(内收外展)。④每部分肌肉一张一弛做两遍,然后对那些感到未彻底放松的肌肉,依照上述方法再行训练,注意配合呼吸。⑤养成每天1次的习惯。

(3)冥想:①找一个安静的环境。②减少肌肉的紧张程度。③以适当的坐姿坐下。需要将背部和颈部保持直立状态,但又不能有过于拉伸的感觉。④采用腹式呼吸,冥想20～30分钟。初学者如果发现自己频繁分心,可以采用呼吸计数法,来使自己的注意力相对集中。⑤每天有规律地进行冥想练习,最好每天2次。⑥不要在疲劳或者饱腹的时候练习。⑦选择一个注意的焦点。通常是自己的呼吸或者一个指导语。

(4)瑜伽:瑜伽的姿势为提高适应性、柔韧性和放松感提供了一种有效的途径,可以一个人练习也可以小组练习。它与渐进式肌肉放松相似,使身体一段时间内保持一定的拉伸,然后放松。

6.营养疗法

研究表明,有些物质可以引发压力和焦虑,比如咖啡因、尼古丁、兴奋剂、防腐剂等。还有不良的饮食习惯也会造成焦虑,比如食用过量的食盐和含有激素的肉类、吃太快太多或边走边吃等。还有研究证明血糖过低也会加剧惊恐反应。

(1)对抗焦虑的饮食原则:①戒除以上提到的能引起焦虑的物质。②减少饮食中的加工制品。③少吃红肉和含有激素的其他肉类。④多吃谷类、绿色蔬菜和高纤维素的水果(比如苹果)。⑤每天至少喝1 350 mL的矿泉水或纯净水。⑥尽量食用有机食物。⑦减少热量摄入,避免反式脂肪酸的摄入(比如油炸食物)。

(2)应对焦虑的物质。①维生素:B族维生素和维生素C。②矿物质:钙、镁、硒、铬、铁、锌等,其中镁和锌与焦虑关系最密切。含镁量高的食物有小麦、糙米、大豆、坚果、绿色蔬菜和海藻等;含锌量高的食物有牡蛎、麦芽胚、牛肝、牛肉、南瓜子、花生等。③抗氧化剂(豆类、浆果类、苹果、核桃等)。④氨基酸(如血清素和γ-氨基丁酸),常用的食物有鸡肉、牛奶、南瓜子、大豆、杏仁、鸡蛋、桃、葡萄汁、麦片、绿茶等;⑤脂肪酸:DHA和EPA(来自野生鱼、家禽等)。

二、抑郁心理康复护理

(一)概述

抑郁是一种以持续的情感低落、思维迟缓和思维内容障碍及意志活动减少为主的情感障碍。表现为情绪低落,痛苦忧伤,丧失了既往的生活乐趣,主动言语减少,声低且语速慢,内容简单;主动活动明显减少,回避社交,行动缓慢;自我评价过低,认为活着毫无意义,甚至产生悲观厌世和自杀念头。在临床绝大多数患者的抑郁状态属于反应性抑郁;部分患者的抑郁状态属于准备性抑郁。

(二)常用康复护理技术

心理康复治疗又称精神康复治疗,是运用心理学的知识和技术,通过治疗者与被治疗者的相互作用,改善患者心理障碍的过程。心理治疗是通过用语言、表情、行为治疗患者的心理问题,通过运用解释、说服、支持、同情、相互理解等各种方法,改变患者的认知、信念、情感、态度、行为等,从而达到降低患者痛苦、改善患者心情的目的。其适用范围很广,而抑郁障碍患者的心理康复是非常重要的治疗手段和护理方法。常见有以下几种。

1.支持性心理治疗

支持性心理治疗又称支持疗法、一般性心理治疗,是最基本的心理治疗技术,是相对于具有系统理论体系和方法程序的心理治疗而言的一般性的心理治疗方法,其通过诸如建议、劝告和鼓励等基本的方式来为患者提供心理支持,目的主要是舒缓消极情绪、提高对自身和环境的认识、鼓励积极行为、增强安全感和信心,故被称为支持性心理治疗。良好医患关系的建立是进行支持性心理治疗的第一要点,所以治疗师要了解患者存在的各种问题,了解家属对患者的态度,争取家庭和社会的共同支持与关心,同时恰当应用各种治疗技术,有效促进患者潜能和积极因素的发挥,通过其自身的因素发挥治疗作用,达到心理治疗的赋能作用。支持性心理治疗常用的技术包括共情、倾听、解释、鼓励、保证、指导、积极关注等。

2.精神动力学治疗

精神动力学治疗是在经典的弗洛伊德精神分析治疗方式上逐步改良和发展起来的一类心理治疗方法,分为长程和短程两大类。针对抑郁障碍比较适合的方法是短程疗法,一般每周1次,共10～20次。在治疗结束前一般安排2～3个月的随访,其间逐步拉长会谈见面的间歇期。治疗师通过专业技术帮助患者认识其抑郁障碍的潜意识内容,从而能够自我控制情感症状和异常行为,同时能更好地处理一些应激性境遇。短程动力学心理治疗的实施要点:①在治疗师极少主动参与的前提下,让患者自由联想和自由畅谈。②通过谈话中的某些具体实例去发现线索和若干问题。③从中选择患者认可的某个需重点解决的焦点冲突。④动用治疗性医患关系的作用来解释患者的这类内心冲突。⑤在不依赖治疗师的条件下,通过最为简单的手段让患者自我感悟和沟通,对该问题的冲突提升认识,同时学会新的思考或情感表达方式。

3.人际心理治疗

该疗法强调人际关系和社会因素在抑郁障碍中的作用,打断抑郁障碍与人际关系之间的恶性循环,从而达到治疗的目的。治疗初期检查、了解患者的抑郁症状,评定和归类患者的人际关系问题,并建立良好的治疗性协作关系;中期主要是解决和处理与患者抑郁发作有关的人际关系问题;后期是帮助患者独立生活,学会自我应对挫折的能力。人际心理治疗所应用的技术并非专门的特殊技术,它们往往也是其他心理治疗方法所常采用的那些技术,如询问的技巧、情感的鼓励和疏泄等。比较具有代表性的人际心理治疗有婚姻治疗和家庭治疗。婚姻治疗是以一对夫妻为治疗对象,侧重夫妻关系及婚姻问题处理的一类治疗方法。家庭治疗则是以家庭为基本单位,家庭成员共同参与作为治疗对象的一类治疗方法。

4.音乐疗法

音乐具有调节情绪的作用,旋律优美和谐的乐曲对于缓解抑郁和焦虑具有莫大的作用。聆听音乐时,脑外皮质神经元会受到良性的刺激,随后调节大脑边缘系统的情感中枢。这是一个系统的干预过程,在这个过程中,治疗师利用音乐体验的各种形式,以及在治疗过程中发展起来的,作为治疗动力的治疗关系来帮助被治疗者达到健康的目的。方法可以分为接受式的音乐治疗、再创造式音乐治疗和即兴演奏式音乐治疗。

5.阅读治疗

阅读治疗指由受过专业训练的心理治疗师们负责开出治疗用的书单,提供指导性资料并安排读书计划。阅读治疗的干预水平可分为4个方面:智力的、社会的、行为的和情绪的。对于抑郁障碍患者的阅读治疗主要着重于情绪水平方面,可使读者不必冒险就获得许多经验,使患者能有信心讲出自己的问题,使被压抑的情感和体验进入意识之中、开通情绪和冲动表达的渠道、获得领悟,它也可为读者提供机会,以了解自己的动机和他人在特定情况下的动机,找到解决类似问题的办法,并促使读者去解决自己的问题。

（徐　玲）

第十一章 社区护理

第一节 社区与社区护理

随着医药卫生体制改革不断深入,发展和完善社区卫生服务已成为我国医药卫生工作的长期发展目标之一。社区卫生服务是促进和维护全民健康的基本保障,社区护理是社区卫生服务的重要组成部分,为社区居民提供预防、保健、疾病护理、康复、健康教育等综合性护理服务。家庭是社区的基本单位,家庭与健康之间存在相互依存的关系,家庭健康关系到个人和社区的整体健康。因此,作为提供社区卫生服务的主力军,社区护士必须掌握社区与社区护理、家庭与家庭生活周期等基本概念和相关理论,促进个人、家庭及社区的整体健康。

一、社区

(一)社区特点

1.人口要素

人口要素是社区的主体,是形成社区的核心条件,包括社区人口的数量、构成和分布,反映社区内部人口关系和社区整体面貌。

2.地域性

地域性是社区存在和不断发展的前提,是构成社区的重要条件,决定着社区的根本性质和发展。世界卫生组织认为,一个有代表性的社区,面积为 $5\,000\sim50\,000\,km^2$。在我国,城市社区一般按照办事处管辖范围划分,以街道、居委会为基本单位;农村社区一般以乡(镇)和村划分。

3.同质性

同质性是社区重要的文化要素。同一社区的成员一般具有相似的文化背景、行为背景、价值观念、风俗习惯,且利益相关,易产生相同的生活方式、行为规范、社会意识及文化氛围等。随着社会发展,人们的居住环境不断变化,同质性正在逐渐降低。

4.生活服务设施

生活服务设施是社区居民赖以生存的基础,也是构成社区的基本条件,将社区内居民紧密联系在一起。社区服务设施主要包括居民住所、生产单位、医疗机构、学校、娱乐设施、商业场所、交通和通信设施等。

5.管理机构和制度

管理机构和制度是维持社会秩序的基本保障。我国社区的基层管理机构为居委会和派出所,两者根据相关制度联合管理社区人群的社会生活事务,规范社区人群行为,帮助社区居民化解矛盾,解决问题。

(二)社区功能

1.经济生活功能

即生产、消费、分配、协调和利用资源,以满足社区居民生活需要。

2.社会化功能

个体在社区内社会化,成长为社会人,相互学习、影响,形成本社区的风土人情、价值观、行为方式等,而这些特有文化又会影响社区居民。

3.社会控制功能

社区的组织管理机构通过各项规章制度及行为规范,对社区居民进行约束、管理,从而保护社区居民安全、维持社区正常秩序。

4.社会参与功能

社区为人们提供生活、发展的空间,并依据空间及生活服务设施设立各种社会团体、组织活动,促使居民参与活动,产生凝聚力及团体归属感。

5.相互支援功能

社区作为一个在生活上相互关联的大集体,当社区内居民,尤其是妇女、儿童、老年人等特殊群体处于疾病及困难时,社区可根据其需要给予相应援助和支持。

二、社区卫生服务

(一)概念

社区卫生服务是以基层医疗卫生机构为主体,全科医师为骨干,合理使用社区资源和适宜技术,以人的健康为中心,以社区、家庭和居民为服务对象,以妇女、儿童、老年人、慢性病患者、残疾人、贫困居民等为服务重点,以需求为导向,以解决社区主要卫生问题、满足基本卫生服务需求为目的,融预防、医疗、保健、康复、健康教育、计划生育技术服务功能等为一体的,有效、经济、方便、综合、连续的基层卫生服务。

(二)特点

1.广泛性

社区卫生服务面向整个社区,服务对象是社区全体居民,包括健康人群、亚健康人群、高危人群、重点人群、残疾人群及患病人群,开展以个人、家庭与社区为中心的基本医疗和公共卫生服务。

2.综合性

针对社区各类不同人群的需要,社区卫生服务的内容由预防、医疗、保健康复、健康教育和优生优育技术服务等综合而成,并涉及生物、心理、社会各个层面。

3.主动性

社区卫生服务以主动服务、上门服务为主要形式,为社区居民提供健康服务。

4.连续性

社区卫生服务为居民提供的是覆盖生命各周期、疾病发生和发展全过程的基本卫生服务,不因服务对象某一健康问题的解决而结束,这决定了社区卫生服务具有长期性、连续性和动态性的特点。

5.可及性

社区卫生服务作为基层健康服务的性质,决定了其在时间、地点、服务内容、服务价格等各方面要符合服务对象的需求。同时,基层医疗卫生机构距离居民家庭较近,与医院卫生工作人员相比,社区卫生工作人员通常更熟悉居民的健康情况,更容易为社区居民提供及时、便捷的服务。

6.协调性

社区卫生服务范围广、内容多,不仅需要多专业、多部门人员共同合作,还需要整合、协调、利用社区内外资源及动员公众参与来实现。

(三)内容

社区卫生服务的工作内容可概括为"六位一体",即集社区预防、保健、医疗、康复、健康教育及优生优育技术指导为一体的医疗卫生服务网络体系,其综合功能适合医疗保健的多种要求。社区卫生服务工作内容可归纳为公共卫生服务和基本医疗卫生服务两大方面。

1.公共卫生服务

我国公共卫生服务是社区卫生服务的一部分,以协助政府研究制订公共卫生发展战略和优先干预为重点。主要包括:①社区卫生状况调查及指导;②居民健康档案管理;③健康教育与健康促进工作;④预防接种;⑤妇女、儿童、老年人、慢性病患者、残疾人等重点人群的保健服务;⑥严重精神障碍患者管理;⑦肺结核患者健康管理;⑧中医药健康管理;⑨传染病等突发公共卫生事件报告和处理;⑩卫生计生监督协管。

2.基本医疗卫生服务

主要包括:①一般常见病、多发病的诊疗和护理;②社区现场应急救护;③家庭出诊、家庭护理、家庭病床等家庭医疗服务;④与综合医院和专科医院建立定点协作关系,提供会诊及双向转诊服务;⑤康复医疗服务;⑥临终关怀服务;⑦政府卫生行政部门批准的其他适宜医疗服务。

(四)机构设置

社区卫生服务机构设置要严格执行国家对医疗卫生机构的管理法规,机构设置审批程序须依法严格执行准入制度,省辖市级卫生行政部门具有审批权限。社区卫生服务机构网络由提供综合性服务的社区卫生服务中心、社区卫生服务站和提供专项服务的专业卫生服务机构组成,其中社区卫生服务中心和社区卫生服务站是主体,其他专业卫生服务机构是补充。社区卫生服务机构的覆盖情况应综合考虑社区内服务人口、服务半径、卫生服务资源等因素,科学、合理地规划并健全社区卫生服务网络。社区卫生服务机构业务用房、床位、基本设备、常用药品和急救药品应根据社区卫生服务的功能、居民的需求配置,卫生人力资源应按适宜比例配置。

1.社区卫生服务中心

(1)设置范围:原则上要求按照每30 000～100 000居民或街道办事处所管辖的范围设置一个社区卫生服务中心。在人口较多、服务半径较大、社区卫生服务中心难以覆盖的社区,可适当设置社区卫生服务站。人口规模＞100 000人的街道办事处,应增设社区卫生服务中心。人口规模小于30 000人的街道办事处,其社区卫生服务机构的设置由区(市、县)政府卫生行政部门确定。

(2)面积及床位配置:社区卫生服务中心的建筑面积≥1 000 m²,公共卫生服务用房和基本医疗卫生服务用房面积应为1:1。社区卫生服务中心原则上不设住院病床,可根据实际情况设定一定数量的以护理康复为主要功能的病床,每设1个床位至少增加30 m²建筑面积,但不能超过50个床位。如需设置季节性传染病门诊,要增加相应的建筑面积。

(3)科室及设备配置:至少设有临床科室(全科、中医、康复治疗、抢救室、预检分诊室)、预防保健科室、医疗技术及其他科室。设备配置包括诊疗设备、辅助检查设备、预防保健设备、健康教育设备及其他设备。

(4)人员配备:根据服务功能、服务人口、居民服务需要,按照精干、效能的原则设置卫生专业技术岗位,配备适宜学历与职称层次的从事全科医学、公共卫生、中医(含中西医结合)等专业的执业医师和护士,药剂、检验等其他有关卫生技术人员根据需要合理配置。要求从事社区卫生服务的专业技术人员必须具备法定执业资格,医护人员在上岗前需接受全科医学及社区护理等知识培训。社区卫生服务中心的全科医师与护士人数按1∶1的标准配备,辖区人口每万人至少配备2名全科医师和2名社区护士;其他人员不超过社区卫生服务中心人员编制总数的5%。

2.社区卫生服务站

在社区卫生服务中心的统一管理和指导下,承担所辖社区范围内人群的基本公共卫生服务和普通常见病、多发病的初级诊治、康复等工作。社区卫生服务站的面积≥150 m²,原则上不设住院病床,至少设诊断室、治疗室与预防保健室,有健康教育宣传栏等设施,符合国家卫生标准及无障碍设计要求。其他参照社区卫生服务中心设置指导标准。

3.其他专业卫生服务机构

可提供专项的社区卫生服务。例如,老年健康服务机构(敬老院、老年康复护理机构等),主要为需要照顾但家庭无力承担的老年人提供治疗和护理服务;康复服务机构主要为慢性病患者、丧失功能患者进行持续的治疗和照顾,使其功能得到最大限度的恢复,提高患者的生活自理能力和参与社会的功能。如脑卒中患者经过医院的治疗、病情趋于稳定后,如需要进一步接受康复治疗,就可以回到社区,接受社区康复机构的继续服务。

三、社区护理

(一)社区护理的概念

社区护理起源于公共卫生护理。美国护理协会将社区护理定义为将公共卫生学及护理学理论和技术相结合,用以促进和维护社区人群健康的一门综合学科。我国根据社区卫生服务现状,将社区护理定义为综合应用护理学和公共卫生学的理论与技术,以社区为基础、以人群为对象、以服务为中心,将医疗、预防、保健、康复、健康教育、优生优育等融于护理学中,并以促进和维护人群健康为最终目的,提供连续性的、动态性的和综合性的护理服务。

(二)社区护理的特点

1.以健康为中心

社区护理以促进和维护人群健康为中心,作为临床护理工作的延伸,同时更侧重于积极、主动的预防,以基本卫生保健为主体,提高社区人群的健康水平。

2.更关注家庭、群体

个体是社区护理的服务对象,家庭和群体更是社区护理工作的重点。社区护士通过收集、分析家庭和群体的健康状况,找出健康问题和健康需求,以解决家庭和群体的主要健康问题。

3.广泛性与综合性

社区护理的服务对象广泛。社区人群在健康问题上存在很大差异,这决定了社区护理工作

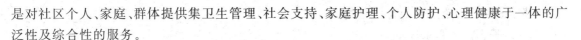

是对社区个人、家庭、群体提供集卫生管理、社会支持、家庭护理、个人防护、心理健康于一体的广泛性及综合性的服务。

4.独立性与自主性

社区护士工作范围广,涉及内容多,护理场所分散,需具备独立判断服务对象健康问题并解决问题以及处理突发事件的能力,独立性、自主性较强。

5.长期性、连续性和可及性

社区护士可在不同时间、空间范围为居民提供连续的、系列的整体护理,在地域、时间、心理及经济等方面对社区居民都是便利的。

6.协作性

社区中影响居民健康的因素可能需要多个部门才能解决,在全科医师责任制模式下,社区护士不仅需要与全科医师、公共卫生医师、康复师及团队内的其他护士等团队成员密切合作,还要与当地行政、福利、教育、厂矿等多部门人员通力合作。

(三)社区护理的工作内容

1.基本医疗卫生服务

承担社区就诊、住院患者的病情观察、基础护理、专科护理、健康教育、心理护理和康复指导等服务。

2.健康教育与咨询服务

根据签约居民的健康需求、季节特点、疾病流行情况等,通过门诊服务、出诊服务、网络互动平台等途径,采取面对面、社交软件、电话等方式,提供健康咨询、个性化健康教育、集体健康教育、科普等。

3.健康管理服务

对签约居民开展健康状况评估,在评估的基础上制订健康管理计划,包括健康管理周期、健康指导内容、健康管理计划成效评估等,并在管理周期内依照计划开展健康指导服务等。

4.公共卫生服务

参与涵盖国家基本公共卫生服务项目和规定的其他公共卫生服务,如健康档案的建立与管理,计划免疫和预防接种,社区儿童、妇女、老年人等重点人群预防保健服务,社区慢性病患者、传染病患者及精神障碍患者护理管理服务等。

5.预约及转诊服务

通过现场、信息平台、社交软件等多种预约方式,配合全科医师为签约居民提供本机构的门诊预约、专科预约、预防接种及其他项目的预约服务。对在社区无法进行妥善抢救、治疗、管理的患者,配合全科医师提供转诊服务,安全、及时地转诊到相关医疗机构。

6.出诊服务

按规范在服务对象居住场所提供可及的治疗、康复、护理、安宁疗护、健康指导及家庭病床等服务。

7.促进医养融合发展

促进签约居民健康管理服务与居家、社区、机构养老紧密结合,深入养老机构、社区和居民家庭开展老年保健、老年慢性病防治和康复护理。

8.其他

参与社区紧急意外事件的处理和预防、社区卫生监督管理、社区协调等相关工作。

(四)社区护士角色及岗位胜任力

1.社区护士的任职条件

社区护士是指在社区卫生服务机构及其他有关医疗机构从事社区护理工作的护理专业人员。任职条件如下：①具有国家护士执业资格并经注册；②通过地(市)级以上卫生行政部门规定的社区护士岗位培训；③独立从事家庭访视护理工作的社区护士,应具有在医疗机构从事临床护理工作5年以上的工作经历。

2.社区护士的角色

社区护士的工作对象、范畴、性质与医院临床护士有所不同。社区护士在不同场合、不同情况、不同时间内承担着多种角色,需要应用知识和技能完成各种角色所赋予的义务及责任。社区护士常承担的角色包括照护者、执行者、教育者、协调者、管理者、研究者等。

3.社区护士岗位胜任力

社区护理的工作范围、社区护士的职责和角色对社区护士的能力提出了更高的要求。社区护士不仅要具备一般护士所应具有的护理基本能力,而且要特别加强以下几种能力的培养。

(1)综合护理能力:社区护士健康照护范围很广,因此要具有丰富的护理、康复、公共卫生知识,熟练的护理技能,熟悉护理程序、流行病学知识、护理科研,并且能够用心理学、行为学、教育学知识对社区居民进行健康教育和行为干预。

(2)人际交往和沟通能力:社区护士需要与不同文化背景、观念、年龄、家庭的社区居民、社区管理者、媒体及其他社区工作者密切合作,因此具备良好人际交往和沟通能力,才能更好地开展工作。

(3)独立解决问题能力:社区护士不同于医院护士,在很多情况下需要独立进行各种护理操作、运用护理程序、开展健康教育、进行指导或解答咨询,尤其是应对社区紧急事件,因此独立判断及解决问题的能力尤为重要。

(4)预见能力:即预见患者与自身风险的能力。社区护士在为患者提供服务过程中,需要在问题发生之前发现潜在危险,主动采取防范措施,减少或规避问题的发生。

(5)组织、管理能力:社区护士作为社区护理的主要执行者,除了为患者提供直接护理服务外,还需要积极协调社区资源,组织开展各种形式的健康促进活动,所以具备基本的组织、管理能力是对社区护士的基本要求。

(6)科研、创新能力:社区护士应在工作中收集资料,发现问题,不断获取本专业相关的新知识,在社区护理实践中,善于总结经验并提出新的观点,探索适合我国国情的社区护理模式。

(7)自我防护能力:社区护士应具备相关的法律、伦理意识,自觉遵守各项法律法规、护理规范及规章制度,提高自我防护意识与能力,在社区护理工作中保障患者、居民与自身安全。

(五)我国社区护理的发展

社区护理起源于西方国家,是由家庭护理、地段护理及公共卫生护理逐步发展、演变而成的。追溯社区护理发展的历史,可将其发展过程划分为4个阶段,即家庭护理阶段、地段护理阶段、公共卫生护理阶段和社区卫生护理阶段。20世纪80年代末期,我国社区护理随着社区卫生服务的开展而发展起来。近年来,随着我国医疗卫生体制改革的不断深化和推进,我国社区卫生服务和社区护理也有了长足的发展。

1.社区护理服务模式和内容更丰富

根据市场需要,研究开发多元化社区护理服务模式和服务功能,鼓励大型医院通过建立护理联合团队等发挥优质护理资源的辐射效应,带动基层医疗卫生机构提高护理服务能力,特别是健康管理、康复促进、老年护理等方面的服务能力,促进医养结合、安宁疗护、精神护理、残疾康复保健、中医药适宜技术等护理服务业务的发展。

2.社区护理服务效果更精准、便捷

随着基层首诊和分级医疗制度的推行,居民常见病、多发病的基本诊疗需求在社区得到有效解决。双向转诊建立了基层医疗卫生机构与大医院之间的通道,不仅设立了医院与社区联动的家庭病床,还加强对社区护士的伤口造口、外周中心静脉导管维护、糖尿病等专科培训,在社区卫生服务中心开设专科护理门诊,为患者提供护理、自我观察及自我维护的指导、日常生活指导及健康咨询等服务,满足各类患者的延续性护理需求。

3.社区护理质量管理体制更加完善

强化政府主导作用,构建社区卫生服务与社区护理法律体系,使社区护理相关政策、法规及管理标准逐渐形成及完善。加强在岗社区护士规范化培训制度与人员准入制度建设,逐步建立健全社区护理质量管理及绩效考评制度,有效促进社区护理服务高效、优质地发展。

4.社区护理学科及社区护理队伍不断发展

社区护理学已成为护理人才培养的核心课程,社区护理实践能力培养已成为护理专业教育、专业评估的重要内容之一,社区护理领域的学科建设及专科人才培养不断满足着社会对社区护理人力的需求。

(田　英)

第二节　社区健康管理

健康管理的思路和实践最早于 20 世纪 60～70 年代出现在美国,早期应用于医疗保险。医疗保险机构通过对其医疗保险客户(包括疾病患者或高危人群)开展系统的健康管理,达到有效控制疾病的发生或发展,显著降低出险概率和实际医疗支出,从而减少医疗保险赔付损失的目的。近些年来,随着人口老龄化和慢性病的疾病负担增加,健康管理已成为世界各国提高国民健康水平的重要举措。健康管理的策略、方法和技术正逐步应用于我国社区卫生服务之中,并不断发展、完善。

全面、准确、动态、科学的社区健康档案是开展社区健康管理的基础;针对社区人群生活方式改变和疾病控制进行的健康教育则是健康管理过程中实施健康干预的重要手段。

一、概述

(一)基本概念

健康管理是对个体或群体的健康进行全面监测、分析、评估,提供健康咨询和指导以及对健康危险因素进行干预的全过程。其核心是对健康危险因素的管理,也就是对健康危险因素的识别、评估与预测以及干预。其目的是调动个体、群体及整个社会的积极性,为其提供规范化、系统化和个性化的医疗卫生保健服务,有效降低健康风险、疾病负担和医疗费用支出,有效利用有限资源来达到最大的健康效果。健康管理是把健康纳入管理的过程,是人们为了实现健康管理目标,而采取的有效手段和科学统筹过程。

(二)基本特点

1.群体化

健康管理的核心是对健康危险因素的管理,侧重于人群健康。根据人群健康状态不同,健康管理的服务对象可分为健康人群、亚健康人群、高危人群、患病人群 4 种。

2.全程化

健康管理涉及健康到疾病的演变全过程,要求对个体或群体健康进行全程监测、分析、评估、咨询指导,对健康危险因素进行全面干预,这决定了健康管理必然是一个长期、连续的过程,且需要周而复始、长期坚持,才能达到健康管理的预期效果。

3.标准化

这是健康管理的重要科学基础。健康监测需要收集标准化的健康信息,建立规范的健康档案;对于所获得的健康信息也需要标准化的方法进行分析和风险评估;健康指导和对健康危险因素的干预需要用科学方法和标准来证实有效性。

4.系统化

健康管理需要有效利用有限的资源,这决定了其是一个系统的工程,人才队伍、科学管理、相关技术及多部门、机构及行业的密切合作都是必不可少的重要环节。

5.个性化

不同个体的健康状态、健康危险因素均不同,要有针对性地制订健康指导方案和干预措施,同时还要注意调动个体的积极性。

(三)基本步骤

健康管理主要有健康监测、健康风险评估、健康干预 3 个环节,服务过程通过这 3 个环节循环运行。

1.健康监测

健康监测是指对特定人群或个人的健康危险因素进行定期和不间断的观察以掌握其健康及疾病状况,是持续实施健康管理的前提和基础。监测内容如下。

(1)建立健康档案:按要求规范建立健康档案,通过健康体检、健康咨询等形式对健康状态进行动态监测,保证服务对象的健康信息在档案中得到及时、准确的更新。

(2)干预效果:监测上一个健康管理循环中干预效果的相关数据,并进行验证,以达到不断完善干预措施和指导方案的目的。

(3)专项健康管理服务的健康监测:监测对象是特殊群体或特殊患者群体,可用于专项健康管理服务。

2.健康风险评估

健康风险评估是在大量收集个人健康信息的基础上,分析危险因素与健康状态之间的量化关系,对个人的健康状况及未来患病或死亡危险性的量化评估。健康风险评估是健康管理过程中关键的专业技术部分,是健康管理的核心。其目的是帮助个体全面综合了解自身健康状况、强化健康意识,制订个性化的健康干预措施并对其效果进行评价。按照功能可分为一般健康风险评估、疾病风险评估和健康功能评估。

3.健康干预

健康干预是在健康监测和健康风险评估的基础上,针对个体和群体的健康与疾病风险状态以及主要健康危险因素,制订个性化的健康指导方案,采取预防性干预措施和临床干预手段,防止或延缓疾病发生和进展,以达到疾病控制和健康促进的目的,是实施健康管理的最终目标。

（1）个人健康咨询:其内容主要包括解析个人健康信息、评估健康检查结果、提供健康指导意见、制订个人健康管理计划和随访跟踪计划等。

（2）个人健康管理后续服务:通过该步骤,保证健康管理计划的实行,并对计划进行监督和完善。例如,通过现代化信息技术平台对个体健康信息进行查询、做出指导、定期发送健康管理与提示等;定期随访;针对生活方式改变和疾病控制进行健康教育。

（3）专项健康管理服务:对于特殊个体或特定人群制订专项健康管理服务,如糖尿病管理、心血管疾病危险因素管理、精神卫生管理、双向转诊和急诊通道等。

（四）基本策略

健康管理的基本策略是通过评估和控制健康风险因素,达到维护健康的目的。

1.生活方式管理

生活方式管理是指帮助个体选择健康的生活方式,减少疾病的危险因素,预防疾病和伤害的发生。膳食、运动、吸烟、饮酒、精神压力等是目前对我国人群进行生活方式管理的重点,主要通过健康教育和健康促进来实现。

2.需求管理

需求管理是在帮助服务对象维护和改善健康状况的同时,也帮助他们寻求恰当的卫生服务,减少昂贵、非临床必需的医疗服务,通过对供需双方的管理来达到控制卫生成本、促进卫生服务合理利用的目的。常用方法有 24 小时电话就诊分流服务、转诊服务、互联网卫生信息服务、健康课堂、服务预约等。

3.疾病管理

目标人群是患特定疾病的个体,通过确定目标,临床综合分析,协调保健服务,提供医疗支持,从而改善患者的健康状况,减少不必要的医疗费用。疾病管理重视疾病发生发展全过程管理,关注个体或群体连续性的健康状况和生活质量以及其持续性改善的过程,强调预防、保健、医疗等多学科合作和医疗卫生服务及干预措施的综合协调,提高卫生资源和资金的使用效率。

4.灾难性病伤管理

灾难性病伤是指对健康的危害十分严重,造成医疗卫生巨大花费的疾病,如肿瘤、肾衰竭、严重外伤等。此类疾病发生率低,需要长期复杂医疗卫生服务,服务的可及性受家庭、经济、保险等各方面的影响较大。灾难性病伤管理要求转诊及时,综合考虑各方面因素,制订适宜的医疗服务计划,具备一支包含多种医学专科及综合业务能力的服务队伍,最大限度地帮助患者进行自我管理,尽可能使患者及其家属满意等。

5.因工残疾管理

因工残疾管理是针对因工残疾的人员进行评估以及身体和心理恢复的过程,其目的是促进因工伤残人员的身心康复,提高生活质量,尽早返回工作岗位,以及减少费用和代价。

6.综合人群健康管理

综合人群健康管理是指通过协调上述不同的健康管理策略,对一个确定人群提供更为全面的健康管理。健康管理实践中基本上都要考虑采取综合人群健康管理模式。

（五）健康管理在社区卫生服务中的应用

社区健康管理是以社区为范围,基于管理理论和新健康理念对社区人群的健康危险因素进行全面监测、分析、评估以及预测和预防的全过程。社区健康管理团队以全科医师为核心,包括社区护士、心理咨询师、健康管理师、营养师等,社区医护人员应成为集管理疾病、预防疾病、提供健康咨询和健康教育、营养指导、关注群体健康等多角色为一体的"健康管理者"。以社区卫生服务中心为基地,将社区卫生服务团队分为健康管理组和医疗组,通过有序的工作流程达到无缝式分工与协作的关系。健康管理组主要负责健康信息收集与管理、危险因素评价、健康状态判断、健康干预措施分析等;医疗组主要负责社区基本医疗(实际上也属于健康干预的范畴)。社区健康管理的内容包括以下几个方面。

1.建立居民健康档案

健康档案是开展社区健康管理的基础,详细完整的个人及家庭健康档案是向居民提供全面、动态、连续的健康管理的重要工具。

2.健康风险分析与评估

根据全面的调查,为居民提供健康体检报告、精神压力评估报告、疾病危险度评估报告、心理健康评估报告、运动状况评估报告等,并以此为基础进行社区诊断。

3.健康体检

健康体检是受检者在健康状态下,主动到医院或专业体检中心对整体身心进行的医学检查。社区健康体检以社区人群的健康需求为基础,本着早发现、早干预的原则,针对社区不同的人群以及健康体检的目的和用途不同,制订健康体检计划。健康体检是实施健康管理的重要技术手段,检查结果对后期的健康干预活动具有明确的指导意义。

4.健康教育及健康咨询

对社区重点人群开展有计划、有组织的健康教育活动,使人群树立健康意识、远离不良生活方式,减少危险因素对健康的损害。根据健康评估结果,通过多种途径(面对面交流、电话、信息平台、上门服务等),对社区居民开展健康咨询服务,如解释健康体检报告、制订个人健康管理计划、提供健康指导、制订随访跟踪计划等。

5.社区疾病管理

利用健康管理的技术和方法对社区居民开展疾病管理服务,重点是慢性病及其相关危险因素的管理,如糖尿病管理和心、脑血管疾病管理。

6.其他健康管理服务

除上述内容外,还可以开展有针对性的专项服务,如妇幼保健、老年保健、精神卫生、社区残疾人管理、健康管理跟踪服务、就医指导等。

二、社区健康档案

健康档案是社区卫生机构和乡村卫生院为城乡居民提供社区卫生服务过程中的规范记录,也是以居民个人健康为核心、家庭为单位、社区为范围,贯穿整个生命过程、涵盖各种健康相关因素的系统化文件记录。居民健康档案是社区卫生工作者掌握社区居民健康状况的基本工具,是开展社区基本医疗卫生服务和公共卫生服务的重要内容和环节,是社区医护人员的一项基本工作。《国家基本公共卫生服务规范》中明确要求,针对个体的相关服务记录均应纳入居民健康档案统一管理,基层医务人员要以健康档案为载体,为城乡居民提供连续、综合、适宜、经济的公共卫生服务和基本医疗卫生服务。

(一)居民健康档案的作用

掌握居民基本情况和健康现状;为评价社区卫生服务质量和水平提供依据。;为配置卫生资源提供依据;为医学教育和科学研究提供信息资料;为基层全科医疗服务提供重要法律依据。

(二)健康档案内容

在我国,健康档案内容分为即居民健康档案、家庭健康档案、社区健康档案3部分。

1.居民健康档案

内容包括个人基本信息、健康体检、重点人群健康管理记录和其他医疗卫生服务记录。

(1)居民健康档案封面:封面信息方便工作人员归类、查找和保存。

(2)个人基本信息表:包括人口学资料(姓名、性别、民族等)、基本健康信息(既往史、家族史等)、生活环境。

(3)健康体检表:包括症状、一般健康状况、生活方式等。

(4)重点人群健康管理记录表(卡):包括孕产妇健康管理记录表、0～6岁儿童健康管理记录表、预防接种卡、高血压患者随访服务记录表、2型糖尿病患者随访服务记录表、重性精神疾病患者管理记录表。

(5)其他医疗卫生服务记录表:接诊记录单、会诊记录单。

(6)居民健康档案信息卡。

2.家庭健康档案

家庭健康档案是以家庭为单位,对患者家庭相关资料、家庭主要健康问题进行记录而形成的系统资料,内容包括家庭基本资料、家庭主要问题目录、家庭功能评估、家庭成员健康资料等。

3.社区健康档案

社区健康档案是记录社区健康问题、评估社区特征及健康需求的系统性资料,内容包括社区基本资料、社区卫生服务资源、社区卫生服务状况、社区居民健康状况,可以通过居民卫生调查、现场调查和现有资料收集等方法进行建档,目前全国未有统一范本。

(三)居民健康档案的建立

建立健康档案应遵循客观性、准确性、连续性、动态性、科学性、可用性及保密性的原则。

1.建档对象

辖区内常住居民(居住半年以上的户籍及非户籍居民),以0～6岁儿童、孕产妇、老年人、慢性病患者、严重精神障碍患者和肺结核患者等人群为重点。

2.建档方式

建档工作应与日常医疗、预防和保健等工作相结合,可通过患者就诊、入户调查、家庭访视、疾病筛查、健康体检等方式,由全科医师或社区护士遵循自愿与引导相结合的原则建立健康档案,同时填写并发放居民健康档案信息卡。其中入户建档和门诊建档是最常用的方法。已建立居民电子健康档案信息系统的地区,应由乡镇卫生院、村卫生室、社区卫生服务中心(站)为个人建立居民电子健康档案,发放国家统一标准的医疗保健卡,并按照标准规范上传至区域人口健康卫生信息平台,实现电子健康档案数据的规范上报。推进使用居民就医"一卡通",有效利用电子健康档案。

(四)居民健康档案的管理与应用

1.建立健全健康档案管理制度

卫生部门要制定居民健康档案调取、查阅、记录、存放等的制度,加强对健康档案的监督管理。卫生部门定期对建档工作情况进行监督考核,健康档案管理考核指标包括健康档案建档率、合格率、使用率、真实率等。

2.健康档案的管理与维护

(1)将医疗卫生服务过程中填写的健康档案相关记录表单,装入居民健康档案袋中统一存放。居民电子健康档案的数据存放在电子健康档案数据中心。纸质健康档案应逐步过渡到电子健康档案,社区卫生服务中心(站)负责建立居民健康档案及档案终身保管工作。健康档案在使用过程中要注意信息安全管理,保护服务对象的个人隐私。

(2)社区卫生服务机构应配置档案信息室和相应的设备,按照防盗、防晒、防高温、防火、防潮、防尘、防鼠和防虫等要求妥善保管健康档案。指定专(兼)职人员负责健康档案管理工作,电子健康档案应由专(兼)职人员维护。

(3)统一为居民健康档案进行编码,采用17位编码制,以国家统一的行政区划编码为基础,以乡镇(街道)为范围,以村(居)委会为单位,编制居民健康档案唯一编码。同时将建档居民的身份证号作为身份识别码,为在信息平台上实现资源共享奠定基础。

(4)按照国家有关专项服务规范要求记录相关内容,记录内容应齐全完整、真实准确、书写规范、基础内容无缺失。各类检查报告单据和转、会诊的相关记录应粘贴留存归档,如果服务对象需要,可提供副本。已建立电子版化验和检查报告单据的机构,化验及检查的报告单据交居民留存。居民健康档案的终止缘由包括死亡、迁出、失访等,均需记录日期。对于迁出辖区者还要记录迁往地点的基本情况、档案交接记录等。

(5)健康档案资料记录要定期总结、整理、更新,对档案内容及时补充和修正,保持资料的连续性。电子健康档案在建立完善、信息系统开发、信息传输全过程中应遵循国家统一的相关数据标准与规范。电子健康档案信息系统应与新型农村合作医疗、城镇基本医疗保险等医疗保障系统相衔接,逐步实现健康管理数据与医疗信息以及各医疗卫生机构间数据互联互通,实现居民跨机构、跨地域就医行为的信息共享。各部门在使用电子信息平台时,医务人员应参加培训,了解自己的权限、使用方法、注意事项,保证信息录入的完整性和准确性。为确保系统和网络的正常运转,保证信息的安全,应配备专职人员对信息平台进行管理和维护。

3.居民健康档案的使用

(1)已建档居民到乡镇卫生院、村卫生室、社区卫生服务中心(站)复诊时,应持居民健康档案信息卡(或医疗保健卡),在调取其健康档案后,由接诊医师根据复诊情况,及时更新、补充相应记录内容,实施健康档案动态管理。

(2)入户开展医疗卫生服务时,应先查阅服务对象的健康档案,并携带相应的表单,在服务过程中记录补充完整。已建立电子健康档案信息系统的机构应同时更新电子健康档案。

(3)对于需要转诊、会诊的服务对象,由接诊医师填写转诊、会诊记录。

(4)所有服务记录由责任医护人员或档案管理人员统一汇总、及时归档。

三、社区健康教育

(一)基本概念

1.健康教育

健康教育是指通过有计划、有组织、有系统的信息传播和行为干预,帮助个人和群体掌握卫生保健知识、树立健康观念,自愿采纳有利于健康的行为和生活方式的教育活动和过程。目前,健康教育已成为衡量社会文明和进步的重要标志。世界卫生组织指出,健康教育是初级卫生保健任务中的首要任务。

2.社区健康教育

社区健康教育是指以社区为单位,以社区人群为对象,以促进社区居民健康为目标,有计划、有组织、系统的健康教育活动。社区健康教育的目的是通过在社区开展不同人群的综合性健康教育,引导社区人群树立健康意识,关心个体、家庭及社区的健康问题,积极参与社区健康教育活动的制订与实施,形成有利于健康的行为和生活方式,提高居民自我保健能力和健康水平。

(二)健康教育理论与模式

健康教育相关理论与模式是健康教育活动的指南,是健康教育计划和实施的理论框架。社区护士在理论的指导下,能够更合理、更有效地进行健康教育,促使社区居民采取有益的健康行为。

1.知信行模式

即知识、信念和行为模式的简称,是改变人类健康相关行为的理论模式之一。该理论将人类行为的改变分为获取知识、产生信念和形成行为3个连续过程。知信行模式认为"信息→知→信→行→增进健康"形成过程中,知识和学习是基础;信念和态度是动力;产生促进健康行为、消除危害健康行为等行为改变的过程是目标。健康教育就是促成知识转变成行为的重要外部条件,只有了解相关健康知识,建立积极、正确的信念与态度,才有可能主动采取有益于健康的行为,改变危害健康的行为。

人们从知识接受转化为行为改变是一个复杂而漫长的过程,需要经过一系列步骤:信息传播→觉察信息→引起兴趣→感到需要→认真思考→相信信息→产生动机→尝试行为态度→坚决行为→行为确立。要改变行为必须先改变态度。影响态度的因素有以下几点。

(1)信息的权威性:信息的权威性越强,可靠性和说服力就越强,态度转变的可能性越大。

(2)传播的效能:传播的感染力越强,越能激发和唤起受教育者的情感,就越有利于态度的转变。

(3)恐惧因素:使用得当能让人感到事态的严重性,否则会引起极端反应或逆反心理。

(4)行为效果和效益:有利于强化自己的行为,同时能促使信心不足者发生态度转变。健康教育者只有全面掌握知、信、行转变的复杂过程,才能及时、有效地减弱或消除不利影响,促进有利环境形成,进而达到转变行为的目的。

2.健康信念模式

健康信念模式是用社会心理学方法解释健康相关行为的重要理论模式,基于信念可以改变行为的逻辑推理,认为健康信念是人们接受劝导、改变不良行为、采纳健康行为的关键。该模式包括个人认知、修正因素和行动可能性三部分,其核心是感知威胁和知觉益处与障碍,前者包括对疾病易感性和疾病严重后果的认识,后者包括对健康行为有效性和采纳行为可能遇到障碍的认识。健康信念模式认为,健康信念形成必须具备以下几个方面。

(1)感知疾病的威胁:包括对疾病易感性和严重性的感知,感知程度越高,促使人们产生行为动机的可能性就越大。

(2)感知采取健康行为的益处和障碍:人们认识到采纳健康行为的益处越多,采纳健康行为的可能性越大。个体对采纳健康行为将会面临的障碍也存在着主观判断,如方便与否、痛苦程度、经济负担等,感受到的障碍越多,个体采纳健康行为的阻碍越大。对困难具有足够的认识,才能使行为维持和巩固。

(3)自我效能:是一个人对自己的行为能力有正确评价和判断,相信自己通过努力一定能克服障碍,到达预期结果。自我效能高的人更有可能采纳所建议的有益健康行为。

(4)行为线索:是导致个体行为改变的主要推动力,是诱发健康行为发生的因素,包含内在和外在两方面。内在线索包括身体出现不适的症状;外在线索包括医师的劝告、家人和周边人群患病的体验。行为线索越多,权威性越高,个体采纳健康行为的可能性越大。

(5)其他因素:包括人口学及社会心理学等因素,如年龄、性别、民族、文化程度、职业等,不同特征的人采纳健康行为的可能性相异。

综上所述,在健康信念模式的实践中应遵循以下步骤:让人们感知危害健康行为的危险性;让人们坚信放弃某种危害健康的行为、采取相应的促进健康行为会得到有价值的结果,同时清醒地认识到行为改变过程中可能出现的困难;使人们对改变行为充满信心。

(三)社区健康教育的对象

社区健康教育应面向辖区内全体居民,包括社区所辖各机构单位、学校、商业及其他服务行业的从业人员。社区护理人员在进行社区健康教育时,为了使健康教育的内容更有针对性,可将社区居民分为以下 4 类。

1.健康人群

该人群在社区比例最大,最缺乏健康教育需求,认为疾病对他们来说很遥远,对健康教育持排斥态度。对此类人群的健康教育应侧重于卫生保健知识,帮助其养成健康生活方式,远离疾病源,重视疾病的预防及早期诊断。

2.高危人群

高危人群是指目前尚健康,但本身存在某些潜在致病危险因素(不良行为及生活方式、个体遗传因素等)的人群。这类人群中可能有部分人对疾病过于恐惧和焦虑,应侧重预防性健康教育,帮助他们掌握一些自我保健技能,如血压、血糖自测等;另有部分人则不以为然,认为健康教育是小题大做、故弄玄虚,应帮助其纠正不良的行为及生活习惯,积极消除致病隐患。

3.患病人群

患病人群包括各种急性和慢性疾病的患病人群,根据疾病分期可分为临床期、恢复期、残障期及临终期。一般来说,临床期、恢复期、残障期的患者对健康教育比较感兴趣,渴望恢复健康,健康教育应侧重于康复知识,帮助他们积极配合治疗,提高遵医行为,自觉进行康复锻炼,从而减少残障,加速康复。临终期患者的健康教育实质是死亡教育,目的是帮助他们正确面对死亡,减少对死亡的恐惧,尽可能轻松地度过人生的最后阶段。

4.患者照顾者

患者照顾者包括患者家属和护理员,他们承担着对患者进行疾病照护及居家护理的重要任务,是社区健康教育工作中容易忽视的群体。针对该群体的健康教育,除了指导其对患者正确进行居家护理及疾病护理外,更应注意帮助他们做好自身保健及心理调适。

(四)社区健康教育的内容

(1)宣传普及中国公民健康素养的基本知识与技能,配合有关部门开展公民健康素养促进行动。

(2)对青少年、妇女、老年人、残疾人、0~6 岁儿童家长,进行重点人群保健的健康教育。

(3)开展合理膳食、控制体重、适当运动、心理平衡、改善睡眠、限盐、控烟、限酒、科学就医、合理用药、戒毒等健康生活方式和可干预危险因素的健康教育。

（4）开展心脑血管、呼吸系统、内分泌系统、肿瘤、精神疾病等重点慢性非传染性疾病，以及结核病、肝炎、获得性免疫缺陷综合征等重点传染性疾病的健康教育。

（5）开展食品卫生、职业卫生、放射卫生、环境卫生、饮水卫生、学校卫生和优生优育等公共卫生问题的健康教育。

（6）开展突发公共卫生事件应急处置、防灾减灾、家庭急救等健康教育。

（7）宣传普及医疗卫生法律法规及相关政策。

（五）社区健康教育程序

社区健康教育是有组织、有计划、有目的的人群干预活动，在实施中需要进行严谨、周密的计划。健康教育程序的理论基础是护理程序，全程分为 5 个步骤，即社区健康教育评估、确定社区健康教育问题、制订社区健康教育计划、实施社区健康教育计划及社区健康教育评价。

1.社区健康教育评估

评估是社区健康教育的第一步，通过收集资料，了解社区居民的健康教育需求，为确定健康问题、开展健康教育提供依据。评估的内容包括以下 4 个方面。

（1）教育对象：其健康教育需求是社区健康教育者首先要重点收集的内容，包括一般情况、健康状况、生活方式、学习能力、对健康知识的认识和掌握情况等。

（2）教育环境：包括自然环境（如健康教育场所）和人文环境（如信任关系、双向交流情况），这是保证健康教育成效的必要条件。

（3）教育者：包括教学态度、专业知识和技能、教学能力等。

（4）医疗卫生服务资源：包括医疗卫生机构的数量、享受基本医疗卫生服务状况、卫生政策与卫生立法等。

2.确定社区健康教育问题

对健康教育评估收集的资料进行整理和分析，针对社区群体共同的健康教育需求，确定健康教育问题，并找出与健康问题相关的行为、环境、促进行为改变的因素。在尊重教育对象意愿的基础上，遵循重要性、可行性和有效性原则，确定健康教育的优先项目。

3.制订社区健康教育计划

科学、合理地制订社区健康教育计划，是社区健康教育的关键环节，是组织实施健康教育活动的基础和前提。教育者在制订计划时要以教育对象为中心，与其他社区卫生服务人员、社区基层组织领导及教育对象协商。可按照以下步骤制订计划。①设定目标：健康教育计划必须有明确的目标，它是计划实施和效果评价的主要依据。目标分为总体目标和具体目标两种。总体目标是计划理想的最终结果，是宏观的；具体目标是为实现总体目标服务的、具体的、量化的指标，可以分为教育目标、行为目标和健康目标。②确定健康教育内容。③选择合适的教育方法。④制订有效的健康教育评价方案。

4.实施社区健康教育计划

可归纳为 5 个主要环节，包括制订工作进度表、控制实施质量、建立实施工作的组织及管理体系、培训工作人员、准备所需的物资。

5.社区健康教育评价

社区健康教育评价是将社区健康教育结果与预期目标进行比较的过程，也是全面检测、控制计划，确保方案实施成功，并取得应有效果的关键步骤，其贯穿于实施计划的全过程。社区健康教育评价包括 3 种类型。

（1）形成评价：是在计划实施前或实施早期对计划内容所做的评价，评价现行计划目标是否科学合理、指标是否恰当、执行人员是否具有完成该计划的能力等。

（2）过程评价：是对实施各项工作计划活动的跟踪检测过程，目的在于评价实施计划的质量与效率，保证按质量和时间要求完成计划。

（3）效果评价：是明确健康教育和健康干预的效果，包括近期效果评价、中期效果评价和远期效果评价。①近期效果评价：是对知识、信念、态度的变化进行评估，主要指标有卫生知识合格率、卫生知识平均分数、健康信念形成率等。②中期效果评价：是指目标人群的行为改变，主要指标有健康行为形成率、行为改变率等。③远期效果评价：又称结局评价，评价健康教育计划最终目标完成的情况，包括目标人群生理及心理健康指标的变化、疾病与死亡指标的改变、生活质量指标的改善。

（六）社区健康教育方法

1.语言健康教育

语言健康教育是将健康知识通过有效的语言交流和沟通传递给教育对象，使其提高对健康的认识，是最基本、最主要的健康教育形式。

（1）讲授：通过面对面的方式传递信息、交流情感、进行指导，具有简便易行、针对性强和反馈及时的特点，是入户家访和个别教育的基本形式，要求教育者具备较好的沟通技巧。

（2）健康咨询：以现场咨询或电话的形式回答咨询者提出的有关健康问题，帮助其做出决策。此方式应由有经验的相关专业人员承担。

（3）专题讲座：以组织集体听课或办学习班的形式，由专业人员就某一专题进行讲解。此方式专业性、系统性强，目的明确，内容突出，是常用的一种群体教育方法，适用于社区重点人群的系统教育。

（4）小组座谈：由健康教育者组织、引导与协调，小组成员进行沟通交流，互帮互学。此方式针对性强，便于及时反馈、交流信息和指导，特别适用于技能训练和行为改变，如戒烟支持小组等。

2.文字健康教育

文字健康教育是应用最为广泛的一种健康教育形式，利用各种文字传播媒介和社区居民阅读能力来达到健康教育目的的一种方法。其材料可以反复使用，表现形式多样，包括卫生标语、宣传手册、墙报或专栏、报刊或画报等，通常与其他教育方法同时应用。

3.形象化教育

形象化教育是以图片、照片、视频、模型等为传播媒介，通过视听觉感应获得健康信息的形式。其特点是直观性、真实性强，印象深刻，效果良好。

4.实践教育

实践教育是通过指导学习者的实践操作，达到掌握一定健康护理技能的目的，是一种常应用于自我和家庭护理的教育方法。

5.电化健康教育

电化健康教育又称多媒体健康教育，是使用先进的多媒体电子设备，如广播、电视、电影、录音等，向教育对象传递健康信息的教育形式。广播、录音是电化教育中最简单、最容易实施的方法；电视、电影是电化教育中最先进、效果最明显的方法，一般选择适用广泛、大众急需的题材制作健康教育专题节目,通过电视或电影的手段加以表现,发挥视听并用的优势,尤其适合操作过程的演示。

6.民间传统健康教育

民间传统健康教育是利用民间特有的传统艺术形式,如快板、小品、歌谣等,开展健康教育活动。本方法适用于特定地区和人群,提高教育对象对健康知识的理解及社区人群的参与度。

7.网络健康教育

网络健康教育是通过信息网络,以电脑、手机为载体将健康教育内容传递给教育对象的形式。其信息资源丰富,传播广泛,不受时空限制,是各种教育方法的全面整合。

各种健康教育方法都有所长,但没有一种方法是万能的,应根据其不同的特点,因人制宜、因地制宜,灵活选择适宜的健康教育方法,可以将多种教育方法和教育内容综合在一起,能够取长补短,极大提高健康教育的效果。

(田 英)

第三节 慢性病社区管理

慢性病日益成为严重威胁我国居民健康的一类疾病,也成为影响国家经济和社会发展的重大公共卫生问题。慢性病的发生和流行与经济、社会、人口、行为、环境等因素密切相关。随着我国工业化、城镇化、人口老龄化进程不断加快,居民生活方式、生态环境、食品安全状况等对健康的影响逐步显现,慢性病发病、患病和死亡人数不断增多,群众慢性病疾病负担日益沉重。因此,对慢性病的预防与控制已成为社区健康管理中的一个重要问题。

一、慢性病概述

目前全球超过 60% 的死亡和残疾由慢性病引起,其中 80% 发生在发展中国家。到 2030 年,预计慢性病死亡在全球总死亡中将占到 75%。

慢性非传染性疾病简称慢性病,不是特指某种疾病,而是对一组起病时间长、缺乏明确的病因证据,一旦发病即病情迁延不愈的一类非传染性疾病的概括性总称,即指以生活方式、环境危险因素为主而引起的肿瘤、心血管疾病、糖尿病、慢性阻塞性肺疾病为代表的一组疾病。

二、慢性病的三级预防

慢性病管理可根据疾病自然史的不同阶段,采取不同的相应措施,来阻止疾病的发生、发展或恶化,即疾病的三级预防措施。

(一)一级预防

一级预防又称病因预防或初级预防,是疾病尚未发生时针对致病因子、可疑致病因子或因素所采取的措施,也是预防疾病发生和消灭疾病的根本措施。一级预防包括健康促进和健康保护。健康促进是为了形成健康行为和健康生活条件所采取的健康教育和环境支持相结合的策略。健康促进的目的是创造有利于健康的环境,避免和减少疾病因子的环境,避免和减少疾病因子的暴露,促进积极的健康行为,提高应对环境和心理压力的能力,从而保持健康的平衡,减少疾病的发生。健康保护是指对某些病因明确并具备预防手段的疾病所采取的措施,在预防与控制疾病中起着重要作用。如长期食用碘盐预防地方性甲状腺肿,禁止近亲婚配预防先天性畸形及部分遗传性疾病。

(二)二级预防

二级预防又称"三早"预防,早期发现、早期诊断、早期治疗,是在疾病发生后为了阻止或减缓疾病的发展采取包括普查、定期健康检查和设立专科门诊等措施,筛查是早期发现患者采取的主要措施。早期发现是二级预防中非常重要的环节。

(三)三级预防

三级预防又称临床预防,是在疾病发病后期为了减少疾病带来的危害所采取的措施,其目标是阻止病残和促进功能恢复,提高生存质量,延长寿命和降低病死率。

三、我国防治慢性病中长期规划

《中国防治慢性病中长期规划(2017～2025 年)》中把慢性病防治目标设定为到 2020 年,慢性病防控环境显著改善,降低因慢性病导致的过早死亡率,力争 30～70 岁人群因心脑血管疾病、癌症、慢性呼吸系统疾病和糖尿病导致的过早死亡率较 2015 年降低 10%。到 2025 年,慢性病危险因素得到有效控制,实现全人群全生命周期健康管理,力争 30～70 岁人群因心脑血管疾病、癌症、慢性呼吸系统疾病和糖尿病导致的过早死亡率较 2015 年降低 20%。逐步提高居民健康期望寿命,有效控制慢性病负担。

四、慢性病的社区管理

随着经济、社会的迅速发展,慢性病已经成为严重威胁人类健康的公共卫生问题,给家庭和社会带来沉重的经济负担。由于慢性病患者的多数时间是在家庭和社区生活中度过,根据慢性病的自然病程,社区护士应根据不同疾病发病特点,以三级预防为主,抓住慢性病患者的主要健康问题,采取有效的护理措施,提高患者自我管理能力,最终达到降低致残率及死亡率,改善生活质量的目标。

(一)高血压患者社区管理

高血压是最常见的心血管疾病,根据发病原因分为原发性高血压和继发性高血压。原发性高血压是以血压升高为主要表现的临床综合征,通常简称为高血压,是指体循环动脉收缩压和/或舒张压的持续升高,约占所有高血压的 95%。继发性高血压是指由某种确定的疾病或病因引起的血压升高,约占 5%。高血压是多种心、脑血管疾病的重要病因和危险因素,并影响重要脏器如心、脑、肾功能,最终导致这些重要器官的功能衰竭。

1.定义与分类

(1)高血压定义:未使用降压药的情况下,非同日 3 次测量血压,收缩压≥18.7 kPa(140 mmHg)和/或舒张压≥12.0 kPa(90 mmHg)。收缩压≥18.7 kPa(140 mmHg)和舒张压<12.0 kPa(90 mmHg)为单纯收缩期高血压。患者既往有高血压史,目前正在使用降压药物,仍应诊断为高血压。

(2)分类:目前我国将成年人的血压水平分为正常血压、正常高值血压和高血压 3 类(表 11-1),以上分类适用于 18 岁以上的成年人。

表 11-1 血压水平分类和定义

分类	收缩压/mmHg		舒张压/mmHg
正常血压	<120	和	<80
正常高值	120～139	和/或	80～89
高血压	≥140	和/或	≥90
1级高血压(轻度)	140～159	和/或	90～99
2级高血压(中度)	160～179	和/或	100～109
3级高血压(重度)	≥180	和/或	≥110
单纯收缩期高血压	≥140	和	<90

注:当收缩压和舒张压分属于不同级别时,以较高的分级为准。

2.高血压分层

高血压患者的心血管风险水平分层(表 11-2),有利于确定启动降压治疗的时机,优化降压治疗方案,确立更合适的血压控制目标和对患者进行综合管理。

表 11-2 高血压患者心血管风险水平分层

其他心血管危险因素和疾病史	血压/mmHg			
	收缩压 130～139 和/或舒张压 90～99	收缩压 140～159 和/或舒张压 100～109	收缩压 160～179 和/或舒张压≥110	收缩压≥180 和/或舒张压 85～89
无		低危	中危	高危
1～2 个其他危险因素	低危	中危	中/高危	很高危
≥3 个其他危险因素,靶器官损害或 CKD3 期,无并发症的糖尿病	中/高危	高危	高危	很高危
临床并发症,或 CKD≥4 期,有并发症的糖尿病	高/很高危	很高危	很高危	很高危

3.我国人群高血压流行情况

(1)人群高血压患病率呈总体增高趋势。男性高于女性,北方高于南方。农村地区的患病率增长速度高于城市,不同民族间有差异,藏族、满族和蒙古族的患病率高于汉族人群,回族、苗族、壮族、布依族高血压的患病率低于汉族人群。

(2)高血压患者的知晓率、治疗率和控制率是反映高血压防治状况的重要评价指标。据统计,18 岁以上人群高血压的知晓率、治疗率和控制率分别为 51.6%、45.8% 和 16.8%。

4.高血压病因及危险因素

(1)不可改变因素。①遗传:高血压的发病以多基因遗传为主,有较明显的家庭聚集性。②年龄:心血管疾病发病率随年龄增长而升高,年龄≥55 岁心血管发病率高,绝对危险很高。③性别:男性发病率高于女性,但 60 岁以后性别差异度减小。

(2)可改变因素。①高钠低钾膳食:中国人群普遍对钠敏感,我国18岁及以上居民的平均烹调盐摄入量为10.5 g,高于《中国居民膳食指南》每天6 g的推荐量。②超重和肥胖:近年来,我国人群超重和肥胖的比例明显增加,35～64岁中年人的超重率为38.8%,肥胖率为20.2%,其中女性高于男性,城市高于农村,北方高于南方。我国成年人超重和肥胖与高血压发病关系的随访研究发现,随着体重指数(BMI)的增加,超重组和肥胖组的高血压发病风险是体重正常组的1.16～1.28倍。超重和肥胖与高血压患病率关联最显著。③过量饮酒:过量饮酒包括危险饮酒(男性41～60 g,女性21～60 g)和有害饮酒(男性60 g以上,女性40 g以上)。我国饮酒人数众多,18岁以上居民饮酒中有害饮酒率为9.3%。酒精摄入量平均减少67%,收缩压下降0.4 kPa(3.31 mmHg),舒张压下降0.3 kPa(2.04 mmHg)。④长期精神紧张:长期精神紧张可激活交感神经从而使血压升高。⑤其他危险因素:吸烟、缺乏体力活动,以及糖尿病、血脂异常等。近年来大气污染也备受关注。

5.社区高血压防治策略

社区高血压防治要采取面对全人群、高血压易患(高危)人群和患者的综合防治策略,一级预防、二级预防、三级预防相结合的综合一体化干预措施。

(1)全人群策略:即一级预防,目的是避免或推迟高血压的发生。主要采取健康促进的方式。①政策发展与环境支持:在提倡健康生活方式的基础上,特别是强调减少食盐的摄入和控制体重,促进高血压的早期检出、治疗方面发展政策和创造支持性环境。②健康教育:社区护理人员可以在健康教育中担当重任,对社区全人群开展多种形式的高血压防治宣传和教育。③社区参与:以现存的卫生保健网为基础,多部门协作,动员全社会参与高血压防治工作。④场所干预:健康促进的场所分为5类:全市、医院、居民社区、工作场所、学校。根据不同场所特点制订实施高血压的干预计划。

(2)高血压易患(高危)人群策略:即二级预防,早期发现可能导致高血压的易患因素,有效干预可改变的因素。①高血压高危人群的筛选:根据高血压的易患因素,主要包括超重肥胖、高钠低钾饮食等。②高血压易患人群的防治策略:健康体检,包括一般询问、身高、体重、血压测量、尿常规、血糖、血脂、肾功能、心电图等;控制危险因素的水平,对体检查出的高危个体给予随访管理和生活方式指导。③高血压高危人群:收缩压17.3～18.5 kPa(130～139 mmHg)和/或舒张压11.3～11.9 kPa(85～89 mmHg);肥胖和/或腰围:男≥90 cm,女≥85 cm;长期高盐膳食;长期过量饮酒[每天饮白酒≥100 mL(2两)];男性≥55岁,更年期后的女性;高血压家族史(一、二级亲属)。

(3)高血压患病人群管理:即三级预防,以达到最大限度地降低心血管死亡率和致残率的目标。①建立健康档案(SOAP):主观资料(subjective information,S):首次接诊应了解患者相关症状,诊治过程、药物治疗、伴随疾病及其控制、康复治疗等;客观资料采集(objective data,O):包括体格检查,常规实验室检查及辅助检查等;健康问题评估(assessment,A):患者存在的健康问题及危险因素,疾病控制情况,有无相关并发症,并发症是否改善等;制订随访计划(plan,P):包括危险因素干预计划、治疗计划、检查计划和随访计划等。②随访评估:评估是制订高血压治疗策略的基础。③健康教育:社区护士应给予患者及家属针对性的健康教育,健康教育贯穿高血压社区管理始终,内容包括对疾病的认识、饮食、运动指导、心理支持、血压自我监测等,与患者一起制订生活方式改进目标,并在下一次随访时评估进展。

6.高血压长期随访管理

(1)未达标患者。①随访频率:每2～4周,直至血压达标。②随访内容:查体(血压、心率、心律),生活方式评估及建议,服药情况,调整治疗。

(2)已达标患者。①随访频率:每3个月1次。如随访内容:有无再住院的新发合并症,查体(血压、心率、心律,超重或肥胖者应监测体重及腰围)、生活方式评估及建议,了解服药情况,必要时调整治疗。

(3)年度评估:除上述3个月随访事项外,还需再次测量体重、腰围,并进行必要的辅助检查,同初诊评估,即血常规、尿常规、生化(肌酐、尿酸、谷丙转氨酶、血钾、血糖、血脂)、心电图。有条件者可选做:动态血压监测、超声心动图、颈动脉超声、尿清蛋白/肌酐、X线胸片、眼底检查等。

7.高血压双向转诊

确保患者的安全和有效治疗;尽量减轻患者的经济负担;最大限度地发挥基层医师和专科医师各自的优势与协同作用。

(1)社区初诊高血压转出条件:①合并严重的临床情况或靶器官损害,需进一步评估治疗;②多次测量血压水平达3级,需要进一步评估治疗;③怀疑继发性高血压患者;④妊娠和哺乳期妇女;⑤高血压急症及亚急症;⑥因诊断需要到上级医院进一步检查。

(2)社区随诊高血压转出条件:①采用2种以上降压药物规律治疗,血压仍不达标;②血压控制平稳的患者,再度出现血压升高并难以控制;③血压波动较大,临床处理困难;④随访过程中出现新的严重临床疾病或原有疾病加重;⑤患者服降压药后出现不能解释或难以处理的不良反应;⑥高血压伴发多重危险因素或靶器官损害而处理困难者。

(3)上级医院转回基层社区的条件:①高血压诊断已明确;②治疗方案已确定;③血压及伴随临床情况已稳定。

8.高血压社区护理与管理

(1)饮食疗法:强调合理搭配膳食、控制总热量,减少钠盐摄入,注意营养均衡。①减少钠盐摄入,增加钾摄入:减少食盐摄入,每天食盐量逐步<6 g;减少烹调用盐,改变烹饪习惯,尽可能使用特制的盐勺,避免用盐过量;尽量避免食用高盐食物和调味品,如榨菜、腌制、卤制、泡制的食品;警惕看不见的盐,如在酱油、鸡精调料里的盐含量等;利用蔬菜本身的风味来调味或利用醋、柠檬汁、苹果汁等各种酸味调料来增添食物的味道;增加富含钾的食物摄入量,如新鲜蔬菜、豆类、水果;肾功能良好者可选择低钠富钾替代盐。②合理膳食:控制总热量,减少膳食脂肪,营养均衡。总脂肪占总热量的比例<30%,饱和脂肪<10%,每天食油<25 g;少吃糖类和甜食;增加新鲜蔬菜和水果摄入,每天吃400～500 g新鲜蔬菜,1～2个水果;减少烹饪用油,改变做菜方式;减少动物食品和动物油摄入,限制动物内脏、肥肉、蟹黄、鱼子等富含饱和脂肪酸和胆固醇食品摄入量;适当增加纤维素摄入。③增加钙的摄入:增加钙的摄入可降低高盐对血压的影响。奶制品含钙较多(每300 g牛奶含钙量>300 mg)且易于吸收,是补钙的最佳食物。此外,豆类食物及豆制品中含钙也较多,多吃也可增加钙的摄入。④注意事项:高血压患者食物选择宜清淡,低盐、低脂、低糖;宜高维生素、高纤维素、高钙。

(2)运动疗法:高血压患者应在心血管功能评估的基础上选择适宜的运动处方,运动可以改善血压水平。①运动原则:因人而异、量力而行、循序渐进、持之以恒。②运动方式:运动的形式按照自己的年龄、身体状况及爱好灵活选择,可采取有氧运动、力量练习、柔韧性练习、综合功能练习等。③运动时间:可按照"1、3、5、7"方案,即每天1次,每次活动30分钟,每周至少活动5天,活动后心率不超过170-年龄(岁)。④运动强度:以运动后不出现疲劳和明显不适为宜,如果运动后感觉良好,且保持理想体重,则表示运动方式和运动强度是合适的。步行速度:每分钟

120 步左右;运动中的心率＝170－年龄(岁);在休息后约 10 分钟,锻炼所引起的呼吸频率增加应明显缓解,心率也恢复到正常或接近正常,否则要考虑活动量过大。⑤注意事项。因人而异:根据自身状况选择合适的运动方式和强度;量力而行:从自身能力出发,对于年龄较大者,中、重度高血压患者,或有其他合并症者,应减少运动强度,避免运动中发生意外;循序渐进:从小的运动量开始,逐渐增加,使运动量在自己承受范围之内;持之以恒:运动需要长期坚持,而不是一时之为;严重心、脑血管疾病患者,暂时不应进行体育锻炼;安静时血压未能很好控制或超过 24.0/14.7 kPa(180/110 mmHg)的患者,暂时禁止中度及以上的运动。

(3)控制体重:①控制 BMI 在 18.5～23.9 kg/m²,男性腰围＜90 cm,女性腰围＜85 cm。②宣传肥胖的危害,肥胖者易患高血压和糖尿病。③控制总能量摄入,提倡进行规律的中等强度的有氧运动,减少久坐时间。④减重计划应长期坚持,速度因人而异,建议将目标定位于 1 年内体重减少初始体重的 5%～10%。⑤必要时在专科医师指导下进行药物减肥治疗。⑥注意事项:初步减重不要超过原体重的 15%;不要采取极度饥饿法来达到快速减重的目的;减重速度以每周 0.5～1 kg 为宜。

(4)戒烟限酒:①戒烟可显著降低心血管疾病;长期过量饮酒是高血压、心血管疾病发生的危险因素,饮酒还可以抵抗药物的降压作用而使血压控制不良。②在青少年中重要措施是"拒吸第一支烟",对已吸烟人群需要加强科普宣传,并教会他们科学戒烟,避免被动吸烟。如用"五日戒烟法""自我戒烟法"等,也可以求助于专门的戒烟门诊,同时获得家庭力量的支持也是很重要的。③建议高血压患者不饮酒,若饮酒则少量并选择低度酒;每天饮酒量限制:白酒＜50 mL,葡萄酒＜100 mL,啤酒＜250 mL,女性减半。

(5)心理平衡:①减轻精神压力,保持心情愉悦。②适时地对患者进行心理疏导,让患者保持良好的心理状态和情绪,养成良好的生活习惯。③多参加一些富有情趣的体育和文化娱乐活动,丰富自己的业余生活。形成有益的兴趣爱好,建立良好的人际关系,多参加社团活动,在社团中可以倾诉心中的困惑,得到同龄人的劝导和宽慰,保持乐观、积极的心态。

(6)血压监测。①测量仪器:选择经认证的上臂式电子血压计或符合标准的台式水银柱血压计,定期校准;袖带的大小适合患者上臂臂围,袖带气囊至少覆盖 80% 上臂周径,常规袖带长22～26 cm,宽 12 cm,上臂臂围大者应换用大规格袖带。②测量方法:规范测量的要点包括安静放松、位置规范、读数精准。安静放松:祛除可能影响的因素(测量前 30 分钟内禁止吸烟、饮咖啡或茶等,排空膀胱),安静休息至少 5 分钟。测量时取坐位,双脚平放于地面,放松且身体保持不动,不说话。位置规范:上臂袖带中心与心脏(乳头水平)处于同一水平线上(水银柱血压计也应置于心脏水平),袖带下缘应在肘窝上 2.5 cm(约 2 横指),松紧合适,可插入 1～2 指为宜。台式水银柱血压计测量时,听诊器胸件置于肱动脉搏动最明显处,勿绑缚于袖带内。读数精准:电子血压计直接读取记录所显示的收缩压和舒张压数值;水银柱血压计放气过程中听到的第 1 音和消失音(若不消失,则取明显减弱的变调音),分别为收缩压和舒张压,眼睛平视水银柱液面,读取水银柱凸面顶端对应的偶数刻度值,即以 0、2、4、6、8 结尾,如 18.9/12.5 kPa(142/94 mmHg)。避免全部粗略读数为 0 或 5 血压值。③注意事项:首诊测量双上臂血压,以后通常测量读数较高的一侧;若双侧测量值差异超过 2.7 kPa(20 mmHg),应转诊以除外继发性高血压。确诊期间的血压测量,需间隔 1～2 分钟重复测量,取 2 次读数的平均值记录。若收缩压或舒张压的 2 次读数相差 0.7 kPa(5 mmHg)以上,应测量第 3 次,取读数最接近的两次平均值记录。

（7）用药护理。

降压目标：高血压患者的降压目标是收缩压＜18.7 kPa（140 mmHg）且舒张压＜12.0 kPa（90 mmHg）。年龄≥80 岁且合并糖尿病或慢性肾脏疾病的患者，降压目标为收缩压＜20.0 kPa（150 mmHg）且舒张压＜12.0 kPa（90 mmHg）。

用药原则：①采用较小的有效剂量以获得疗效而使不良反应最小，逐渐增加剂量或联合用药，争取 3 个月内平稳降压达标；②为了有效地防止靶器官损害，要求 24 小时血压稳定于目标范围内，优先选用长效降压药物；③联合治疗：为使降压效果增大而不增加不良反应，可以采用 2 种或多种不同作用机制的降压药联合治疗；④个体化治疗：根据患者具体情况选用更适合该患者的降压药；⑤药物经济学：高血压需终身用药，需要考虑成本-效益。

常用降压药种类：①钙通道阻滞剂：如维拉帕米、地尔硫䓬、氨氯地平、硝苯地平等；维拉帕米和地尔硫䓬不良反应为抑制心肌收缩性、自律性、传导性较强，心力衰竭和传导性阻滞者不宜用；氨氯地平和硝苯地平不良反应为心率增快、面部潮红、头痛等反射性交感激活作用，急性冠脉综合征患者一般不推荐使用短效硝苯地平。②血管紧张素转换酶抑制剂：如卡托普利、依那普利、贝那普利等，最常见不良反应为干咳，还有低血压、皮疹，长期使用可导致血钾升高，禁忌证为高钾血症、妊娠妇女、双侧肾动脉狭窄。③血管紧张素Ⅱ受体阻滞剂：如氯沙坦、缬沙坦等，不良反应少见，偶有腹泻，长期应用可升高血钾，应监测血钾及肌酐水平变化。④利尿药：如吲达帕胺、氢氯噻嗪等，噻嗪类利尿药可引起低钾血症，长期应用应定期监测血钾，并适量补钾，痛风者禁用。对高尿酸血症及明显肾功能不全者慎用。⑤β受体拮抗剂：如美托洛尔、阿替洛尔等，不良反应为疲乏、肢体冷感、激动不安、胃肠不适，还可能影响糖脂代谢，二和/或三度房室传导阻滞、哮喘患者禁用，长期用药者突然停药可发生反跳现象。⑥其他：α受体拮抗剂如特拉唑嗪等，不良反应为可出现直立性低血压，首次服药可出现"首剂现象"，易出现耐药性。⑦还有可乐定、肼屈嗪等，不良反应较多，缺乏心脏、代谢保护，不宜长期服用。

用药依从性：①对患者及家属做好高血压危害性健康教育，认识到规律服药的重要性；②尽量选用长效制剂，适时做用药提醒，避免老年患者忘记服药；③做好血压监测，随访药物服用效果。

（8）高血压急症处理。①定义和评估：高血压急症是指原发性或继发性高血压患者在某些诱因作用下，血压突然和显著升高，同时伴有进行性心、脑、肾等重要靶器官功能不全的表现，包括高血压脑病、高血压伴颅内出血、脑梗死、心力衰竭、急性冠脉综合征等；高血压亚急症是指血压显著升高但不伴急性靶器官损害；区别两者的唯一标准并非血压升高的程度，而是有无新近发生的急性进行性靶器官损害。②治疗原则：确诊高血压急症后，如不具备治疗条件，在转诊前也应持续监测血压和生命体征，开通静脉通路，尽快静脉应用合适的降压药控制血压，将升高的血压初步降低或不再进一步升高时转诊。尽量避免口服短效降压药。③降压目标：除主动脉夹层需要更加紧急降压外，初始阶段（1 小时内）血压控制的目标为平均动脉压的降低幅度不超过治疗前水平25％。随后的 2～6 小时将血压降至较安全水平，一般为 21.3/13.3 kPa（160/100 mmHg）左右。如可耐受，在以后 24～48 小时逐步降压达到正常水平。对于妊娠合并高血压急症的患者，应尽快、平稳地将血压控制到相对安全的范围。④注意事项：密切观察患者生命体征、血压变化，观察用药后反应。做好患者及家属心理护理工作，避免不良情绪影响。

（9）高血压健康教育与管理。①健康教育内容：高血压的自然进程、临床表现；高血压的危害及如何防治急慢性并发症；个体化的治疗目标；个体化的生活方式干预措施和饮食计划，规律运动和运动处方；血压监测的意义，正确测量血压的技巧；特殊情况应对措施（如高血压急症等）；高血压患者认识误区;高血压药物治疗分类、意义等;②健康教育形式:家庭医师团队中的成员应该利用自己的知识和技能、资源,用通俗易懂、喜闻乐见的方式来帮助患者增强防治高血压的主动性及降压药物治疗的依从性,包括个体教育、集体教育、个体和集体相结合,以及利用信息网络的远程教育。③根据患者需求和不同的具体教育目标以及资源条件,可采取多种形式的教育,包括演讲、讨论、示教与反示教、场景模拟、角色扮演、电话咨询、联谊活动、媒体宣传等。④自我管理教育和支持的有效评估:逐步建立定期随访和评估系统,以确保所有患者都能进行咨询并得到及时的正确指导。

9.高血压社区管理效果评价

(1)高血压管理覆盖率:是指基层医疗卫生机构已登记管理的高血压患者人数在管辖区域高血压患病人数的比例。计算公式:高血压管理覆盖率=已登记管理的高血压患者人数/辖区高血压患者人数×100%。

(2)高血压规范管理率:指实施规范管理的高血压患者人数占年初登记管理的高血压患者人数的比例。计算公式:高血压规范管理率=规范管理的高血压患者人数/年初登记管理的高血压患者人数×100%。

(3)高血压防治知识知晓率:指社区居民中对高血压防治知识了解掌握的比例。计算公式:高血压防治知识知晓率=被调查社区居民高血压防治知识正确人数/被调查总人数×100%。

(4)高血压控制率:是指规范管理患者中血压控制效果为"理想"和"良好"的高血压患者人数占分类管理患者人数的比例。计算公式=(血压控制"理想"人数+血压控制"良好"人数)/规范管理人数×100%。

(二)糖尿病患者社区管理

我国约有1.18亿糖尿病患者,约占全球患者数的27%,已成为世界上糖尿病患病人数最多的国家。近年来我国的糖尿病患病率显著上升,已达到10.4%,且发病日趋年轻化,农村人群患病率增长迅速。国际糖尿病联盟估计至2030年,全球糖尿病的患病人数将增加到5.52亿。糖尿病引起的主要危害包括大血管病变、微血管病变、神经病变,可引起失明、肾衰竭、心脑血管意外、截肢等严重后果,给个人、家庭、社会带来沉重负担。然而糖尿病可防可控,糖尿病的早期发现和综合管理可预防与控制糖尿病并发症,降低糖尿病的致残率和早死率。

1.诊断和分类

(1)糖尿病诊断:糖尿病是胰岛素分泌缺陷和/或胰岛素作用障碍所导致的一组以慢性高血糖为特征的代谢性疾病。糖尿病在全世界的患病率呈逐年增高趋势,已成为包括心脑血管疾病、癌症和慢性呼吸道疾病在内的世界四大慢性非传染性疾病之一。目前我国的诊断以静脉血浆血糖为依据,明确有糖尿病诊断,其中糖代谢状态分类见表11-3。

表11-3 糖代谢状态分类

糖代谢分类	静脉血浆葡萄糖/(mmol.L⁻¹)	
	空腹血糖	OGTT 2小时血糖
正常血糖	<6.1	<7.8
空腹血糖受损	≥6.1且<7.0	<7.8
糖耐量减低	<7.0	≥7.8且<11.1
糖尿病	≥7.0	≥11.1

口服葡萄糖耐量试验(OGTT):空腹血糖受损和糖耐量减低统称为糖调节受损,也称糖尿病前期。

有糖尿病症状(典型症状包括烦渴、多饮、多尿和不明原因的体重下降等)满足以下标准中1项即可诊断糖尿病:①任意时间血浆葡萄糖≥11.1 mmol/L(200 mg/dL);②空腹(禁食时间>8小时)血浆葡萄糖≥7.0 mmol/L(126 mg/dL);③75 g葡萄糖负荷后2小时血浆葡萄糖≥11.1 mmol/L(200 mg/dL)。

(2)无糖尿病症状者,需满足以上3项标准中的2项。

2.糖尿病分型

(1)1型糖尿病:病因和发病机制尚不清楚,其显著的病理性和病理生理学特征是胰岛β细胞数量显著减少和消失所导致的胰岛素分泌显著减少或缺失。

(2)2型糖尿病:病因和发病机制亦不明确,其显著的病理生理学特征为胰岛素调控葡萄糖代谢能力的下降(胰岛素抵抗),伴随胰岛β细胞功能缺陷所导致的胰岛素分泌减少(或相对减少)。

(3)特殊类型糖尿病:因糖代谢相关基因异常的遗传性糖尿病或其他疾病导致的继发性糖尿病。如线粒体DNA突变糖尿病、青少年的成人起病型糖尿病等。

(4)妊娠糖尿病:怀孕期间发生的不同程度的糖代谢异常,包含孕期显性糖尿病和孕前糖尿病。

3.我国糖尿病流行情况

(1)我国以2型糖尿病为主,1型糖尿病及其他类型糖尿病少见。据调查,2型糖尿病患病率为10.4%,男性高于女性(11.1%比9.6%)。

(2)各民族间的糖尿病患病率存在较大差异:满族15%、汉族14.7%、维吾尔族12.2%、壮族12.0%、回族10.6%、藏族4.3%。

(3)经济发达地区的糖尿病患病率明显高于不发达地区,城市高于农村(12.0%比8.9%)。

(4)未诊断糖尿病比例较高:据调查,未诊断的糖尿病患者占总数的56%。

(5)肥胖和超重人群糖尿病患病率显著增加,肥胖人群糖尿病患病率升高了2倍。BMI<25 kg/m² 者糖尿病患病率为7.8%、25 kg/m²≤BMI<30 kg/m² 者患病率为15.4%,BMI≥30 kg/m² 患病率为21.2%。

4.病因及危险因素

(1)不可改变的因素:①家族史或遗传倾向;②老龄化:我国60岁以上老年人的糖尿病患病率比例逐年增加,在20%以上;③中国人的遗传易感性:2型糖尿病的遗传易感性存在着种族差异;④妊娠糖尿病史或巨大儿生产史;⑤多囊卵巢综合征;⑥宫内发育迟缓或早产。

(2)可改变的危险因素:①糖尿病前期;②超重和肥胖:《中国居民营养与慢性病状况报告》显示,全国18岁及以上成人超重率为30.1%,肥胖率为11.9%;③代谢综合征;④城市化:随着经济的发展,我国的城市化进程明显增快,城市化导致人们生活方式改变,体力活动明显减少,生活节奏的加快也使得人们长期处于应激环境,这都与糖尿病的发生密不可分。

5.2型糖尿病的三级预防目标

一级预防目标是控制2型糖尿病的危险因素,预防糖尿病的发生;二级预防目标是早发现、早诊断和早治疗2型糖尿病患者,在已诊断的患者中预防糖尿病并发症的发生;三级预防目标是延缓已发生的糖尿病并发症的进展、降低致残率和死亡率,并改善患者的生存质量。

(1)一级预防策略:在一般人群中开展健康教育,提高人群对糖尿病防治的知晓度和参与度,倡导合理膳食、控制体重、适量运动、限盐、控烟、限酒、心理平衡的健康生活方式,提高社区人群的糖尿病防治意识。

(2)二级预防策略:指在高危人群中开展疾病筛查、健康干预等,指导其进行自我管理。

高危人群定义:①年龄≥40岁;②有糖尿病前期史;③超重(BMI≥24 kg/m²)或肥胖(BMI≥28 kg/m²)或中心型肥胖(男性腰围≥90 cm,女性腰围≥ 85 cm);④静坐的生活方式;⑤一级亲属中有2型糖尿病家族史;⑥有妊娠糖尿病病史的妇女;⑦高血压(收缩压≥18.7 kPa和/或舒张压≥12.0 kPa),或正在接受降压治疗;⑧血脂异常(高密度脂蛋白胆固醇≤0.91 mmol/L和/或甘油三酯≥2.22 mmol/L者),或正在接受调脂治疗;⑨动脉粥样硬化性心血管病患者;⑩有一过性类固醇糖尿病病史者,多囊卵巢综合征患者或伴有与胰岛素抵抗相关的临床状态(如黑棘皮症等);⑪长期接受抗精神病药物和/或抗抑郁药物治疗和他汀类药物治疗的患者。其中,糖尿病前期人群和向心性肥胖是2型糖尿病最重要的高危人群。

高危人群糖尿病筛查:①糖尿病筛查的年龄和频率:对于成年糖尿病高危人群,宜及早开始进行糖尿病筛查。对于儿童和青少年糖尿病高危人群,宜从10岁开始,对青春期提前的个体则推荐从青春期开始。首次筛查结果正常者,宜每3年至少重复筛查1次。②糖尿病筛查方法:对于具有至少一项危险因素的高危人群应进一步进行空腹血糖或任意点血糖筛查。其中空腹血糖筛查是简单、易行的方法,宜作为常规筛查方法,但有漏诊的可能。如果空腹血糖≥6.1 mmol/L或任意点血糖≥7.8 mmol/L时,建议行OGTT(空腹血糖和糖负荷后2小时血糖)。

在《中国2型糖尿病防治指南》中提出,通过药物干预预防2型糖尿病;对于新诊断、年轻、无并发症或合并症的2型糖尿病患者,建议及早采取严格的血糖控制,以降低糖尿病并发症的发生危险;对于没有明显糖尿病血管并发症但具有心血管危险因素的2型糖尿病患者,应采取降糖、降压、调脂(主要是降低低密度脂蛋白胆固醇)及应用阿司匹林治疗,以预防心血管疾病和糖尿病微血管病变的发生。

(3)三级预防策略:继续血糖、血压、血脂控制;对已出现严重糖尿病慢性并发症者,推荐至相关专科治疗。

6.糖尿病长期随访管理

(1)档案的建立:初诊糖尿病患者由基层医疗机构在建立居民健康档案的基础上,建立糖尿病患者管理档案。糖尿病患者健康档案至少包括患者健康体检、年度评估和随访服务记录。

(2)健康检查与评估:基层医疗卫生机构应对糖尿病患者进行健康体检,并开展初诊评估和年度评估,评估主要内容包括疾病行为危险因素,并发症及并存临床情况,体格检查及实验室检查信息等。

7.糖尿病患者双向转诊标准

(1)上转至二级以上医院的标准。①诊断困难和特殊患者:初次发现血糖异常,病因和分型不明确者;儿童和青少年(年龄<18岁),糖尿病患者;妊娠和哺乳期妇女血糖异常者。②治疗困难:原因不明或经基层医师处理后仍反复发生低血糖者;血糖、血压、血脂长期治疗不达标者;血糖波动较大,基层处理困难,无法平稳控制者;出现严重降糖药物不良反应难以处理者。③并发

症严重。糖尿病急性并发症：严重低血糖和高血糖伴或不伴意识障碍（糖尿病酮症；疑似为糖尿病酮症酸中毒，高血糖高渗透综合征或乳酸性酸中毒）需紧急转诊。转诊前应建立静脉通道，给予静脉滴注生理盐水补液治疗。糖尿病慢性并发症（视网膜病变、肾病、神经病变、糖尿病足和周围血管病变）的筛查，治疗方案的制订和疗效评估在社区处理有困难者。糖尿病慢性并发症导致严重靶器官损害需要紧急救治者，需紧急转诊，如急性心脑血管疾病、糖尿病肾病导致肾功能不全或大量蛋白尿、糖尿病视网膜病变导致的严重视力下降、糖尿病外周血管病变导致的间歇性跛行和缺血性疼痛等。糖尿病足出现皮肤颜色的急剧变化、局部疼痛加剧并有红肿等炎症表现、新发生的溃疡、原有的浅表溃疡恶化并累及软组织和骨组织、播散性的蜂窝织炎、全身感染征象、骨髓炎等，也需紧急转诊。④其他：医师判断患者需上级医院处理的情况或疾病时。

（2）转回基层医疗卫生机构的标准：①初次发现血糖异常，已明确诊断和确定治疗方案且血糖控制比较稳定。②糖尿病急性并发症治疗后病情稳定。③糖尿病慢性并发症已确诊，制订了治疗方案和疗效评估，且病情已得到稳定控制。④其他经上级医疗机构医师判定可以转回基层继续治疗管理的患者。

8.糖尿病社区护理与管理

（1）饮食疗法：饮食疗法以控制总热量为原则，强调定时、定量，其目的在于纠正代谢紊乱，减轻胰岛负荷，有利于减重、降低血糖、防治并发症。①食物的组成：供给营养均衡的膳食，满足患者对微量营养素的需求。膳食中碳水化合物（主要为主食）：应占每天总热量的50%～65%；脂肪：应占每天总热量的20%～30%；肾功能正常的糖尿病患者，蛋白质摄入量可占总热量的15%～20%，保证优质蛋白质比例超过1/3。②制订总热量：根据标准体重和活动强度计算每天总热量（表11-4）。标准体重简易计算公式：标准体重（kg）＝身高（cm）－105；理想体重＝标准体重±10%；超过标准体重的20%为肥胖；低于标准体重的20%为消瘦。

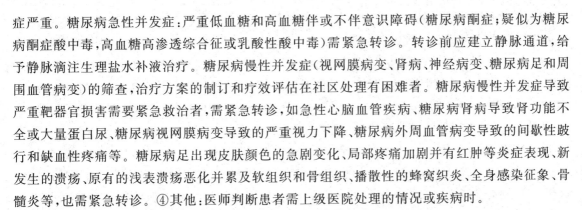

表11-4　不同人群每天热量供给量（kcal/kg标准体重）

劳动（活动）强度	消瘦	理想体重	肥胖/超重
重体力	45～50	40	35
中体力	40	35	30
轻体力	35	25～30	20～25
休息状态	20～25	15～20	15

举例：患者李××，男性，45岁，身高172 cm，体重81 kg，职业：办公室文员。计算其标准体重：172－105＝67（kg），实际体重81 kg，超过标准体重的20%，属于肥胖，职业办公室文员属于轻体力劳动。计算每天所需总热量：67×（20～25）kcal/（kg·d）＝1 340～1 675 kcal。

注意事项：①控制总热量，主食定量。全谷物、杂豆类宜占主食摄入量的1/3。全谷物是指未经精细加工或处理的谷物，杂豆类是富含淀粉的豆类食物，包括红小豆、绿豆等除大豆以外的豆类。当菜品中淀粉含量较多时，如土豆、山药、藕片，则要相应减少主食的量。②多食新鲜蔬菜，每天摄入量500～750 g，深色蔬菜占1/2以上。烹饪蔬菜避免烹调油摄入过多。③限制脂肪的摄入量，饱和脂肪酸摄入量不应超过总脂肪量的10%～15%，尽量减少反式脂肪酸摄入，胆固醇摄入量应控制在300 mg/d以下，少食油炸油煎食物及动物内脏、肥肉、蟹黄等。④选择优质蛋白质,注意每天蛋奶类摄入。⑤多饮水,每天在 2 000 mL 以上。⑥戒烟限酒:科学戒烟,避免被动吸烟;不推荐糖尿病患者饮酒。若饮酒应计算酒精中所含的总能量。女性每天饮酒的酒精量不超过 15 g,男性不超过 25 g,每周不超过 2 次(15 g 酒精相当于啤酒 450 mL,红酒 150 mL,或低度白酒 50 mL);应警惕酒精可能诱发的低血糖,避免空腹饮酒。⑦水果摄入以血糖控制良好为前提,空腹血糖<7 mmol/L,餐后血糖<10 mmol/L。选择含糖量少的水果,如柚子、苹果、梨、草莓等,尽量不喝果汁、含糖饮料。建议在两餐之间食用水果,量以 100~200 g 为宜。⑧无机盐、维生素、膳食纤维要充足合理。补充适量维生素,保证补钙 1 000~1 200 mg/d,避免骨质疏松;食盐摄入量控制在 6 g/d 以内,钠摄入量不超过 2 000 mg/d,合并高血压患者更应严格控制摄入量;同时应限制摄入含钠高的调味品或食品,如味精、酱油、调味酱、腌制品、盐浸等加工食品。提倡膳食中增加纤维量 20~35 g/d。⑨合理安排进餐。每天至少保证三餐,按早、中、晚餐各 1/3 的热量;或早餐 1/5,中晚餐各 2/5,要求定时定量。注意进食顺序,先进食蔬菜、肉类,最后进食主食,进食时注意干湿分离。

(2)运动疗法:适当的运动有利于提高胰岛素敏感性,降低胰岛素抵抗,改善葡萄糖代谢和血脂紊乱,促进血液循环,增强心肺功能,减轻体重,还可以减轻患者的压力和紧张情绪,使人心情舒畅。①运动原则:因人而异,量力而行,循序渐进,持之以恒。②运动方式:根据患者年龄、性别、喜好、体力、病情及有无并发症等不同条件选择运动方式。一般以适量、全身性、有节奏性的有氧运动为宜,如慢跑、快走、游泳、体操、舞蹈等。如无禁忌,每周可进行 2~3 次抗阻运动(两次间隔≥48 小时),锻炼肌肉力量和耐力。联合进行抗阻运动和有氧运动可获得更大程度的代谢改善。③运动时间:一般在饭后 1 小时运动,每周运动 5 天,每次 30 分钟;时间过短效果不佳,过长则容易损伤肌肉骨骼。④运动强度:活动时患者的心率达到个体 50%~70% 的最大耗氧量即为合适的活动强度,心率简易计算方法:心率=170-年龄(岁)。自身感受为运动后微微出汗,没有大汗淋漓;能说话,不能大声唱歌;休息片刻体力恢复,没有疲劳感。⑤运动禁忌证:空腹血糖≥16.7 mmol/L、反复低血糖或血糖波动较大、有糖尿病酮症酸中毒等急性代谢并发症,合并急性感染、增殖性视网膜病变、严重肾病、严重心脑血管疾病、糖尿病足部溃疡及有严重神经病变等情况下暂停运动,病情控制稳定后方可逐步恢复运动。⑥注意事项:运动前评估,根据病史和体格检查等情况评估患者运动方式、运动量等;选择合适场地,穿着舒适鞋袜,结伴运动,随身携带糖尿病卡片(姓名、地址、联系电话、用药等)、水、糖果或含糖饮料;运动前需热身 5~10 分钟,运动中自觉不适要及时求助,运动结束后,需做 5~10 分钟运动调整放松;胰岛素注射患者注意注射部位,选择腹部注射,避免注射在大腿、上肢活动较剧烈的部位;注意水分补充,避免脱水;做好运动记录,监测血糖变化;运动项目与患者的年龄、病情及身体承受能力相适应,并定期评估,适时调整运动计划。

(3)血糖监测:自我血糖监测技术是 20 世纪 70 年代世界糖尿病治疗领域一项具有里程碑意义的研究进展。自我血糖监测可以及时直观地掌握患者血糖控制情况,为指导患者饮食、运动、调整治疗方案提供科学依据,是保证糖尿病治疗达标的基本手段。

监测项目:空腹血糖、餐后 2 小时血糖和随机血糖。空腹血糖是指在隔夜空腹(至少 8 小时未进任何事物,饮水除外)后,早餐前所监测的血糖值,反映胰岛 β 细胞功能,一般表示基础胰岛素的功能。餐后 2 小时血糖是指进食第一口饭计算起之后的 2 小时监测的血糖值,它反映了胰

岛 β 细胞的储备功能,即进餐后食物对胰岛 β 细胞刺激后分泌胰岛素的能力。不同时间点血糖监测有着不同的意义:空腹及餐前血糖监测有利于发现低血糖;三餐后血糖监测能较好反映饮食及降糖药的治疗是否适当;晚上临睡前的血糖监测有助于指导睡前加餐,防止夜间低血糖的发生;凌晨 2～3 时血糖监测,有助于发现夜间低血糖,明确清晨空腹高血糖的原因。

监测频率:①因血糖控制非常差或病情危重而住院治疗者应每天监测 4～7 次血糖,或根据治疗需要监测血糖。②采用生活方式干预控制糖尿病的患者,可根据需要,有目的地通过血糖监测了解饮食控制和运动对血糖的影响,从而调整饮食和运动。③使用口服降糖药者可每周监测 2～4 次空腹血糖或餐后 2 小时血糖。④使用胰岛素治疗者可根据胰岛素治疗方案进行相应的血糖监测:使用基础胰岛素者应监测空腹血糖,根据空腹血糖调整睡前胰岛素剂量;使用预混胰岛素者需监测空腹和晚餐前血糖,根据空腹胰岛素调整晚餐前胰岛素剂量,根据晚餐前血糖调整早餐前胰岛素剂量,空腹血糖达标后,注意监测餐后血糖以优化治疗方案。⑤特殊人群(围手术期患者、低血糖高危人群、危重症患者、老年患者、1 型糖尿病、妊娠糖尿病等)的监测,应遵循以上血糖监测的基本原则,实行个体化的监测方案。

监测操作:①测量仪器:便携式血糖仪应符合国家标准,并定期校准。②测试前准备:检查试纸条是否储存恰当;检查试纸条的有效期及条码(如需要)是否符合;清洁血糖仪并妥善保管。③毛细血管血糖检测:用 75% 乙醇擦拭采血部位,待干后进行皮肤穿刺;采血部位通常采用指尖、足跟两侧等末梢毛细血管全血,水肿或感染的部位不宜采用;皮肤穿刺后,弃去第 1 滴血液,将第 2 滴血液置于试纸指定区域;使用后的针头应置于硬质容器内(避免随意丢弃)。④做好血糖监测的记录。

注意事项:①做好糖尿病患者健康教育工作,提升血糖自我监测依从性;②对发生低血糖人群,需要追溯发生低血糖原因,并做好相应记录;③除了血糖自我监测外,需要注意血压、血脂、肝肾功能、糖化血红蛋白、尿蛋白、体重、眼底检查、神经病变、糖尿病足等的监测。

(4)胰岛素注射。

胰岛素的教育:在糖尿病患者中普遍存在胰岛素治疗误区,认为胰岛素具有成瘾性,或觉得病入膏肓才使用胰岛素,对启用胰岛素治疗有抗拒心理。作为社区护理人员,帮助糖尿病患者正确认识胰岛素,解除对胰岛素使用的焦虑、恐惧情绪。

注射部位选择:主要为 4 个部位。①腹部即耻骨联合以上约 1 cm,脐周 2.5 cm 以外的双侧;②双侧臀部外上侧;③双侧大腿前外侧上 1/3;④上臂外侧的中 1/3。《中国糖尿病药物注射技术指南》推荐餐时短效胰岛素最好选择腹部注射;希望减缓胰岛素吸收速度时,可选择臀部注射;儿童注射中长效胰岛素时,最好选择臀部或者大腿。

注射部位轮换:①《中国糖尿病药物注射技术指南》推荐将腹部分为 4 个等分区域,将大腿或臀部分为 2 个等分区域,每周使用 1 个区域并始终按顺时针方向轮换注射,连续 2 次进针的间隔至少 1 cm(约患者本人一个手指的宽度);②从注射开始,医护人员至少每年评估 1 次患者的部位轮换方案是否正确。

注射操作:①注射前检查注射部位时须避开皮下脂肪增生、炎症、水肿、溃疡或感染部位,用 75% 乙醇消毒注射部位,待干后注射。②注意混匀胰岛素,10 秒内水平滚动 10 次,10 秒内上下 10 次翻转。③进针角度使用较短(4 mm 和 5 mm)针头时,大部分患者无须捏皮并可垂直进针,而使用较长针头(6 mm 以上)时需要捏皮和/或采取 45°进针以降低肌内注射的风险;不能用整只手来提捏以免将肌肉及皮下组织一同捏起;在拔出针头前至少停留 10 秒。④针头勿随意丢弃,家庭中需放置在硬壳容器内,在医疗机构丢弃于锐器盒内。

胰岛素存储:①已开封的胰岛素可在室温下保存,保存期为开启后 1 个月,且不能过保质期;②未开封的胰岛素应存储在温度为 2～8 ℃的环境中,勿冷冻。

注意事项:①准确用药:准确执行医嘱,做到制剂、种类、剂量、时间、部位准确。②注射部位检查:注意皮肤检查,有无皮下硬结、脂肪萎缩发生。③不良反应观察和处理:低血糖反应,最常见,表现为强烈饥饿感、心慌、手抖出汗等,应及时给予糖水或高糖食物;过敏反应,多由制剂不纯导致,表现为注射部位红、肿、发炎或皮疹等,应更换制剂类型,更换注射部位,严重者脱敏疗法。④注意无菌操作,避免注射部位感染。

(5)用药护理。

糖尿病药物治疗:生活方式干预是糖尿病治疗的基础,如血糖控制不达标,则进入药物治疗。

糖尿病用药种类:①二甲双胍:单独使用二甲双胍不导致低血糖。其主要的不良反应为胃肠道反应,从小剂量逐渐加量是减少其不良反应的有效方法。②磺脲类药物:如格列吡嗪等,不良反应为低血糖、体重增加。③噻唑烷二酮类:如吡格列酮、罗格列酮等。单独使用不导致低血糖发生,但其与骨折和心力衰竭风险增加相关。④格列奈类:如瑞格列奈、那格列奈等,常见不良反应为低血糖和体重增加。⑤α-糖苷酶抑制剂:如阿卡波糖、伏格列波糖等。常见不良反应为胃肠道反应如腹胀、小肠排气等。从小剂量开始,逐渐加量可减少变态反应。⑥二肽基肽酶-4 抑制剂:如西格列汀、维格列汀等。⑦钠-葡萄糖协同转运蛋白-2 抑制剂:如常见的不良反应为泌尿道感染。⑧胰高血糖素样肽 1 受体激动剂:如艾塞那肽、利拉鲁肽等,常见不良反应为胃肠道症状。⑨胰岛素:分为超短效胰岛素类似物、常规(短效)胰岛素、中效胰岛素、长效胰岛素、长效胰岛素类似物、预混胰岛素、预混胰岛素类似物。其最常见的不良反应为低血糖。

提高用药依从性:①向患者宣传解释服用药物的作用,使其充分认识服药的必要性;②简化治疗方案,多采用每天 1 次剂量的长效制剂、缓释制剂或控制制剂;③设立闹钟提醒功能,帮助患者按时服药,避免漏服。

(6)糖尿病急慢性并发症护理。

低血糖:①诊断标准:对于非糖尿病患者,血糖＜2.8 mmol/L;对于糖尿病患者,血糖≤3.9 mmol/L,均属于低血糖范畴。②临床表现:与血糖水平及血糖的下降速度有关,可表现为交感神经兴奋,如心悸、焦虑、出汗、饥饿感;中枢神经症状,如神志改变、认知障碍、抽搐和昏迷;但老年患者发生低血糖时常可表现为行为异常,如无端发怒,脾气暴躁或其他非典型症状。③预防对策:使用胰岛素或胰岛素促泌剂,应从小剂量开始逐渐增加剂量,谨慎调整剂量;应向患者说明定时定量进餐的重要性;避免运动过量,或运动前监测血糖,如有需要可进食额外的碳水化合物;避免空腹饮酒;使用胰岛素的患者,应正确掌握注射方法;常规随身携带碳水化合物、糖果。④教会患者低血糖的识别和处理。

糖尿病足护理:糖尿病足是糖尿病患者因下肢远端神经异常和不同程度的血管异常病变导致的足部感染、溃疡和/或深层组织破坏。①糖尿病足一旦诊断,临床上要进行分级评估,应用较为广泛的为 Wagner 分级方法(表 11-5)。②糖尿病足预防:每年进行全面的足部检查,详细询问大血管及微血管病变病史,评估目前神经病变症状和下肢血管疾病,以确定溃疡和截肢的危险因素;包括皮肤视诊、评估足部畸形,神经评估(10 g 尼龙丝试验、针刺或振动觉试验或踝反射),血管评估(下肢和足部血管搏动);教会患者及家属每天的检查内容;每天检查双足,特别是足趾间;每天洗脚,水温合适,低于 37 ℃;不宜用热水袋、电热器等物品直接保暖足部;避免赤足行走;避免自行修剪胼胝或用化学制剂来处理胼胝或趾甲;穿鞋前检查鞋内有无异物或异常;鞋子舒适、透气,鞋底有缓冲;不穿过紧或毛边的鞋袜;足部皮肤干燥可以使用油膏类护肤品;每天换袜子;不穿高过膝盖的袜子;水平修剪趾甲;由专业人员修除胼胝或过度角化的组织;一旦有问题,及时找到专科医师或护士诊治。

表 11-5　糖尿病足病的 Wagner 分级

分级	临床表现
0 级	有发生足溃疡的危险因素,但目前无溃疡
1 级	足部表浅溃疡,无感染征象,突出表现为神经性溃疡
2 级	较深溃疡,常合并软组织感染,无骨髓炎或深部脓肿
3 级	深部溃疡,有脓肿或骨髓炎
4 级	局限性坏疽(趾、足跟或前足背),其特征为缺血性坏疽,通常合并神经病变
5 级	全足坏疽

(7)心理平衡:减轻精神压力,保持心情愉悦。糖尿病是一种终身疾病,漫长的病程、多发的并发症对患者产生的压力易使患者产生焦虑、抑郁等情绪。鼓励患者表达内心感受,和同伴多倾诉,有好的经验多分享。社区护士应引导患者创造良好的心理环境,培养个人健康的社会心理状态。

(8)糖尿病的教育与管理。

教育内容:①糖尿病的自然进程、临床表现;②糖尿病的危害及如何防治急慢性并发症;③个体化的治疗目标;④个体化的生活方式干预措施和饮食计划,规律运动和运动处方;⑤饮食、运动、口服药、胰岛素治疗及规范的胰岛素注射技术;⑥血糖测定结果的意义和应采取的干预措施,自我血糖监测、尿糖监测和胰岛素注射等具体操作技巧;⑦口腔护理、足部护理、皮肤护理的具体技巧;⑧特殊情况应对措施(如疾病、低血糖、应激和手术);⑨糖尿病患者的社会心理适应;⑩糖尿病自我管理的重要性。

糖尿病自我管理教育方式:糖尿病自我管理教育的方式包括集体教育、个体教育、个体和集体教育相结合、远程教育。①集体教育:包括小组教育和大课堂教育。小组教育指糖尿病教育者针对多位患者的共同问题同时与他们沟通并给予指导,每次教育时间 1 小时左右,患者人数10~15 人为佳。大课堂教育指以课堂授课的形式,由医学专家或糖尿病管理护士为患者讲解糖尿病相关知识,每次课时 1.5 小时左右,患者人数 50~200 人,主要针对缺乏糖尿病认识的患者以及糖尿病高危人群。②个体教育:指糖尿病教育者与患者进行一对一的沟通和指导,适合一些需要重复练习的技巧学习,如自我注射胰岛素、自我血糖监测。在健康教育目标制订时重视患者的参与,在方案实施过程中,细化行为改变的目标,重视患者的回馈,以随时对方案做出调整。③远程教育:可通过手机或互联网传播糖尿病自我管理健康教育相关资讯。

根据患者需求和不同的具体教育目标以及资源条件,可采取多种形式的教育方式。包括演讲、讨论、示教与反示教、场景模拟、角色扮演、电话咨询、联谊活动、媒体宣传等。

自我管理教育和支持的有效评估:逐步建立定期随访和评估系统,以确保所有患者都能进行咨询并得到及时的正确指导。

9.糖尿病社区管理效果评价

(1)糖尿病管理覆盖率:是指基层医疗卫生机构已登记管理的糖尿病患者人数在管辖区域糖尿病患病病人数的比例。计算公式:糖尿病管理覆盖率=已登记管理的糖尿病患者人数/辖区糖尿病患病人数×100%。

(2)糖尿病规范管理率:指实施规范管理的糖尿病患者人数占年初登记管理的糖尿病患者人数的比例。计算公式:糖尿病规范管理率=规范管理的糖尿病患者人数/年初登记管理人数×100%。

(3)糖尿病防治知识知晓率:指社区居民中对糖尿病防治知识了解掌握的比例。计算公式:糖尿病防治知识知晓率=被调查社区居民糖尿病防治知识正确人数/被调查总人数×100%。

(4)血糖控制率:是指规范管理患者中血糖控制效果为"理想"和"良好"的糖尿病患者人数占分类管理患者人数的比例。计算公式:血糖控制率=(血糖控制"理想"人数+血糖控制"良好"人数)/规范管理人数×100%。

(田 英)

第十二章 预防接种

第一节 疫苗接种流程

一、接种前准备工作

(一)确定受种对象

根据国家免疫规划疫苗规定的免疫程序,接种单位保存的接种记录,清理接种卡(簿),确定本次预防接种的受种者,受种者包括本次应种者、既往漏种者和流动人口等特殊人群中的未接种者。

接种单位应定期主动搜索流动人口和计划外生育的儿童,确定这些人群中的受种者,并按照本地儿童相同的政策实施预防接种和管理。

(二)通知儿童家长或其监护人

采取预约、通知单、电话、短信、口头、广播通知等多种方式,通知儿童家长或其监护人,告知接种疫苗的种类、时间、地点和相关要求。

(三)分发和领取疫苗

(1)接种单位在收取上级配送的疫苗时要索取温度检测记录及疫苗批签发等相关证明文件。

(2)接种单位根据各种疫苗受种人数计算领取疫苗数量,做好疫苗领发登记。

(3)运输疫苗的冷藏包(箱),应根据环境温度、运输条件、使用条件,放置适当数量的冰排。冷藏包(箱)的使用方法:①脊灰疫苗和麻疹疫苗放在冷藏包(箱)的底层。②BCG放在中层,并有醒目标记。③百白破疫苗、白破疫苗、乙肝疫苗放在上层,不要紧靠冰排,防止冻结,也可将疫苗放在冷藏箱冰排上面的泡沫垫上,这样可以保持疫苗冷藏而不会冻结。已证明即使使用纸板或纸隔开对冷冻敏感的疫苗,使其不接触冰排,对防止疫苗冻结也是无效的。④脊灰糖丸疫苗装在塑料袋内,无包装盒的疫苗和稀释液用纱布包好,冷藏包的空隙用纱布或纸张填充,防止疫苗安瓿(瓶)振荡破裂。⑤其他疫苗按照其疫苗使用说明书规定的贮存温度,参照上述要求适当放置。

(四)准备注射器材

(1)一次性注射器使用前要检查包装是否完好,在有效期内使用。

(2)备好喂服口服脊灰疫苗(OPV)的清洁小口杯、药匙。

（五）准备药品、器械

实施预防接种前，需要准备好以下药品、器械。

1.消毒器材

准备 75％乙醇、镊子、棉球杯、无菌干棉球或棉签、治疗盘、洗手液等。

2.体检器材

体温表、听诊器、压舌板、血压计。

3.常用急救药品

1∶1 000 肾上腺素。

4.安全注射器材

注射器回收用安全盒、毁形器、截针器，消毒液容器及污物桶等。

（六）做好新生儿乙肝疫苗和 BCG 接种的相关准备

根据辖区内儿童预期出生情况，提前准备乙肝疫苗、注射器材及相关记录资料，保证新生儿出生后 24 小时内尽快接种。

（七）其他准备

冷链运输接种门诊和上级索取温度监测记录及相关证明文件

二、接种时的工作

（一）准备好接种场所

（1）接种场所室外要设有醒目的标志，室内宽敞清洁、光线明亮、通风保暖，准备好接种工作台、坐凳，并提供儿童和家长等候接种的设施。

（2）接种场所应当按照登记、健康咨询、接种、记录、观察等服务功能进行合理分区，确保接种工作有序进行。同时需接种几种疫苗时，在接种室/台分别设置醒目的疫苗接种标记，避免错种、重种和漏种。

（3）做好室内清洁，使用消毒液或紫外线消毒，并做好消毒记录。

（4）接种工作人员穿戴工作衣、帽、口罩，双手要洗净。

（5）在接种场所显著位置公示相关信息和资料，包括：①预防接种工作流程。②第一类疫苗的品种、免疫程序、接种方法、作用、禁忌证、不良反应及注意事项等。③第二类疫苗的品种、免疫程序、接种方法、作用、禁忌证、不良反应及注意事项、接种服务价格等。④接种服务咨询电话。⑤相关的宣传资料。

（二）核实受种者

（1）接种工作人员应查验儿童预防接种证、卡或电子档案，核对受种者姓名、性别，出生年、月、日及接种记录，确认是否为本次受种对象，应接种何种疫苗。

（2）接种工作人员发现原始记录中受种者姓名，出生年、月、日有误时，应及时更正。

（3）对不属于本次受种的对象，向儿童家长或其监护人做好说服解释工作。

（4）对因有接种禁忌而不能接种的受种者，医疗卫生人员应当对受种者或者其监护人提出医学建议，并在接种卡（薄）和接种证上记录。

（三）接种前告知和健康状况询问

1.筛检

医疗卫生人员在实施接种前，应当按照预防接种工作规范的要求，检查受种者健康状况、核查接种禁忌,查对预防接种证,检查疫苗、注射器的外观、批号、有效期,核对受种者的姓名、年龄和疫苗的品名、规格、剂量、接种部位、接种途径,做到受种者、预防接种证和疫苗信息相一致,确认无误后方可实施接种。

2.告知

医疗卫生人员实施接种,应当告知受种者或者其监护人所接种疫苗的品种、作用、禁忌、不良反应及现场留观等注意事项,询问受种者的健康状况及是否有接种禁忌等情况,并如实记录告知和询问情况。受种者或者其监护人应当如实提供受种者的健康状况和接种禁忌等情况。有接种禁忌不能接种的,医疗卫生人员应当向受种者或者其监护人提出医学建议,并如实记录提出医学建议情况。

(四)接种现场疫苗管理

(1)接种前将疫苗从冷藏容器内取出,尽量减少开启冷藏容器的次数。

(2)严格核对接种疫苗的品种,检查疫苗外观质量。凡过期、变色、污染、发霉、有摇不散凝块或异物、无标签或标签不清、安瓿有裂纹的疫苗一律不得使用。

(3)不得使用冻结过的百白破疫苗、乙肝疫苗、白破疫苗等含吸附剂的疫苗。含吸附剂的疫苗是通过将一种物质附着于另一种物质表面的方法制成的。冻结以后,疫苗不再是均匀的絮状液体,在摇动安瓿后,开始形成片状物,逐渐沉于安瓿底部。

检查疫苗是否冻结的方法为"振荡试验"。具体方法为取相同种类、厂家及批号的疫苗安瓿作为被检疫苗安瓿,在$-10\,^\circ C$以下冷冻至少10小时直到内容物为固体,然后融化。将此安瓿作为对照,标上"已被冷冻",以免误种。然后取1支怀疑冷冻过的疫苗,即"试验"疫苗。用力振摇对照样品和试验样品10秒钟,将两者置于平面开始试验,随后连续观察20分钟。对光观察2支安瓿,比较沉降的速度,如果试验样品出现沉淀的速度比对照样品更慢,则说明被检安瓿极可能未被冻过,可以使用;如果两者沉淀速度相同,并且试验样品出现片状物,出现分层现象,且上层液体较清,说明试验样品可能被冻结破坏,不能继续使用。

(4)注射剂型疫苗的使用方法:①将安瓿尖端疫苗弹至体部,用75%乙醇棉球消毒安瓿颈部后,再用消毒干棉球/纱布包住颈部掰开。②将注射器针头斜面向下插入安瓿的液面下,吸取疫苗。③吸取疫苗后,将注射器的针头向上,排空注射器内的气泡,直至针头上有一小滴疫苗出现为止。④自毁型注射器的使用方法参见相关产品使用说明。⑤使用含有吸附剂的疫苗前,应当充分摇匀;使用冻干疫苗时,用注射器抽取稀释液,沿安瓿内壁缓慢注入,轻轻摇荡,使疫苗充分溶解,避免出现泡沫。⑥安瓿启开后,未用完的疫苗盖上无菌干棉球冷藏。活疫苗超过30分钟、灭活疫苗超过1小时未用完,应废弃。⑦冷藏容器内的冰排融化后,应及时更换。接种结束后应及时将未开启的疫苗存入冰箱冷藏室内。

(五)接种操作

(1)接种操作前要严格实行"三查七对一验证"制度,核实无误后,方可对符合条件的受种者实施接种。

(2)皮肤消毒:①确定接种部位。接种部位要避开瘢痕、炎症、硬结和皮肤病变处。②用灭菌镊子夹取75%乙醇棉球或用无菌棉签蘸75%乙醇,由内向外螺旋式对接种部位皮肤进行消毒,涂擦直径≥5 cm,待晾干后立即接种。禁用2%碘酊进行皮肤消毒。③按照免疫程序和疫苗使用说明书规定的接种剂量、方法和部位接种疫苗。

(3)接种时严格执行安全注射:①接种前方可打开或取出注射器具。②接种BCG的注射器、针头要专用。③在注射过程中防止被针头误伤。如被污染的注射针头刺伤,应立即清洗刺伤部位,并采取其他处置措施。④注射完毕后将注射器投入安全盒或防刺穿的容器内,统一回收销毁。

(六)接种记录、观察与预约

1.接种记录

接种工作人员实施接种后,及时在预防接种证、卡(簿)上记录所接种疫苗的年、月、日及批号、疫苗名称、厂家,接种记录书写要求完整、工整,不得用其他符号代替。

2.接种后观察

受种者在接种后留在接种现场观察 30 分钟。如受种者在现场留观期间出现不良反应的,医疗卫生人员应当按照预防接种工作规范的要求,及时采取救治等措施。

3.预约下次接种

向家长或其监护人预约下次接种疫苗的种类、时间和地点。

4.乙肝疫苗和卡介苗的首针接种登记

按照"谁接生谁接种"的原则,负责新生儿接生的单位在接种第 1 针乙肝疫苗和卡介苗后,应当填写接种登记卡,同时告知家长在 1 个月内到居住地的接种单位建证、建卡,并按免疫程序完成第 2、3 针乙肝疫苗接种。有的地区探讨实施在新生儿出生所在单位发放预防接种证的办法,值得借鉴。

三、接种后的工作

(一)接种器材的处理

(1)使用后的自毁型注射器、一次性注射器处理严格按照《医疗废物管理条例》的规定执行,实行入户接种时,应将所有医疗废物带回集中处理。

(2)镊子、治疗盘等器械按要求灭菌或消毒后备用。

(二)剩余疫苗的处理

记录疫苗的使用及废弃数量,剩余疫苗按以下要求处理。

(1)废弃已开启安瓿的疫苗。

(2)对使用时储存在合格冷链条件下未超过失效日期的剩余疫苗,应做好标记,放回冰箱保存,于有效期内在下次接种时首先使用。

(3)接种单位剩余免疫规划疫苗的,应当向原疫苗分发单位报告,并说明理由。

(三)统计、上卡

(1)清理核对接种通知单和预防接种卡(簿),及时上卡,确定需补种的人数和名单,下次接种前补发通知。

(2)统计本次接种情况和下次接种的疫苗需用计划,并按规定上报。

四、接种数据统计与疫苗核算

(一)当天接种数据的统计

接种工作结束后将当日损坏疫苗数、当日库存疫苗数和当日接种人次数统计并填入《疫苗使用及库存情况登记表》中,同时将各种疫苗知情同意书分类统计并打印当日接种日志。要求做到每种疫苗当日《疫苗使用及库存情况登记表》接种人次数、知情同意书数量及电脑日志接种人次数"三数一致"。

(二)当月接种数据的汇总与上报

《疫苗使用及库存情况登记表》要求每种疫苗每月以电子文档形式统计,将每月疫苗、注射器和条形码库存及使用情况汇总到《一类疫苗、注射器和条形码使用及库存情况统计表》,核对无误后上报。

五、国家实行疫苗全程电子追溯制度。

国务院药品监督管理部门会同国务院卫生健康主管部门制定统一的疫苗追溯标准和规范,建立全国疫苗电子追溯协同平台,整合疫苗生产、流通和预防接种全过程追溯信息,实现疫苗可追溯。

疫苗上市许可持有人应当建立疫苗电子追溯系统,与全国疫苗电子追溯协同平台相衔接,实现生产、流通和预防接种全过程最小包装单位疫苗可追溯、可核查。

疾病预防控制机构、接种单位应当依法如实记录疫苗流通、预防接种等情况,并按照规定向全国疫苗电子追溯协同平台提供追溯信息。

(赵　莉)

第二节　疫苗接种方法

一、皮内注射法

(一)定义

皮内注射接种法是将少量疫苗注入人体表皮和真皮之间的方法,如 BCG 的接种和结核菌素的试验(图 12-1)。

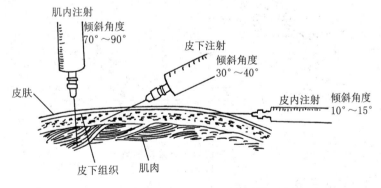

图 12-1　皮内、皮下和肌内注射位置示意图

(二)准备

(1)用物准备:注射盘(消毒液、棉签、砂轮)、疫苗、急救药物与用品、1 mL 一次性注射器、4.5 号或 5 号针头、记录卡(册)。

(2)受种者准备:取坐位或立位,注射部位为前臂掌侧中 1/3 与下 1/3 交界处和上臂外侧三角肌中部附着处。

(3)操作者着装整洁,戴口罩,洗手,铺无菌盘。

(三)操作

(1)核对姓名,询问"三史"(家族史、接种史、过敏史),向受种者或家属做好解释工作。

(2)核对疫苗与接种单,检查疫苗质量,抽取药液。

(3)选定注射部位:接种人员用 1 mL 一次性注射器配上 4.5 号或 5 号针头,吸取 1 人份疫苗后,用 75％乙醇消毒皮肤,待干。排尽注射器内空气,直至针头上有一小滴疫苗出现为止,查对安瓿。左手绷紧注射部位皮肤(图 12-2,图 12-3),右手持注射器,右手示指固定针管,针头斜面向上,与皮肤成 10°～15°(如在上臂外侧三角肌中部附着处注射时,针头与皮肤成 30°)刺入皮内,待针头斜面完全进入皮内后,放平注射器,左手拇指固定针栓,但不要接触针头部分,右手轻轻推动活塞,注入疫苗 0.1 mL,使注射处隆起形成一个圆形皮丘,隆起的皮肤几乎变白并显露毛孔,针管顺时针方向旋转 45°后,拔出针头,勿按摩注射部位。

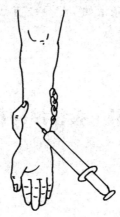

图 12-2　皮内穿刺法(对着前臂横行穿入)

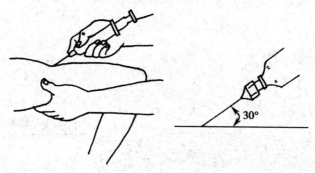

图 12-3　皮内注射法绷紧皮肤刺针

(四)注射法应注意的事项

(1)应做到"五个准确",即受种者、疫苗、剂量、途径和时间均准确。

(2)做到"三查七对",即操作前、中、后查对。

(3)皮肤消毒部位未留间隙,由内向外螺旋式涂擦,直径≥5 cm,禁用口吹干。

(4)严格执行安全注射要求:①接种前方可打开或取出注射器具。②在注射过程中防止被针头误伤。③注射完毕后不得回套针帽,注射器具直接投入安全容器内,统一销毁。

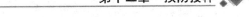

（5）接种记录与观察：①接种后及时做好各项记录。②受种者在接种后观察 30 分钟。

二、皮下注射法

（一）定义

皮下注射接种法是将少量疫苗注入皮下组织内的方法，如麻疹疫苗、流脑疫苗、流行性乙脑疫苗和风疹疫苗的接种。

（二）准备

（1）用物准备：注射盘（消毒液、棉签、砂轮）、疫苗、急救药物与用品、1 mL 和 2 mL 一次性注射器、记录卡（册）等。

（2）受种者准备：取坐位或半坐位，注射部位可在上臂外侧三角肌下缘附着处。

（3）操作者着装整洁，戴口罩，洗手，铺无菌盘。

（三）操作

（1）核对姓名，询问"三史"，向受种者或家属做好解释工作。

（2）核对疫苗与接种单，检查疫苗质量，抽取药液。

（3）选定注射部位：接种人员用一次性注射器吸取 1 人份疫苗后，局部皮肤消毒，待干。排尽注射器内空气，直至针头上有一小滴疫苗出现为止，查对安瓿。左手隆起注射部位皮肤（图 12-4），右手持注射器，示指固定针栓，针头斜面向上，与皮肤成 30°～40°，快速刺入针头长度的 1/3～2/3，放松皮肤，左手固定针管，回抽无血，注入疫苗，快速拔出针头，用消毒干棉签稍加按压针眼部位。若有回血，应更换注射部位，重新注射。

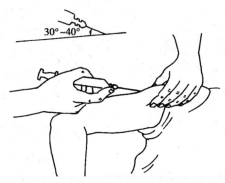

图 12-4　皮下注射法隆起皮肤刺针

三、肌内注射法

（一）定义

肌内注射接种法是将少量疫苗注入肌肉组织内的方法，如百白破疫苗、乙肝疫苗、狂犬疫苗和流感疫苗的接种。

（二）准备

（1）用物准备：注射盘（消毒液、棉签、砂轮）、疫苗、急救药物与用品、2 mL 或 1 mL 一次性注射器、记录卡（册）等。

（2）受种者准备：取坐位或卧位，注射部位应选择肌肉丰富、与大血管和神经距离相对较远的部位，以上臂外侧三角肌、大腿中部前外侧肌肉、臀大肌外上 2/3 处常用。

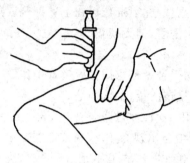（图片描述）

（3）操作者着装整洁，戴口罩，洗手，铺无菌盘。

（三）操作

（1）核对姓名，询问"三史"，向受种者或家属做好解释工作。

（2）核对疫苗与接种单，检查疫苗质量，抽取药液。

（3）选定注射部位：接种人员用相应规格的一次性注射器，吸取 1 人份疫苗后，消毒皮肤待干。排尽注射器内空气，左手拇指和示指叉开，绷紧注射部位肌肉（图 12-5，图 12-6，图 12-7），右手持注射器（以执毛笔式），中指固定针栓，与皮肤呈 90°，在左手拇指和示指之间快速刺入针头长度的 2/3，进针 2.5～3 cm（消瘦者和婴幼儿酌减）。放松皮肤，固定针管，回抽无血，注入疫苗后快速拔出针头，用消毒干棉签稍加按压针眼部位。

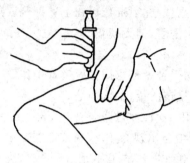

图 12-5　上臂外侧三角肌内注射法

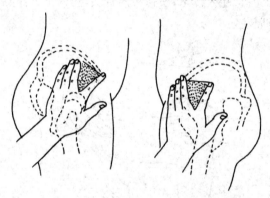

图 12-6　臀中肌、臀小肌肌内注射定位法

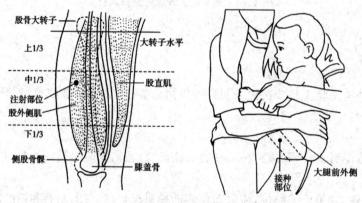

图 12-7　大腿中部前外侧肌内注射定位法

四、口服法

(一)定义

口服接种法是将疫苗吞咽进入体内的方法,如脊髓灰质炎糖丸活疫苗的接种,是一种安全、方便的免疫方法,疫苗经口服后在胃肠道通过扩张方式吸收,30分钟后可发挥作用。

(二)准备

(1)接种者:按要求着装、洗手并擦干。

(2)物品:药盘、疫苗、药杯、药勺、水壶、记录卡(册)等。

(3)环境:清洁、光线充足。

(三)操作

(1)核对受种者姓名和疫苗品名。

(2)固体疫苗:月龄稍大的儿童用消毒小勺将固体疫苗直接喂入口中或用凉开水送服咽下。月龄小的儿童应将固体疫苗用汤匙碾碎,干服或用少许凉开水调成糊状,慢慢送入口中,看其服下。如儿童服疫苗后吐出应先饮少量凉开水,休息片刻后再服。

(3)液体疫苗:较大儿童张口直接滴入。较小儿童呈仰卧位,左手拇指和示指捏住两颊使其嘴张开,右手将疫苗滴入口中。

(赵 莉)

参考文献

[1] 王卫涛,赵洪艳,许春梅,等.常见疾病护理进展[M].上海:上海交通大学出版社,2023.

[2] 石晶,张佳滨,王国力.临床实用专科护理[M].北京:中国纺织出版社,2022.

[3] 马英莲,荆云霞,郭蕾.临床基础护理与护理管理[M].哈尔滨:黑龙江科学技术出版社,2022.

[4] 潘莉丽,程凤华,秦月玲.基础护理学与常见疾病护理[M].哈尔滨:黑龙江科学技术出版社,2022.

[5] 傅辉.现代护理临床进展[M].上海:上海交通大学出版社,2023.

[6] 张锦军,邹薇,王慧.临床实用专科护理[M].哈尔滨:黑龙江科学技术出版社,2022.

[7] 梁晓庆.护理临床理论与实践[M].上海:上海科学技术文献出版社,2023.

[8] 于红静,郭慧玲.专科疾病护理精要[M].广州:暨南大学出版社,2023.

[9] 宋桂珍,吴小霞,刘莎,等.现代护理理论与专科护理[M].上海:上海交通大学出版社,2023.

[10] 潘红丽,胡培磊,巩选芹.临床常见病护理评估与实践[M].哈尔滨:黑龙江科学技术出版社,2022.

[11] 于翠翠.实用护理学基础与各科护理实践[M].北京:中国纺织出版社,2022.

[12] 张晓艳.神经内科疾病护理与健康指导[M].成都:四川科学技术出版社,2022.

[13] 王玉春,王焕云,吴江.临床专科护理与护理管理[M].哈尔滨:黑龙江科学技术出版社,2022.

[14] 张秀英,姜霞萍,王永霞.常见病护理评估与临床实践[M].哈尔滨:黑龙江科学技术出版社,2022.

[15] 张翠华,张婷,王静.现代常见疾病护理精要[M].青岛:中国海洋大学出版社,2021.

[16] 纪伟仙,王玉春,郭琳.基础护理学与护理实践[M].哈尔滨:黑龙江科学技术出版社,2022.

[17] 盛蕾.临床护理操作与规范[M].上海:上海交通大学出版社,2023.

[18] 李阿平.临床护理实践与护理管理[M].上海:上海交通大学出版社,2023.

[19] 曲丽萍,郭妍妍,马真真.临床护理学基础与护理实践[M].哈尔滨:黑龙江科学技术出版社,2022.

[20] 吴雯婷.实用临床护理技术与护理管理[M].北京:中国纺织出版社,2021.

[21] 韩典慧,王雪艳,冯艳敏.常见疾病规范化护理[M].哈尔滨:黑龙江科学技术出版社,2022.

[22] 刁咏梅.现代基础护理与疾病护理[M].青岛:中国海洋大学出版社,2023.

[23] 王芳.临床护理技能[M].北京:人民卫生出版社,2023.

[24] 赵振花.各科常见疾病护理[M].武汉:湖北科学技术出版社,2023.

[25] 刘华娟,孙彦奇,柴晓.常用临床护理技术操作规范[M].哈尔滨:黑龙江科学技术出版社,2022.

[26] 谭江红.护理质量评价标准与工作流程[M].北京:人民卫生出版社,2022.

[27] 王美芝,孙永叶,隋青梅.内科护理[M].济南:山东人民出版社,2021.

[28] 孙慧,刘静,王景丽.基础护理操作规范[M].哈尔滨:黑龙江科学技术出版社,2022.

[29] 呼海燕,赵娜,高雪,等.临床专科护理技术规范与护理管理[M].青岛:中国海洋大学出版社,2023.

[30] 宋鑫,孙利锋,王倩.常见疾病护理技术与护理规范[M].哈尔滨:黑龙江科学技术出版社,2021.

[31] 郑进,蒋燕.基础护理技术[M].武汉:华中科技大学出版社,2023.

[32] 刘玉杰.临床常见病护理操作与实践[M].北京:中国纺织出版社,2022.

[33] 曹娟,侯燕,贾慧.实用护理技术与临床实践[M].哈尔滨:黑龙江科学技术出版社,2022.

[34] 梁艳,甄慧,刘晓静,等.临床护理常规与护理实践[M].上海:上海交通大学出版社,2023.

[35] 张文华,韩瑞英,刘国才.护理学规范与临床实践[M].哈尔滨:黑龙江科学技术出版社,2022.

[36] 付莉莉,王小芳,李楚阳,等.家属联合医院团队参与共同照护模式在冠心病护理中的应用效果[J].国际护理学杂志,2023,(2):364-368.

[37] 胡保玲,李亚玲,王洁玉,等.我国护理领域中临床实践指南的相关研究情况[J].中国医药导报,2022,19(5):188-191,196.

[38] 王雪枚,霍姿君,张凌云,等.护理学理论与实践在基础医学研究中的应用探索[J].卫生职业教育,2022,40(15):12-14.

[39] 李丽娜,黄立萍.规范化健康教育在神经内科护理中的应用效果观察[J].现代诊断与治疗,2022,33(6):926-928.

[40] 刘君.临床护理保护用于呼吸内科护理管理的效果分析[J].中国卫生产业,2022,19(9):71-74.